国家职业教育药学专业教学资源库配套教材

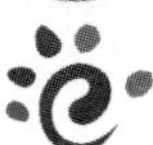
高等职业教育药学专业课-岗-证一体化新形态系列教材

临床药物治疗学

主　编　苏湲淇
熊存全
邹艳萍

高等教育出版社·北京

内容提要

本书是国家职业教育药学专业教学资源库配套系列教材之一，根据课程标准及岗位任务编写而成，主要分为理论和实训两篇。理论篇共19章，主要介绍与药物治疗相关的基本概念和共性规律，以及在各种疾病状态下该如何选择药物，如何使用药物，包括疗效评价及用药注意事项。实训篇包括处方调剂与处方点评实训、八种常见疾病的药物治疗方案制订实训、抗菌药物合理应用实训及用药咨询和用药指导实训。本教材将纸质教材与数字资源融合，通过扫描书中的二维码，可以获取与课程内容相关的微课、动画、在线测试等数字化资源，能让读者更好地利用碎片化时间随时随地进行学习。

本教材主要供全国高职高专院校药学、药品经营与管理、临床医学等相关专业教学使用，也可作为参加国家执业药师资格考试的参考用书。

图书在版编目（CIP）数据

临床药物治疗学 / 苏湲淇，熊存全，邹艳萍主编
.--北京：高等教育出版社，2020.8
ISBN 978-7-04-054373-5

Ⅰ. ①临… Ⅱ. ①苏…②熊…③邹… Ⅲ. ①药物疗法 - 高等职业教育 - 教材 Ⅳ. ① R453

中国版本图书馆CIP数据核字（2020）第114306号

LINCHUANG YAOWU ZHILIAOXUE

策划编辑 吴 静　责任编辑 吴 静　封面设计 王 鹏　版式设计 张 杰
插图绘制 于 博　责任校对 陈 杨　责任印制 刘思涵

出版发行 高等教育出版社
社 址 北京市西城区德外大街4号
邮政编码 100120
印 刷 山东韵杰文化科技有限公司
开 本 787mm×1092mm 1/16
印 张 22.75
字 数 450千字
购书热线 010-58581118
咨询电话 400-810-0598

网 址 http://www.hep.edu.cn
http://www.hep.com.cn
网上订购 http://www.hepmall.com.cn
http://www.hepmall.com
http://www.hepmall.cn

版 次 2020年8月第1版
印 次 2020年8月第1次印刷
定 价 48.00元

物 料 号 54373-00

国家职业教育药学专业教学资源库配套系列教材编审专家委员会

《临床药物治疗学》编写人员

主　编　苏湲淇　熊存全　邹艳萍

副主编　姚　伟　凌　柏　黄泓轲

编　者（以姓氏笔画为序）

刁爱芹（泰州职业技术学院）
马月宏（内蒙古医科大学）
马晓茜（山东医学高等专科学校）
尹兴令（昆明卫生职业学院）
龙　波（重庆大学附属肿瘤医院）
刘小东（重庆医药高等专科学校）
苏湲淇（重庆医药高等专科学校）
邹艳萍（四川中医药高等专科学校）
张　蕾（黑龙江护理高等专科学校）
张小东（红河卫生职业学院）
张海红（江西卫生职业学院）
张富东（乐山职业技术学院）
陈　琼（长沙卫生职业学院）
姚　伟（山东医学高等专科学校）
凌　柏（盐城市第一人民医院）
高　垚（楚雄医药高等专科学校）
郭　威（云南技师学院）
黄泓轲（乐山职业技术学院）
常　静（无锡卫生高等职业技术学校）
蒋　鸣（江苏医药职业学院）
谭　娇（重庆医药高等专科学校）
熊存全（江苏医药职业学院）

总　序

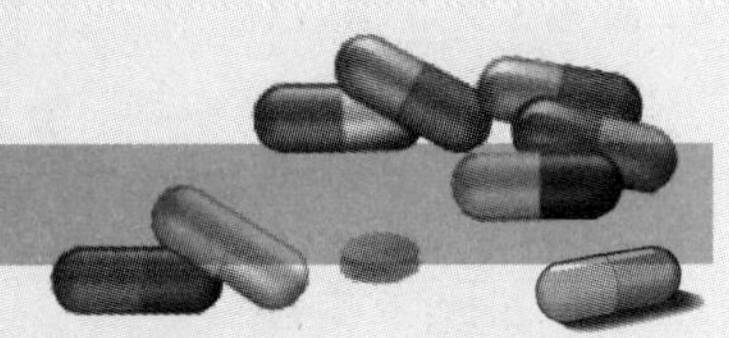

由重庆医药高等专科学校朱照静教授领衔的“国家职业教育药学专业教学资源库”2016年获教育部立项；按照现代药学服务“以患者为中心”“以学生为中心”的设计理念，整合国内48家高职院校、医药企业、医疗机构、行业学会、信息平台的优质教学资源，采用“互联网+教育”技术，设计建设了泛在药学专业教学资源库。该资源库有丰富的视频、音频、微课、动画、虚拟仿真、PPT、图片、文本等素材，建设有专业园地、技能训练、课程中心、微课中心、培训中心、素材中心、医药特色资源七大主题资源模块，其中医药特色资源包括药师考试系统、医院药学虚拟仿真系统、药品安全科普、医药健康数据查询系统、行业院企资源，构筑了立体化、信息化、规模化、个性化、模块化的全方位专业教学资源应用平台，实现了线上线下、虚实结合泛在的学习环境。

为进一步应用、固化和推广国家职业教育药学专业教学资源库成果，不断提升药学专业人才培养的质量和水平，国家职业教育药学专业教学资源库建设委员会、全国药学专业课程联盟和高等教育出版社组织编写了国家职业教育药学专业教学资源库配套新形态一体化系列教材。

该系列教材充分利用职业教育药学专业教学资源库的教学资源和智慧职教平台，以专业教学资源库为主线、智慧职教平台为纽带，整体研发和设计了纸质教材、在线课程与课堂教学三位一体的新形态一体化系列教材，支撑药学类专业的智慧教学。

该系列教材具有编者队伍强大、教改基础深厚、示范效应显著、配套资源丰富、纸质教材与在线资源一体化设计的鲜明特点，学生可在课堂内外、线上线下享受无限的知识学习，实现个性化学习。

该系列教材是专业教学资源库建设成果应用、固化和推广的具体体现，具有典型的代表性、引领性和示范性。同时，可推动教师教学和学生学习方式方法的重大变革，进一步推荐“时时可学、处处能学”和“能学、辅教”资源库建设目标，更好地发挥优质教学资源的辐射作用，体现我国教育公平，满足经济不发达地区的社会、经济发展需要，可更好地服务于人才培养质量与水平的提升，使广大青年学子在追求卓越的路上，不断地成长、成才与成功！

复旦大学教授、中国工程院院士　陈凯

2019年5月

前 言

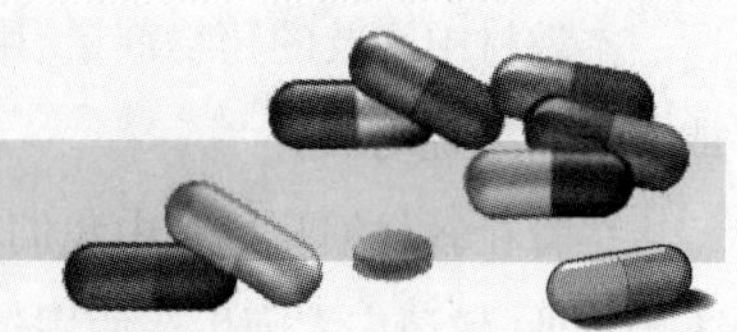

21 世纪药学工作的重点是新药创制和药学服务，而药学服务正在由过去的面向药品模式向面向病人模式转变；由过去的药品供应为主向合理用药为主转变。2018 年 11 月，国家卫生健康委员会和国家中医药管理局联合印发了《关于加快药学服务高质量发展的意见》（国卫医发〔2018〕45 号），提出要进一步转变药学服务模式，提高药学服务水平，满足人民群众日益增长的医疗卫生健康需要，加快药学服务高质量发展。因此，为了更好地适应新形势下药学服务工作的需要，以及医药卫生类高职高专相关专业教学改革的要求，我们通过广泛的行企业调研，与校外的行企业专家，包括临床药师、临床专科医生等共同编写了这本《临床药物治疗学》特色教材，可供药学、临床医学及相关专业教师与学生使用，同时也为临床医药工作者提供参考。本教材结合职业资格考试要求及临床实际，系统地阐述药物治疗的基本理论和方法，使学生初步了解合理用药的基本知识和重要原则。

本教材分为理论和实训两篇。理论篇共 19 章：前 5 章主要介绍与药物治疗相关的基本概念和共性规律，包括绪论、药物治疗的过程、药品不良反应监测、用药咨询和健康教育、特殊人群用药等内容；后 14 章以常见病为纲，对每一种疾病，依据其病因和发病机制，再对应药物的作用机制，阐述药物治疗疾病的目标和切入点，重点讨论了在各种疾病状态下该如何选择药物，如何使用药物，包括疗效评价及用药注意事项。实训篇包括处方调剂与处方点评实训、八种常见疾病的药物治疗方案制订实训、抗菌药物合理应用实训及用药咨询和用药指导实训。各章节设置了“学习目标”“案例导入”“知识拓展”“岗位对接”等栏目，并利用信息化资源与纸质教材有效融合，通过手机扫描二维码获取富媒体资源，通过微课、动画、PPT、习题等信息化资源，促进学生学习的时效性。

本教材凝聚了每一位编者的辛勤劳动和智慧，也得到了各参编单位和高等教育出版社的大力支持，在此一并表示崇高的敬意和衷心的感谢。本教材编写分工如下：苏湲淇、熊存全、邹艳萍拟订本书编写提纲，负责全书的统稿和修改。苏湲淇负责编写第一章及实训一；刁爱芹负责编写第二章；蒋鸣负责编写第三章；郭威负责编写第四章及实训十二；常静负责编写第五章第一至三节及实训三，谭娇负责编写第五章第四至六节及实训二；黄泓轲负责编写第六章；邹艳萍负责编写第七章；龙波负责编写第八章第一、二节，张蕾负责编写第八章第三、四节及实训四、实训七、实训九；张小东负责编写第九章；尹兴令负责编写第十章；张海红负责编写第十一章；高垚负责编写第十二章；凌柏负责编写第十三章及实训十、实训十一；陈琼负责编写第十四章；熊存全负责编写第十五章；刘小东负责编写第十六章及实训五、实训六；姚伟负责编写第十七章；张富东负责编写第十八章；马晓茜负责编写第十九章及实训八。

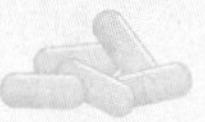

本教材中涉及的药物剂量、用法等，不作为临床用药依据，具体药物的用法、用量等请遵医嘱或参照药品说明书。

尽管在教材编写过程中我们力求尽善尽美，但由于编者学术水平等多种原因，难免有疏漏或不当之处，敬请广大师生在使用过程中提出宝贵意见，以利再次修订和进一步完善。

苏溪淇　熊存全　邹艳萍

2020年1月

目　录

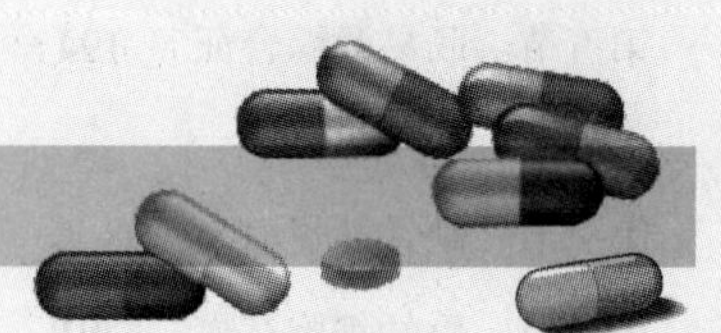

上篇　理论篇

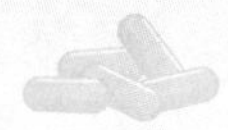

下篇　实　训　篇

二维码视频资源目录

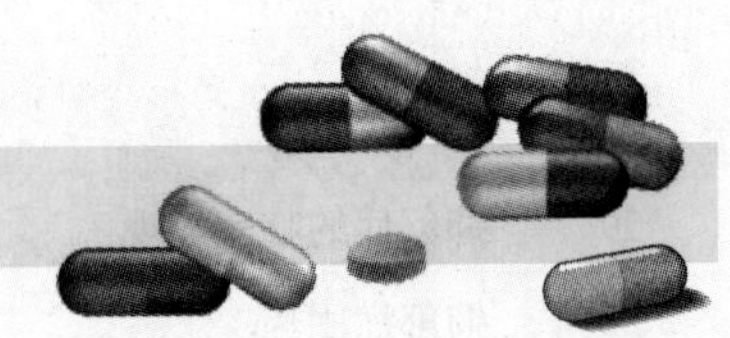

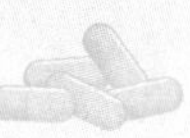

续表

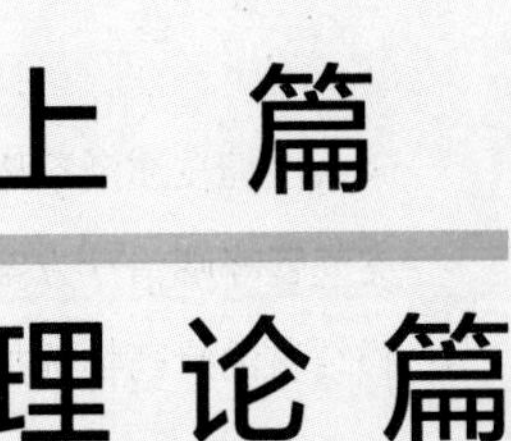

上篇 理论篇

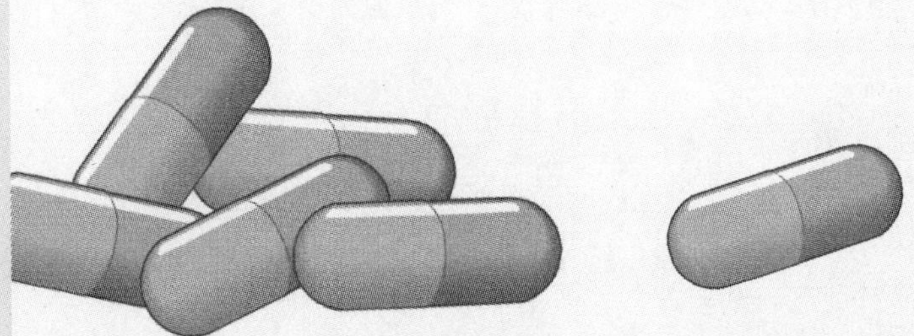

第一章 绪论

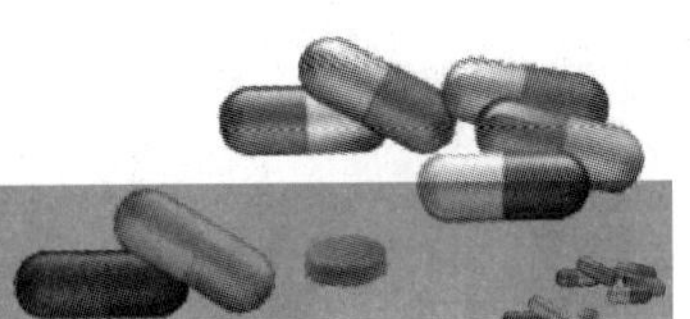

学习目标

1. 掌握临床药物治疗学和药学服务的概念。
2. 熟悉临床药物治疗学的研究内容与主要任务、药学服务的新进展。
3. 了解临床药物治疗学的进展。

思维导图

PPT

第一节 临床药物治疗学的研究内容与主要任务

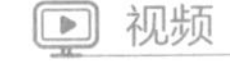

临床药物治疗学概述

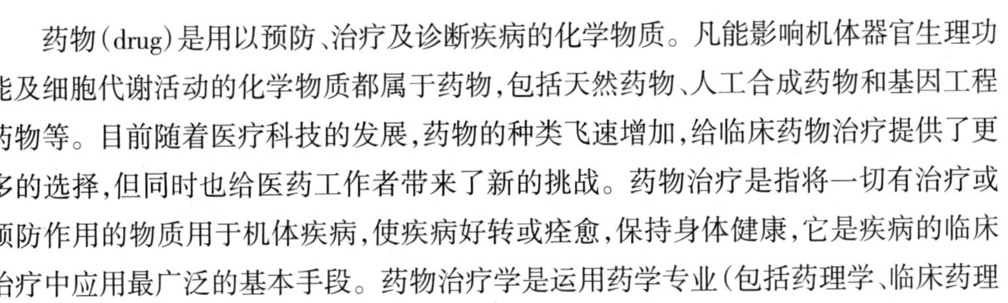

药物(drug)是用以预防、治疗及诊断疾病的化学物质。凡能影响机体器官生理功能及细胞代谢活动的化学物质都属于药物，包括天然药物、人工合成药物和基因工程药物等。目前随着医疗科技的发展，药物的种类飞速增加，给临床药物治疗提供了更多的选择，但同时也给医药工作者带来了新的挑战。药物治疗是指将一切有治疗或预防作用的物质用于机体疾病，使疾病好转或痊愈，保持身体健康，它是疾病的临床治疗中应用最广泛的基本手段。药物治疗学是运用药学专业(包括药理学、临床药理学、生物药剂学等)基础知识，针对疾病的发病机制和临床发展过程，依据病人的病理、生理、心理和遗传特征，制订合理的个体化给药方案，以获得最佳治疗效果。

临床药物治疗学(clinical pharmacotherapeutics)是一门集药理学、诊断学、内科学为一体的学科，主要研究临床合理选择药物用于预防、治疗疾病的理论和方法。它的主要任务是应用基础医学、临床医学与药学的基本理论与知识，利用病人疾病的临床资料，研究临床药物治疗实践中合理选用药物进行药物治疗的策略，目的是指导临床药学工作者制订和实施合理的个体化药物治疗方案，以获得最佳疗效和最低治疗风险。临床药物治疗学为药学学生提供合理药物治疗的基本知识，帮助学生了解如何合理用药，是为进行临床药学服务打下基础的一门实践性课程，是医学与药学之间的桥梁。

视频

临床药物治疗学的内容和任务

临床药物治疗学的核心是合理用药，是临床药师实施药学服务、参与临床药物治疗活动的理论基础。合理用药的含义是以药物、疾病的理论知识为基础，安全、有效、经济、适宜地使用药物。

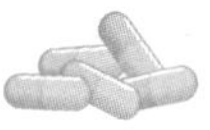

案例讨论

案例：病人，男，4 岁，因受寒后出现流涕、咳嗽，体温 38.8℃，服用阿莫西林干糖浆、盐酸吗啉胍片及小儿速效感冒冲剂 2 日，病情未见好转，遂来医院就诊，诊断为上呼吸道感染。治疗方案：复方氨基比林注射液 1 ml，肌内注射以退热。0.9% 氯化钠注射液 100 ml+ 头孢拉定粉针剂 3 g，5% 葡萄糖注射液 100 ml+ 炎琥宁注射液 0.2 g，5% 葡萄糖氯化钠注射液 100 ml+ 氨苄西林钠粉针剂 2 g，静脉滴注，以及其他对症治疗。经上述抗菌治疗 12 日后，病人病情未见好转，且出现腹泻症状，水样便中可见膜状物。转院后做血常规、便常规加细菌培养检查，最终诊断为上呼吸道感染（病毒性）合并假膜性肠炎。

讨论：

1. 请分析该病人久治不愈的原因。
2. 临床药物治疗学的主要研究内容是什么？

第二节　临床药物治疗学的发展

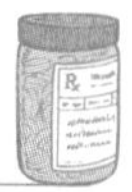

视频

临床药物治疗学的发展概况

医药，从萌芽开始，就和药物治疗紧密联系在一起。最早的药物是从天然植物和矿物中取得的，神农尝百草的传说，某种程度上就是人类祖先以原始的方式在万千植物中寻找治病良药的历史。但这种寻找药物的方式无疑是危险和低效的，因为植物生来不是为了给人食用的。事实上，植物在进化过程中，会产生各种各样的毒素以免自己被吃掉。人类用了千万年的时间，也不过从万千植物中筛选了极其有限的种类，再经过艰苦的努力将其改造成农作物予以种植，但是在生产实践的过程中，人类获得了丰富的药物治疗的知识以及防治疾病的经验。

19 世纪初，药理学成为一门学科，人们开始采用实验方法去研究药物对机体生理生化功能的影响，随着传统药物的药理作用及作用机制被陆续发现和证实，药物治疗开始逐步向科学化方向发展和演变。20 世纪，人们开始通过人工合成化合物去探索新的药物来源。随着科学技术水平的提高，人们对药物的认识开始从宏观到微观，从经验用药到科学认识。临床药物治疗学就是为了适应临床用药的需求而产生的。一方面，随着医药技术的发展，药物的种类飞速增加，这在给人们提供更多药物选择的同时，也使如何正确选择合理药物成为日益突出的问题；另一方面，临床用药也缺乏科学的指导，从而使不合理用药成为危害人类健康的主要矛盾。因此，合理使用药物成为临床用药的核心问题，而临床药物治疗学通过科学系统地阐述药物治疗的原则和方法，有助于医药工作者临床药物治疗能力的提高，也有利于病人治疗效果的保证。

知识拓展

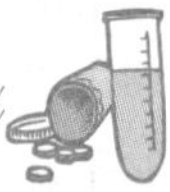

临床药物治疗学与各学科的关系

临床药物治疗学与药理学：药理学主要是研究药物与机体之间相互作用机制与规律的科学，重点介绍药物的理化性质、药理作用、作用机制、用途和不良反应等内容；而临床药物治疗学更加强调针对疾病如何选用药物，制订和实施合理的个体化药物治疗方案。

临床药物治疗学与循证医学：两者关系密切，循证医学强调在临床医疗实施过程中，通过寻求客观的科学证据，制订合理的治疗方案，将其应用于临床药物治疗中，以获得最佳的治疗效果。

临床药物治疗学与药物基因组学：药物基因组学是临床药物治疗学的基础，它将人类功能基因的信息应用于合理用药，通过药物基因组学的技术增加药物治疗的有效性和安全性，实现个体化用药。

第三节　临床药物治疗学与药学服务

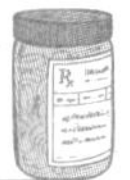

一、药学服务的概念

视频

药学服务的开展

药学服务是指药师应用药学专业知识向公众（包括医药护人员、病人及家属）提供直接的、负责任的、与药物应用有关的服务（包括药物选择、药物使用知识和药物信息），以期提高药物治疗的安全性、有效性、经济性和适宜性，改善和提高人类的生活质量。该理念被提出以来，得到了药学界的广泛认同，开展药学服务已成为医院药学发展的方向。药学服务是以病人为中心的主动服务，注重人文关怀。由于致病因素的复杂性，要求在药物治疗的过程中，关心病人的心理、行为、环境、经济、生活方式、职业等影响药物治疗的各种社会因素，使药学服务的结果是促进病人合理、安全地使用药物，达到身心全面康复的目的。

药学服务的对象包括病人及其家属、医护人员、卫生工作者及健康人群，而不仅是局限于住院或门诊病人。

二、药学服务的目的

药学服务的目的是使病人得到安全、有效、经济、适宜的治疗药物，改善和提高病人的身心健康，实现改善病人生活质量的既定结果。这些结果包括：① 治愈疾病；

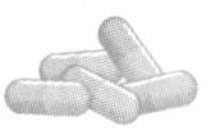

② 消除或减轻症状；③ 防止疾病或症状发生；④ 阻止或延缓疾病进程。

药学服务还促进药师工作职能的转变，药师的传统职能是配制和发放药物，药师的工作“以药物为中心”，在药学发展的今天，则要求药师的工作“以病人为中心”。现代技术逐步取代了药师的传统工作，比如以自动发药机代替药师发药，这就迫使药师为自己寻找新的发展前途，药学服务应运而生。药学服务这一新的工作模式要求药师直接面向病人，对病人的药物治疗承担专业责任，提供专业的用药指导。药学服务将大大发挥药师的专业特长，为安全有效的药物治疗把关，从而促进药物安全性的提高，减少药物不良反应的发生率和致死率。药学服务有助于促进合理用药的广泛开展，减少医药资源的浪费，减轻病人的经济负担。

三、药学服务的内容

在药物治疗过程中，药物的使用需要通过不同人员的参与和协作才能完成，医生正确地诊断和下医嘱，药师及时准确地调配药物，护士正确地执行医嘱，病人依从医嘱正确地用药。药学服务贯穿于整个用药过程，包含与病人用药相关的全部需求，除了传统的处方审核、处方调剂工作外，还包括处方点评、静脉药物配置、药学信息服务、药物咨询服务、参与临床药物治疗、开展治疗药物监测、药物不良反应监测和报告及健康教育等（表 1–1）。

表 1–1　药学服务工作的具体内容

项目	工作内容
处方审核	审核处方的规范性和完整性，用药的适宜性与合理性
处方调剂	自接收处方到交付药物的全过程
处方点评	对处方书写的规范性及处方用药的适宜性进行评价
静脉药物调配	将肠外营养药物、细胞毒性药物和抗菌药物等静脉药物集中调配
药学信息服务	收集药物安全性和疗效等信息，建立药学信息系统
药物咨询服务	药师应用所掌握的知识提供合理使用药物的个性化专业建议的过程
参与临床药物治疗	和临床医生一起参与制订和实施合理的个体化药物治疗方案
开展治疗药物监测	测定血液中药物浓度，利用药动学的原理使给药方案个体化
药物不良反应监测和报告	及时发现，采取相应的防治措施，减少药源性疾病的发生
健康教育	开展健康知识讲座、提供科普教育材料以及宣传合理用药知识

四、药学服务的研究进展

（一）药学治疗监护

药物治疗监护是指通过药师提供的药学服务，达到优化药物治疗和改善病人治疗结局的效果。2004年，由美国多家药师协会/学会共同定义了药物治疗管理的概念：通过重整病人的医嘱或药物治疗方案，评估药物治疗的有效性、安全性和经济性，核查病人的用药依从性。药物治疗管理是范围广泛的专业活动，包括但不限于执行病人的评估和/或全面的药物审查、制订治疗计划、监测药物治疗的有效性和安全性、提高病人的用药依从性，并记录与医生的沟通和联系，以确保药师逐个评估每位病人使用的药物（处方药、非处方药、替代药物、传统植物药、维生素或营养补充剂），确认每种药物是否适用于病情，是否有效并达到治疗目标，存在合并症及病人正在服用其他药物的情况下是否安全，病人是否有能力或愿意按医嘱服药。近年来，药师利用他们丰富的药物知识来改善病人的意愿，使服务目标人群受益，特别是患有多种慢性疾病如糖尿病、哮喘、高血压、高脂血症和充血性心力衰竭的病人。

知识链接

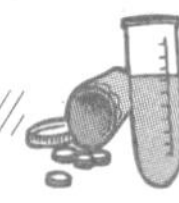

药物治疗问题的七种类别

美国Strand教授和同事对于实践过程中可能出现的药物治疗问题进行分类，从而方便教会执业者去确认、解决和预防有限数量的药物治疗问题。这些问题包括：

1. 病人有适应证且需要药物治疗，但目前没有给予药物。
2. 病人没有用药的合理适应证却正服用该药物，应停止服药。
3. 病人正在服用一种药物，但对于病情改善没有效果。
4. 病人没有服用足够剂量的药物以达到治疗效果。
5. 病人正在遭受由于服用药物导致的不良反应，应该停止服药。
6. 病人正在服用过量的药物，且引起了毒性反应。
7. 病人不能或不愿意遵从医嘱服用药物。

这些方法使得执业者可以预测治疗结局，干预病人的药物治疗，使得以某种形式来管理病人的服药问题成为可能。

（二）药学干预

药学干预即对医生处方的规范性和适宜性进行监测，其一是依据《处方管理办法》对处方的规范性（前记、正文、后记的完整性）逐项检查；同时对处方用药的适宜性进行审查和抽样评价。其二是依据《中国国家处方集》《中华人民共和国药典临床用药须知》《临床诊疗指南》和临床路径等，对长期药物治疗方案的合理性进行干预，对处方的适宜性（诊断与用药）、安全性、经济性进行干预，对药物的用量、用法、疗程、不良反应、禁忌证、有害的药物相互作用和配伍禁忌等进行监控；发现问题与医生沟通，

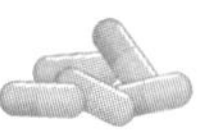

及时调整用药方案。干预手段涉及开始新的药物治疗、增加剂量、减少剂量、终止药物治疗、为病人提供具体的药物信息或信息解释等措施。

总之，药学服务的宗旨是提高病人的生命质量和生活质量，不能单纯针对疾病症状对症用药，而需综合考虑病人年龄、职业、既往病史、遗传和基因组学、家族史、经济状况等，既治疗病症，同时又从预防疾病发展和避免用药不良后果等多方面来选择综合的治疗方案。

岗位对接

情境：病人，男，68 岁，多尿、多饮、乏力 2 年。2 年前无明显诱因出现多尿、多饮、口干、全身乏力，无多食及体重降低。在当地医院查尿糖阳性，诊断为糖尿病。给予二甲双胍，治疗 1 个月后症状缓解，即停药。以后症状反复出现，间断服药，3 日前上述症状加重，查空腹血糖 9.6 mmol/L，餐后 2 h 血糖 14 mmol/L。

请思考：

1. 该病人能确定为糖尿病吗？
2. 过去在诊断和药物治疗方面存在什么问题？
3. 请谈谈你对合理用药的理解。

思考题

在线测试

1. 什么是临床药物治疗学？它的核心是什么？
2. 什么是药学服务？药学服务的对象包括哪些？

第二章 药物治疗的过程

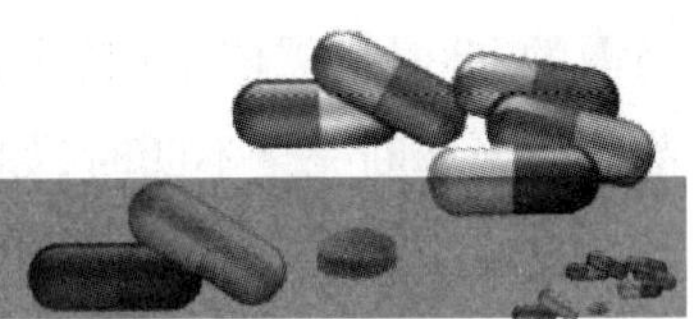

学习目标

1. 掌握药物治疗的基本过程、治疗药物的选择、药物治疗方案的制订。
2. 熟悉治疗药物监测、给药方案的调整、药物处方书写规则、处方调剂。
3. 了解药物选择的基本原则、处方的基本知识、处方的管理和调剂。

思维导图

PPT

第一节　药物治疗的基本过程

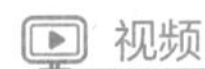

药物治疗的基本过程

药物治疗是临床上最常用、最基本的治疗手段，是临床医生与药师利用可支配的药物资源对机体的异常生理、病理或病理生理状态进行矫治的过程。药物治疗的对象是病人，治疗成功与否是药物、机体、疾病三者相互作用的结果。因此，首先要根据病人的症状、体征及实验室检查结果作出明确诊断，然后拟订治疗目标并选择适当的药物、剂型、剂量和疗程，开具处方并指导病人用药。在药物治疗过程中，要依照治疗目标检查治疗效果，如符合预期结果则继续原治疗方案，如发现治疗效果不佳，则要对药物治疗的各环节进行检查并作出相应的调整。

一、明确疾病诊断

正确诊断是正确治疗的开始。临床诊断可分为病因诊断、病理解剖诊断、症状诊断和病理生理诊断，需要综合分析各种临床信息才能确定，包括病人主诉、详细的病史、体格检查、实验室检查和其他特殊检查等。任何疾病都有一个动态的发展过程，在疾病的不同阶段有其需要及时处理的特殊问题，正确的诊断意味着对疾病的致病因素、病理改变与病理生理过程有较清楚的认识。在此基础上，应使治疗措施准确地针对疾病发生发展的关键环节，促使病情向好的方向转归。药物是疾病治疗的主要措施，在医师作出正确诊断的前提下，临床药师协助医师制订适宜的药物治疗方案，对病人实施正确的药物治疗。

在实际工作中，有时某种疾病的诊断依据可能并不充分，而症状明显，治疗又是

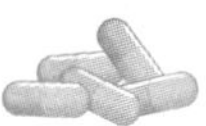

必需的，此时仍需依据现有的症状、体征和检查结果作出初步诊断，以便进入下一步治疗。当诊断完全不明时，如果对病人盲目地进行对症治疗，有时会造成严重后果。

案例讨论

案例 1：病人，女，40 岁，有对称性关节僵硬、疼痛和肿胀，晨起加重，无感染病史，可初步诊断为类风湿性关节炎。在无其他禁忌证的前提下，可用阿司匹林，如症状能够很快改善，则有助于确定上述诊断。

讨论：请结合本章所学内容，分析为什么可使用阿司匹林作为诊断性治疗药物。

案例 2：病人，男，45 岁，因急性腹痛入院治疗，在病因未明的情况下使用了镇痛药治疗，从而影响了医师对病因的正确诊断。

讨论：请结合本章所学内容，分析在病因未明的情况下盲目对症治疗可能造成怎样的后果。

二、确定治疗目标

治疗目标是在对疾病和病人自身情况充分认识的基础上确立的期望疾病治疗达到的最终结果。目标的确立不仅要从疾病本身出发，更应从病人综合结果去考虑。

知识拓展

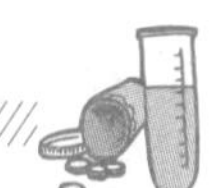

高血压治疗目标

一般高血压病人用药后血压应降至 140/90 mmHg（1 mmHg=0.133 kPa）以下，而伴有糖尿病或肾病的高血压病人，降压目标是 130/80 mmHg 以下，乳腺癌病人在早期的治疗目标是消除肿瘤细胞以延长病人的生存期，晚期则致力于改善症状，提高病人的生存质量。

治疗目标越明确，治疗方案越简单，选择药物就越容易。但是，治疗目标往往需要既能改善病人目前的病理生理状态，又能改善病人的远期生活质量，这导致了药物治疗方案的复杂性，也影响着病人可能获得的最大疗效。例如，控制高血压是高血压治疗的首要目标，但是治疗高血压需要终身用药，治疗目标不仅是严格控制血压，更应是降低心脑血管并发症的风险并降低病死率。针对妊娠期妇女的药物选择，不仅要考虑妇女的疾病，还要考虑药物对胎儿的潜在危险。

治疗目标的确定实际也设立了一种对治疗结果的期望，建立了医患双方对治疗结果的评估标准。需要注意的是，病人对治疗结果的期待有时会与医药工作者确定的治疗目标有所不同，当这种期待在治疗中未能实现时，就可能导致病人对医药工作者的不信任，从而影响病人对治疗的依从性。例如，对急性腹痛的病人，其家属希望立即镇痛，而医师则需要在诊断明确后再用药。此时，要通过与病人有效交流，使病人对自己疾病的治疗效果产生正确的预期。

三、确定治疗方案

针对一个治疗目标往往有多个治疗方案，多种治疗药物，需要综合考虑病人的情况和药物的药理学特性，按照安全、有效、经济、方便的原则，确定治疗药物的种类、剂量、给药时间、给药方式、给药疗程等，选择最佳治疗方案。例如，对类风湿性关节炎病人，在确定治疗方案前有必要了解病人过去有无溃疡史，是否对阿司匹林发生过不良反应，经济承受能力如何，家族中是否有其他遗传相关性疾病病人等。基于这些信息，从非甾体抗炎药中选择一个合适的药物。如果病人不能耐受阿司匹林，没有溃疡史，且需要低费用治疗，则可考虑选用布洛芬。

确定给药方案时还要注意药物在病人体内的药动学特性，如果病人与药物消除有关的主要器官患有疾病，会使药物的消除减慢，则需要对用药方案进行调整。如布洛芬主要经肾消除，因此治疗前须评估病人的肾功能，若肾功能正常，则根据布洛芬的半衰期（约 2 h）给药，每日给药 3~4 次。推荐剂量是 200~400 mg，每日 3 次。如果病人有肾功能减退，则应适当减少用药剂量。选用缓释制剂可减少给药次数，但会增加治疗成本。

四、开始药物治疗

治疗方案确定后，医师为病人开具书写清楚、格式规范的处方，这意味着药物治疗的开始。但药物治疗能否达到治疗目标，除了取决于治疗方案外，也不能忽视病人因素。如果病人不依从治疗或错误用药，仍然不能发挥预期疗效，甚至会引起严重的不良反应。随着保健意识的增强和医药水平的提高，病人越来越不愿意被当作药物治疗的被动接受者，而是希望拥有对称性的信息，甚至会提出很多自己的意见；而且有些疾病或症状的治疗过程常常需要病人自我监测，因此，临床医药工作者应向病人提供必要的信息，指导用药，使病人成为知情的合作者，提高病人的依从性。例如需要向病人解释药物将会怎样影响其疾病过程或症状，为什么在症状缓解后不要立即停用抗生素，哪些不良反应常见且不影响继续用药（如不良反应头晕，不开车就不影响继续用药），哪些不良反应即使轻微也必须引起高度重视（如服用有潜在骨髓抑制作用的药物后出现咽痛），需要长期用药治疗时为什么要定期复查，出现哪些情况需要改变治疗方案（如胃肠道出血）及用药过程中出现哪些毒副作用需要立即就诊等。

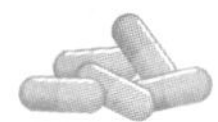

知识拓展

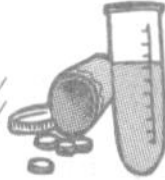

联 合 用 药

联合用药是指为了达到治疗目的而采用的两种或两种以上药物同时或先后应用，主要是为了增加药物的疗效或为了减轻药物的毒副作用，但是有时也可能产生相反的结果。所以，合理的联合用药应以提高疗效和(或)降低不良反应为基本原则。联合用药时，药物的相互作用应包括影响药动学的相互作用和影响药效学的相互作用。此外，用药品种偏多，使药物相互作用的发生率增加，可能影响药物疗效或使毒性增加。因此，在给病人用药时，应小心谨慎，尽量减少用药种类，减少药物相互作用引起的药物不良反应。

五、评估和干预

药物治疗是否达到预期治疗目标是决定继续、调整或是终止治疗方案的关键因素。在治疗目标确立时，实际上就同时设定了反映疗效的观测指标与不良反应的观察终点。在治疗过程中，通过对这些指标和终点进行监测来评估治疗效果，对治疗方案进行适度干预。对一个具体病人，“首选”药物和“标准”方案并不一定产生最佳治疗效果。虽然基因型分型和治疗药物监测等措施有助于个体化用药，但目前优化药物治疗方案最实用的方法仍然是治疗—监测—治疗的反复尝试。

对治疗药物的监测有两种方式。① 被动监测：向病人解释出现治疗效果的表现，告知病人如果无效或出现不良反应时应做什么，由病人自己监测治疗效果。② 主动监测：依据疾病类型、疗程、处方药量等因素确定复诊时间，进行必要的指标检测，由医师评估治疗效果。

治疗有效：病人按治疗方案完成了治疗，疾病已治愈，则治疗可停止。如疾病未治愈或为慢性，治疗有效且无不良反应，或不良反应不影响治疗，可继续治疗。如出现严重不良反应，应重新考虑治疗方案是否需要调整，如检查对病人的指导是否正确、有无药物相互作用，调整所选择的药物和剂量等。

治疗无效：病人按治疗方案用药后没有达到治疗目标，无论有无不良反应，都应重新审视治疗过程，如诊断是否正确，治疗目标与治疗方案是否合理，药物剂量和疗程是否恰当，给予病人的指导是否正确，病人是否正确服药(依从性)和对治疗的监测是否正确等。若能找到治疗失败的原因，则可提出相应的解决办法，否则应停药，避免对机体造成不必要的损害，贻误治疗时机和浪费资源。

需要注意的是，无论何种原因停止药物治疗时，都应切记不是所有的药物都能立即停药，有些药物(如精神神经系统用药、糖皮质激素、β 受体阻滞剂等)需要经过逐渐减量的过程才能停药，防止出现停药反跳或撤药综合征。

岗位对接

情境：病人，女，48 岁，因“心悸、乏力 3 年”，自己怀疑有心脏病，到当地医院心内科就诊，经心电图、血压等检查未发现有心血管疾病，血常规检查发现有贫血。请血液内科会诊，建议做骨髓穿刺，以明确诊断。病人拒绝。后因同样症状来医院就诊，血常规检查结果：血红蛋白 75 g/L，红细胞 3.6×10^{12}/L，平均红细胞体积 78 fl。进一步追问病史，病人诉说月经不规则 4 年，每次持续 20 余日。遂建议到妇科检查。后诊断为宫颈息肉、子宫肥大症，经手术及补充铁剂治疗痊愈。

请结合本章所学内容，帮助病人找到贫血原因。拿到药物后，应嘱咐病人哪些用药注意事项？如何评估用药效果？

第二节　药物治疗方案的制订

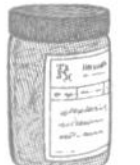

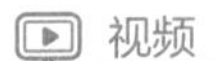

药物治疗方案的制订

在明确诊断和确定治疗目标后，需根据病情的轻重缓急和病人的实际情况，选择能够缓解症状、减轻痛苦或纠正病理过程，且不良反应少或轻微的药物给予治疗。

一、治疗药物选择

随着医药工业的发展，应用于临床的药物数量日益增多，大量新药的涌入给医师、病人用药带来了很大困惑。不过，这些所谓新药中的绝大多数仍是现有药物的同类药，真正作用方式全新和作用机制未知的药物极少。因此，开始选择药物时，应首先着眼于选择哪类药物而不是选择哪种药物。临床药物有数千种，但从药理学上分仅有约 70 类。同一类中的药物有相同的作用机制、类似的分子结构，它们的疗效、不良反应、禁忌证和相互作用等也相似。而且同一类药物中多数药物具有共同的词干，如质子泵抑制剂中有奥美拉唑、兰索拉唑、泮托拉唑和雷贝拉唑；β 受体阻滞剂中有普萘洛尔、拉贝洛尔、阿替洛尔等。一般来说，针对同一个目标仅 2~4 类药物有效，在此范围内确定好药物的种类，再根据每种药物的作用特点，选择符合治疗目标的具体药物。

二、给药方案制订

病情和药物基本确定后，制订临床给药方案，确定药物剂型、给药剂量、给药途径、给药时间、给药间隔及给药疗程等，维持有效血药浓度。

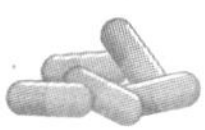

制订给药方案时，首先必须明确目标血药浓度范围。目标血药浓度范围一般为文献报道的安全有效范围，特殊病人可根据临床观察的药物有效性或毒性反应来确定。药物手册和药物说明书中推荐的标准剂量方案大多数是能够保持有效血药浓度的平均剂量，一般是基于药物临床试验的研究结果制订的，属于群体模式化方案。由于多数情况下病人间的个体差异是有限的，故在初始治疗时，对安全、低毒的药物采用标准剂量方案获得预期疗效的概率是最大的。目前常用的确定标准剂量方案的方法有以下两种：

1. 根据半衰期制订给药方案

（1）半衰期小于 30 min 的药物　维持这些药物的治疗浓度有较大困难。治疗指数低的药物一般静脉滴注给药；治疗指数高的药物也可分次给药，但给药间隔越大，维持量也越大，这样才能使药物在体内的浓度始终高于最低有效浓度。如青霉素的给药间隔（4~6 h）比其半衰期（约 30 min）长很多倍，可用剂量为 80 万 ~2 000 万 U/d。

（2）半衰期在 30 min 至 8 h 的药物　主要考虑治疗指数和用药的方便性，治疗指数高的药物，可每 1~3 个半衰期给药 1 次，甚至频率还可以更低。治疗指数低的药物，每个半衰期给药 1 次，也可以静脉滴注给药。

（3）8 h< 半衰期≤ 24 h 的药物　每个半衰期给药 1 次，如需立即达到稳态血药浓度，可首剂加倍。

（4）半衰期 >24 h 的药物　每日给药 1 次较为方便，也可提高病人对医嘱的依从性。如需立即达到治疗浓度，可首剂加倍。

2. 根据平均稳态血药浓度制订给药方案

通过调整给药剂量或给药间隔，以达到平均稳态血药浓度。此方案是以平均稳态血药浓度（$\overline{C_{SS}}$）作为制订给药方案的指标。

按公式

$$\overline{C_{SS}}=\frac{F\cdot D}{k\cdot V_d\cdot \tau}=\frac{F\cdot D}{Cl\tau} \qquad \text{式(2-1)}$$

$$D=\frac{\overline{C_{SS}}\cdot Cl\cdot \tau}{F}$$

对某一药物制剂，其消除速率常数（k）、表观分布容积（V_d）或清除率（Cl）、生物利用度（F）基本上恒定，只能通过调节给药剂量（D）或给药间隔（τ）达到所需平均稳态血药浓度。

例 1：某药 C_{SS}=0.004 mg/ml，F=0.270，Cl=5 400 ml/h，如果 τ=6 h，问剂量为多少？

$$D=\frac{C_{SS}\cdot Cl\cdot \tau}{F}=\frac{0.004\times 5\,400\times 6}{0.27}=480\ \text{mg}$$

制订给药方案时，还要考虑有效血药浓度范围，如果血药浓度范围很窄，且半衰期很短，为了减少血药浓度的波动，可增加给药次数。

然而，有些药物如强心苷，治疗剂量与中毒剂量之间差距很小，每个人对其耐受性和体内消除速率有所不同，故临床用药稍有不慎就容易发现中毒甚至死亡。此外，有时由于病人脏器的病变，可影响到药物的正常吸收、分布、代谢和排泄，常规用药可能无效或出现中毒。因此，在制订给药方案时应注意个体化用药，充分考虑药物方面和机体方面的因素对药物作用的影响。当不能完全确定病人的个体化因素时，先按常规剂量开始治疗，再对病人用药后的疗效、不良反应和(或)血药浓度等指标进行评估，获得精确的个体数据，根据重新计算的给药剂量进行新一轮的治疗，必要时可对给药方案再次进行调整，直到获得满意的个体化治疗方案。

知识拓展 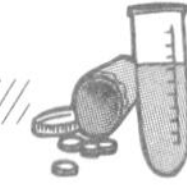

单剂量给药制

美国从20世纪60年代开始使用单剂量给药制(unit dose distribution system，UDDS)。UDDS就是调剂人员把病人服用的各种药品固体制剂(如片剂、胶囊剂等)，借助分包机，用铝箔或塑料袋热合后，按一次剂量单独包装。上面标有药名、剂量、剂型、适应证、用法和注意事项等，便于药师、护士及病人自己进行核对，避免了过去发给病人散片，无法识别、无法核对的缺点，也方便病人服用，防止服错药或重复服药。由于重新包装，也提高了制剂的稳定性，减少了浪费，保证了药品使用的正确性、安全性和经济性。

三、给药方案调整

如果通过治疗药物监测发现采用标准剂量方案没有获得预期的效果，而且诊断正确，药物的选择、病人依从性等方面均没有问题，则说明该病人的个体药效学和(或)药动学特征与群体参数存在明显偏离，应对标准剂量方案进行相应调整，实行个体化用药。下面介绍几种简单易行的方法。

1. 稳态一点法　按标准剂量给药，当血药浓度达到稳态时，采血测定血药浓度，若此浓度与目标浓度相差较大，可根据下式调整方案：

$$D'=D\times\frac{C'}{C} \qquad 式(2-2)$$

对某一药物制剂，D为原剂量；D'为矫正剂量；C为测定浓度；C'为目标浓度。

使用该公式时注意：① 该公式适用于血药浓度与剂量呈线性关系的药物；② 必须在血药浓度达到稳态后方可采血。

此方法简单易行，但是对于半衰期长的药物需耗费较长时间。

例2：某药$t_{1/2}$为6 h，每8 h用药一次，每次100 mg，2日后该药血药浓度为4 μg/ml(该药最低有效浓度为6 μg/ml，最高血药浓度为9 μg/ml)，试调整用药剂量。

该药$t_{1/2}$为6 h，故2日后达到稳态血药浓度。

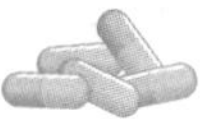

该药最低有效浓度为6 μg/ml，故若C'=8 μg/ml，原剂量D=100 mg × 3，测定浓度C'=4 μg/ml，则D'=100 × 3 × 8/4=600（mg）。

若按每日 3 次给药，则每次剂量为：600 ÷ 3=200（mg）。

故该病人可改为每 8 h 服药一次，每次 200 mg。

2. 重复一点法　个体差异明显的药物，可根据其个体参数值来制订、调整给药方案。利用此法只需采血 2 次，即可得到与给药方案相关的两个重要参数：消除速率常数 k 和表观分布容积（V_d）。

方法：给予病人 2 次实验剂量，每次给药后在消除相的同一时间采血一次，准确测定 2 次血样浓度，按下述公式计算 k 和 V_d：

$$k=\frac{\ln\frac{C_1}{C_2-C_1}}{\tau} \qquad 式（2–3）$$

$$V_d=\frac{De^{-k\tau}}{C_1} \qquad 式（2–4）$$

式（2–3）和（2–4）中，C_1 为第一次所测血药浓度值；C_2 为第二次所测血药浓度值；D 为实验剂量；τ 为给药间隔时间。

使用该法时注意：① 该法不能在血药浓度达到稳态时使用；② 应在消除相采血；③ 血样测定必须准确，否则计算的参数误差较大。

例 3：给某病人静脉注射某药物的试验剂量为 100 mg，6 h 后采血，测得 C_1 为 1.65 g/ml，同时立即给予第二个试验剂量 100 mg，6 h 后第二次采血，测得 C_2 为 2.5 μg/ml，求 k 和 V_d。

解：C_1=1.65 μg/ml，C_2=2.5 μg/ml，τ=6 h

$$k=\frac{\ln\frac{1.65}{2.5-1.65}}{6}=0.111/h$$

$$V_d=\frac{100e^{-0.111\times 6}}{1.65}=31.14（L）$$

求得该病人的 k 为 0.111/h，V_d 为 31.14 L。

四、治疗药物监测

药物治疗过程中往往需要进行治疗药物监测（TDM）。治疗药物监测是通过测得血药浓度和观察药物临床效果，探讨病人血药浓度与临床疗效及毒性反应之间的关系，调整给药方案，从而使治疗达到理想效果的一种方法。

开展治疗药物监测的基本条件是：① 血药浓度与药理效应有显著的相关性，否则无法从血药浓度数据推测药效情况；② 已知药物的血药浓度范围，否则给药方案的调整没有目标；③ 具有快速、稳定、灵敏、特异的检测方法，否则实施治疗药物监测不具有可行性。

目前临床上治疗药物监测主要适用于：① 治疗范围窄，毒性大且不易鉴别的药物，如茶碱、地高辛等；② 个体间血药浓度变化较大的药物，如三环类药物等；③ 呈非线性动力学特征的药物，如苯妥英钠、阿司匹林等；④ 肝肾功能障碍的病人使用主要经肝代谢、肾排泄的药物，如氨基糖苷类抗生素、利多卡因等；⑤ 长期使用可能积蓄的药物；⑥ 合并用药产生相互作用而影响疗效的药物；⑦ 常规剂量下易出现毒性反应的药物；⑧ 新生儿、婴幼儿及老年人用药。临床治疗时常需要进行治疗药物监测的药物见表 2-1。

表 2-1 临床治疗时常需进行治疗药物监测的药物

药物类别	代表药物	推荐取血时间	有效血药浓度	半衰期
强心苷类	地高辛	给药后 8~24 h	0.8~2 ng/ml	33~36 h
	洋地黄毒苷	给药后 8~24 h	13~25 ng/ml	5~7 d
抗心律失常药	奎尼丁	谷浓度	2~5 mg/L	5~7 h
	利多卡因	给药后 6~12 h 或负荷量后 1 h	1.5~5 mg/L	1~2 h
	普鲁卡因胺	谷浓度或负荷量后即刻或维持量后 2 h	4~10 mg/L	2.5~4 h
	胺碘酮	谷浓度	0.5~1.5 mg/L	13~60 d
	丙吡胺	谷浓度	2~5 mg/L	5~6 d
	普罗帕酮	谷浓度	0.15~2 mg/L	5~8 h
抗癫痫药	卡马西平	谷浓度	4~12 mg/L	10~65 h
	苯巴比妥	谷浓度	10~40 mg/L	50~144 h
	氯硝西泮	谷浓度	13~90 mg/L	26~49 h
	乙琥胺	谷浓度	40~100 mg/L	40~60 h
	丙戊酸	谷浓度	50~100 mg/L	7~10 h
三环类抗抑郁药	阿米替林	谷浓度	0.1~0.25 mg/L	17~40 h
	丙米嗪	谷浓度	0.2~0.3 mg/L	10~20 h
抗躁狂药	碳酸锂	给药后 12 h	5.5~7 mg/L	12~24 h
抗精神病药	氟哌啶醇	谷浓度	5.2~15 mg/L	21 h
氨基糖苷类抗生素	庆大霉素	注射后 0.5~1 h	2~10 mg/L	2~3 h
	妥布霉素	注射后 0.5~1 h	2~10 mg/L	1.9~2.2 h
抗风湿药	水杨酸盐	给药后 1~3 h	25~300 mg/L	2~3 h
抗哮喘药	茶碱	谷浓度或负荷量后 0.5 h	10~20 mg/L	5~6 h
免疫抑制剂	环孢素	注射后 0.5~1 h	0.1~0.45 mg/L	10~27 h

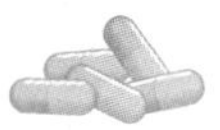

岗位对接

情境：病人，男，82岁，因"反复咳嗽、咳痰20余年，再发1个月，加重半日"入院，诊断为慢性阻塞性肺疾病急性加重期（AECOPD）、Ⅱ型呼吸衰竭。病人接受如下治疗：甲泼尼龙40 mg，每日1次，氨溴索30 mg，每日3次，泮托拉唑40 mg，每日1次。入院6日后，考虑病人存在呼吸肌疲劳，加用生长激素10 U，每日1次以增加呼吸肌驱动力。

请结合本章所学内容，对该病人的药物治疗方案进行调整。

第三节　药物选择的基本原则

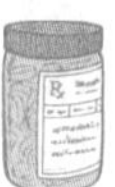

临床药物治疗的核心问题是合理用药，确定治疗药物的种类后，再根据每种药物的作用特点，选择符合治疗目标的药物。一般来说，治疗药物选择的基本原则是有效性、安全性、经济性、适宜性。

一、有效性

有效性是选择药物的首要标准，是药物用于临床、达到预期疗效的唯一保障，无效药物是没有临床药用价值的。药物有效指药物的作用应是确切的，所选药物的适应证应与病情相符合，给药（包括剂量、时间间隔和给药方式等）要与病人状况相符合。

药物能否发挥应有效应，取决于药物浓度能否达到最低有效血药浓度，因此理想的药物应具有很好的药动学特性，采用简便的给药方案即可达到所需的治疗浓度。药物有起效快慢的差异，维持时间长短的不同，也有效能强弱的区别。为了尽快起效，可选用快速起效的药物，或采用首剂加倍的方法。如尽快缓解心绞痛要用硝酸甘油舌下含化，要尽快缓解剧烈疼痛需注射吗啡类镇痛药，而不能口服阿司匹林类药物。

药物的药效学特征是药物治疗有效性的基础，药物效应的发挥主要是通过与靶点结合后引起机体生理生化功能改变体现的。因此，要实现理想的药物治疗效果，必须综合考虑药物和病人两方面的因素，只有在病人的实际获益大于药物带来的不适或损害的情况下，才考虑使用药物，药物治疗的有效性才有实际意义。

1. 药物方面因素　药物的生物学特性、理化性质、剂型、剂量、给药途径及药物之

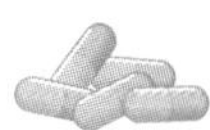

间的相互作用等因素均会影响药物治疗的有效性。应根据病情选择针对病因或对症治疗的药物，选择生物利用度高且能维持有效血药浓度的剂型和给药途径，尽量避免合用可能产生不良相互作用的药物，以取得满意的治疗效果。

2. 机体方面因素 病人年龄、性别、精神状态、病理状态、遗传特征和生物节律等对药物治疗效果均可产生重要影响。许多疾病的早期药物治疗最有可能取得满意疗效，所以抓住有限的治疗时机很重要，如肿瘤的治疗。机体生理、心理状态良好，积极配合药物治疗也是取得满意疗效的关键。因此，采用积极的支持疗法改善病人生理状况，并教育病人保持客观态度也很重要。近些年发展起来的药物基因组学可帮助我们了解某些个体疗效可能不理想的遗传学基础，筛查可能对某种药物代谢消除有重要差异的个体，这对保证病人取得满意疗效有重要意义。

3. 药物治疗的依从性 依从性即病人遵从医嘱或治疗建议的程度，对药物治疗效应有很大的影响。不依从可能造成机体对药物作用缺乏应有的反应，疾病进一步发展，导致急诊和住院治疗机会增加，甚至死亡的危险性增加。因此，医药工作者耐心向病人讲解治疗方案、监测其依从性，是保证药物治疗效果的重要手段。

二、安全性

安全性是药物治疗的前提。药物在发挥防治疾病作用的同时，可能对机体产生不良反应或改变病原体对药物的敏感性，从而可能造成器官功能或组织结构损害、依赖性或病原体耐药性的产生。药物必须要经过临床前药理和毒理学评价以及临床试验，确定能够满足基本安全性要求后才可以进入临床。

安全性的内容包括：① 药物的禁忌证。禁忌证是由药物的作用机制和病人的病理生理特性决定的，同一类药物的作用机制相同，通常禁忌证也相同，应按照规定的注意事项使用药品。② 配伍用药。一般不宜超过 3~4 种。过多的同类型或相似副作用的药物合用时，会加重不良反应，且药物之间可能产生相互作用或因配伍不当而造成有效成分损坏或失效。③ 特殊人群。妊娠及哺乳期妇女、小儿、老年人、肝肾功能不全者、过敏体质者等，因其生理、生化功能有异于一般人或病理性变化影响着药动学和药效学，故为发生用药安全性问题的高风险人群，某些药物要禁用。④ 加强观察。为了避免和减轻不良反应的发生，用药前应了解病人的体质和既往用药史，在用药过程中加强观察，遇有不良反应立即进行分析，决定是否停药或采取何种适宜措施。对于某些规定在用药前必须做皮试的药物，应认真执行先皮试再用药，以观察有无反应发生，认为安全后再按常规应用。

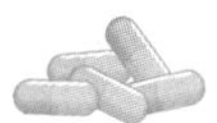

知识拓展

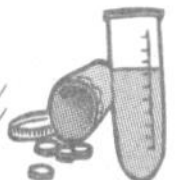

药物安全性评价

药物安全性评价又称非临床药物安全性评价，是指通过实验室研究和动物体外系统对治疗药物的安全性进行评估，发现并评价药物对动物机体的潜在毒性作用、毒性表现、靶器官损伤的可逆性，是新药品进入最终临床试验和最终批准前的必要程序和重要步骤。这些研究包括一般急性慢性毒性研究，病理组织学研究，生殖毒性试验，遗传毒性研究，安全药理学研究，调查研究，毒性和安全性生物标志物的研究。

安全性问题产生的原因包括以下三个方面：

1. 药物固有的生物学特性　药物具有两重性，在产生治疗作用的同时，也可能产生不良反应。应该在药物的研发阶段严格把关，避免对机体可能产生严重不良反应的药物上市，对已上市的药物要加强不良反应监测。

2. 药物制剂中不符合标准的有毒有害物质超标准或有效成分含量过高　应通过严格执行药品生产质量管理规范（GMP），对药品生产、流通、储存及使用过程严格把关。

3. 药物的不合理使用　如药物使用的剂量过高，疗程过长，停药过程太突然，配伍不合理以及长期使用药物过程中未能按要求及时监测重要脏器功能等，都属于药物不合理使用范畴。同一种疾病由多位医师诊治，交叉使用多种同类药物，造成药物资源的浪费或不良药物相互作用，也是不合理用药的表现。

但“安全性”是相对的，对某些非致死性疾病或妊娠期妇女的药物治疗，安全性要求很高，哪怕很轻微的不良反应或发生率很低的不良反应也是难以接受的；但对肿瘤等一些致死性疾病或可能导致其他严重后果疾病的药物治疗，安全性要求可以适当降低，挽救生命比减少一些不良反应可能更有价值。

视频

药物治疗的经济性

三、经济性

经济性是合理用药的基本要素。药物治疗的经济性就是要以消耗最低的药物成本实现最佳的治疗效果。根据有效性和安全性的原则选择的药物可能超出了病人的支付能力，从而影响病人的依从性，所以在选择药物时，要考虑到治疗成本、病人的经济情况、医疗保险情况等。治疗的经济性表现为：① 控制药物需求的不合理增长，改变盲目追求新药、高价药的现象；② 控制有限药物资源的不合理配置；③ 控制被经济利益驱动的不合理过度药物治疗，如随意选用进口药或高价药。因此，在保证治疗质量的前提下应选用价廉易得的品种，在考虑应用贵重药物时，应对其性能与价格进行综合分析，决定是否值得使用。另外，考虑药物的治疗成本时应注重治疗的总支出即治疗总成本，而不是单一的药费。较高的药费支出有可能（与低费用药物相比）缩短住院日数、避免或减轻不良反应、帮助病人早日恢复工作，使病人从住院费、不良反应治疗费和工资损伤中获得充分补偿，治疗成本反而降低，因此这种具有成本效果（cost-effectiveness）的药物也是值得选用的。

近些年来，如何控制医疗费用的快速增长已成为世界各国共同关注的难题。在我国，药品费用增长是医疗费用急剧增长的主要原因之一。造成药品费用增长的因素有两个方面，一方面是合理性的因素，包括人口增加和老龄化、疾病谱改变、慢性病患病率增加、环境污染和药品研发成本大幅增加等；另一方面是不合理的因素，包括药品价格管理体系存在某些缺陷、医院补偿机制不完善、药物使用不合理、药品销售行为不规范以及抗生素滥用等。因此，要控制药品费用急剧上升的趋势，既要遏制用药不合理现象，也要从多方面采取综合治理的措施。

药物经济学的兴起为控制药品费用的不合理增长提供了一种可借鉴的方法，它是经济学在药物治疗评价中的应用科学，具体地说是将现代经济学的基本原理和方法用于临床治疗中，结合药物流行病学、决策学和统计学从全社会角度开展研究，区分、衡量和比较不同医疗计划、服务或治疗的成本、风险和效益。在临床药物治疗中，药物经济学评价的药物治疗结果主要有三种形式：① 以临床指标、生命质量指标或健康指标等客观指标表示的药物治疗结果，即效果，如发病率、治愈率或不良反应发生率等；② 以货币值表示的药物治疗结果，即效益，如某方案收益多少人民币或美元等；③ 以主观指标表示的药物治疗结果，即效用，如病人对治疗结果的满意程度、舒适程度和与保健相关的生活质量等。药物经济学通过成本分析对比不同的药物治疗方案或药物治疗方案与其他治疗方案的优劣，设计合理的临床药学监护方案，保证有限的社会卫生保健资源发挥最大的效用。具体地讲，药物经济学评价在药物治疗中的应用包括：① 为临床医疗决策提供指导，以实现最小的投入获取最佳的结果，并有助于成本低、效果好的药物选入医院药物目录；② 评价药学服务质量，如治疗药物监测降低了药物不良反应发生率，缩短了住院日，节省了相关费用；③ 通过对风险和收益的论证，为新药开发提供决策依据；④ 为药品生产和经营提供参考依据，以减少决策运行中的损失，或在遵循药品价格制定原则的前提下适当降低药品的价格以提高药品的成本效果。

四、适宜性

用药适宜是实现合理药物治疗的基本要求，也是用药过程合理性的评判指标，即要求将适宜的药品，以适宜的剂量，在适宜的时间，经适宜的途径，给适宜

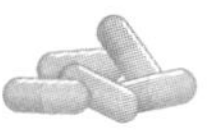

的病人，使用适宜的疗程，达到最终治疗目标。概括地讲，药物治疗应根据用药对象的生理与疾病状况，选择最为适宜的药物，使其药效学与药动学特点都能满足治疗的需要，剂量恰当准确，给药途径适宜，尤其注意合并用药合理，目的是充分发挥药物的治疗作用，尽量减少药物对人体所产生的危害，减轻由于给药操作不当给病人带来的痛苦，从而迅速有效地治愈疾病或缓解症状，控制疾病的发展，尽早恢复健康。

药物治疗的适宜性原则体现了“以病人为中心”的指导思想。以治疗高血压为例，对于合并有冠心病、心力衰竭及肾功能不全的老年高血压病人，不宜选用可引起血压明显波动而增加死亡率的短效二氢吡啶类钙拮抗药，也应慎用可加重心力衰竭的β受体阻滞剂；选择既可降低心脏负荷，又可增加肾血流量，同时还能改善生存质量的血管紧张素转换酶抑制剂是最适当的。如能合用小剂量噻嗪类利尿药则可增强其降压作用，若再能联合中医辨证论治，更可锦上添花。同时遵循个体化用药原则，给药剂量为成人剂量的1/2~2/3，尽可能以最小维持量达到最佳降压水平；又依据药动学特点及病人对治疗的依从性，选择长效、口服制剂。又如，一些病因不明或目前尚无有效治疗手段而又严重危害人类健康的疾病较易出现药物过度治疗，表现为超说明书用药、剂量过大、疗程过长、轻症用重药等。临床常常可以见到，某些癌症病人的死因不是因为癌症本身造成的，而是由于过度化疗所致，如白细胞过低仍然坚持高强度化疗，导致病人骨髓衰竭合并感染而死亡等。因此，在药物治疗过程中要把握适宜性，即在明确疾病诊断的基础上，从病情的实际需要出发，确定适当的剂量、疗程与给药方案，使药物的作用发挥得当，达到治疗疾病的目的。

综上所述，有效、安全、经济和适宜是合理选药的基本要求，是药物治疗中应遵循的原则。随着科学的发展，许多疾病的诊治都已制定出了公认、权威和规范的指南或标准，如《肺结核诊断和治疗指南》《抗菌药物临床应用指导原则》《中国糖尿病防治指南》等。在给病人实施药物治疗时，医师首先要熟悉这些指南或标准，同时还要教育病人了解这些指南或标准，尽量按公认的指南或标准去选药用药，减少随意性和盲目性，这也是保证合理用药的重要措施。

岗位对接

情境：病人，女，56岁，诊断为稳定型心绞痛，1个月前发病，病史和各种检查无其他异常，确定的治疗目标是尽快终止发作。

请结合本章所学内容，制订适合该病人的药物治疗方案。

第四节　药物处方

处方是指由注册的执业医师和执业助理医师在诊疗活动中为病人开具的，由取得药学专业技术职务任职资格的药学专业技术人员（药师）审核、调配、核对，并作为病人用药凭证的医疗文书。处方包括医疗机构病区用药医嘱单。处方药必须凭医师处方销售、调剂和使用。药师收方、审核后按照处方配药，标注用法，指导病人正确用药。

一、处方基本知识

处方是医师对病人用药的书面文件，是药剂人员调配药品的依据。正确书写和调配处方有利于正确执行医嘱，提高病人用药的依从性，关系到病人的康复和生命安全。处方规范化程度同时也反映了医疗机构的整体业务素质和管理水平。

（一）处方分类

处方分为法定处方、医师处方和协定处方。

1. 法定处方　是指《中华人民共和国药典》（以下简称《中国药典》）和国家药品监督管理局标准收载的处方，具有法律约束力。在制备法定制剂或医师开写法定制剂时均应依照此规定。

2. 医师处方　是指医师为病人诊断、治疗与预防用药所开具的处方。

3. 协定处方　是指医院药剂科与临床医师根据医院日常医疗用药的需要，共同协商制订的处方。它适合于大量配置和储备，便于控制药品的品种和质量，可以提高工作效率，减少病人取药等候时间。每个医院的协定处方仅限于本单位使用。

（二）处方颜色

为了便于使用和保存，医院或者诊所都有统一处方笺。普通处方的印刷用纸为白色；急诊处方印刷用纸为淡黄色，右上角标注“急诊”；儿科处方印刷用纸为淡绿色，右上角标注“儿科”；麻醉药品和第一类精神药品处方印刷用纸为淡红色，右上角标注“麻、精一”；第二类精神药品处方印刷用纸为白色，右上角标注“精二”。

（三）处方结构

处方的结构包括以下几项内容：

1. 前记　包括医疗机构名称，费别，病人姓名、性别、年龄（成人应写明实足年龄，

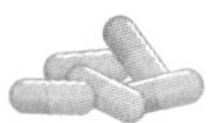

婴幼儿应写明实足岁月)、门诊或住院病历号、科别或病区和床位号、临床诊断和开具日期等,可添加特殊要求的项目。麻醉药品和第一类精神药品处方还应当包括病人身份证明编号,代办人姓名、身份证明编号。

2. 正文 以 Rp 或 R［拉丁文 Recipe(“请取”的意思)的缩写］标示,分列药品名称、剂型、规格、数量和用法用量。

3. 后记 医师签名或者加盖专用签章,药品金额以及审核、调配、核对、发药药师签名或者加盖专用签章。

二、处方书写

处方书写应当符合下列规则:

1. 病人一般情况、临床诊断填写清晰、完整,并与病历记载相一致。

2. 每张处方限于一名病人的用药。

3. 处方书写时应字迹清楚,不得涂改;如需修改,应当在修改处签名并注明修改日期。

4. 药品名称应当使用规范的中文名称书写,没有中文名称的可以使用规范的英文名称书写;医疗机构或者医师、药师不得自行编制药品缩写名称或者使用代号;书写药品名称、剂量、规格、用法和用量要准确规范,药品用法可用规范的中文、英文、拉丁文或者缩写体书写,但不得使用“遵医嘱”“自用”等含糊不清的字句。

5. 病人年龄应当填写实足年龄,新生儿、婴幼儿写日、月龄,必要时要注明体重。

6. 西药和中成药可以分别开具处方,也可以开具一张处方,中药饮片应当单独开具处方。

7. 开具西药、中成药处方,每一种药品应当另起一行,每张处方不得超过 5 种药品。

8. 中药饮片处方的书写,一般应当按照“君、臣、佐、使”的顺序排列;调剂、煎煮的特殊要求注明在药品右上方并加括号,如布包、先煎、后下等;对饮片的产地、炮制有特殊要求的,应当在药品名称之前写明。

9. 药品用法用量应当按照药品说明书规定的常规用法用量使用,特殊情况需要超剂量使用时,应当注明原因并再次签名。

10. 除特殊情况外,应当注明临床诊断。

11. 开具处方后的空白处划斜线以示处方完毕。

12. 处方医师的签名式样和专用签章应当与院内药学部门留样备查的式样相一致,不得任意改动,否则应当重新登记留样备案。

13. 药品剂量与数量用阿拉伯数字书写。剂量应当使用法定计量单位:重量以克(g)、毫克(mg)、微克(μg)、纳克(ng)为单位;容量以升(L)、毫升(ml)为单位;国际单位

(IU)、单位(U);中药饮片以克(g)为单位。片剂、丸剂、胶囊剂、颗粒剂分别以片、丸、粒、袋为单位;溶液剂以支、瓶为单位;软膏及乳膏剂以支、盒为单位;注射剂以支、瓶为单位,应当注明含量;中药饮片以剂为单位。处方常见外文缩写见表 2-2。

表 2-2　处方常见外文缩写字简表

外文缩写	中文含义	外文缩写	中文含义
q.m.	每日早晨	q.d.	每日 1 次
b.i.d.	每日 2 次	t.i.d.	每日 3 次
q.i.d.	每日 4 次	q.h.	每 1 h
q.o.d.	隔日一次	q.n.	每晚
b.i.n.	每晚 2 次	a.m.	上午,午前
p.m.	下午,午后	h.s.	临睡前
p.r.n.	必要时	s.o.s.	需要时
Stat 或 St.!	立即	Gito!	急!急速地!
q.s.	适量	aa.	各
i.m.	肌内注射	i.v.	静脉注射
i.v.gtt. 或 i.v.drip.	静脉滴注	gutt.(gtt.)	滴
i.h.	皮下注射	C.T.	皮试
p.o.	口服	Tab.	片剂
Amp.	安瓿(瓶)	Caps.	胶囊
Ocul.	眼膏	Aq.	水剂
Inj.	注射剂	Supp.	栓剂
GS	葡萄糖溶液	NS	生理盐水
O.D.	右眼	O.S. 或 O.L.	左眼
O.U.	双眼	Add.	加至

三、处方调剂

(一) 调剂资质

取得药学专业技术职务任职资格的人员方可从事处方调剂工作。药师在执业的医疗机构取得处方调剂资格。药师签名或者专用签章式样应当在本机构留样备查。具有药师以上专业技术职务任职资格的人员负责处方审核、评估、核对、发药以及安全用药指导;药士从事处方调配工作。

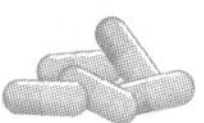

（二）调剂操作规程

药师应当凭医师处方调剂处方药品，非经医师处方不得调剂。应根据《处方管理办法》的要求，严格遵守处方调剂原则调剂处方药品：认真审核处方，准确调配药品，正确书写药袋或粘贴标签，注明病人姓名和药品名称、用法、用量，包装；向病人交付药品时，按照药品说明书或者处方用法，进行用药交代与指导，包括每种药品的用法、用量、注意事项等。

调剂处方的程序是：收方—审方—计价—调配—核对—发药。现就其主要内容分述如下：

1. 收方及审方　审方药师收方后应当认真逐项检查处方前记、正文和后记书写是否清晰、完整，并确认处方的合法性。首先要求处方书写（科别、姓名、性别、年龄、病历号、日期和医师签名等）全部合格。

药师应当对处方用药适宜性进行审核，包括下列内容：① 对规定必须做皮试的药物，处方医师是否注明过敏试验及结果的判定；② 处方用药与临床诊断的相符性；③ 剂量用法的正确性；④ 选用剂型与给药途径的合理性；⑤ 是否有重复给药现象；⑥ 是否有潜在临床意义的药物相互作用和配伍禁忌，处方中如有配伍禁忌、不合理的药物相互作用、妊娠禁忌、超剂量用药等，中药处方如有相反、相畏等，需经处方医师重新签字；⑦ 其他用药不适宜情况。

药师经处方审核后，认为存在用药安全问题时，应告知处方医师，请其确认或重新开具处方，并记录在处方调剂问题专用记录表上，经办药师应当签名，同时注明时间。药师发现不合理用药或者用药错误，应拒绝调剂，并及时告知处方医师，但不得擅自更改或者配发代用药品。对于发生严重不合理用药或用药错误的处方，药师应当按有关规定报告。

2. 计价　认真执行国家药物政策，保证药价准确，不可任意估价和改价。杜绝处方漏费，造成医院损失。

3. 调配　① 接到计价收款后的处方，仔细核审无误后方可调配。② 调配西药方剂时，禁止用手直接接触药物；调配中药方剂时称量要准，不得估计取药，重量误差一般不超过 5%，按处方药味顺序调配，以便核对。③ 严禁调配发霉、变质、虫蛀的药品。④ 中药方剂中先煎、后下等需特殊煎服的药品应单包注明，坚硬药品需破碎。⑤ 药品容量要准确，包装要完整，标签要清楚，用法和注意事项要写明。⑥ 中药调配要避免药斗间串药，称药后及时把药斗轻拉推回原位。⑦ 调配完毕必须自行查对一遍，并在处方上签名或者加盖专用签章。药师应当对麻醉药品和第一类精神药品处方按年月日逐日编制顺序号。对于不规范处方或者不能判定其合法性的处方，不得调剂。

4. 核对　药师调剂处方时必须做到“四查十对”，即查处方，对科别、姓名、年龄；查药品，对药名、剂型、规格、数量；查配伍禁忌，对药品性状、用法用量；查用药合理性，对临床诊断。在核对剂量时，对老年人和婴幼儿病人尤应仔细。中药调剂要核对先煎、后下等特殊煎服的药品是否另包注明，坚硬药品是否破碎。

5. 发药　发药是处方调剂工作的最后环节，也是确保病人用药安全有效的重要环节。具体内容包括：① 核对病人姓名，并询问病人就诊的科室，以确认病人；② 逐一核对药品处方的相符性，检查药品剂型、规格、剂量、数量、包装；③ 发现处方调配有错误时，应将处方和药品退回调配处方者，并及时更正；④ 发药时向病人交代，进行用药指导，认真交代每种药品的使用方法和特殊注意事项，同一种药品有2盒以上时，需要特别交代；⑤ 发药时应注意尊重病人隐私；⑥ 如病人有问题咨询，应尽量回答，对较复杂的问题可建议到用药咨询窗口咨询；⑦ 发药时签名或盖章。

岗位对接

情境：病人，男，22岁，因感冒出现流涕，打喷嚏，咽痛，有轻微咳嗽，并伴有白色黏痰，疲乏。经检查被确诊为上呼吸道感染，医师开具下列处方：

Rp.　1. 白加黑片　20片

Sig.　1片　t.i.d.　p.o.（早、中各1片白片，夜晚1片黑片）

2. 抗病毒颗粒　10袋

Sig.　1袋　t.i.d.　p.o.

3. 泰诺感冒片　20片

Sig.　2片　t.i.d.　p.o.

请结合本章所学内容，分析该处方是否合理。

四、处方管理

视频

处方的概念与管理

（一）医师处方权

经注册的执业医师在执业地点取得相应的处方权。经注册的执业助理医师在医疗机构开具的处方，应当经所在执业地点执业医师签名或加盖专用签章后方有效。经注册的执业助理医师在乡、镇和村的医疗机构独立从事一般的执业活动，可以在注册的执业地点取得相应的处方权。医师应当在注册的医疗机构签名留样或者专用签章备案后，方可开具处方。医疗机构应当按照有关规定，对本机构执业医师和药师进行麻醉药品和精神药品使用知识和规范化管理的培训。医师取得麻醉药品和第一类精神药品处方权后，方可在本机构开具麻醉药品和第一类精神药品处方，但不得为自己开具该类药品处方。药师取得麻醉药品和第一类精神药品调剂资格后，方可在本机构调剂麻醉药品和第一类精神药品。试用期人员开具处方，应当

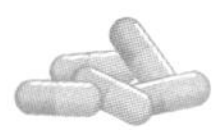

经所在医疗机构有处方权的执业医师审核并签名或加盖专用签章后方有效。进修医师由接收进修的医疗机构对其胜任本专业工作的实际情况进行认定后授予相应的处方权。

（二）处方的开具

1. 医疗机构应当根据本机构性质、功能、任务，制订药品处方集，并应当按照经药品监督管理部门批准并公布的药品通用名称购进药品。同一通用名称药品的品种，注射剂型和口服剂型各不得超过 2 种，处方组成类同的复方制剂 1~2 种（因特殊诊疗需要使用其他剂型和剂量规格药品的情况除外）。

2. 医师应当根据医疗、预防、保健需要，按照诊疗规范、药品说明书中的药品适应证、药理作用、用法、用量、禁忌、不良反应和注意事项等开具处方。开具医疗用毒性药品、放射性药品的处方应当严格遵守有关法律、法规和规章的规定。

3. 医师开具处方应当使用经药品监督管理部门批准并公布的药品通用名称、新活性化合物的专利药品名称和复方制剂药品名称，开具院内制剂处方时应当使用经省级卫生行政部门审核、药品监督管理部门批准的名称；可以使用由国家卫生健康委员会公布的药品习惯名称开具处方。

4. 麻醉药品、精神药品、医疗用毒性药品、放射性药品的处方用量应当严格按照国家有关规定执行。

5. 医生利用计算机开具、传递电子处方时，应当同时打印出纸质处方，其格式与手写处方一致；打印的纸质处方经签名或者加盖签章后有效。

6. 药师核发药品时，应当核对打印的纸质处方，无误后发给药品，并将打印的纸质处方与计算机传递处方同时收存备查。

知识拓展

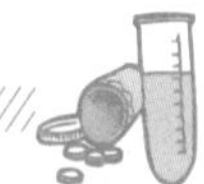

处方药与非处方药

处方药是指必须凭有处方权的医师所开具的处方才能从正规药房或药店获取并需在医师监控或指导下才能使用的药物。

非处方药是不需凭医师处方，可直接从药房或药店购买的，而且不需在医师指导下就能安全使用的药品，英文缩写为 OTC。非处方药均已列入《国家非处方药药品目录》，且其药品标签、使用说明书、内包装、外包装上都印有非处方药专有标识。非处方药专有标识图案为白色的 OTC 三个英文字母的组合，背景为椭圆形。背景又分为红色和绿色，红色用于甲类非处方药药品，绿色用于乙类非处方药药品和用作指南性标志。非处方药具有如下特点：应用安全，疗效确切，质量稳定，使用方便。

（三）处方有效期

处方开具当日有效。特殊情况如一些慢性病或老年病需要延长有效期的，经医师在“诊断”栏注明有效期限的不得超过 3 日。过期处方需开方医师重新签名才予以调配。需反复多次调配的处方，需医师注明使用次数及使用日期。

（四）处方保管规定

处方由调剂、出售处方药品的医疗、预防、保健机构或药品零售企业妥善保存。普通处方、急诊处方、儿科处方保存期限为 1 年，医疗用毒性药品、第二类精神药品处方保存期限为 2 年，麻醉药品和第一类精神药品处方保存期限为 3 年。处方保存期满后，经医疗机构主要负责人批准、登记备案后方可销毁。

（五）处方点评制度

医疗机构应建立完善的处方点评制度，填写处方评价表，对处方实施动态监测及超常预警，登记并通报不合理处方，对不合理用药及时予以干预。

思　考　题

1. 试述药物治疗的一般程序。
2. 药物治疗的药物选择原则是什么？
3. 处方调剂操作规程是什么？

第三章 药品不良反应监测

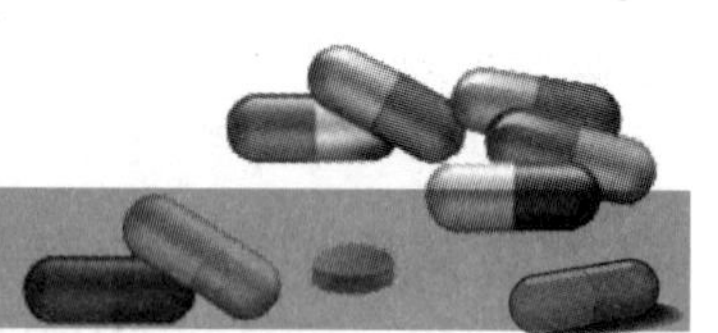

学习目标

思维导图

PPT

1. 掌握药品不良反应的分类、药品不良反应关联性评价依据及方法、药源性疾病概念、用药错误的分级。
2. 熟悉药品不良反应监测报告程序、常见药源性疾病诊断方法与治疗、用药错误的防范。
3. 了解常见药源性疾病、用药错误的原因、用药错误的处置及报告。

第一节 药品不良反应

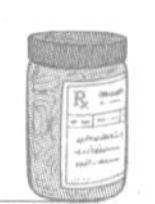

药品具有两重性,它一方面可用于防病、治病,另一方面也会危害机体,引起病人生理、生化功能紊乱和组织结构变化等不良反应。因此,开展药品不良反应报告和监测工作对于加强药品上市后安全和风险控制,加强质量监督和质量分析工作,最大限度地减少药品不良反应的发生率有着至关重要的意义。

一、药品不良反应相关概念

1. 药品不良反应(adverse drug reaction,ADR) 指合格药品在正常用法用量下出现的与用药目的无关的有害反应,包括副作用、毒性反应、后遗效应、过敏反应、继发反应、特异质反应等。由用药不当所引起的反应,如错误用药、滥用药物、超剂量和应用伪劣药品等导致的不良后果都不属于药品不良反应。

2. 药品不良事件(adverse drug event,ADE) 世界卫生组织(WHO)将不良事件也定义为不良感受,是指药物治疗过程中所发生的任何不幸的医疗卫生事件,而该事件不一定与药物治疗有因果关系,包括药品标准缺陷、药品质量问题、药品不良反应、用药失误以及药品滥用等。

3. 严重药品不良反应(serious adverse reaction) 指因使用药品引起以下损害情形之一的反应:① 导致死亡;② 危及生命;③ 致癌、致畸、致出生缺陷;④ 导致显著的

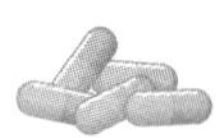

或者永久的人体伤残或者器官功能的损伤；⑤ 导致住院或者住院时间延长；⑥ 导致其他重要医学事件，如不进行治疗可能出现上述所列情况的。

4. 新的药品不良反应　指药品说明书中未载明的不良反应。说明书中已有描述，但不良反应发生的性质、程度、后果或者频率与说明书描述不一致或者更严重的，按照新的药品不良反应处理。

二、药品不良反应的分类

药品不良反应有多种分类方法，通常根据其与药理作用有无关联将药品不良反应分为 A、B、C 三种类型。

1. A 类药品不良反应　又称剂量相关性不良反应，是药物本身药理作用的延伸和发展，反应程度与药物的体内浓度高低（或剂量大小）密切相关。因此，其特点是：具有明显的剂量依赖性和可预见性，停药或减量后症状减轻或消失，有明确的时间关系，与药物常规的药理作用密切相关，发生率高而致死率相对较低。药物的副作用、毒性反应、继发反应、后遗效应、首剂效应、停药反应及药物依赖性等均属于 A 类药品不良反应。例如，阿托品在解除胃肠痉挛的同时引起的口干等腺体分泌减少的不良反应，氨基糖苷类引起的听力下降，镇静催眠药引起的中枢抑制不良反应随着剂量增加而加重等。本类型不良反应发生的频率和强度与用药者的年龄、性别、机体的生理和病理状态都有很大关系。例如，肾功能障碍时，主要经肾排泄的药物如地高辛等排泄速度减慢，血浆药物浓度升高。

2. B 类药品不良反应　又称剂量不相关性不良反应，是由于药物性质的变化或者用药者的特异体质引起的不良反应。其特点是：反应的性质通常与药物的常规药理作用无关，反应的强度和用药剂量无关，难以预见，发生率低，致死率高，具有明确的时间关系。本类型不良反应包括过敏反应和特异质反应。例如青霉素引起的过敏性休克；先天性葡萄糖 -6- 磷酸脱氢酶缺乏的病人，在应用维生素 K 时可出现溶血。

3. C 类药品不良反应　发生机制尚不十分明确，大多是在长期用药后出现，其特点是：潜伏期长，没有明确的时间联系，难以预测，用药史复杂，难以用试验重复。本类型不良反应主要包括致畸、致癌、致突变。例如，长期服用避孕药导致乳腺癌、血管栓塞；妊娠期服用己烯雌酚导致子代女婴甚至是第三代女婴发生阴道腺癌。

三、药品不良反应报告和监测

药品不良反应报告和监测是指药品不良反应的发现、报告、评价和控制的过程。

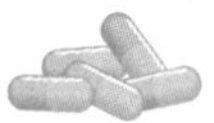

视频

药品不良反应监测与报告

（一）监测的目的和意义

1. 弥补药品上市前研究的不足　虽然新药上市前都会进行临床研究，但是由于上市前的临床试验存在局限性，例如病例少，研究时间短，试验对象与上市后的实际用药人群有差别，用药方案与观测指标受限等，导致一些发生率低、潜伏期较长的药品不良反应只有在药品上市后广泛应用的过程中才有可能被发现和认识。例如，拜斯亭是拜耳公司于 1997 年上市用于高脂血症的药品。截至 2001 年，发达国家集中报告了 52 例服用此药期间因横纹肌溶解、肾功能不全的不良反应而死亡的病例。拜耳公司于 2001 年 8 月将其从全球市场上撤出。

2. 防止严重药害事件的发生、蔓延和重演　通过药品不良反应监测可以及时发现重大药害事件，防止药害事件蔓延和扩大，保障公众健康和社会稳定。通过药品不良反应监测，发现多名病人疑因使用了齐齐哈尔第二制药有限公司生产的“亮菌甲素注射液”导致肾衰竭的事件。经原广东省食品药品监督管理局、广东省卫生厅等部门的紧急、妥善处理，事态迅速得到了有效控制。

3. 促进临床合理用药　药品不良反应报告和监测通过如《药品不良反应信息通报》《药物警戒快讯》等形式和媒体向临床医务人员和病人提供更多的药品安全信息和不同药品临床常见不合理用药具体现象，有助于提高医护人员、药师对药品不良反应的警惕和识别能力，注意选用比较安全的品种，避免配伍禁忌，从而更好地指导其临床合理用药，提高用药水平，降低用药不良风险。

4. 为遴选、整顿和淘汰药品提供依据　药品上市后再评价的主要内容包括药品有效性、药品不良反应和药物经济学研究。作为药品上市后再评价工作的组成部分，药品不良反应报告和监测工作在对药品安全性评价方面发挥着重要作用。例如鱼腥草注射液说明书载其具有清热、解毒、利湿的功效，主要用于肺、尿路及部分妇科感染，随着其在临床的应用，很快就有了其可引发过敏性休克的临床报道。2006 年 5 月，国家监测数据库共收到鱼腥草类注射剂严重不良反应 258 例。原国家食品药品监督管理局决定暂停鱼腥草注射液等 7 个注射剂的使用和审批。因此，通过药品不良反应监测，发现药物安全性问题，提出安全性建议，如修改说明书，更科学合理地指导人们用药，可以遴选出临床应用中更安全、有效的药品，为国家基本药物目录和非处方药的药品遴选提供有力的依据。

5. 促进新药的研制开发　药品不良反应是药物治疗作用以外的表现，在不同的适用范围、使用方法或给药剂量时某种不良反应可能会成为新的治疗作用，这为新药的开发提供了一条新思路。

知识拓展

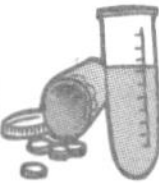

药物警戒与不良反应的区别

WHO 将药物警戒定义为：发现、评价、认识和预防药品不良反应或其他任何与药物相关问题的科学研究和活动。药物警戒关注的是药品不良反应及其他可能与药品相关的问题。药品不良反应以药品和反应存在可疑因果关系为特征，即由医疗专业人员报告或评估后认为反应与治疗存在可能的相关性。药物警戒所检测的对象可以理解为“人体使用药品后产生的风险”，这些风险可能来源于药品本身，如药品的天然属性、设计缺陷或药品质量不合格，也可能是由于医务人员或病人对药品的使用不当而造成。药物警戒是在药品不良反应监测理论和实践的基础上发展起来的，并对药品不良反应监测进行了扩展和充实，逐渐形成自身完整的理论体系。

（二）监测报告系统

药品不良反应的组织机构主要包括行政监管机构和技术监督机构，两者共同构成了药品不良反应监测的工作平台。药品不良反应监测的行政管理工作主要由药品监督管理部门负责，各级卫生行政部门协助参与。药品不良反应的技术监督机构则由国家级、省级及设区的市级、县级药品不良反应监测中心构成。

（三）监测报告程序

1. 个例药品不良反应　医疗机构、预防保健机构、药品生产企业和药品经营企业发现或获知药品不良反应或事件应详细记录、核实、调查、评价、处理并填写《药品不良反应 / 事件报告表》，于 30 日内向所在地的市级药品不良反应监测中心报告，其中新的、严重的药品不良反应或事件应于发现或获知之日起 15 日内报告，死亡病例须立即报告；有随访信息的应及时报告；新药监测期内的国产药品应当报告该药品的所有不良反应；其他国产药品报告新的和严重的不良反应；进口药品自首次获准进口之日起 5 年内，报告该进口药品的所有不良反应，满 5 年的，报告新的和严重的不良反应；个人发现药品引起的新的或严重的不良反应，可直接报告给经治医师，也可向药品生产、经营企业或者当地的药品不良反应监测机构报告。

目前，我国医院报告药品不良反应一般由医师、药师及护士填写报告表，交临床药学室，该室对收集的报告进行整理、加工，对疑难病例由医院药品不良反应监测组分析评定，然后全部上报辖区药品不良反应监测机构和国家药品不良反应监测中心。国家药品不良反应监测中心将有关报告再上报世界卫生组织药品监测合作中心。

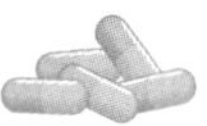

2. 药品群体不良事件 药品生产、经营企业和医疗机构获知或者发现药品群体不良事件后，应当立即上报所在地的县级药品监督管理部门、卫生行政部门和药品不良反应监测机构，必要时可以越级报告。同时填写《药品群体不良事件基本信息表》，对每病例还应当及时填写《药品不良反应 / 事件报告表》，通过国家药品不良反应监测信息网络报告。同时药品生产企业立即开展调查与自查，详细了解药品群体不良事件的发生、药品使用、病人诊治以及药品生产、储存、流通、既往类似不良事件等情况，分析事件发生的原因，必要时应当暂停生产、销售、使用并召回相关药品，于 7 日内完成调查报告，报所在地省级药品监督管理部门和药品不良反应监测机构。药品经营企业应当立即告知药品生产企业，同时迅速开展自查，必要时应当暂停药品的销售，并协助药品生产企业采取相关控制措施。医疗机构应当积极救治病人，迅速开展临床调查，分析事件发生的原因，必要时可采取暂停药品的使用等紧急措施。

设区的市级、县级药品监督管理部门获知药品群体不良事件后，应当立即与同级行政部门联合组织开展现场调查。省级药品监督管理部门与同级卫生行政部门联合对设区的市级、县级的调查进行督促、指导，进行分析、评价，并及时将调查结果上报国家药品监督管理局和国家卫生健康委员会。对全国范围内影响较大并造成严重后果的药品群体不良事件，国家药品监督管理局应当与国家卫生健康委员会联合开展相关调查工作。

3. 境外发生的严重药品不良反应 当进口药品和国产药品在境外发生严重药品不良反应时，药品生产企业应当填写《境外发生的药品不良反应 / 事件报告表》，自获知之日起 30 日内报送国家药品不良反应监测中心。必要时于 5 日内提交原始报表及相关信息，国家药品不良反应监测中心应当对收到的药品不良反应报告进行分析、评价，每半年向国家药品监督管理局和国家卫生健康委员会报告，发现提示药品可能存在安全隐患的信息应当及时报告。

进口药品和国产药品在境外因药品不良反应被暂停销售、使用或者撤市的，药品生产企业应当在获知后 24 h 内书面报国家药品监督管理局和国家药品不良反应监测中心。

4. 定期安全性更新报告 药品生产企业应当对本企业生产药品的不良反应报告和监测资料进行定期汇总分析，汇总国内外安全性信息，进行风险和效益评估，撰写定期安全性更新报告。设立新药监测期的国产药品与首次进口的药品，应当自取得批准证明文件之日起每满 1 年提交一次定期安全性更新报告，直至首次再注册，之后每 5 年报告一次；其他国产药品，每 5 年报告一次。汇总时间应当在汇总数据截止日期后 60 日内。国产药品与进口药品（包括进口分包装药品）的定期安全性更新报告分别向省级药品不良反应监测机构和国家药品不良反应监测中心提交。

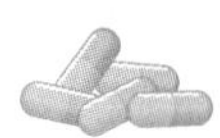

（四）药品不良反应关联性评价

1. 评依价据　由于药品不良反应的机制和影响因素错综复杂，遇到可疑药品不良反应时，需要进行认真的因果关系分析评价，以判断是否属于药品不良反应。

(1) 时间联系　用药与不良反应事件的出现有无合理的时间关系？

例如：氰化物中毒死亡仅需几秒；青霉素引起的过敏性休克或死亡在用药后几分钟至几小时发生；吩噻嗪类引发肝损害一般为服药 3~4 周以后出现。

(2) 既往报道和评述　反应是否符合该药已知的不良反应类型？

(3) 去激发反应　停药或减量后，反应是否消失或减轻？

(4) 再激发反应　再次使用可疑药品是否再次出现同样反应事件？

(5) 影响因素甄别　反应事件是否可用并用药的作用、病人病情的进展、其他治疗的影响来解释？

依据不良反应事件分析的五条原则，将关联性评价分为肯定、很可能、可能、可疑、不可能五级。

2. 评价方法　目前对不良反应的评价，国际上有多种方法，如 Karsh 和 Lasagna 法、计分推算法及 Bayes 不良反应诊断法等，其中以 Karsh 和 Lasagna 法最为常用。国家药品不良反应监测中心在此方法基础上分为五级标准，见表 3-1。

肯定：用药时间顺序合理；与已知药品不良反应相符合；停药以后反应停止或减轻；再次使用，反应再现，并排除其他影响因素。

很可能：用药时间顺序合理；与已知药品不良反应相符合；停药后反应停止或减轻；无法用病人疾病进行合理解释。

可能：时间顺序合理；与已知药品不良反应相符合；病人疾病或其他治疗也可造成这样的结果。

可疑：时间顺序合理；与已知药品不良反应相符合；不能合理地用病人疾病解释。

不可能：不符合上述标准。

表 3-1　药品不良反应因果关系评价表

标准	肯定	很可能	可能	可疑	不可能
合理的时间顺序	是	是	是	是	否
是否符合已知药品不良反应类型	是	是	是	否	否
去激发可以改善	是	是	难以判定	难以判定	否
再激发重现	是	不明	不明	不明	否
反应可用其他因素解释	否	否	难以判定	难以判定	是

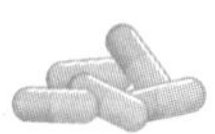

岗位对接

情境：病人，男，49岁，因肺部感染入院治疗，血常规检查白细胞计数13×10^9/L，给予注射用头孢唑林钠5 g+10%葡萄糖注射液500 ml静脉滴注，每日1次；羧甲司坦片0.5 g，口服，每日3次。用药过程中病人面部出现红色皮疹，同时伴有呕吐、口唇发绀、末梢苍白，血压60/40 mmHg，立即停止输液，给予抗休克治疗后，病人病情逐渐稳定。

试分析引起该病人不良反应的原因。

第二节 药源性疾病

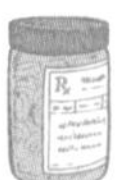

药源性疾病（drug-induced disease，DID）是指药物在预防、诊断、治疗疾病过程中，因药物不良反应、药物相互作用及药物使用不当引起病理性改变或组织结构损害而出现的各种临床异常症状。近年来，其发生率有明显增多趋势。因此，科学、合理地使用药物，避免和减少药源性疾病的发生是必须重视的问题。

一、药源性疾病的诱发因素

视频

药源性疾病的分类及诱发因素

1. 药物因素　药物是引发药源性疾病的根本原因，不仅与其制剂的选择和主要成分有关，也与其分解产物及制剂中的溶剂、稳定剂、色素、赋形剂、污染物等相关。药物间的相互作用、剂量过大、不良反应、毒性反应、继发反应、后遗效应、致癌、致畸、致突变等均可能引起药源性疾病。如清开灵注射液可致过敏反应，严重者发生过敏性休克；非甾体抗炎药（NSAIDs）及糖皮质激素常诱发消化道出血；某些药物本身有毒性作用，如氨基糖苷类抗生素有明显的耳毒性和肾毒性；血液制品可能引起艾滋病、乙型肝炎、丙型肝炎；2006年我国发生的“亮菌甲素注射液”事件是由于用二甘醇代替丙二醇所造成。

2. 病人因素　病人的年龄、性别、体质及遗传基因、饮食习惯、疾病状态等与药源性疾病息息相关。如新生儿的灰婴综合征是由于新生儿肝酶发育不全，肾排泄功能较弱，氯霉素在体内蓄积所致；慢性肝、肾损伤病人由于药物在体内的代谢及清除率降低，使药物血浆半衰期延长，血药浓度增高；老年病人药物代谢的过程缓慢，肝、肾功能减弱，免疫功能逐渐降低，易发生变态反应，引起药物过敏和中毒；苯妥英钠由羟化酶代谢，在羟化酶正常人群中的半衰期为30~40 h，正常人的日剂量为600 mg，而羟化酶缺乏者300 mg/d即可引起明显的神经毒性。

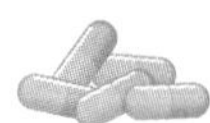

3. 不合理用药　除上述因素外，药物使用不当也是导致药源性疾病的主要原因之一。不合理用药的原因主要有：① 新药不断上市和药物信息量突飞猛进，医师难以全面掌握所有药物的知识和同一药物的不同剂型，或习惯性用药，遴选药物不适宜，用法用量不适宜，给药频次不合理，给药途径不合理都有可能引起药源性疾病；② 药师未严格按照“四查十对”调配药物，护士因工作疏忽造成用药方法不当，如滴注速度过快，给药时间错误或忽视用药注意事项和禁忌证等也可发生药源性疾病；③ 病人依从性差，自身滥用、误用或不遵医嘱自服、乱服药物，如接受糖皮质激素治疗的病人突然停药则易引起反跳等不良反应。

二、常见药源性疾病

1. 药源性胃肠道疾病　口服给药是最方便、最容易被病人接受的给药途径。药物口服后经胃肠道吸收而作用于全身，或直接作用于胃肠道局部，因而最易发生不良反应，引起药源性胃肠道疾病。NSAIDs 是消化性溃疡的主要病因之一，阿司匹林、布洛芬、吲哚美辛、萘普生、吡罗昔康等，均曾有引起胃出血、胃穿孔、十二指肠溃疡穿孔、大便隐血的报道。即使选择性的 COX-2 抑制剂塞来昔布等理论上能够避免胃肠出血的新品种，实际上也不能完全避免。糖皮质激素可刺激胃酸和胃蛋白酶的分泌，同时能抑制胃黏膜细胞的更新，长期使用糖皮质激素可加重原有的胃和十二指肠溃疡，可引起出血或穿孔。

抗菌药物对胃肠道的损伤主要是化学刺激所导致，如头孢菌素类：头孢哌酮可引起过敏性胃肠黏膜水肿，导致消化道出血；喹诺酮类可致腹痛、恶心、呕吐或血便；甲硝唑可引起上消化道黏膜损伤。

抗肿瘤药如长春新碱可引起麻痹性肠梗阻，氮芥、氟尿嘧啶、甲氨蝶呤也可引起恶心、呕吐。

2. 药源性肝疾病　药源性肝疾病又称为药物性肝损伤，是指药物治疗过程中肝受药物毒性损害或发生不良反应所致的疾病。由于药物主要在肝内代谢，所以肝往往作为靶器官而遭到损害，是主要的药源性疾病之一，如抗生素类药物引起肝损害占药源性肝病的 25%，大环内酯类如罗红霉素、克拉霉素、阿奇霉素可引起黄疸、瘙痒、发热、腹痛、转氨酶升高；四环素类可引起脂肪肝。磺胺类可引起肝细胞坏死，出现类似肝炎表现，发热、关节痛、皮疹及嗜酸性粒细胞升高等。

抗结核类药物如异烟肼、利福平、吡嗪酰胺、乙胺丁醇等绝大多数药物对肝有不同程度的毒性，联合用药更容易发生肝损害、肝功能异常。

几乎所有的解热镇痛药都具有肝毒性，其中大部分肝损害是非剂量依赖性、变态反应所致，但对乙酰氨基酚和阿司匹林造成的肝损害是剂量依赖性的、可预见的。过量服用对乙酰氨基酚仍是最常见的药源性肝病的成因。阿司匹林被认为是瑞夷综合

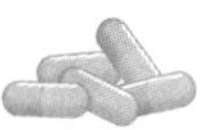

征的一个重要因素，儿童瑞夷综合征的特征是严重肝损害的肝性脑病，常见于新生儿，起病凶险，死亡率极高。

抗甲状腺药物中的丙硫氧嘧啶引起的肝损害很常见，但通常很短暂；甲巯咪唑可以引起淤积型肝损害。大多数抗肿瘤药物对肝有不同程度的损害，可见恶心、乏力、腹胀、腹泻等肝损害症状，转氨酶升高、黄疸、肝大等体征。其损害病理特征可有肝细胞变性、坏死或发展为脂肪肝、肝纤维化甚至肝硬化等。

3. 药源性肾疾病 临床上常用的药物及其代谢产物多由肾排出，有些以其高浓度毒性物质从肾排出，可引起肾损害。药物引起肾损害的发生机制可分为：① 药物引起的肾毒性；② 药物引起的变态反应性肾损害；③ 药物在肾小管形成结晶引起的尿路梗阻；④ 药物引起的溶血所致的肾损害；⑤ 药物通过对血流动力学作用引起肾灌注减少引起的肾损害。导致肾损害的药物大致分为抗菌药、NSAIDs、镇痛药、免疫抑制剂及抗肿瘤药。NSAIDs 抑制前列腺素合成可使血管不受控制地收缩造成严重的肾功能恶化，但不常见，最常见的是轻度的和无症状的恶化，停用 NSAIDs 后可迅速恢复。甲氧西林、磺胺类、利福平、噻嗪类、呋塞米、苯妥英钠、别嘌醇、西咪替丁等均可引起急性间质性肾炎。很多药物特别是氨基糖苷类抗生素、两性霉素 B、造影剂及环孢素易引起急性肾小管坏死，应用时应特别注意。用氨基糖苷类药治疗超过 7 日，30% 的病人出现肾毒性，表现为多尿或血清肌酐水平升高。放射性造影剂引起肾毒性主要是由于强烈的肾血管收缩，引起肾小球滤过率降低及肾小管低氧。

4. 药源性血液疾病 药物诱发的血液病比较常见，其发生率约占全部药源性疾病的 10%。导致各种血液病的药物各有不同，有的药物可致多种血液病。

药源性再生障碍性贫血（以下简称为再障）是目前药源性血液病中最严重的一种类型，预后恶劣，死亡率高。氯霉素是引起再障最常见的药物。国内外资料表明，在药物引起的再障中，由氯霉素引起者占 52%~61%。解热镇痛药如吲哚美辛也是诱发再障的重要药物。其他如氨基比林、阿司匹林、对乙酰氨基酚也可引起再障。抗肿瘤药如氮芥、环磷酰胺、白消安、甲氨蝶呤、阿糖胞苷、阿霉素、羟基脲等都可引起再障。

吩噻嗪类药物是粒细胞缺乏症最常见的原因，其中以氯丙嗪最多见。抗风湿药如保泰松、吲哚美辛也是常见的致病药物。其他致病药物还有甲巯咪唑、甲硫氧嘧啶、丙硫氧嘧啶、磺胺类药、氯霉素等。

药源性血小板减少症的发病率仅次于粒细胞缺乏症。凡可引起再障的药物都可选择性地作用于骨髓巨核细胞系统引起血小板减少。常见致病药物有阿司匹林、水杨酸、保泰松、吲哚美辛、呋塞米、氯霉素、苯妥英钠、利福平、肝素、异烟肼、奎尼丁、抗癌药、磺胺类药等。

药源性溶血性贫血约占药源性血液病的 10%。溶血性贫血产生的原因主要有：① 病人先天缺乏葡萄糖-6-磷酸脱氢酶导致红细胞对药物敏感，当病人接触磺胺、伯氨喹等药物时，可引起本病；② 免疫性溶血性贫血分为甲基多巴型和青霉素型，甲基多巴型的溶血是可逆过程，停药后可恢复，青霉素型与Ⅱ型、Ⅲ型变态反应有关。

5. 药源性神经疾病　药物对神经系统的影响很常见。许多药物都有潜在的神经系统的不良反应。

药源性头痛系指药物直接或间接作用引致的头痛。镇痛药滥用是药物引起头痛的最常见原因。治疗头痛的药物可引起头痛，但不会在无头痛史的病人中诱发头痛。此类药物包括：氨基酚衍生物、阿片制剂、巴比妥类、苯二氮䓬类、吡唑酮衍生物、非那西丁、吩噻嗪类、抗组胺药、可待因、对乙酰氨基酚、水杨酸盐、吲哚美辛（消炎痛）等。此外，防治偏头痛的药物麦角胺、普萘洛尔长期服用亦有导致偏头痛加重的报道；其他引起药源性头痛的药物还有灰黄霉素、甲氟喹、血管扩张药、咖啡因、丙戊酸钠等。

药物可以引起或加重癫痫发作，尤其是对患癫痫或有其他危险因素的病人。凡是作用于中枢神经系统或能透过血脑屏障的药物均可能引起惊厥或加剧癫痫发作。国内有关药物引起癫痫发作报道较多的有抗精神病药物、抗菌药、抗癫痫药、心血管系统用药、皮质激素类药物、麻醉药、呼吸系统用药、血液系统用药等十余类。如抗精神失常药引起癫痫发作多见于用药初期（1~15 日），突然增加剂量，或有器质性脑病的病人。地西泮、阿普唑仑等突然停用或急剧减量均可引起癫痫发作。抗癫痫药物过量使用、撤药或停药过快，或合用减少抗癫痫药物吸收或加快其代谢的药物，均可以引起反跳性或加剧癫痫的发作。喹诺酮类药物尤其第三代氟喹诺酮类药物，脂溶性高，易通过血脑屏障，激发脑部兴奋性神经元过度放电而引起癫痫发作。

其他药源性神经疾病有药源性耳聋、药源性视神经损害、药源性帕金森综合征、药源性重症肌无力等。

6. 药源性心血管疾病　药源性心血管疾病的损害类型主要有心律失常、心房颤动、心动过缓、心力衰竭、高血压、血栓栓塞性疾病、心肌毒性等。

现有抗心律失常药物均有不同程度的致心律失常作用，如奎尼丁、普鲁卡因胺、胺碘酮等可致心室复极异常，引起 QT 间期延长，常可导致恶性心律失常。普罗帕酮、维拉帕米、利多卡因、氟卡尼等也可致心律失常，严重时可造成心搏骤停。

洋地黄类药物中毒者多伴发心律失常，常表现为室性心律失常、心房颤动及心房扑动、窦性心动过缓、窦性停搏和房室传导阻滞等。

β 受体阻滞剂如普萘洛尔、美托洛尔等可抑制窦房结及房室传导，因而可引起或加重心律失常、心力衰竭，导致心动过缓、低血压及房室传导阻滞。

硝酸酯类药物的扩血管作用可产生低血压甚至休克，致冠状动脉灌注压降低

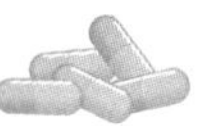

及反射性窦性心动过速，可诱发或加重心绞痛，多见于硝酸甘油在含服或静脉滴注时。

口服或静脉注射西咪替丁可出现心率增快、窦性心动过缓和窦性停搏；口服或静脉注射雷尼替丁能明显减慢窦性心率。

三、药源性疾病的诊断与治疗

（一）药源性疾病诊断方法

1. 追溯用药史 药源性疾病发生于用药之后，因此用药时间与发病时间的关系对于诊断有重要意义。认真仔细地询问病人治疗疾病的过程，了解其用药史是药源性疾病诊断的关键。

2. 确定用药时间、用药剂量与临床症状发生的关系 不同药源性疾病的潜伏期长短是不同的，青霉素致过敏性休克在用药后几分钟至几小时出现。药源性肝损害多在用药后 1 个月左右出现。因此，根据不同药源性疾病的潜伏期，确定用药时间与临床表现的关系密切与否是药源性疾病诊断的重要依据。一些药源性疾病的轻重随剂量变化，剂量加大时症状加重，剂量减少时症状减轻。因此，可根据症状随用药剂量增减而加重或减轻的规律判断致病药物。

3. 询问用药过敏史和家族史 某些药源性疾病在首次发生时很难确定，再次用药后，发生相同的症状时，医生才考虑到药源性疾病的可能。特异体质的病人可能对多种药物发生不良反应，甚至家族成员也曾发生过相同的药源性疾病。因此，注意询问病人既往使用同种或同类药物是否发生同样的临床症状，以及药物过敏史和家族史，对确立药源性疾病的诊断有很大的帮助。

4. 排除药物以外的因素 只有注意排除原发病、并发症、继发症、病人的营养状况以及环境因素的影响后，才能确诊药源性疾病。

5. 致病药物的确定 根据药物应用的先后顺序、既往用药状况和相关的不良反应报道，确定哪种药物或哪几种药物的相互作用引起的可能性最大，然后决定停用或改用其他药物，并继续观察病人停药后病情的变化。若停药后症状缓解，也可作为药源性疾病诊断的相关依据之一。

6. 必要的实验室检查 依据药源性疾病的临床特征对病人进行嗜酸性粒细胞计数、皮试、致敏药的免疫学检查、血药浓度监测或药品不良反应的激发试验等；根据病情检查病人受损器官系统及其受损程度，如体格检查、血液学和生化学检查、心电图、超声波、器官系统的功能性检查等。

7. 流行病学调查 有些药源性疾病在单个病例发生时，很难得出正确的诊断，而是要依据许多病例报告或经流行病学的调研后方能确定。如霍乱病人使用庆大霉素后出现急性肾衰竭，由于霍乱本身容易导致肾衰竭，所以难以确定肾衰竭是否和庆大霉素有关。流行病学的调查显示，用过庆大霉素的病人肾衰竭的发病率是未用病人的5倍以上，从而确定了霍乱病人使用庆大霉素可导致急性肾衰竭。

（二）药源性疾病的治疗

1. 及时停药，去除病因　及时停药不仅能终止药物对机体继续损害，而且有助于临床判断引起药源性疾病的药物。当发生可疑药源性疾病时，如果不能确定哪一种药物是致病因子，可逐个停药、停用所有药品或改用其他治疗方案。在某些特殊情况下，尽管致病药物已经确定，但由于治疗需要而不能停用时，应权衡利弊，根据病人病情作出正确的选择。

2. 加速排泄，延缓吸收　临床医生可采用输液、利尿、导泻、洗胃、催吐、吸附、血液透析等办法，加速药物的排泄，延缓药物的吸收。

3. 应用拮抗剂　利用药物的相互拮抗作用来降低药理活性，减轻药品不良反应。例如，鱼精蛋白可使肝素失去抗凝活性，可用于肝素引起的自发性出血。

4. 对症治疗　药源性疾病多有自限性特点，停药后无须特殊处理，待药物自体内消除后，症状可以缓解。症状严重时须进行对症治疗。例如，皮肤过敏症状可用抗过敏药物治疗，发热用解热镇痛药治疗，过敏性休克则应按过敏性休克抢救治疗等。

岗位对接

情境：病人，女性，因上呼吸道感染给予注射用阿莫西林钠4.5 g，加入0.9%生理盐水250 ml注射液中静脉滴注，用药后1 h病人出现下腹胀痛、血尿，后出现无尿。B超提示双肾积水，包膜下积液；肾功能检查：血尿素氮8.37 mmol/L、肌酐163 μmol/L，诊断为急性肾衰竭。遂停药，给予碱化尿液，采用经皮肾盂穿刺置管引流术，术中见双输尿管阻塞，尿道内有大量结晶。给予相关治疗，病人情况逐渐好转。

试分析该病人急性肾衰竭的原因并给予相关建议。

第三节　用药错误与防范

药物治疗是临床诊断和治疗疾病的重要手段，而用药错误会影响病人对医疗机构的信心并增加医护成本。《中国用药错误管理专家共识》将用药错误定义为：药品

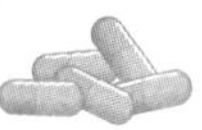

在临床使用及管理全过程中出现的、任何可以防范的用药疏失。这些疏失可导致病人发生潜在的或直接的损害。

一、用药错误的基本知识

视频

用药错误的基本知识

（一）用药错误的原因

1. 管理因素　① 国家相关法规或医疗机构管理制度落实不够；② 管理部门监管不到位，缺少专职的管理机构和人员；③ 监测网不统一；④ 未建立健康的安全用药文化。

2. 流程因素　① 医疗机构内部缺乏有效沟通，诸多用药环节衔接不畅，如换班及口头医嘱等环节；② 从处方到用药整个过程中的信息系统错误。

3. 环境因素　① 工作环境欠佳，如光线不适，噪声过强，工作被频繁打断等；② 工作空间狭小，药品或给药装置等摆放混乱。

4. 设备因素　① 信息系统落后，不能发挥基本的用药错误识别和防范功能；② 设备老化，易出故障；③ 新型设备应用不熟练，程序配置错误，医务人员未能及时识别并采取相应措施。

5. 人员因素　① 知识不足；② 未遵守规章制度或标准操作规程；③ 培训缺失或培训内容欠妥、陈旧或错误；④ 人力资源不足。

6. 药品因素　① 药品名称、标签、包装等外观或读音相近；② 特定剂型、特殊用法（如鞘内注射）；③ 给药剂量计算复杂；④ 药品储存条件特殊的环节和类型。

（二）用药错误的分级

根据用药错误造成后果的严重程度，参考国际标准，可将用药错误分为以下九级：

A 级：客观环境或条件可能引发错误（错误隐患）。

B 级：发生错误但未发给病人，或已发给病人但病人未使用。

C 级：病人已使用，但未造成伤害。

D 级：病人已使用，需要监测错误对病人造成的后果，并根据后果判断是否需要采取措施预防和减少伤害。

E 级：错误造成病人暂时性伤害，需要采取处置措施。

F 级：错误对病人的伤害导致病人住院或延长病人住院时间。

G 级：错误导致病人永久性伤害。

H 级：错误导致病人生命垂危，需采取维持生命的措施（如心肺复苏、除颤、插管等）。

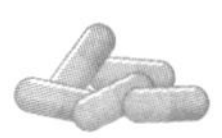

I 级：错误导致病人死亡。

上述九级可归纳为四个层级，第一层级：错误未发生（错误隐患），包括 A 级；第二层级：发生错误，但未造成病人伤害，包括 B、C、D 级；第三层级：发生错误，且造成病人伤害，包括 E、F、G、H 级；第四层级：发生错误，造成病人死亡，包括 I 级。

二、用药错误的防范

1. 技术策略　用药错误技术策略主要包括四个方面，按其有效性由强到弱分为四级。第一级，实施强制和约束策略，包括执行国家对于医疗机构药品“一品两规”的规定，使用药物通用名，预混、预配，计算机系统限定用法、用量、给药途径，暂停使用，医疗机构药品品种数量限定，抗菌药物的分级使用限制，以及抗肿瘤药物的分级使用限制等。第二级，实施自动化和信息化，包括计算机医嘱系统、电子处方、单剂量自动分包机、整包装发药系统、条形码等。第三级，制定标准化的标识和流程，包括高危药品标识，听似看似药品标识，药品多规格标识，标准操作流程，以及指南、共识、技术规范等。第四级，审核项目清单和复核系统，包括处方审核，对高危药品和细胞毒性药物配置加强核对，以及使用两种不同方法确认病人身份和药品等。

2. 管理策略

(1) 建立用药安全相关法规及管理组织　国家相关部门应尽快出台用药错误监测报告管理办法，并完善用药安全相关法律法规，统一报告监测途径，实现医师、药师、护士等信息共享，打破行业壁垒，加强横向联合。医疗机构应该设立内部的用药安全管理组织。建议在药事管理与药物治疗学委员会领导下，成立医疗、护理和药学等部门共同参加的工作小组，建立本医疗机构用药错误监测与报告管理体系，并纳入医疗机构质量管理体系。医疗机构应建立健全用药安全相关规章制度和技术操作规范并实施，包括药师“四查十对”的管理规定、护士“三查七对”的管理规定、超说明书用药规定、自备药管理制度、高危药品管理制度、毒麻精放药管理制度以及临床试验用药管理制度等。

(2) 倡导健康的用药安全文化　医疗机构应倡导非惩罚性用药安全文化，应让每一位医务人员都认识到用药错误监测与报告是一项保障病人用药安全、提高医疗质量、降低执业风险的积极而有意义的工作。鼓励临床医生、护士和药师等人员主动参与用药错误的监测报告。医疗机构应制定有效措施保障落实，保护当事人、报告人和病人的信息。

(3) 配备充足的人力资源　医疗机构应配备充足的人力资源，减少或避免医务人员因工作负担过重引发疲倦、注意力不集中等人为因素造成的用药错误。

(4) 加强基于岗位胜任力的专业技能培训　医疗机构应加强医务人员基于岗位

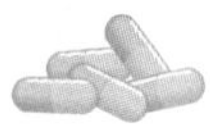

胜任力的专业技能培训，将用药错误的识别和防范作为培训内容之一。做好新职工的岗位培训，加强专业技能考核，实现理论到实践的转变，减少因专业知识及技能欠缺而引起的用药错误，及时分享用药错误案例，防患于未然。

(5) 提供必要的工作空间和自动化信息化设备　医疗机构应改善医务人员的工作环境，尽可能提供足够的工作空间和适宜的工作环境；配备自动化设备，加强信息化建设，减少不必要的人工操作。

(6) 建立合理、简明、顺畅、严谨的工作流程　医疗机构的用药过程是一个涉及内部多个部门、多个岗位，需协调多个环节共同完成的过程。科学、简明且可追溯的流程，清晰、严谨且可操作的岗位职责，有利于提高质量，提高效率，保证病人安全；而冗长、繁杂的流程往往是产生用药错误的重要原因之一。在构建了适宜的组织管理系统和医疗安全文化、恰当的人员配备和培训之后，还需要借助适宜的信息化设备和顺畅合理的标准操作流程，提高工作效率和保障用药安全。

三、用药错误的处置与报告

（一）用药错误的处置

用药错误一旦发生，医务人员应积极实施处置措施。E级及以上的错误，医务人员应迅速展开临床救治，将错误对病人的伤害降至最低，同时积极报告并采取整改措施。A~D级用药错误虽未对病人造成伤害，但亦应引起医务人员及医疗机构管理者的重视，除积极报告外，应及时总结分析错误原因，采取防范措施，减少同类错误发生的可能性。

医疗机构应建立用药错误紧急处理预案以及院内的紧急报告制度。对于涉及群体和多发的用药错误事件，应建立有效的紧急响应流程。

（二）用药错误的报告

发生用药错误，鼓励自愿报告。原国家卫生部于2012年成立合理用药国际网络（INRUD）中国中心组临床安全用药组，并建立全国临床安全用药监测网，接收各级医疗机构的用药错误报告。监测网在国家卫生健康委员会医政医管局和各省市卫生厅（局）的指导下，设立国家级、省市级和医疗机构级三级结构，由药品不良反应杂志社和首都医科大学宣武医院负责具体工作。用药错误采取网络实时报告，监测网具备数据统计和分析功能。报告内容应真实完整准确。用药错误报告内容详见表3-2。

表 3-2 合理用药国际网络（INRUD）中国中心组临床安全用药组用药错误报告表（2014 版）

填表时间：__20__年____月____日

错误发生时间	____20____年____月____日____时____分			发现错误时间	____20____年____月____日____时____分			
错误内容	1.品种	□适应证	□品种	□禁忌证	□剂型			
	2.用法	□给药途径	□给药顺序	□漏给药	□给药技术	□重复给药		
	3.用量	□数量	□规格	□用量	□给药频次	□给药时间	□疗程	
	4.相互作用	□溶媒	□配伍	□相互作用				
	5.患者身份	□						
	6.其他________							
错误是否发给患者	□是	□否	□不详	患者是否使用了错误药品	□是	□否	□不详	
错误分级	第一层级：无错误							
	□A级：客观环境或条件可能引发错误（错误隐患）							
	第二层级：有错误无伤害							
	□B级：发生错误但未发给患者，或已发给患者但患者未使用							
	□C级：患者已使用，但未造成伤害							
	□D级：患者已使用，需要监测错误对患者造成的后果，并根据后果判断是否需要采取措施预防和减少伤害							
	第三层级：有错误有伤害							
	□E级：错误造成患者暂时性伤害，需要采取预防措施							
	□F级：错误对患者的伤害可导致住院或延长住院时间							
	□G级：错误导致患者永久性伤害							
	□H级：错误导致患者生命垂危，需采取维持生命的措施（如心肺复苏、除颤、插管等）							
	第四层级：有错误致死亡							
	□I级：错误导致患者死亡							
患者伤害情况	□死亡	直接死因：				死亡时间：	__20__年____月____日	
	□抢救	措施：						
	□残疾	部位、程度：						
	□暂时伤害	部位、程度：						
		恢复过程：	□住院治疗	□门诊随访治疗		□自行恢复	□其他	
	□无明显伤害							
引发错误的因素	1.处方因素	□处方辨认不清	□缩写	□抄方	□口头医嘱			
	2.药品因素	□药名相似	□外观相似	□分装	□稀释	□标签		
	3.环境因素	□环境欠佳	□货位相邻	□多科室就诊	□拼音相似	□设备故障		
	4.人员因素	□疲劳	□知识欠缺	□培训不足	□技术不熟练			
	5.其他________							
发生错误的场所	诊室(□门诊	□病房)	□药房	□护士站	□社区卫生站	□患者家中	□静脉配制室	□其他
引起错误的人员	医师	□住院医师	□主治医师	□副（正）主任医师		□实习医师	□进修医师	
	药师	□初级药师	□主管药师	□副（正）主任药师		□实习药师	□进修药师	
	护士	□初级护士(师)	□主管护师	□副（正）主任护师		□实习护士	□进修护士	
	患者及家属	□						
	其他________							
其他与错误相关的人员	□医师	□药师	□护士	□患者及家属	□其他_____			
发现错误的人员	□医师	□药师	□护士	□患者及家属	□其他_____			
患者信息	性别	□男	□女	年龄	岁/月	体重		kg
	诊断							
错误相关药品	通用名			商品名		剂型		
	规格			生产厂家				
有无药品标签、处方复印件等资料			□有	□无				
简述事件发生、发现的经过，导致的后果及防范措施：								
报告人				科室				
联系电话				Email				

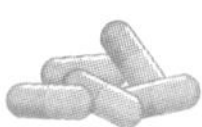

岗位对接

情境：病人，女，34 岁，癫痫，并伴肝损害。病人服用苯妥英钠，每日 0.3 g，又因胃溃疡服用西咪替丁片，5 日后，出现苯妥英钠中毒症状，肝损害加重，血清转氨酶升高。

试分析该病人引起肝损害的主要原因。

思考题

在线测试

1. 简述药品不良反应的分类。
2. 简述用药错误的分级。

第四章 用药咨询和健康教育

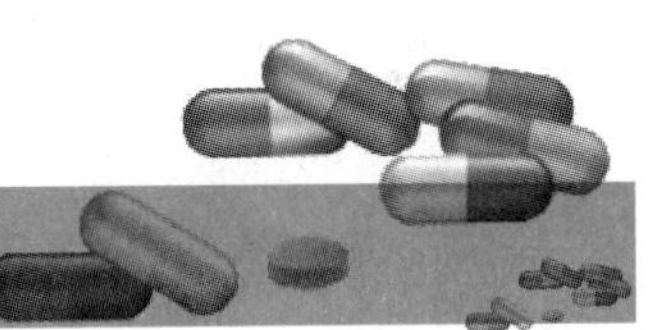

学习目标

1. 掌握病人的用药咨询内容和咨询服务、健康教育概念及健康教育的三级预防措施、药品服用的适宜时间、常用剂型的正确使用、用药依从性的概念及意义。
2. 熟悉饮水及饮食对药物的影响、提高用药依从性的措施。
3. 了解医师、护士、公众的用药咨询内容。

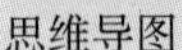

思维导图

PPT

第一节 用药咨询

用药咨询是药师应用所掌握的药学知识和药品信息承接公众对药物治疗和合理用药的咨询服务。

用药咨询的意义：① 最大限度地提高病人的药物治疗效果，提高用药的依从性、有效性和安全性；② 减少药品不良反应发生的概率；③ 指导合理用药，优化药物治疗方案；④ 节约医药资源；⑤ 与临床医师互补，不仅为病人提供最适合的个体化用药方案，而且使之得以正确实施，促使病情好转或痊愈。

一、咨询服务方法

（一）咨询环境

1. 咨询处宜紧邻门诊药房或位于药店大堂的明显处。
2. 药师咨询处标识要清楚，位置应明确、显而易见，使病人可清晰看到咨询药师。
3. 咨询环境应舒适，并相对安静，较少受外界干扰。
4. 适当隐秘，可采用柜台式面对面咨询的方式，使病人放心、大胆地提出问题。
5. 咨询处应准备药学、医学的参考资料以及面向病人发放的医药科普宣传资料。

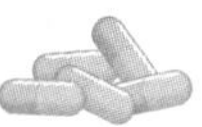

（二）咨询方式

1. 面对面咨询　面对面咨询是最常见的咨询方式，通过认真倾听、仔细分析，解答病人的疑问。

2. 电话咨询　现代通信手段为药师开展全天候的咨询服务提供了保障。药师在解答病人的问题时要注意用标准的问候语，在完整的、全面的、准确的药物信息基础上有针对性地回答病人用药问题，解决病人的用药疑问。

3. 网络咨询　网络已成为我们生活中的重要组成部分，无论医院药房还是社会药房都可以建立网络咨询平台，开展网络咨询服务。

4. 专题讲座　药师利用自己的专业知识采用多种形式对病人和公众进行药学知识的普及，如开展专题讲座，提高病人的用药依从性和合理性，提高公众对安全用药的认知度。

5. 其他科普资源　药师可以通过药讯、制作合理用药图片、宣传手册、简报等方式进行用药教育。

视频

高血压的用药咨询模拟训练

二、用药咨询的对象和内容

根据用药咨询对象的不同，可将其分为病人、医师、护士和公众用药咨询。

（一）病人的用药咨询

药品是特殊专业产品，绝大多数病人是不可能掌握较全面的医学或药学知识的，药师应利用自己掌握的药学知识和药品信息直接为病人指导用药，以便最大程度上提高病人的药物治疗效果，提高用药的依从性、有效性和安全性。

知识拓展

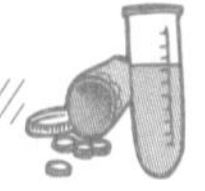

不合理用药危害统计

早在 20 世纪 70 年代，WHO 就曾指出，33% 的病人不是死于自然疾病，而是死于不合理用药。另据有关部门统计，我国每年因药源性疾病而住院的病人达 2 500 多万人，医院住院病人中每年约有 19.2 万人死于用药不当，这充分证明不合理用药广泛存在。

病人咨询的内容一般包括如下几方面：

1. 药品名称，包括通用名、商品名、别名。
2. 适应病证，药品适应证与病人病情相对应。

3. 用药禁忌，包括证候禁忌、配伍禁忌、饮食禁忌等。

4. 用药方法，包括口服药品的正确服用方法、服用时间和用药前的特殊提示；特殊剂型的正确使用方法；如何避免漏服药物，以及漏服后的补救方法。

5. 用药剂量，包括首次剂量、维持剂量；每日用药次数、间隔；疗程。

6. 服药后预计疗效及起效时间、维持时间。

7. 药品的不良反应与药物相互作用。

8. 是否有替代药物或其他疗法。

9. 药品的鉴定辨识、贮存和有效期。

10. 药品价格，是否进入医疗保险报销目录等。

案例讨论

案例：病人，女，32 岁，近日进食不洁饮食出现腹泻 2 日就医，医师开具了蒙脱石散和头孢克肟胶囊。

讨论：病人咨询两种药物该如何服用时，如何给予解答？

（二）医师的用药咨询

医师的咨询侧重于药物资讯、处方用药必须考虑和查阅的问题。医师咨询的内容一般包括如下几方面：

1. 新药信息　当前随着制药工业的迅猛发展，新药不断涌现，这就需要给予医师们信息支持，了解对新药系统评价的信息内容，为临床合理使用提供依据。

2. 合理用药信息　合理用药是指安全、有效、经济地使用药物。优先使用基本药物是合理用药的重要措施。

3. 药品不良反应　药品不良反应的咨询服务有益于提高医师合理用药的意识和能力。

4. 药物相互作用和禁忌证　执业药师有责任提醒处方医师随时关注有禁忌证的病人，尤其是医师在使用本人专业以外的药物时。

案例讨论

案例：病人，男，65 岁。有糖尿病及痛风发作史，因呼吸道感染，下肢水肿原因不明收治。住院后给予抗生素，利尿药（呋塞米、氢氯噻嗪、氨苯蝶啶）治疗。入院后翌日空腹血糖为 7.1 mmol/L，尿糖（+），住院 14 日复查空腹血糖升至 17.4 mmol/L，尿糖（+++）。

讨论：若医师咨询病人用药后血糖升高的原因，应如何给予解答？

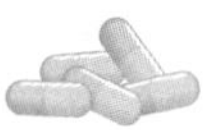

（三）护士的用药咨询

鉴于护理的工作在于执行医嘱，实施药物治疗，因此他们需要更多地获得有关口服药的剂量、用法，注射剂配制溶剂、稀释容积与浓度、静脉滴注速度，输液药物的稳定性和配伍禁忌等信息。

1. 药物的适宜溶剂

（1）不宜选用氯化钠注射液溶解的药品　普拉睾酮、洛铂、两性霉素 B、红霉素、哌库溴铵、氟罗沙星等。

（2）不宜选用葡萄糖注射液溶解的药品　青霉素、头孢菌素、苯妥英钠、阿昔洛韦、瑞替普酶、依托泊苷等。

2. 药物的稀释容积　注射药品的溶解或溶解后稀释的容积十分重要，不仅直接关系到药品的稳定性，而且与疗效和不良反应密切相关。

3. 药物的滴注速度　静脉滴注速度不仅关系到病人心脏负荷，而且关系到药物的疗效和稳定性，部分药品滴注速度过快可致过敏反应和毒性反应（死亡）。

4. 药物的配伍禁忌　如氨基糖苷类与青霉素钠配伍，可使后者分解，降低青霉素的疗效。

案例讨论

案例：病人，男，32 岁，因带状疱疹入院，护士按医嘱配制阿昔洛韦注射液进行治疗，配制后发现析出沉淀。

讨论：为什么会出现沉淀？

（四）公众的用药咨询

药师对公众的用药咨询主要是针对公众提出的问题作出回答或解释，教育公众正确看待药物，指导公众读懂药品说明书等。

岗 位 对 接

情境：病人，女，16 岁，面色苍白，自诉头晕，四肢无力，食欲减退，月经量多。经检测白细胞 9.46×10^9/L［参考值（4.0~10.0）$\times 10^9$/L］，红细胞 3.2×10^{12}/L［参考值（3.5~5.0）$\times 10^{12}$/L］，血红蛋白 100 g/L（参考值 110~150 g/L）。医生诊断为缺铁性贫血，给予硫酸亚铁进行治疗。

应用硫酸亚铁时，如何对病人进行用药宣教？

第二节　健康教育

WHO提出的健康概念，不仅是指一个人身体没有出现疾病或虚弱现象，而是指一个人生理上、心理上和社会上的完好状态。

知识拓展

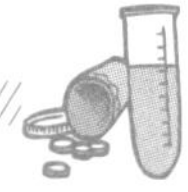

身体健康指数

体重指数：体重指数（BMI）= 体重（kg）÷ 身高（m）^{2}。BMI低于18.5，体重过轻；BMI 18.5~23.9，体重正常；BMI 24~27.9，超重；BMI高于28，肥胖。

体温指数：正常体温应该在36~37℃。

心率指数：成人标准脉搏应为60~100次/分。

呼吸指数：健康人的呼吸要平稳、有规律，16~18次/分。

血压指数：成人正常血压为120/80 mmHg，不得超过140/90 mmHg。

健康教育是指通过有计划、有组织、有系统的社会教育活动，使人们自觉地采纳有益于健康的行为和生活方式，消除或减轻影响健康的危险因素，预防疾病，促进健康，提高生活质量。

健康教育的核心是教育人们树立健康意识，促使人们改变不健康的行为生活方式，养成良好的行为生活方式，以减少或消除影响健康的危险因素。

一、健康教育的目的和意义

通过健康教育活动，改善、维护并促进个体和社会的健康状况，提高文明水平。① 增加人们的健康意识；② 改变不良的卫生习惯和不健康的生活方式；③ 掌握自我保健的知识和技能。

二、健康教育的知信行教育过程

健康教育是以行为习惯的干预为目标的行为教育，它是知、信、行的教育过程。

知：知识和学习，是基础；指的是健康教育者通过讲授、阅读指导、演示等方式向学习者传递信息，传授知识，以帮助学习者理解和认识健康问题，树立健康的态度和信念。

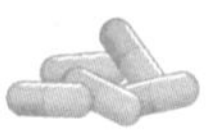

信:信念和态度,是动力;具备了知识,只有采取积极的态度,对知识进行有根据的独立思考,对自己的职责有强烈的责任感,才可以逐步形成信念,知识上升为信念,就可以支配人的行动。

行:产生促进健康行为、消除危害健康行为等行为改变的过程,是目标。要使人们从接受转化到改变行为是一个非常复杂的过程,可以通过反复的行为训练帮助学习者形成健康的行为习惯。

三、健康教育的三级预防

第一级预防:防止疾病及损伤发生。

重点对象:健康人群。主要任务:防止疾病和损伤的发生,无病防病,促进健康。主要措施:自我保健,倡导健康生活方式,如合理膳食、适量运动、戒烟限酒和心理健康等;促进个体和群体在增进健康和与疾病作斗争中形成自身负责、自我预防、自我保健的心态和行为。

知识拓展

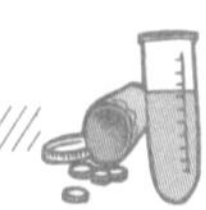

健康四大基石

合理膳食:合理膳食的核心是保持膳食平衡,即保持摄入和排出的平衡,使体重处于正常水平,既不肥胖也不消瘦,方法是按每日的实际消耗确定进食量。老年人的膳食很有讲究,除平衡之外,还需保持适度、清淡、卫生、多样。

适量运动:科学运动的核心是适量,适量的关键在于“度”,运动所致的热量消耗应与摄入保持出入量的平衡。

戒烟限酒:吸烟对身体没有任何益处,适量饮酒对健康有一定益处。

心理健康:心理平衡是心理健康的重要组成部分,是人体健康的基础和重要保证。有研究表明,人类 65% ~90% 的疾病与心理上的压抑感有关。紧张、愤怒和敌意等不良情绪不仅有损人体健康,还可导致早衰和死亡。

第二级预防:防止疾病及损伤发展。

重点对象:病人及其家属等。主要任务:防止疾病和损伤的发展,控制疾病的后果、严重性以及流行。主要措施:早期发现、早期诊断和早期治疗的“三早”预防工作。

第三级预防:防止病残和促进康复。

重点对象:病人及其家属等。主要任务:防止病情恶化,预防并发症和减轻伤残程度,促进其身心早日康复。主要措施:强调特定干预。通过知识灌输和行为指导,帮

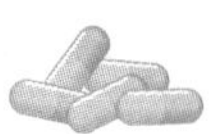

助病人建立遵医行为和配合行为，提高自我护理能力，帮助家属学会家庭护理技巧，促进病人从疾病状态顺利向健康状态发展，以使并发症发生率、伤残率和死亡率降至最低程度。

四、健康教育和健康促进

WHO 对健康促进的定义：健康促进是促使人们维护和提高他们自身健康的过程，是协调人类与环境的战略，它规定个人与社会对健康各自所负的责任。

健康促进的五个优先领域：① 建立促进健康的公共政策；② 创建健康支持环境；③ 加强社区行为；④ 发展个人技能；⑤ 调整卫生服务方向。

健康教育与健康促进的关系：① 健康教育需健康促进的指导和支持；② 健康教育是健康促进战略中最活跃、最具有推动作用的具体工作；③ 健康促进包含了健康教育；④ 健康促进需健康教育来推动和落实。

岗 位 对 接

情境：病人，女，45 岁，1 个月以来，总感觉全身无力、头晕目眩，经入院检查，空腹血糖 11.0 mmol/L，确诊为糖尿病，给予二甲双胍进行治疗。

应用本节所学知识，尝试对该糖尿病病人进行完整的健康教育。

第三节　用药指导和病人的依从性

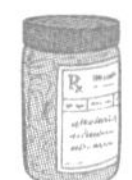

在临床用药时，病人在用药过程中常会出现用药剂量、时间、方法错误，病人自行调整剂量或换药、停药等现象。用药指导是连接药师、医师、护士、病人之间的桥梁和纽带，可以提高药物治疗的安全性，是对诊疗过程的补充和完善，是指导病人合理用药的平台。

一、用药指导

用药指导是指综合运用医药学知识，用简洁明了、通俗易懂的语言向病人说明按时、足量、按疗程用药对治愈疾病的重要性，解释用药过程中可能出现的不良反应以及应对措施，科学指导病人正确合理使用药品。

1. 引导病人合理选购药物　药师有义务按照病情判断，对症下药，向购药者介绍或推荐适合病人病情的药品。

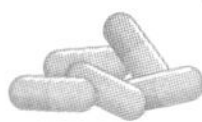

案例讨论

案例：病人，女，21岁，因受寒后打喷嚏、流清涕、乏力，到药店购买头孢拉定胶囊、复方氨酚烷胺片和感冒灵颗粒。

讨论：如果你是药师，你要怎样指导病人正确选择药物？

2. 指导病人阅读药品标识、药品说明书　药品标识、药品说明书是引导病人正确选用药品的信息，但一个普通病人专业知识有限，不可能全部正确理解，这样就需要药师对其进行详细解释。

案例讨论

案例：病人，男，20岁，因扁桃体发炎医师给予阿奇霉素分散片进行治疗，该病人阅读阿奇霉素分散片药品说明书后，向药师进行咨询：说明书中用法用量描述内容为："对其他感染的治疗：第1日，0.5 g顿服，第2~5日，一日0.25 g顿服；或一日0.5 g顿服，连服3日。"其中"顿服"怎么理解？

讨论：如果你是药师，你怎样向病人解释？

3. 指导病人正确用药　药师在发药的同时向病人讲解该药的用药剂量、用药时间、给药途径及服用方法，有益于提高病人依从性而促进疾病的痊愈。

(1) 正确的给药时间　药品说明书标注的用药方法，一般都是一日1次、一日2次或一日3次等，通常所说的一日是指24 h，从日落到日落。一日1次、一日2次或3次应是分别每隔24 h、12 h或8 h服1次药。目的是达到身体的有效血药浓度，从而维持治疗效果。

1）按生物节律给药：人体许多功能都是有昼夜节律性的，这是生命的神秘和奇妙所在，当然这种现象也会影响药物在体内的作用。许多疾病的发作、症状的加重和缓解等都具有其自身的规律。比如支气管哮喘大多数在黎明发作或加重；心肌梗死、脑栓塞也多发于午夜。依据时辰药理学所揭示的规律，选择最适宜服用药物的时间，可以充分调动人体内积极的免疫和抗病因素，增强药物疗效或提高药物的生物利用度，减少不良反应的发生率和程度。

知识拓展

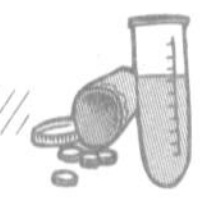

部分药物服用的适宜时间

1. 降压药　人的血压在一天中不是恒定不变的，大多呈"两峰一谷"的状态波动，即9：00—11：00、16：00—18：00时最高，2：00—3：00最低。因此，高血压病人的服药时间以7：00和14：00为宜。

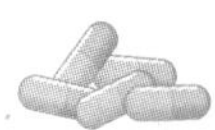

2. 调血脂药　肝合成胆固醇的时间多在夜间；调血脂药洛伐他汀、辛伐他汀等，睡前服有助于提高疗效。

3. 钙剂　人体血钙水平在午夜至清晨最低。而当人入睡后机体仍需一定量的钙，因此临睡前服用钙剂可使钙得到充分吸收。

2）常见的给药时间及药物

清晨：如肾上腺皮质激素、抗高血压药、抗抑郁药、驱虫药等。

空腹：指饭前 1 h 或饭后 2 h，以避免食物使药物吸收减少及生物利用度降低。例如罗红霉素、鱼肝油、胃黏膜保护药等。

餐前：指就餐前半小时以内，为的是避免食物对吸收的影响。例如促进胃动力药、某些降糖药（甲苯磺丁脲、格列齐特、罗格列酮）、某些抗生素（β- 内酰胺类、阿奇霉素）等。

餐中：与食物同服，以增加吸收，减少胃刺激。例如降血糖药（二甲双胍、阿卡波糖）、助消化药、肝胆辅助药等。

餐后：指饭后立刻服；目的是减少对胃的刺激。例如非甾体抗炎药、维生素类、H_2 受体拮抗药等。

睡前：如催眠药、平喘药、调血脂药、泻药等。

其他：一些特殊用药，需要根据医嘱正确使用。如降糖药，因为只有吃饭后血糖才会升高，所以可按照三餐时间服用。

案例讨论

案例：病人咨询泼尼松龙片怎么服用。说明书中用法用量描述“口服，成人开始每日量按病情轻重缓急 15~40 mg，需用时可用到 60 mg，或每日 0.5~1 mg/kg，发热病人分 3 次服用，体温正常者每日晨起 1 次顿服。病情稳定后应逐渐减量，维持量 5~10 mg，视病情而定”（规格：5 mg）。

讨论：如果你是药师，怎样指导病人合理服用泼尼松龙？

（2）常见剂型的正确使用　常用的内服制剂包括片剂、缓控释制剂、胶囊剂或软胶囊、糖浆剂、溶液剂、丸剂、散剂等，外用剂型有滴眼剂、滴耳剂、滴鼻剂、气雾剂、栓剂、软膏剂或乳膏剂、搽剂、透皮制剂等。

1）经口腔制剂

舌下片：服药宜迅速，含服时把药片放于舌下；含服时间一般控制在 5 min 左右，以保证药物充分吸收；不宜咀嚼或吞咽，含服后 30 min 内不宜进食或饮水，也不宜多说话。

泡腾片：口服泡腾片一般用 100~150 ml 凉开水或者温水浸泡，可迅速崩解和释放药物，待完全溶解或气泡消失后再饮用；不宜让幼儿自行服用；严禁直接服用或口含。

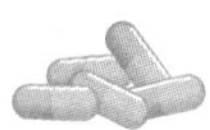

缓控释制剂：服药前一定要看说明书或请教医师以确定剂型；除另有规定外，一般应整片或整丸吞服，严禁嚼碎或掰开分次服用；每日宜用 1~2 次，服药时间宜在清晨起床或睡前。

2）外用制剂

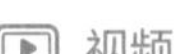

眼药膏的使用方法

滴眼剂：清洁双手，不要用手接触滴眼剂的开口；如眼内分泌物过多，应先清理分泌物；头部后仰，眼向上望，滴药时应距眼睑 2~3 cm，每次 1~2 滴；滴后轻轻闭眼 1~2 min，但不要闭得太紧；用手指轻轻按压眼内眦，防止眼内局部药物浓度降低及药液流入口腔；若同时使用两种药液，应间隔 5~10 min；一般滴眼先右后左，如果左眼病情较轻，应先左后右，以免交叉感染；滴眼剂不宜多次打开使用，如药液出现混浊或变色，切勿再用。

滴耳剂：耳聋或耳道不通、耳膜穿孔者不宜使用滴耳剂。将滴耳剂用手捂热使其接近体温；头部转向一侧，患耳朝上，抓住耳垂轻轻拉向后上方使耳道变直，一般一次滴入滴耳剂 5~10 滴，一日 2 次；滴入后稍休息 5 min，更换另一只耳；滴耳后用少许药棉塞住耳道；注意观察滴耳后是否有刺痛或烧灼感；连续用药 3 日后如患耳仍然疼痛，应停止用药，及时去医院就诊。

滴鼻剂：滴鼻前先呼气；坐下，头部尽量向后仰或用枕头垫住双肩平躺；将滴鼻管放入鼻孔内 1 cm 处，注意瓶壁不要接触到鼻黏膜，一次滴入 2~3 滴；滴后保持仰位 1 min 后坐直，药液流向咽部；同时使用几种滴鼻剂时，先滴鼻黏膜血管收缩剂，再滴抗菌药物。

鼻用喷雾剂：喷雾前先呼气；头部稍向前倾斜，保持坐位；用力振摇气雾剂并将尖端塞入一个鼻孔，同时用手堵住另一个鼻孔并闭合口腔，左手喷右侧鼻孔，右手喷左侧鼻孔，避免直接喷向鼻中隔；挤压气雾剂阀门喷药，成人一次喷入 1~2 揿，同时慢慢地用鼻吸气；喷药后将头尽力向前倾，置于两膝之间，10 s 后坐直，使药液流入咽部，用口呼吸。

软膏剂或乳膏剂：涂敷前将皮肤清洗干净，有破损、溃烂、渗出的部位一般不使用，如急性湿疹；涂布部位有烧灼或瘙痒、发红、肿胀、出疹等反应，应立即停药并洗去局部药物；部分药物，如尿素，涂后采用封包（即用塑料膜、胶布包裹皮肤）可提高疗效；除部分抗生素外，一般软膏剂都应在涂敷后轻轻反复按摩皮肤直至渗入；不宜用于口腔、眼结膜。

栓剂：栓剂根据使用腔道的不同，分为直肠栓、阴道栓和尿道栓，后者现已少用。直肠栓的使用注意事项：若栓剂变软，应用前应先将其置入冰水或冰箱中 10~20 min，待其基质变硬；放在手中捂暖以消除尖状外缘；病人侧卧，屈双膝，大腿向前屈曲，贴着腹部；放松肛门，把栓剂的尖端插入肛门，深度距肛门 2 cm 为宜，太深会影响生物利用度；保持侧卧姿势 15 min，以防栓剂被压出；用药前先排便，用药后 1~2 h 内尽量不要排便。

气雾剂：尽量将痰液咳出；使用前将气雾剂摇匀；双唇紧贴喷嘴，头稍微后倾，缓缓呼气，尽量让肺部气体排尽；深呼吸的同时揿压气雾剂阀门，使舌向下；准确掌握剂量，明确一次给药揿压几下，屏住呼吸10~15 s，后用鼻呼气；用温水清洗口腔或用0.9%氯化钠溶液漱口。

透皮制剂：不宜热敷；有破损、溃烂、青肿的皮肤部位不要贴敷；不要贴在皮肤皱褶处、四肢下端或紧身衣服下面；每日更换 1 次或遵医嘱。

案例讨论

案例：病人，女，70 岁，诊断：高血压。医师开具非洛地平缓释片（波依定），5 mg，口服，每日 1 次，服用数周无效。经询问得知，病人因感觉药片难以吞下，遂嚼碎后服用。

讨论：如果你是药师，应如何指导病人合理服用非洛地平缓释片？

(3) 使用时具有特殊要求的药物

1）饮水对药物的影响

服药时需要多饮水的药物：磺胺类、氟喹诺酮类药物；解热镇痛药；平喘药；利胆药；蛋白酶抑制剂；泻药；抗痛风药；治疗骨质疏松症的药物。

服药后限制饮水的药物：某些胃药，如苦味健胃药、胃黏膜保护药、需要嚼碎吞服的胃药；止咳药，如止咳糖浆、甘草合剂；预防心绞痛发作的药物，如硝酸甘油片、麝香保心丸；抗利尿药。

不宜用热水送服的药物：助消化药，如各种酶剂；维生素类；止咳糖浆类；微生物制剂。

2）饮食对药物的影响　药品可影响人体对营养物质的吸收、摄取和利用甚至干扰体内的正常代谢，导致药源性营养不良；同时食品也可对药品产生各种各样的影响，妨碍药品的吸收、代谢和排泄。

醋：服用碱性药、中性药、磺胺类药物、氨基糖苷类抗生素、抗痛风药等药物时不宜多食醋。

盐：食盐过多可导致尿量减少，使利尿药的效果降低。对肾炎、风湿病伴有心脏损害、高血压的病人，要限制食盐的摄取量。

油脂：口服脂溶性维生素或维 A 酸、灰黄霉素时要适当多食用脂肪性食物，因其可促进前者的吸收，增强疗效。服用硫酸亚铁时要少食用脂肪性食物，否则会抑制胃酸的分泌，从而减少铁的吸收。

酒：服用维生素 B_1、维生素 B_2、烟酸、地高辛、别嘌醇、苯妥英钠、卡马西平、抗高血压药等药物时不能饮酒。

咖啡：咖啡可刺激胃液和胃酸的分泌，故有胃溃疡或胃酸过多的人不宜饮用。长期大量饮用咖啡易致缺钙，易诱发骨质疏松症。咖啡的中枢神经兴奋作用可拮抗中

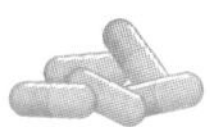

枢镇静药、催眠药的作用，患有失眠、烦躁、高血压者不宜长期饮用。过量饮用咖啡也会使抗感染药物的血浆药物浓度降低。

茶：茶叶中含有大量的鞣酸，能与药物形成沉淀或产生拮抗等。因此，服用含金属离子的药品如铁、钙、钴、铋、铝，胃蛋白酶、胰酶、淀粉酶、乳酶生，四环素、大环内酯类抗生素，生物碱，苷类，中枢抑制药，利福平等药物时不宜饮茶。

烟草：服用雌激素、镇静催眠药、维生素C、呋塞米、氨茶碱、氯丙嗪、胰岛素等药物时不能吸烟。

4. 指导特殊人群用药　特殊人群指生理状态不同于健康成年人的人群或处于特殊时期的健康人。一般包括小儿、老年人、妊娠及哺乳期妇女、更年期妇女、肝肾功能不全者、特殊精神状态或特异质的病人，以及从事特殊职业的人员（驾驶员、高空作业者、精密仪器操作者、运动员等）。

5. 告知用药注意事项及潜在不良反应　帮助病人适当了解药物的作用和不良反应，预防或避免不必要的困扰与危险。告知病人可能出现哪些（最重要的）药物不良反应；怎样识别这些药物不良反应；药物不良反应会持续多久，有多严重；采取什么措施防治。

6. 告知药品储存保管方法　有些药物需一定的储存条件如温度、光线等，药师在配发有特殊储存要求的药物时应主动告知病人如何合理地存放药物。如调节肠道微生态的药物培菲康，短时间处于常温环境中不会失活，但是最好存放于2~8℃冰箱中，以免因双歧杆菌三联活菌的失活而失效。还有一些药物需要避光储存，如喹诺酮类抗菌药、氨茶碱、维生素C、硝酸甘油等在光线作用下会变质，应告知病人放置在棕色瓶中并置于暗处保存。

视频

分散片的使用方法

案例讨论

案例：患儿，女，1岁9个月，体温38.6℃，其他症状暂不明显；患儿母亲自行前往药店购买小儿氨酚伪麻分散片。

讨论：如果你是药师，怎样指导病人合理用药？

二、病人的依从性

依从性也可称为顺从性，是指病人按医师确定的方案进行治疗，与医嘱一致的行为。依从性不仅限于对药物治疗的依从，还包括对饮食、嗜好、运动及家庭生活等多方面指导的顺从。正确的药物治疗方法是治愈疾病的前提，若病人不服从治疗，不能按规定用药，则不能达到预期的目的和效果。提高依从性的方法如下：

1. 简化治疗方案　医师说话精炼、清楚和重复会改善病人的回忆。如果将用药

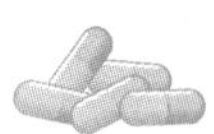

方案的复杂性降到最低程度，将有利于提高病人的依从性。

2. 改进药品包装　采用单剂量的普通包装以及 1 日量的特殊包装，是提高依从性的一条简捷途径，能够促使病人自我监督，减少差错。

3. 加强用药指导　病人非常渴望得到用药指导，若将口头用药指导和文字材料一起提供给病人，则治疗效果大有改善。

4. 改善服务态度　从内心深处流露出的仁爱、平和、关怀、体恤，可以给病人带去极大的安慰，就可以成为病人产生信赖、尊重和依从的因素。

岗位对接

情境：病人，男，70 岁。患风湿性心脏病十余年，长期服用地高辛片，此次因地高辛中毒急诊入院。病人自述每日服半片，但临床血药浓度监测显示地高辛浓度为 5.22 ng/ml，提示服药剂量远远超过 0.125 mg/d。经药师反复询问，才得知几日前病人因感觉药效不佳，自行将每次半片地高辛增加到每次 1 片，且早晚各 1 次，药效仍不佳，且出现恶心、呕吐、厌食、黄视等症状，病情加重，遂来院求医。

1. 试运用本节知识，分析地高辛中毒的原因。
2. 为避免出现类似的情况，药师应该怎样指导病人用药？

思考题

1. 对病人的用药咨询应注意哪些问题？
2. 怎样实施健康教育的三级预防？
3. 主要从哪几方面对病人进行用药指导？
4. 如何提高病人的用药依从性？

在线测试

第五章 特殊人群用药

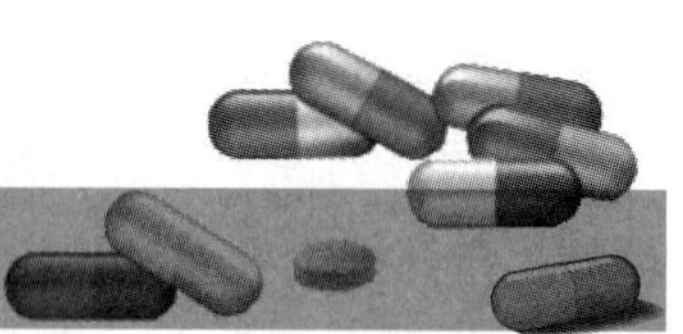

学习目标

1. 掌握各类特殊人群的临床用药原则，能对特殊人群提供用药咨询与信息，指导合理用药。
2. 熟悉妊娠期和哺乳期妇女、小儿、老年人用药的特点和要求。
3. 了解肝肾功能不全病人、驾驶人员以及运动员用药的主要特点和要求。

思维导图

PPT

第一节 妊娠期及哺乳期妇女用药

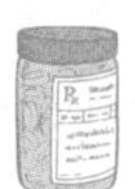

妊娠期和哺乳期是妇女的特殊生理期，此期间用药关乎母体和胎儿、新生儿的健康，若用药不当会产生不良影响。合理用药是确保母婴健康平安的重要措施之一。

一、妊娠期妇女药动学特点

妊娠期内，为适应胚胎及胎儿生长发育的需要，孕妇体内发生一系列适应性的生理改变。由于胎儿、胎盘及内分泌系统的变化，孕妇对药物的吸收、分布、代谢和排泄等体内过程，与正常成年人相比，均有不同程度的差异。

1. 药物的吸收　妊娠期间胃酸分泌减少，可使弱酸类药物的吸收减少，如阿司匹林等，但弱碱类药物如阿片类吸收增加。同时，胃肠蠕动减慢、减弱，胃排空时间延长，胃肠道平滑肌张力减退，使口服药物的吸收延缓，血药浓度达峰时间后移且峰值偏低。此外，妊娠早期出现的恶心、呕吐等消化道症状，可降低口服药物的吸收率。

2. 药物的分布　妊娠期妇女的血浆容积增加 35%~50%，可“稀释”血药浓度，故给予相同剂量的药物，妊娠期妇女的血药浓度低于非孕妇女。由于血容量增加，血浆白蛋白浓度减低，导致生理性的血浆蛋白缺少，从而使药物血浆蛋白结合率下降，游离型药物占比明显增加，药效增强(对于高血浆蛋白结合率的药物影响更为显著)，药物易通过胎盘屏障进入胎儿体内。同时，妊娠期体重增加，体内脂肪率提高，将使脂溶性药物的表观分布容积增大。

3. 药物的代谢 妊娠期妇女肝微粒体酶活性下降，肝的生物转化功能有所下降，药物的清除减缓，半衰期延长，易产生蓄积性中毒。同时，有些孕妇胆汁分泌减少，胆汁淤积，对经胆汁排泄和存在肝肠循环的药物影响很大。

4. 药物的排泄 妊娠期妇女的肾血流量和肾小球滤过率增加，可加速水溶性物质或药物的排泄，如肌酐、水溶性维生素等，但在妊娠晚期，由于肾动脉受压或某些疾病如妊娠高血压等疾病状态，可能导致肾功能减低，从而延缓药物的排泄。

二、药物在胎盘的转化

（一）药物在胎盘的转运

妊娠期，母体－胎盘－胎儿构成一个共同的生物学和药动学单位，胎盘作为连接体，不但具有代谢和内分泌功能，而且具有生物膜特性，进入胎儿体内的药物必须通过胎盘屏障。药物在胎盘的转运部位是血管合体膜，膜的厚度与药物的转运呈负相关，与绒毛膜表面积呈正相关。妊娠晚期，血管合体膜的厚度仅为早期的 10% 左右。胎盘转运药物的主要方式有简单扩散、主动转运、胞饮作用、经膜孔或细胞间裂隙转运等。

（二）胎盘对药物的生物转化

胎盘中有酶系统，具有生物合成和分解等功能，部分药物在胎盘转运时会进行生物转化，药理活性或理化性质发生改变。有些药物生物转化后更易透过胎盘屏障进入胎儿体内，如母体血液中的葡萄糖需经胎盘转变为果糖后转运至胎儿体内。有些药物经生物转化后失活，如肾上腺皮质激素中的可的松、泼尼松经胎盘转化为灭活的酮衍化物，而地塞米松通过胎盘时则无需代谢，直接进入胎儿体内，因此，若治疗孕妇疾病可选用泼尼松，而治疗胎儿疾病则应选用地塞米松。

（三）影响药物经胎盘转运的因素

胎盘对药物转运的程度和速度受以下因素影响：

1. 药物的理化性质

（1）药物的脂溶性和解离度 脂溶性药物经胎盘转运较快，水溶性药物相对较慢，甚至难以通过。多数药物为弱电解质，当药物分子处在非解离状态时，脂溶性较高，易通过胎盘；而解离后脂溶性降低，不易通过胎盘。

（2）药物分子的大小 小分子药物比大分子药物的扩散速度快。分子量为

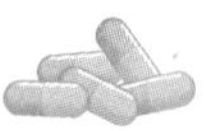

250~500 的药物易通过胎盘；分子量在 700~1 000 的药物，如多肽及蛋白质穿过胎盘较慢；分子量大于 1 000 的药物则很难通过胎盘。

（3）血浆蛋白结合率　药物与血浆蛋白结合率的高低与通过胎盘的量呈负相关，药物与血浆蛋白结合后分子量变大，不容易通过胎盘。

2. 胎盘因素

（1）胎盘的发育程度　胎盘的成熟度会影响其厚度及生物功能，进而影响药物转运。

（2）胎盘的药物代谢　胎盘可对某些药物进行生物转化，影响药物经胎盘的转运。

（3）胎盘血流量　胎盘血流量对药物经胎盘的转运有明显影响，如妊娠期孕妇患感染性疾病，合并糖尿病、心脏病、妊娠高血压等，胎盘屏障常遭破坏，有时使正常情况下不容易通过胎盘屏障的药物变得容易通过。母体子宫收缩时，胎盘的血流量减少，药物在母体 – 胎儿血循环之间的转运相应减少。

三、胎儿药动学特点

1. 吸收　大多数药物由胎盘转运经脐静脉进入胎儿体内，随后经过胎儿肝进入循环系统，部分药物会在胎儿肝内发生代谢，药理活性降低。有些药物经羊膜转运进入羊水后被胎儿吞饮，经胃肠道吸收进入胎儿血液，经胎儿尿液排泄的药物又可因胎儿吞饮羊水重新进入胎儿体内，形成羊水 – 肠道循环，延长药物作用时间。

2. 分布　胎儿的血浆蛋白含量比母体低，故相同药物的血浆蛋白结合率比成人低，进入组织的游离型药物增多。胎儿的肝、脑、心等器官血流丰富，更利于药物分布，故应避免母体快速静脉给药。药物进入胎儿脐静脉后，有 60% 血流进入肝，故肝内药物分布较多。胎儿的血脑屏障功能未发育完善，药物易进入中枢神经系统。

3. 代谢　胎儿肝是药物代谢的主要器官，部分药物在胎儿肝中各种酶催化下发生生物转化，药理活性降低，药物作用下降。但与成人相比，其酶活力较低，代谢能力差，使得某些药物的胎儿血药浓度高于母体。个别药物经代谢后活性增强，可能对胎儿造成伤害，甚至致畸。

4. 排泄　胎儿的肾小球滤过率很低，肾排泄药物的能力极差。胎儿进行药物消除的主要方式是药物或其代谢物经胎盘返运回母体，由母体消除。某些药物经代谢后脂溶性降低，不易通过胎盘屏障转运到母体，从而导致药物在胎儿体内蓄积，引起中毒，如地西泮、沙利度胺等。

知识拓展

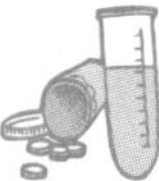

妊娠期药物安全性分级

1979 年，美国食品药品监督管理局（FDA）根据动物实验和临床用药经验对胎儿致畸相关的影响，建立了五级风险分类法，将药物分为 A、B、C、D、X 五类，协助医生为孕妇提供安全的药物处方。

2014 年 12 月，美国 FDA 制订了新式的妊娠与哺乳期标示规则（pregnancy and lactation labeling rule，PLLR），新式的 PLLR 包括三个小节的具体内容：妊娠期、哺乳期、对女性和男性生殖系统的影响。每个小节都会有风险概要、支持性数据的讨论，及协助医护人员开立处方与咨询决策的相关信息。新式的 PLLR 较为全面地规定了药物对妊娠期人群的安全使用规则，并起到了更严格的监控作用。

四、妊娠期妇女用药的基本原则

1. 必须明确诊断和具有确切的用药指征，避免不必要的用药。

2. 权衡利弊，合理用药。权衡所用药物对孕妇疾病治疗和可能对胎儿导致的伤害之间的利弊。若某药物虽可能对胎儿产生伤害，但在治疗危及孕妇健康或生命的疾病必须使用时，也应根据病情随时调整剂量或及时停药，甚至先终止妊娠，再用药。

3. 优先选择对孕妇及胎儿无害或毒性小的药物，尽量避免使用新药或擅自使用偏方、秘方。

4. 根据孕周大小考虑用药，做好用药记录，并注意监测胎儿状况。

五、妊娠期妇女慎用的药物

1. 妊娠早期　妊娠 1 个月以内，药物对胚胎的影响表现为“全”或“无”现象，可致流产；妊娠 1~3 个月，药物可影响胚胎 / 胎儿各器官和系统发育，对药物的致畸作用高度敏感，用药应特别谨慎。致畸作用明确的药物主要有：乙醇、卡马西平、沙利度胺（反应停）、非甾体抗炎药吲哚美辛、叶酸拮抗剂甲氧苄啶以及某些性激素如雌二醇、己烯雌酚等。另外，放射性碘、某些活病毒疫苗如风疹疫苗等也具有致畸作用。

2. 妊娠中期　妊娠 4 个月到分娩前 3 个月，胎儿的内脏系统基本形成，但许多器官功能尚未成熟，且无代谢和排泄药物的能力，药物会影响胎儿器官功能的发育和成熟，导致发育迟缓和功能紊乱。如氯霉素可使新生儿出现死亡率极高的灰婴综合征；镇静催眠药、阿片类镇痛药可抑制胎儿的呼吸中枢发育，引起新生儿呼吸窘迫综合征，导

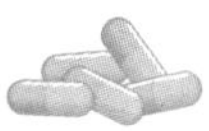

致窒息死亡；四环素可使婴儿牙齿黄染、牙釉质发育不全和骨发育障碍；氨基糖苷类药物如庆大霉素，可使胎儿发生先天性耳聋；喹诺酮类抗生素可影响胎儿软骨发育；高效能利尿药可引起死胎，胎儿电解质紊乱、血小板减少等；氯喹可引起视神经损害、智力障碍和惊厥；长期应用氯丙嗪可导致胎儿发生视网膜病变；抗甲状腺药可影响胎儿甲状腺功能，导致先天性甲状腺肿大、甲状腺功能减退、智力发育迟缓甚至胎儿死亡；孕妇摄入过量维生素 D 可导致新生儿钙过高、智力障碍、肾或肺小动脉狭窄及高血压等。

3. 妊娠晚期和临产期　胎儿受药物影响相对较小，但由于胎盘变薄利于药物转运，易导致药物在胎儿体内蓄积。此外，要避免影响分娩和产程的药物，如孕妇使用双香豆素等抗凝药，或长期服用阿司匹林，可因凝血功能受抑制，导致产妇和胎儿的严重出血，甚至死亡。孕妇如使用麦角生物碱类、缩宫素、垂体后叶素、益母草等药物，可引起子宫收缩，导致胎儿流产或早产。临产前使用对子宫平滑肌具有松弛作用或者抑制宫缩的药物，如 β 受体激动剂等，均对分娩不利。对于葡萄糖 –6– 磷酸脱氢酶先天缺乏者，应慎用具有氧化作用的抗疟疾药、磺胺类、硝基呋喃类等，以免引起急性溶血。

视频

妊娠期用药注意事项

案例讨论

案例：病人，女，28 岁，妊娠 12 周。3 日前不慎淋雨后，出现鼻塞、流涕、打喷嚏，而后感到畏寒、头痛、咽痛，前来就诊。检查：体温 39℃，脉搏 80 次 / 分，呼吸 18 次 / 分，血压 125/75 mmHg，咽部充血，心肺及其他未见异常。血常规显示：白细胞 6×10^9/L，中性粒细胞 55%，淋巴细胞 40%，单核细胞 3%。医生诊断为：上呼吸道感染。医生给出下列处方：

Rp.　利巴韦林注射液　0.5 g
　　5% 葡萄糖注射液　500 ml
　　Sig.　i.v.gtt.　b.i.d.
　　复方氨酚烷胺胶囊　10 粒
　　Sig.　1 粒　b.i.d.　p.o.

讨论：请审核该处方的合理性。

六、哺乳期妇女用药

视频

哺乳期用药

（一）药物在乳汁中的排泄

大部分药物可以分布到乳汁，但母乳中的药物含量很少超过母体摄入量的 1%~2%，故一般不至于给乳儿带来危害，然而少部分药物在乳汁中的排泄量较大，乳母使用时应考虑其对乳儿的危害，避免滥用。一般分子量小于 200、脂溶性高、解离度大、血浆蛋白结合率低的药物较易经乳汁排泄。由于乳汁的 pH 比母体血浆 pH 低，故弱碱性药物如红霉素易于分布到乳汁中，而弱酸性药物如青霉素 G 则不易进入乳汁中。同时，乳母的乳房血流量、乳汁分泌量、乳母健康状况及乳汁脂肪含量等亦可影响药物向乳汁的转运。

(二) 哺乳期妇女的临床用药原则

1. 选药慎重，权衡利弊　尽量避免用药，必须用药时应选用对母亲和乳儿危害小的药物，且谨慎应用，并在用药过程中注意观察药物的不良反应，弊大于利应立即停药。

视频

哺乳期妇女的用药注意事项

2. 适时哺乳，防止蓄积　应避免在乳母血药浓度高峰期间哺乳，可在用药前哺乳；避免使用长效药物或多种药物联合应用，尽量选用短效药物，避免药物在乳儿体内蓄积。

3. 危害乳儿，人工哺育　如果乳母必须使用某种药物进行治疗，而此种药物会对乳儿带来危害，可考虑暂时采用人工喂养。

第二节　小儿用药

一、小儿的生理特点及其对药动学和药效学的影响

现代医学将 18 岁以内的人群作为儿科用药的主要对象。此阶段小儿处于生理和代谢过程迅速变化的时期，用药有一定的独特规律。小儿发育一般可分为胎儿期、新生儿期、婴儿期、幼儿期、学龄前期（幼童期）、学龄期、青春期共七个年龄阶段。小儿用药过程中，要重视其安全性和合理性，绝对避免小儿用药“成人化”现象。

(一) 小儿的生理特点

小儿是一个极其特殊的群体，其组织器官及生理功能尚未发育成熟，新陈代谢旺盛，水盐转化率较成人快，但对水及电解质的调节能力弱于成人。小儿神经系统发育不完善，身体总水量和细胞内液量较成人高，脂肪含量较成人低。小儿体内酶系统亦不十分健全，对药物的吸收、分布、代谢、排泄等体内过程均异于成人。小儿对药物的反应不仅存在量的差异，也可能有质的区别，对药物的敏感度高于成人。同时，小儿起病较急，病情变化快，为此，小儿用药应高度重视。

(二) 药动学方面

1. 吸收　新生儿胃黏膜尚未发育完全且胃酸分泌量少，胃排空时间较长，肠蠕动

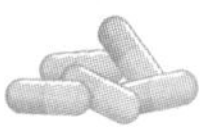

不规律，可使不耐酸的口服青霉素及在胃内吸收的药物吸收较完全；新生儿胆汁分泌较少，脂溶性药物吸收较差；小儿处于发育阶段，肠管相对较长，肠壁薄，药物穿透性强，吸收率高，容易发生不良反应；小儿消化和吸收能力相对较弱，故口服给药优先选择液体剂型。小儿体表面积相对较成人大，皮肤角化层薄，经皮肤或黏膜局部给药，药物吸收快而多，尤其是皮肤黏膜有破损时，局部用药过多可致中毒；新生儿及婴幼儿皮下脂肪少，肌肉未充分发育，疾病状态时末梢循环欠佳，一般不采用皮下或肌内注射，故病情较重时常采用静脉注射。

2. 分布　婴幼儿组织内脂肪含量偏低，可影响脂溶性药物的分布。小儿血浆蛋白总量不足，同一药物的血浆蛋白结合率比成年人低，故血浆中游离药物浓度增高，易发生中毒，如阿司匹林、磺胺类药物。小儿体液及细胞外液容量大，水溶性药物在细胞外液被稀释，而细胞内液中浓度较高，排出较慢，而脂溶性药物游离量增高，易发生中毒。小儿尤其是新生儿血脑屏障尚未发育完全，某些游离型药物可自由通过，可能导致中枢神经系统的损害。如可待因、哌替啶等可引起呼吸中枢抑制，故新生儿禁用。

3. 代谢　新生儿的肝药酶系统尚不成熟和完备，新生儿在出生 8 周内，某些药物代谢酶分泌量少且活性不足，药物代谢缓慢，血浆半衰期延长；同时新生儿的葡糖醛酸结合酶活性较低，药物的结合解毒能力差，易蓄积中毒，如新生儿应用氯霉素后，发生灰婴综合征。直至出生 8 周后，肝药酶系统活性才达正常成人水平，而小儿肝血流量相对较成人高，肝药酶易受诱导而活性增加，对某些药物如保泰松的代谢超过成人。影响小儿药物代谢的因素较多，应多方面考虑，综合分析。

4. 排泄　新生儿肾功能发育不全，肾有效循环血量及肾小球滤过率较成人低 30%~40%，药物消除能力较差，故血浆药物浓度偏高，半衰期延长，尤其是早产儿。同时，尿液 pH 较低，多数弱酸性药重吸收较多，排泄少而慢，半衰期明显延长。所以，新生儿用药剂量宜少，用药间隔时间也应适当延长。

（三）药效学方面

小儿处于生长旺盛期，内分泌系统与营养代谢易出现失调，调节水和电解质平衡能力较差，易出现水盐代谢紊乱，发生脱水等，如使用阿司匹林类给患儿退热时，剂量过大，会导致出汗过多而虚脱；小儿对泻药和利尿药特别敏感，易致失水。小儿钙盐代谢旺盛，易受干扰；激素类药物及某些抗生素如四环素、喹诺酮类药物，会影响小儿的生长发育。四环素能与钙盐形成络合物，影响牙齿和骨骼的正常发育。小儿神经系统发育不健全，血脑屏障通透性高，对中枢神经系统药物敏感，更容易发生不良反应，如解热镇痛药、氨茶碱可致昏迷及惊厥；氨基糖苷类抗生素引起第Ⅷ对脑神经损伤。有遗传缺陷的小儿对某些药物的反应异常，如葡萄糖 -6- 磷酸脱氢酶缺失乏症小儿在使用磺胺类药物、抗疟药、硝基呋喃类药物时可出现溶血反应。此外，新生儿免疫系统尚未发育成熟，过敏反应发生率较低，药物过敏反应的首次发生多在婴儿期和幼儿期，且反应较严重，应加以重视。

二、小儿用药的基本原则

1. 严格掌握适应证　小儿病情有特殊规律，加之主诉多不清晰，合作性较差，容易干扰诊疗，切忌凭经验用药，需明确诊断，全面分析，科学用药。同时仔细考虑小儿的用药特点及剂量，权衡利弊，防止滥用药物，避免不良反应。

2. 选择合适的给药途径　根据病情轻重选择，如急症、重症患儿多采用注射给药，尤其是静脉滴注，轻症多口服给药；根据用药目的选择，如对哮喘或不会咳痰的婴幼儿，可采用吸入或雾化治疗；根据药物性质及作用特点选择，如地西泮灌肠比肌内注射吸收快，能更迅速地控制小儿惊厥。此外，应优先选用小儿专用剂型，因其具有剂量小规格化，给药途径合理，给药方便，增加矫味剂，包装采取小儿喜爱的形式等特点，可以保证给药剂量准确且患儿易于接受。

3. 密切观察用药反应，防治不良反应　小儿由于应急能力差，与家长、医务人员的沟通常常不准确、不及时，病情变化快，用药后的表现又有一定的特殊性，不良反应常隐匿性发生，有些甚至预后不良，造成药源性疾病。要熟悉小儿所用药物的主要特点，注意药物之间的相互作用，密切观察患儿用药后的变化，排除各种可能出现的干扰，以达到预期的治疗效果。对于影响生长发育或有迟发型不良反应的药物，要对家长和患儿进行必要的用药指导。

4. 积极开展小儿合理用药宣教活动　小儿用药有很多误区，如滥用抗生素等药物，迷信新药、贵药，滥用某些滋补药品或营养药品等。因此，积极开展小儿合理用药宣教，可指导相关人员科学合理地用药，同时要注意让小儿加强体育锻炼，增强体质和抵抗力。

知识拓展

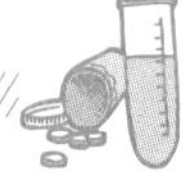

儿童禁用的药物

儿童身体各器官发育不成熟，用药必须更加谨慎，以下列举部分儿童禁用的药物：

1. 解热镇痛药　14 岁以下儿童禁用吲哚美辛、双氯芬酸；12 岁以下儿童禁用阿司匹林、尼美舒利；2 岁以下儿童禁用萘普生。

2. 抗菌药　18 岁以下儿童禁用喹诺酮类；8 岁以下儿童禁用四环素类；6 岁以下儿童禁用氨基糖苷类；2 个月以下婴儿禁用磺胺类；新生儿禁用氯霉素、硝基呋喃类、万古霉素类。

3. 止泻药　2 岁以下儿童禁用复方地芬诺酯、洛哌丁胺。

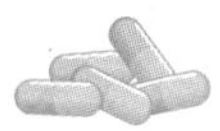

4. 作用于中枢神经系统的药物 6 岁以下儿童禁用丙米嗪；2 岁以下儿童禁用芬太尼；1 岁以下儿童禁用吗啡；6 个月以下儿童禁用硫喷妥钠、地西泮。

5. 抗组胺药 12 岁以下儿童禁用阿司咪唑、特非那定；2 岁以下儿童禁用异丙嗪；新生儿、早产儿禁用苯海拉明、氯苯那敏。

三、小儿慎用的药物

小儿常见症状或疾病主要有细菌感染、病毒感染、高热、惊厥、癫痫、贫血和营养不良等，表 5-1 列出了部分具有代表性的儿科常用药物的临床应用和注意事项。

表 5-1 部分儿科常用药物及注意事项

药物	临床应用	注意事项
青霉素 G	敏感菌所致呼吸道、皮肤软组织感染以及风湿热、感染性心内膜炎等	过敏反应等，预防过敏性休克的发生；超大剂量可引起青霉素脑病，如惊厥、精神异常等
氨苄西林	广谱，新生儿肠道细菌感染	过敏反应等，以皮疹多见
头孢菌素类	根据各代不同的抗菌谱，区别选药；安全性较高	与青霉素有交叉过敏现象，第一代头孢菌素有肾毒性
阿奇霉素	革兰阳性菌和部分阴性菌、支原体和衣原体引起的各种感染	长期应用有肝毒性
地西泮	控制癫痫持续状态作用迅速，可用于小儿惊厥等	给药速度过快或剂量过大，可引起呼吸抑制
苯妥英钠	癫痫大发作和局限性发作	长期应用不良反应多见，如牙龈增生、巨幼细胞贫血等
卡马西平	广谱，对局限性发作和混合型癫痫效果较好	安全性相对较高，长期应用毒性加大，以肝毒性为主
铁剂	缺铁性贫血，采用小儿专用剂型为宜	消化道反应，婴幼儿口服 1 g 可引起严重中毒，2 g 以上可致死亡
糖皮质激素	儿科各类疾病，如严重感染或休克、自身免疫病、血液系统疾病、哮喘、皮肤病等	成人可见的不良反应小儿均可出现，长期用药可明显导致生长发育迟缓

此外，新生儿用药要格外谨慎。新生儿中枢神经系统尚未发育完全，对药物有较高的敏感性，如用吗啡可引起呼吸抑制。新生儿应用维生素 K、伯氨喹、奎宁、磺胺类、硝基呋喃类、水杨酸类等药物，可致血中游离胆红素升高，加重黄疸，甚至诱发溶血反应、胆红素脑病或核黄疸。新生儿红细胞内葡萄糖 -6- 磷酸脱氢酶和谷胱

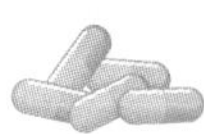

甘肽还原酶不足，若使用非那西丁、磺胺类药物等，常可引起高铁血红蛋白血症。新生儿肝功能尚未完善，凝血功能也不健全，如服用抗凝血药、阿司匹林等可致消化道出血。

四、小儿用药剂量的计算方法

视频
儿童用药剂量的计算

小儿用药剂量一直是儿科治疗工作中既关键又复杂的问题。小儿尤其是低龄小儿，应根据年龄和发育情况及所用药物的特点，考虑可能影响药物效应的因素，采用合适的计算方法，拟订给药方案。目前小儿用药剂量常用的计算方法包括：按体重、体表面积或年龄等方法计算。

1. 按体重计算　这是最常用的计算方法，多数药物已计算出每千克体重每日或每次的用量，按已知的体重计算比较方便，可算出每日或每次需用量。对未测体重的患儿可按下列公式推算：

出生 6 个月体重（kg）＝出生体重＋月龄 ×0.7

7~12 个月体重（kg）＝出生体重＋月龄 ×0.6

1~10 岁体重（kg）＝年龄 ×2+8（城市）或 +7（农村）

每日（次）剂量＝患儿体重（kg）× 每日（次）每千克体重所需药量

患儿体重应以实际测得值为准，年长儿按体重计算所得用量如已超过成人剂量，则以成人量为上限。如已知成人剂量而不知每千克体重用量，可将该剂量除以成人体重（按 60 kg 计）即得每千克体重用量。

2. 按体表面积计算　此法比按体重计算更准确，考虑了基础代谢、肾小球滤过率等生理因素，但计算方法较复杂，首先需知各年龄的体表面积，还要记住每平方米用药量。

小儿体表面积计算公式为：

体重≤ 30 kg 小儿体表面积（m^2）＝体重（kg）× 0.035+0.10

体重 >30 kg 小儿体表面积（m^2）＝［体重（kg）－30］× 0.020+1.05

每日（次）剂量＝小儿体表面积（m^2）× 每日（次）每平方米体表面积所需药量

按体表面积给药法，其理论意义大，但缺乏可操作性。在婴幼儿时期对某些药物的剂量按体表面积计算与按体重计算有较大差异，尤其是新生儿时期更甚。按体表面积计算药量不适用于新生儿及早产儿，结合小儿生理特点及药物的特殊作用，对新生儿及早产儿用量应相对小些。

3. 小儿与成人剂量进行折算　为方便使用，表 5–2 列出了部分年龄的小儿与成人剂量的折算比例。

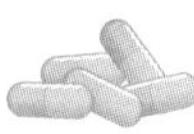

表 5-2　0~6 岁小儿用药剂量折算表

年龄	剂量
出生至 1 个月	成人剂量的 1/18~1/14
1~6 个月	成人剂量的 1/14~1/7
6~12 个月	成人剂量的 1/7~1/5
1~2 岁	成人剂量的 1/5~1/4
2~4 岁	成人剂量的 1/4~1/3
4~6 岁	成人剂量的 1/3~2/5
6~9 岁	成人剂量的 2/5~1/2
9~14 岁	成人剂量的 1/2~2/3

案例讨论

案例：患儿，男，5 岁 3 个月，咽痛 2 日伴发热 1 日。患儿于 2 日前无诱因出现咽喉部肿痛不适，进食吞咽时尤为明显，于今晨开始发热，体温最高达 39℃，遂来就诊。查体：体温 38.5℃，脉搏 85 次 / 分，呼吸 20 次 / 分，咽部充血明显，扁桃体Ⅱ度肿大，有脓点；触诊浅表淋巴结仅颌下淋巴结肿大，活动尚可，有触痛；心肺及其他未见异常。血常规显示：白细胞 9×10^9/L，中性粒细胞 75%，淋巴细胞 15%。医生诊断为：急性扁桃体炎。医生给出下列处方：

Rp.　盐酸左氧氟沙星胶囊　0.1 g×12

　　Sig.　0.1 g　t.i.d.　p.o.

讨论：请审核该处方的合理性。

第三节　老年人用药

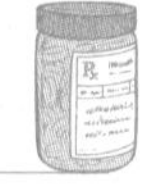

老年人一般是指 65 岁及以上者。老年人的器官功能开始衰退，其结构与功能发生较大的改变，患病和用药机会增加，药品不良反应的发生率也相应较高。

视频

老年人用药

一、老年人的生理特点及其对药动学和药效学的影响

（一）老年人的生理特点

1. 身体形态的改变　老年人可出现毛发变细变白及脱发；皮肤弹性下降，皮肤松

弛并出现皱纹，同时形成较为特异的“老年斑”。老年人的晶状体弹性下降，睫状肌调节能力减退，出现老视（老花眼）。同时，老年人脂肪等结缔组织比例增加，组织及细胞内水分减少，细胞数量减少，肌肉、脏器出现萎缩等。

2. 消化功能的改变　老年人的牙齿出现脱落或磨损，味觉减退，唾液分泌减少，吞咽困难等引起咀嚼和消化功能下降。胃黏膜萎缩、胃血流量减少、胃肠蠕动减弱、胃酸分泌减少、小肠吸收能力下降等易导致消化不良。老年人排便反射下降，易出现习惯性便秘；肛门括约肌张力下降，易出现大便失禁。胰岛素分泌减少，对葡萄糖的耐量减退。肝细胞数目减少，解毒能力和合成蛋白的能力下降，血浆白蛋白减少，影响血浆胶体渗透压，导致组织液的生成及回流障碍，容易出现水肿。

3. 神经组织功能的改变　老年人神经细胞数量逐渐减少，脑重量减轻，脑血流量减少，脑供氧不足，可出现脑功能衰退。老年人脑血管常见动脉粥样硬化，血流阻力增加，意外事故发生率增加。此外，老年人对环境变化的调节与适应能力下降，视觉与听觉也有不同程度的衰退。

4. 心血管功能的改变　老年人心血管功能的退化主要表现在心肌萎缩，逐渐发生纤维性病变，心脏顺应性减退，每搏输出量下降；血管生理性硬化渐趋明显，多伴有血管壁脂质沉积，血管对血压的调节功能减退，外周阻力增大，故老年人血压常升高；血管脆性增加，血流速度减慢，易发生心脑血管意外，如脑出血、脑栓塞等。

5. 呼吸功能的改变　老年人肺活量及肺通气量明显下降，有效气体交换面积减少，气体交换效率明显下降，对氧的利用率下降；肺泡数量减少，组织弹性下降，易出现肺气肿。

6. 其他方面的改变　肾萎缩变小，肾血流量减少，肾小球滤过率及肾小管重吸收能力下降，肾功能减退。膀胱逼尿肌萎缩，括约肌松弛，出现多尿、遗尿和尿失禁等现象。老年男性前列腺多有增生性改变，可致排尿困难。老年人行动举止逐渐缓慢，反应迟缓，适应能力较差，生活逐渐失去自理能力，情绪和性格发生改变，甚至出现精神病样改变。

（二）老年人药动学特性的改变

视频

老年人药物代谢动力学特点

1. 吸收　以主动转运方式吸收的药物如维生素 B_1 以及脂溶性维生素的吸收均减少，主要是由于老年人相关消化酶、消化液的减少或活性降低，以及具有膜转运功能的糖蛋白含量下降所致。由于血流量减少，局部血液循环差，可使药物吸收减少，故较少进行皮下或肌内注射，急症宜选用静脉滴注。

2. 分布　老年人由于脂肪含量增加，故脂溶性药物在体内滞留的时间延长；老年人血浆蛋白含量下降，血液中结合型药物减少而游离型药物增多，药物分布容积下降，药物的作用强度相对加强，易出现中毒现象。

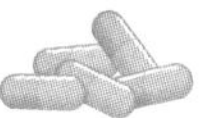

3. 代谢　老年人肝重量减少，功能性干细胞数减少，肝血流减少，肝药酶合成减少，酶活性降低，药物生物转化速度减慢，血浆半衰期明显延长，应注意减少药物剂量或延长给药间隔时间。

4. 排泄　老年人的肾功能衰退，对药物的排泄能力明显降低，故主要经肾排泄的药物在反复使用时容易蓄积中毒，应注意减量或延长给药间隔时间。

（三）老年人药效学特性的改变

老年人由于组织结构和生理功能的改变，对药物的反应性也会发生变化。一般对药物的适应力和耐受性较年轻人差，而且在多药联合应用或给药速度较快时更为显著。

1. 神经系统的药效学特性改变　大多数老年人脑容积减少，甚至存在脑萎缩现象，神经递质数量减少、功能降低，对中枢兴奋药的敏感性降低，对中枢抑制药的反应性增强，甚至更容易出现中毒反应。例如部分老年人服用巴比妥类可产生反常的兴奋、躁狂、多梦、失眠等症状。老年人对诱发抑郁和精神病的药物也同样较为敏感，应加强合理用药指导。老年人神经调节功能相对较弱，特别是在应激状态时，老年人的血压、心率以及肾上腺素分泌水平恢复到正常的时间相对较长。

2. 心血管系统的药效学特性改变　老年人由于心血管功能减退，对 β 受体敏感性降低，对 α 受体敏感性升高，在使用降压药时更易导致直立性低血压，也更容易出现血压波动，甚至导致心脑血管意外。由于老年人有效循环血量减少，故对利尿药和影响血容量的药物也较为敏感。多数老年人对抗凝血药也比较敏感，剂量过大会出现明显的自发性出血。

3. 内分泌系统的药效学特性改变　老年人激素分泌能力和调节能力均下降。女性更年期后体内雌激素水平明显下降，容易引发骨质疏松、动脉粥样硬化。老年人糖皮质激素受体减少，机体对糖皮质激素的反应性下降。老年人对胰岛素和葡萄糖的耐受性下降，当使用胰岛素或服用降糖药时，易引起低血糖反应。

案例讨论

案例：病人，女，75 岁。临床诊断：冠心病，心房颤动，心律失常，心功能Ⅳ级。给予维拉帕米 40 mg，每日 3 次，地高辛 0.25 mg，每日 1 次。病人用药 8 日后出现恶心、呕吐、食欲下降、厌食等症状。心电图显示洋地黄效应，治疗药物监测结果显示地高辛血药浓度大于 4 μg/L。

讨论：地高辛在常规治疗剂量下使用，该病人为何出现血药浓度过高，以致发生毒性反应？

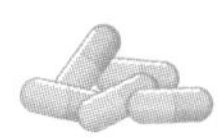

二、老年人用药的基本原则

（一）严格掌握适应证，避免滥用药物

视频

老年人合理用药指导

老年人有很多不适是由于机体功能的退行性变化所致，可通过生活调理和心理治疗来改善，不必急于使用药物。除急症或器质性病变外，一般应尽量少用药物。要充分权衡治疗药物的利弊，确定是否需要用药，遵循受益原则，保证受益风险比大于1。另外，对于疗效不确切的保健性食品或营养性药品，应在医生或药师的指导下选用，切忌自行使用。

（二）注意药物配伍和相互作用

老年人大多同时患有多种疾病，不可避免地出现多种药物合用现象，药物之间的相互作用直接影响疗效和不良反应。为此，要针对老年人个体用药情况进行梳理，明确治疗目标，选择主要药物，分析相互作用，优化组合，尽可能地减少配伍造成的不良后果；对出现的治疗矛盾，对疗效不确切、不良反应大、依从性差的药物，应以停药或换药为主。如需合用药物应控制在3~4种，重视非药物治疗，并避免不良反应类似的药物合用。如果病情危重需要使用多种药物，在病情稳定后仍应遵守“5种药物原则”，即同时使用的药物种类最好不超过5种。

（三）从小剂量开始，给药方案个体化

用药个体化是药物治疗的重要原则，对老年人尤其如此。一般来说，应从小剂量开始（成人的半量或1/3量起始），逐渐增加到最合适的剂量，老年人用药的常规剂量为成人剂量的1/2~3/4。如用到成年人剂量仍无疗效，则应该对老年人进行治疗浓度监测，以分析疗效不佳的原因，并调整治疗方案。对于老年慢性疾病，在达到理想个体化剂量后，要根据临床反应定期调整药物剂量，尤其是出现新发疾病或配伍其他药物时，要及时调整给药方案，直至疗效满意而无不良反应。同时要根据时间生物学和时间药理学的原理，掌握好用药的最佳时间，以提高疗效和减少不良反应的发生。如变异型心绞痛多在夜间发作，主张睡前服用长效钙通道阻滞剂；他汀类药物主要通过抑制合成胆固醇的酶发挥降脂作用，由于人体合成胆固醇的酶在夜间的活性最强，所以老一代他汀类药物如普伐他汀，最好在睡前服用。

（四）合理选择药物

要根据老年人的生理特点，合理选择药物。

1. 抗菌药　老年人用量不宜过大。对肾和中枢神经系统有毒性的抗菌药物，如

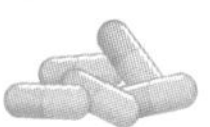

链霉素、庆大霉素等尽量不用，更不可联合应用。

2. 肾上腺皮质激素　老年人应用肾上腺皮质激素可引起骨折和股骨头坏死，应尽量不用，更不能长期大剂量应用。如必须使用，应补充钙剂及维生素 D。

3. 降糖药　老年糖尿病病人宜选择作用温和的短效降糖药。长效磺酰脲类降糖药如格列苯脲能引起严重而持久的低血糖，双胍类易发生乳酸血症，故老年人不宜选用。

4. 调血脂药　考来烯胺、考来替泊、烟酸、氯贝胺和吉非贝齐等具有严重不良反应，老年人应慎用，可选用β-羟基-β-甲戊二酸单酰辅酶A（HMG-CoA）还原酶抑制剂，如普伐他汀和辛伐他汀等，但要注意最佳给药时间。

5. 利尿药　利尿药不宜过量，以免引起有效循环血量不足和水、电解质紊乱。噻嗪类不宜用于糖尿病和痛风病人。老年人利尿降压宜选用吲达帕胺。

6. 镇静催眠药　老年人应用此类药物应适当调整剂量，并相应延长用药间隔时间，尽量选择短效类药物。苯二氮䓬类长期使用可产生生理依赖性，停药后会出现戒断症状，并有“宿醉”现象产生。因此，应注意合理应用，避免滥用。

7. 解热镇痛药和镇痛药　老年人对吗啡的镇痛作用敏感，同一剂量的效应可为年轻人的3~4倍，作用时间延长。对乙酰氨基酚的半衰期在老年人延长。阿司匹林的峰浓度、达峰时间均随年龄增长而增加，其对胃黏膜的损害也与年龄有关，特别是贫血的老年人更应重视。目前尚无老年人应用镇痛药的指导原则。实际应用时应谨慎调整剂量和给药间隔时间。

知识拓展

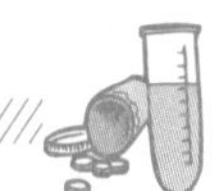

老年人用药 Beers 标准

Beers（比尔斯）标准是提高药学服务质量、保障老年病人用药安全的有效工具之一，对医师及药师在选择药物方面具有重要指导意义。

1991年，美国老年医学会（AGS）组织医学、药学、护理学及精神药理学专家，建立了判断老年病人潜在不适当用药的判断标准，称之为 Beers 标准。目前最新的 Beers 标准是2015版，主要包括老年人潜在不适当用药、由于药物与疾病或药物与症状相互作用可能加重疾病或症状的不适当用药、老年人应谨慎使用的药物、老年人应避免的非抗感染药物相互作用、根据肾功能应避免或减少剂量使用的非抗感染药物等几方面。

（五）提高用药依从性

很多老年人用药依从性差，主要有以下几种原因：行动不便，有时打不开药品包装；缺乏护理人员或亲友的监督和照顾；老年人理解能力、记忆力差，视力不佳，听力减退；药物标记不清；病人同时应用多种药物，特别是外形相似的药物，常常造成服错药等。

提高老年病人的用药依从性，有以下几个方面值得注意：① 老年病人的治疗方案尽量简化，尽可能减少药物合用种类，便于病人领会接受，并耐心解释给药方案。尽量选用每日 1 次的给药方案，如需要每日 2~3 次，可结合病人进食或其他活动，利于病人记忆与执行。② 因慢性病需长期用药，故应以口服剂型为主。因片剂和胶囊剂有时难以吞咽，故药物制剂以无蔗糖的糖浆剂或溶液剂较好。③ 药物的名称与用法用量应写清楚，难记的名称可用形象的颜色、图画、编号或名称来表示。④ 家属、亲友应对患阿尔茨海默病、抑郁症或独居的老年病人用药进行日常督查。⑤ 选择疗效可靠、作用温和的药物，排除禁忌证，尽量避免使用对老年人可致严重或罕见不良反应的药物。

三、老年人慎用的药物

由于老年人药动学和药效学方面的改变，应密切关注其不良反应，一般有可能发生严重不良反应的药物都应慎用，表 5-3 列出部分药物。

表 5-3　WHO 专家小组提出老年人应慎用的药物

药物	不良反应	药物	不良反应
巴比妥类	神志模糊	哌乙啶	直立性低血压
二甲双胍	严重直立性低血压	吲哚美辛	再生障碍性贫血
苯海索	视、听幻觉	异烟肼	肝毒性
强心苷	行为异常、腹痛、疲乏	甲基多巴	倦怠、抑郁
氯磺丙脲	低血糖反应	呋喃妥因	周围神经病变
氯丙嗪	直立性低血压	雌激素	体液潴留、心力衰竭
氯噻酮	尿失禁	喷他佐辛	神志模糊、疗效不定
依他尼酸	耳聋	保泰松	再生障碍性贫血

第四节　肝、肾功能不全者用药

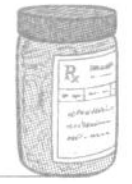

肝和肾是药物在体内最重要的代谢和排泄器官，其功能异常或者障碍必然会影响药物的药动学和药效学，对药物毒性反应具有非常重要的意义。

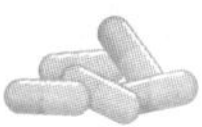

一、肝、肾功能不全对药动学和药效学的影响

（一）肝功能不全对药动学的影响

肝是人体最大的多功能实质性器官，也是最重要的药物代谢部位，对药物在体内的分布、代谢、排泄等过程均有重要影响。肝功能不全时，有效肝细胞总数、肝药酶活性、肝血流量、血浆蛋白浓度、肝细胞对药物的摄取与排泄以及胆汁排泄等都受到影响，从而显著地影响部分药物的体内过程。

1. 吸收　肝功能不全时，肝血流减少，肝清除率下降，药物在肝的首过效应下降，主要在肝代谢清除的药物生物利用度提高，同时体内血药浓度明显增高而影响药物的作用，药物的不良反应发生率也可能升高。

2. 分布　肝功能不全时，肝的蛋白合成功能减退，使药物的血浆蛋白结合率下降，血中结合型药物减少，游离型药物增加；血中胆红素升高，和药物竞争与蛋白的结合，游离药物浓度增加，同时不良反应也可能相应增加，尤其对于蛋白结合率高的药物，影响更为显著。

3. 代谢　肝发生病变时，肝药酶绝对量减少，导致体内药物的血浆消除半衰期显著延长，血药浓度增高，长期用药还可引起蓄积性中毒。而有些药物需要在体内代谢后才形成具有药理活性的前体药物，如依那普利、环磷酰胺等，由于肝的生物转化功能减弱，这些药物的活性代谢产物生成减少，药效降低。因此，肝功能不全对药物代谢的影响有可能增加药物毒性，也有可能降低药物疗效，见表 5-4。

表 5-4　肝功能不全对药物消除半衰期的影响

类别	药物
半衰期延长的药物	对乙酰氨基酚、异戊巴比妥、羧苄西林、氯霉素、环己巴比妥、异烟肼、利多卡因、地西泮、林可霉素、哌替啶、普鲁卡因酰胺、茶碱
半衰期不受影响的药物	氨苄西林、氯丙嗪、秋水仙碱、复方新诺明、双香豆素、洋地黄毒苷、地高辛、劳拉西泮、奥沙西泮、对氨基水杨酸、保泰松、水杨酸

4. 肝疾病对药物胆汁排泄的影响　肝的胆汁排泄是肾外排泄中最主要的途径，某些药物的原型或其代谢产物可迅速地经过主动转运从胆汁排出。肝发生疾病时，由于进入肝细胞的药物减少，会部分或完全阻断某些药物从胆汁排泄。

（二）肝功能不全对药效学的影响

肝功能不全时药效的改变是由于药动学的改变而引起的。慢性肝功能损害的病人由于肝功能受损而影响药物的吸收、分布、血浆蛋白结合率、肝药酶数量和活性以及排泄，结果导致药物作用和药理效应发生改变。在慢性肝功能损害时，由于药动学发生改变，药物的药理效应可表现为增强或减弱。慢性肝病时，药物的蛋白结合率下降，药物的游离血药浓度相对升高，不仅使其药理效应增强，也可能使不良反应的发生率相应增加。临床上在慢性肝病病人中给予巴比妥类药物往往诱发肝性脑病，与肝功能损害时药效学的改变有关。

知识拓展

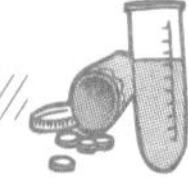

肝炎早预防，警惕变成"癌"

我国乙型肝炎（简称乙肝）病毒感染者大约有 9 000 万，"乙肝—肝硬化—肝癌"被称为肝癌的三部曲，我国的肝癌病人占世界肝癌病人的一半。目前在肝硬化病人当中，由乙肝病毒感染引起的高达 60%，而长期以来人们觉得乙肝都是不可治愈的，我国 2015 版的《慢性乙型肝炎防治指南》中曾指出，部分条件适合的病人是可追求临床治愈的。经过长期的抗病毒治疗，有一部分病人可以获得治愈，另外一部分病人在病毒量降到很低水平时，采用免疫调节的方法比如注射长效干扰素 1~2 年，可以达到 50% 的临床治愈率。

（三）肾功能不全对药动学的影响

肾是人体的主要排泄器官，通过排泄体内代谢产物、毒物和药物，调节细胞外液量和血浆渗透压，维持机体的水、电解质和酸碱平衡。当各种病因引起肾功能严重障碍时，人体内环境就会发生紊乱，其主要表现为水、电解质紊乱和酸碱平衡失调，并伴有尿量和尿质的改变以及肾内分泌功能障碍引起的一系列病理、生理变化。在肾疾病条件下，药物吸收、分布、代谢、排泄以及机体对药物的敏感性均可能受到影响。

1. 吸收　肾衰竭常伴有脱水和脱盐，从而影响肌肉和肠壁的血液灌流，减小药物的吸收速率。另外，肾衰竭时的低钾血症会显著影响胃肠道的正常运动，常伴有恶心、呕吐、腹泻等胃肠道症状，从而影响药物的吸收和生物利用度。

2. 分布　肾功能不全引起酸中毒时，酸碱平衡发生变化可影响药物解离型的比例，从而间接影响药物的分布。如酸中毒时非解离型的水杨酸分子增加，其分子极性变小，有较高的脂溶性，使水杨酸进入中枢神经系统的药量变大，因此，抗风湿剂量的乙酰水杨酸可引起较大的中枢神经系统毒性。肾功能损害能改变药物与血浆蛋白的结合率，一般情况下，酸性药物血浆蛋白结合率下降（呋塞米、苯妥英钠）；而碱性药物血浆蛋白结合率不变（普萘洛尔、筒箭毒碱）或降低（地西泮、吗啡）。此外，由于肾功能损害导致血脑屏障功能受损，进入中枢神经系统的药量增加，这是慢性尿毒症病人应

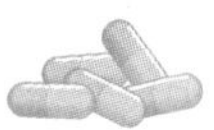

用镇静催眠药时中枢抑制效应明显增强的重要原因。

3. 代谢　肾是一个仅次于肝的药物生物转化器官，肾小管上皮细胞中含有细胞色素 P450 酶、葡萄糖醛酸转移酶和硫酸转移酶等酶类，在正常情况下参与某些药物的分解转化。

4. 排泄　肾功能不全时药物的肾排泄速度减慢或者清除率降低，主要经肾排泄的药物及其活性代谢产物易在体内蓄积，致使药物的血浆半衰期延长，使药效提高，甚至发生毒性反应。肾疾病影响药物排泄的可能机制包括：肾小球滤过减少、肾小管分泌减少、肾小管重吸收增加及肾血流量减少。

5. 肾疾病对机体药物敏感性的影响　尿毒症病人常伴有电解质紊乱及酸碱平衡失调，如低钾血症可降低心肌传导性，因而增加洋地黄类、奎尼丁、普鲁卡因胺等药物的传导抑制作用；酸血症和肾小管酸中毒可对抗儿茶酚胺的升压作用。这些现象是药物敏感性发生改变的典型例子。

无论是药物分布的改变，还是机体敏感性的改变，肾功能损害时机体对药物的反应性均可能发生改变。因此，临床应用时应予以考虑。

二、肝、肾功能不全者的用药原则

（一）肝功能不全者用药原则

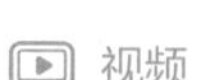

肝功能不全患者用药

目前处理肝病病人的用药问题，最佳方法仍是考虑病人的临床反应、用药经验、药物体内过程特点，同时联合应用治疗药物监测。应尽量选用不在肝清除及对肝低毒、无毒的药物，选用肾排泄为主的同类药代替。

1. 全面掌握所有药物的肝毒性　应熟悉对肝有损害的药物种类和所致肝损害的类别，还要了解联合用药增加肝毒性的信息，尽可能避免在治疗方案中使用；选用肝毒性低的同类药物替代策略，必须使用时，应短期或交替使用。测定用药后的血药浓度，特别是游离型药物浓度有助于准确调整剂量，制订更合理的个体化给药方案。

2. 定期检查肝功能　通过肝功能状况决定药物治疗方案，药源性肝损害早期症状不明显，最显著的表现是黄疸，其中的转氨酶检测对肝实质损害最为敏感。也要注意无黄疸的药物肝反应，如肝大、肝功能异常或伴有发热和皮疹等，还要注意药物通过肾或骨髓等器官的损害导致的继发性肝损害，应密切观察药物的临床反应以调整其治疗剂量，所有肝功能不全者都应定期进行肝功能检查，这是预防药物造成肝损害的重要措施。

3. 正确处理肝功能不全合并其他病症　肝功能不全者合并其他疾病时，应正确处理可能出现的治疗矛盾，治疗相关疾病的药物经常因为肝功能不全而出现药动学特征的改变，影响疗效或加重不良反应。如合并有风湿性心脏病、心功能不全的病人

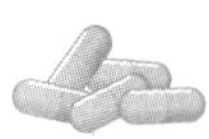

应用强心苷药物时，由于地高辛主要经肾排泄，而洋地黄毒苷需要经过胆汁排泄，所以选用前者更安全，不易产生蓄积中毒。当新增加药物将明显加重肝损害时，一般应停药处理，必要时给予保肝治疗。

（二）肾功能不全者用药原则

视频

肾功能不全患者用药

1. 避免或减少使用肾毒性大的药物　应根据肾功能损伤程度、药物的代谢途径、药动学特点进行相应的药物剂量调整，制订无毒性同类药物替代策略。可通过减少药物剂量或延长给药间隔进行调整，个别药物应进行血药浓度监测。对于肾功能不全而肝功能正常者可选用双通道排泄的药物，即具有肾排泄和胆汁排泄两条途径。如果药物蓄积中毒，应立即停药，采取加速药物排出或拮抗药物毒性的治疗措施，一般主张采取血液透析来作为肾功能不全者药物中毒抢救的主要措施。

2. 制订个体化给药方案　根据肾功能不全的情况调整给药剂量和给药间隔，必要时进行治疗药物监测，设计个体化给药方案。肾功能不全直接影响药物的排泄，发生药物体内蓄积的可能性非常大，应高度注意血药浓度的监测，避免药物中毒对病人带来进一步的损害。

3. 定期检查肾功能　肾功能最常用的指标是肌酐清除率，用于评价肾功能和拟订个体给药方案。肌酐清除率因年龄、性别、体重的差别而不同，主要是通过测定病人血肌酐值计算而得，根据病人实测的肌酐清除率对照标准值，参照有关公式可以计算出应当调整的用药剂量。

三、肝、肾功能不全者慎用的药物

（一）肝功能不全者慎用的药物

部分药物可能对肝有损害，正常人用药时需要注意，肝功能不全的病人尤其需要谨慎，防止发生药源性肝损伤。肝功能不全病人在应用药物时需注意给药方案的调整，见表5-5。

表5-5　肝功能不全时慎用的药物

损害类别	影响药物
代谢性肝损伤	氯丙嗪、三环类抗抑郁药、抗癫痫药、抗风湿药、抗甲状腺药、免疫抑制剂、口服避孕药、甲睾酮和其他蛋白同化激素、巴比妥类、甲基多巴等
急性实质性肝损伤	剂量依赖性肝细胞坏死：对乙酰氨基酚、非甾体抗炎药
	非剂量依赖性肝细胞坏死：异烟肼、对氨基水杨酸、氟烷、三环类抗抑郁药、单胺氧化酶抑制药、抗癫痫药、肌松药、抗溃疡药、青霉素衍生物、抗真菌药、利尿药、美托洛尔、钙通道阻滞剂、奎尼丁、鹅去氧胆酸、可卡因等

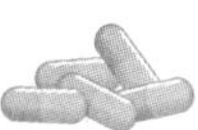

续表

损害类别	影响药物
药物引起的脂肪肝	以胆汁淤积性损害为主：异烟肼、甲氨喋呤、苯妥英钠、苯巴比妥、糖皮质激素、四环素、水杨酸类、丙戊酸钠等
	肝肉芽肿浸润：异烟肼、硝基呋喃类、青霉素衍生物、磺胺类、抗癫痫药、阿司匹林、金盐、别嘌醇、保泰松、雷尼替丁、氯磺丙脲、氯丙嗪、奎尼丁、地尔硫䓬、丙吡胺、肼屈嗪等
慢性实质性肝损伤	慢性活动性肝炎：甲基多巴、呋喃妥因、丹曲林、异烟肼、对乙酰氨基酚
	慢性胆汁淤积：氯丙嗪、丙米嗪、甲苯磺丁脲、红霉素、噻苯达唑、丙戊酸钠、非诺洛芬
	肝纤维化和肝硬化：甲氨蝶呤、烟酸、维生素 A
	肝脂肪浸润和酒精性肝炎样病变：胺碘酮、地芬诺酯
药物引起的胆管病变——硬化性胆管炎	氟尿嘧啶
药物引起的肝血管病变	布加综合征：口服避孕药、达卡巴嗪
	静脉栓塞性疾病：硫唑嘌呤、噻苯唑、硫鸟嘌呤、环磷酰胺、环孢素、多柔比星、丝裂霉素、卡莫司汀、雌激素、半胱氨酸
	肝窦损害，包括扩张、紫癜肝、肝窦毛细血管化、非硬化性门静脉高压、肝结节再生性增生、肝动脉和门静脉血栓：硫唑嘌呤、口服避孕药、雌激素、蛋白同化激素、维生素 A、甲氨蝶呤、巯嘌呤
肝肿瘤	良性肿瘤：口服避孕药，雄激素和蛋白同化激素
	肝局灶性结节性增生：口服避孕药
	肝母细胞瘤：口服避孕药、雌激素和蛋白同化激素
谷草转氨酶(AST)和谷丙转氨酶(ALT)升高	四环素、林可霉素、克林霉素、两性霉素 B、氨苄西林、羧苄西林、苯唑西林、氯唑西林、美洛西林、多黏菌素、头孢呋辛、头孢美唑、头孢曲松、头孢哌酮、拉氧头孢、头孢地嗪、亚胺培南 / 西司他丁钠、红霉素、酯化物、依托红霉素、氟康唑、伊曲康唑、灰黄霉素、酮康唑、阿昔洛韦、伐昔洛韦、泛昔洛韦、异烟肼、利福平、乙胺丁醇、辛伐他汀、来氟米特、吗替麦考酚酯、咪唑立宾、匹莫林、莫雷西嗪、西咪替丁、罗莎替丁、尼扎替丁、奥美拉唑、兰索拉唑、雷贝拉唑、肝素钙、依诺肝素、达肝素钠、那屈肝素钙、降纤酶、东菱精纯抗栓酶、氯丙嗪、氟哌啶醇、氯普噻吨、奥氮平
血清 γ- 谷氨酰转移酶(GGT)升高	苯妥英钠、苯巴比妥、乙醇

（二）肾功能不全者慎用的药物

部分药物可能对肾有损害，正常人用药时需要注意。肾功能不全的病人尤其需要谨慎，防止发生药源性肾损害。肾功能不全病人在应用药物时需注意给药方案的调整，见表 5-6。

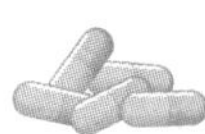

表 5-6　肾功能不全时慎用的药物

损害类别	影响药物
肾小球功能障碍	非甾体抗炎药、四环素类抗生素、抗高血压药(如硝普钠、普萘洛尔、可乐定、利血平、米诺地尔、甲基多巴、哌唑嗪、尼卡地平、卡托普利及硝苯地平等)、两性霉素 B、环孢素等
肾小球肾炎及肾病综合征	金制剂、锂制剂、铋制剂、青霉胺、丙磺舒、卡托普利、非甾体抗炎药、氯磺丙脲、利福平、甲巯咪唑、华法林、可乐定、干扰素、磺胺类等
急性肾小球肾炎	利福平、肼屈嗪、青霉胺、依那普利等
肾小管损害	头孢菌素、丝裂霉素、口服避孕药、甲硝唑(儿童)、磺胺类、噻嗪类利尿药、别嘌醇、卡马西平、格列本脲、苯妥英钠、奎尼丁、青霉胺、链激酶、苯丙胺、吡罗昔康及生物制品等
肾小管功能障碍	巯嘌呤、锂制剂、格列本脲、四环素类抗生素、两性霉素 B、秋水仙碱、利福平、长春新碱等
急性肾小管坏死	氨基糖苷类抗生素、鱼精蛋白、地尔硫䓬、氢化可的松、卡托普利(低钾及血容量降低可加重毒性)、抗肿瘤药(如顺铂等)、卡莫司汀、洛莫司汀、甲氨蝶呤、门冬酰胺酶、丝裂霉素,能增大上述各类药毒性的有呋塞米、甲氧氟烷、两性霉素 B、克林霉素、头孢菌素及造影剂
肾间质及肾小管损害	氨基糖苷类抗生素、四环素类、利福平、磺胺类、头孢噻吩及青霉素类、环孢素、多黏菌素 B、造影剂、过量右旋糖酐 -40
间质性肾炎	头孢菌素、青霉素类、庆大霉素、对氨基水杨酸、利福平、异烟肼、乙胺丁醇、多黏菌素 B、黏菌素、呋喃妥因、多西环素、磺胺类、氢氯噻嗪、呋塞米、阿米洛利、丙磺舒、非甾体抗炎药、西咪替丁、硫唑嘌呤、环孢素、干扰素、别嘌呤、卡托普利、普萘洛尔、甲基多巴、苯丙胺、苯妥英钠、苯巴比妥、苯茚二酮等
肾前尿毒症	锂盐、强利尿剂、四环素类
渗透性肾病	甘露醇、右旋糖酐 -40、甘油及大量葡萄糖
肾结石	维生素 D、维生素 A 及过量抗酸药(如三硅酸镁)、乙酰唑胺、非甾体抗炎药、替尼酸、大量维生素 C(4~6 g/d)、磺胺类、丙磺舒及甲氨蝶呤
尿道阻塞	镇静催眠药、阿片制剂、抗抑郁药、溴苄胺、麦角衍生物、甲基多巴、解热镇痛药、吗啡等镇痛剂、抗凝血药、磺胺类、甲氨蝶呤、过量巴比妥类、乙醇、利福平、氯琥珀胆碱、巯嘌呤及造影剂等
血管阻塞	氨基己酸、噻嗪类利尿药、磺胺类、糖皮质激素、青霉素、肼屈嗪、普鲁卡因胺、奎尼丁、丙硫氧嘧啶等
血尿	头孢菌素、多肽类抗生素、吡哌酸、诺氟沙星、麦迪霉素、甲硝唑、氨基糖苷类、多黏菌素、青霉素类、磺胺类、抗结核药、西咪替丁、雷尼替丁、卡托普利、环磷酰胺、环孢素、解热镇痛药、抗凝药、乙双吗啉、阿普唑仑、甲苯达唑

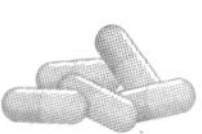

续表

损害类别	影响药物
尿潴留	吗啡、阿片、哌替啶、可待因、罗通定、吲哚美辛、肾上腺素、麻黄碱、阿托品、山莨菪碱、东莨菪碱、溴丙胺太林、樟柳碱、喷托维林、异丙嗪、苯海拉明、氯苯那敏、赛庚啶、羟嗪、黄酮哌酯、溴丙胺太林、氯丙嗪、奋乃静、氟哌啶醇、多塞平、丙米嗪、氯米帕明、苯海索、氯美扎酮、丙吡胺、阿普林定、普萘洛尔、拉贝洛尔、尼群地平、硝苯地平、硝酸甘油、氟桂利嗪、氨茶碱、呋塞米、可乐定、甲基多巴、林可霉素、头孢唑林、诺氟沙星、异烟肼、西咪替丁、曲克芦丁、镇静催眠药、氨甲苯酸等
尿失禁	氟哌啶醇、氯丙嗪、甲基多巴、哌唑嗪

四、肝、肾功能不全者给药方案调整

（一）肝功能不全者给药方案调整

1. 经肝清除但无明显毒性反应的药物，须谨慎使用，必要时减少给药剂量。

2. 经肝或相当药量经肝清除，肝功能减退时其清除或代谢物形成减少，可致明显毒性反应的药物，在肝功能不全时尽量避免使用。

3. 肝、肾两种途径清除的药物在严重肝功能减退时血药浓度升高，加之此类病人常伴有功能性肾功能不全，可使血药浓度明显升高，故须减量使用。

4. 经肾排泄的药物在肝功能障碍时一般无须调整剂量，但这类药物中肾毒性明显者，在用于严重肝功能减退的病人时，仍须谨慎或减量，以防肝肾综合征的发生。

（二）肾功能不全者给药方案调整

当肾功能不全者必须使用主要经肾排泄并具有明显肾毒性的药物时，应按肾功能损害程度严格调整剂量，有条件的可进行血药浓度监测，实行个体化给药。剂量调整通常以减量法、延长给药时间间隔和两者结合三种方式调整给药方案。减量法即减少每次给药剂量，给药时间间隔不变，该法的血药浓度波动幅度较小。延长给药时间间隔即每次给药剂量不变，但间隔延长，血药浓度波动大，可能影响疗效。临床上一般根据肾功能检查结果估计肾功能损害程度来调整给药方案，其中以内生肌酐清除率反映肾功能最具参考价值，其次是血肌酐，血尿素氮影响因素最多。肾功能轻度、中度和重度损害时，抗菌药每日剂量分别减低至正常剂量的 2/3~1/2、1/2~1/5、1/5~1/10。

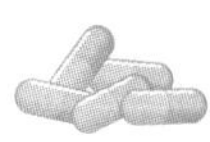

岗位对接

情境：病人，男，47 岁，因天气变冷引发支气管炎，在社区卫生中心接受治疗，使用常规剂量卡那霉素进行肌内注射。治疗第 4 日，出现下肢水肿、少尿症状。治疗第 6 日，肾功能检查显示血尿素氮 25.12~33.69 mmol/L，病人病情已恶化成为肾衰竭。追问病史，病人患有慢性肾炎，近来常出现下肢轻度水肿。

出现肾衰竭的最可能原因是什么？与基础疾病有无关系？

第五节　驾驶员用药指导

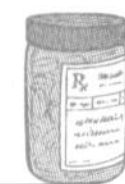

随着经济的飞速发展，机动车数量急剧增加，驾驶员的数量伴随性增长，交通事故发生率也呈上升趋势，从交通事故的事后分析中发现，驾驶员因服用有关药物，导致头脑不清晰，操作失误而引起交通事故的发生率逐年上升。医师、药师应指导驾驶员了解这方面的知识，以确保驾驶员的用药安全。

一、驾驶员的职业特点

驾驶交通工具是现实社会非常重要的一项技能，驾驶工作需要驾驶员精力集中、动作协调、判断果敢，并有一定的预见性和应急处理能力。某些药物对驾驶员的上述能力产生一定的不良影响，如疲倦、嗜睡、困乏和精神不振、视物模糊、辨色困难、多尿、平衡力下降等，影响人的反应能力，容易出现危险和人身事故，此类人群在日常用药过程中需要谨慎。

二、驾驶员的用药原则

1. 了解禁用和慎用的药物　药师应指导驾驶员了解禁用、慎用药物的名称，特别要注意复方制剂的成分是否含有禁用和慎用药物，注意药物的通用名和商品名的关系。驾驶员在出现疑惑或不确定时，应及时进行专业咨询，切忌抱有侥幸心理而使用禁用、慎用的药物。

2. 合理使用药物　驾驶员如果由于病情需要而用药，要在医师或药师指导下合理使用，既要保证药物疗效，又要保证驾驶安全。药师应认真、详细了解药物作用、服用方法、可能产生的不良反应和注意事项，严禁病人自行随意用药。要采取合理的给药方法，以避免或者减轻药物的不良影响，如含有中枢抑制作用药物的抗感冒药应在睡前半小时服

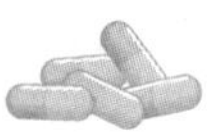

用，2~4 h 内不要驾车，或者选用没有中枢神经抑制作用的药物；糖尿病病人在使用降糖药之后，血糖会一过性降低，出现四肢无力、头晕，从而影响判断力，故口服降糖药后应休息 1 h 以上再驾车。如服药后出现身体不适等异常情况，应立即就诊，以免发生交通事故。

三、驾驶员应慎用的药物

（一）可引起驾驶员嗜睡的药物

1. 抗过敏药　这类药物为 H_1 受体拮抗药，可拮抗致敏物组胺的作用，拮抗组胺引起的局部毛细血管扩张和通透性增加。目前有第一、第二两代药物供临床使用，常用的第一代药物有苯海拉明、异丙嗪、赛庚啶、氯苯那敏等，第二代药物有西替利嗪、阿司咪唑、氯雷他定、阿伐斯汀、左卡巴斯汀和咪唑斯汀等。第一代有明显的镇静和抗胆碱作用，表现出困倦、嗜睡等反应，驾驶员工作期间不宜使用。第二代药物多数无中枢抑制作用。

2. 抗感冒药　多为复方制剂，组方中有解热镇痛抗炎药、鼻黏膜血管收缩药、抗过敏药等，前者可缓解感冒病人的头痛、发热等症状，后两者可缓解感冒病人的鼻塞、打喷嚏、流涕和流泪等症状，其中很多感冒药含有第一代 H_1 受体拮抗药，病人服用后表现为乏力、困倦、嗜睡等中枢抑制现象。

3. 镇静催眠药　所有的镇静催眠药对中枢神经都有抑制作用，可诱导睡眠、乏力、头晕等，还有后遗效应，驾驶员工作期间不宜使用。

4. 抗偏头痛药　苯噻啶服后可能出现嗜睡和疲乏。

5. 质子泵抑制剂　奥美拉唑、兰索拉唑、泮托拉唑服后偶见疲乏、嗜睡等反应。

（二）可使驾驶员出现眩晕或幻觉的药物

1. 镇咳药　右美沙芬为非成瘾性中枢镇咳药，偶有头晕、轻度嗜睡等反应。喷托维林（咳必清）对咳嗽中枢有直接抑制作用，并具有轻度阿托品样作用和局部麻醉作用，服药后可出现头晕、眼花、全身麻木等反应。

2. 解热镇痛药　服用双氯芬酸后可出现腹痛、呕吐、眩晕，发生率约 1%，极个别病人可出现感觉或视觉障碍、耳鸣。

3. 抗病毒药　金刚烷胺可刺激大脑与精神活动有关的多巴胺受体，服用后有幻觉、精神错乱、眩晕、嗜睡、视物模糊等反应。

4. 抗血小板药　双嘧达莫因扩张血管可出现头痛、眩晕，发生率约为 25%。

5. 钙通道阻滞剂　氟桂利嗪扩张血管常使人有抑郁感、嗜睡、四肢无力、倦怠或眩晕。

6. 降糖药　可以引起低血糖反应，出现眩晕、心悸和大汗等表现。

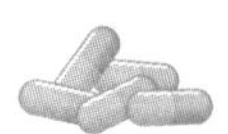

（三）可使驾驶员视物模糊或辨色困难的药物

1. 解热镇痛药　服用布洛芬后偶见头晕、头痛，少数人可出现视力降低和辨色困难；吲哚美辛可引起视力模糊、耳鸣、复视。

2. 解除胃肠痉挛药　阿托品、东莨菪碱、山莨菪碱等 M 受体拮抗药可扩大瞳孔，使睫状肌调节麻痹，会出现视物模糊和心悸等不良反应。

3. 扩张血管药　二氢麦角碱除偶发呕吐、头痛外，还可引起视物模糊。

4. 抗心绞痛药　服用硝酸甘油后可出现视物模糊。

5. 抗癫痫药　卡马西平、苯妥英钠、丙戊酸钠在发挥抗癫痫作用的同时，可引起视物模糊、复视或眩晕，使驾驶员视物出现重影。

6. 抗精神病药　服用利培酮后偶见头晕、视物模糊、注意力下降等反应。

（四）可使驾驶员出现定向力障碍的药物

1. 镇痛药　哌替啶注射后偶致定向力障碍、幻觉。

2. 抑酸药　雷尼替丁、西咪替丁、法莫替丁等 H_2 受体拮抗药可抑制胃酸的分泌，同时引起幻觉、定向力障碍。

3. 避孕药　长期服用避孕药可使视网膜血管发生异常，出现复视、对光敏感、疲乏、精神紧张，并使定向能力发生障碍，左右不分。

（五）可导致驾驶员多尿或多汗的药物

1. 利尿药　呋塞米、氢氯噻嗪、阿米洛利及复方制剂服用后尿液排出过多，尿意频繁，影响驾驶，还可出现口渴、头晕、视力改变。

2. 抗高血压药　利血平氨苯蝶啶片（北京降压 0 号）服用后可使尿量增多，尿意频繁，影响驾驶；吲达帕胺服用后 3 h 产生利尿作用，4 h 后作用最强，出现多尿、多汗或尿频。哌唑嗪服用后可出现尿频、尿急。

知识拓展

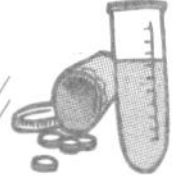

药品可能引起“假性酒驾”

随着“醉驾入刑”，民众对于酒后驾车的关注度越来越高。不过，如果服用过一些含有酒精的药品，也可能会在酒精检测仪上显示数值超标，被称为“假性酒驾”。可能引起“假性酒驾”的药品有：① 止咳糖浆，部分止咳糖浆中含有酒精成分，在服用前最好看一下成分表，如果含有酒精，服药后应该先休息一段时间再驾车。② 藿香正气水，它的酒精含量很高，服药后呼气式酒精检测仪检测结果可能超过正常值。③ 漱口水，部分漱口水中含有

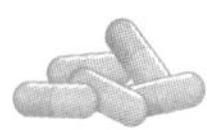

酒精成分，随着行业标准逐渐规范，漱口水中的酒精含量已标明在成分表中。

四、防范措施

由于驾驶员服药后出现不良反应的时间和程度不易控制，对驾驶员来说，患病时既要服药，又要保证驾驶安全，因此，采取必要的防范措施，坚持合理用药就显得格外重要。

1. 开车前 4 h 慎用上述药物，或服用后休息 6 h 再开车。

2. 注意复方制剂中有无对驾驶能力有影响的成分，尤其是感冒药中大多含有同种成分的抗过敏药和解热镇痛药，应避免重复应用。如新康泰克中含有对乙酰氨基酚、盐酸伪麻黄碱、马来酸氯苯那敏等；感康中含有对乙酰氨基酚、盐酸金刚烷胺、人工牛黄、咖啡因、马来酸氯苯那敏等；快克中含有对乙酰氨基酚、盐酸金刚烷胺、马来酸氯苯那敏、人工牛黄、咖啡因等。这些感冒药均含具有抗过敏作用的氯苯那敏和具有解热镇痛作用的对乙酰氨基酚。

3. 对易产生嗜睡的药物，服用的最佳时间为睡前半小时，既减少对日常生活带来的不便，也能促进睡眠。有些感冒药分为日片和夜片，如日夜百服宁片、白加黑感冒片，日片不含抗过敏药，极少引起嗜睡，在白天宜服用日片，晚上服用夜片。

4. 改用替代药，如过敏时尽量选用对中枢神经抑制作用小的第二代 H_1 受体拮抗药，如阿司咪唑、氯雷他定、阿伐斯汀等。感冒时选用不含镇静成分和第一代 H_1 受体拮抗药的日片。

5. 糖尿病病人在注射胰岛素和服用降糖药后注意休息，并随身携带糖果或点心，如血糖过低或头晕目眩、手颤，可进食少量食物或巧克力、水果糖等预防低血糖。

6. 禁饮酒或含酒精饮料，酒精（乙醇的俗称）是一种中枢神经抑制剂，可增强镇静催眠药、抗精神病药等中枢抑制药的药效甚至引起中毒。

7. 注意药品的通用名和商品名，有时同一药品有不同的商品名，尤其是感冒药，药师需要向病人交代清楚，避免重复使用。

岗位对接

情境：李女士，28 岁，有 5 年驾龄，因进食海鲜过敏，皮肤发红，颜面部瘙痒难忍，自行在药店购买抗过敏药物氯苯那敏（扑尔敏），服用后症状有所减轻。次日早晨驱车上班途中，突然感到头晕目眩、瞌睡难忍、反应迟钝，在等待红绿灯时，被其他车的喇叭声惊醒，来不及看清路况就忙踩油门，一头撞到了马路中央的隔离带上。

请分析李女士这次的交通事故是否与用药有关。如果李女士需要继续治疗过敏，药师应建议其采取哪些合理的治疗措施？

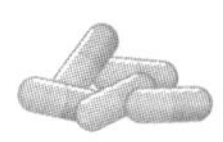

第六节　运动员用药指导

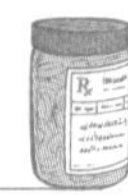

为维护“公平竞争”的体育准则，保护运动员的身心健康，我国始终严格履行《世界反兴奋剂条例》规定，防止在体育运动中使用或误用兴奋剂。医师和药师有必要了解体育运动中兴奋剂的概念及其禁用清单，加强对禁用物质的控制。

一、运动员用药的基本原则

1. 遵循奥林匹克的公正、公平原则　运动员体现奥林匹克精神，在公正、公平的前提下，不断挑战极限，借助兴奋剂等药物提高成绩是不光彩和不被接受的，也是有损奥林匹克事业发展的。

2. 体现维护运动员终身健康的原则　运动员也会遇到各种健康问题，在训练和比赛中也会有伤病，为了维护运动员的健康，应当合理使用有关药物，但以牺牲运动员终身健康为代价的药物应用是不被允许的。

3. 严格处罚与预防教育并重的原则　运动员使用兴奋剂会受到国际奥委会的严厉惩罚，甚至终身禁赛，要加强对运动员和教练员的教育，避免无意识地使用违禁药品。

二、兴奋剂的概念和分类

兴奋剂是运动员参赛时禁用的药物，具体是指能起到增强或辅助增强自身体能或控制能力，以达到提高比赛成绩的目的的某些药物或生理物质。兴奋剂作为体育词汇使用时，与临床医学中的“兴奋剂”并不完全一致，而是一个约定俗成的概念，系由于运动员为提高成绩而最早服用的药物大多属于兴奋性药物而得名。兴奋剂在英语中称“dope”，有毒品、麻醉药的含义，于 1964 年 10 月在东京由国际运动医学联合会召开的国际兴奋剂会议上被正式采纳。尽管后来被禁用的其他类型药物并不都具有兴奋性（如利尿药），甚至有的还具有抑制性（如 β 受体阻滞剂），但国际上对禁用药物仍习惯沿用兴奋剂的称谓。因此，如今通常所说的兴奋剂不再是单指那些起兴奋作用的药物，而实际上是对禁用药物的统称。

兴奋剂的品种不断增多，国际奥委会禁用药物目录中的品种已达 100 余种，分为以下七类：

1. 精神刺激剂　如麻黄碱及其衍生物和盐类、苯丙胺和它的相关衍生物及其盐类、胺苯唑、戊四唑、尼可刹米、咖啡因类。这类刺激剂是最早禁用的一批兴奋剂，也

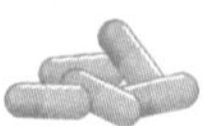

是最原始意义上的兴奋剂，因为只有这一类兴奋剂对神经肌肉的药理作用才是真正的“兴奋作用”。20世纪70年代以前，运动员所使用的兴奋剂主要属于这一类。1960年罗马奥运会和1972年慕尼黑奥运会上所查出来的使用的兴奋剂就有苯丙胺、麻黄碱、去甲伪麻黄碱和尼可刹米。

2. 蛋白同化制剂　又称同化激素，如甲睾酮、苯丙酸诺龙、司坦唑醇、癸酸诺龙，多数为雄性激素的衍生物，品种繁多，是使用频率最高、范围最广的一类兴奋剂。此类药物通过口服或注射，可增强运动员的肌肉力量，同时会干扰运动员体内自然激素的平衡，产生一些严重的不良反应。

3. 利尿药　如呋塞米、依他尼酸、螺内酯（安体舒通）等。服用利尿药除了可以通过快速排出体内水分，减轻体重外，还可以通过增加尿量，尽快减少体液和排泄物中其他兴奋剂代谢产物，以此造成药检的假阴性结果，并通过加速其他兴奋剂及代谢产物的排泄而缓解某些不良反应。

4. 麻醉性镇痛剂　包括阿片生物碱类、人工合成类镇痛药以及大麻制品，如吗啡、尼可吗啡、海洛因、羟考酮、羟吗啡酮、可待因、哌替啶、芬太尼、美沙酮。这类药物具有很强的镇痛效果，还具有镇静和抗焦虑的作用，但容易成瘾，一旦停药易产生戒断综合征。

5. 内源性肽类激素　如人生长激素、生长激素释放肽类、生长激素促分泌素类（GHS）、促红细胞生成素（EPO）或重组人促红细胞生成素（rhEPO）、促性腺激素、胰岛素类、血管内皮生长因子（VEGF）等。

6. β受体阻滞剂　如阿替洛尔、比索洛尔、美托洛尔、噻吗洛尔，这类药物作为降压药、抗心律失常药在临床上广泛使用。通过阻断心脏的β受体，引起心率减慢，其作为兴奋剂正是利用对心率的控制作用，用于稳定运动员心率的波动。这类药物在滑雪、射击、射箭、水下运动、高尔夫、台球、飞镖等比赛中禁用。

7. 血液兴奋剂　又称血液红细胞回输技术，是用异体同型输血来达到短期内增加血液中红细胞数量，从而增强血液载氧能力的目的。血液回输引起的红细胞数量等血液检验指标的升高会延续3个月。

三、运动员使用兴奋剂的危害

运动员使用兴奋剂后一方面会引起不良后果，另一方面会影响体育比赛的公平性，应指导运动员禁用或慎用。使用兴奋剂的危害大致如下：

1. 精神损害　出现严重的性格变化，长期应用可导致人格变化，如冲动、攻击、易激惹和猜疑，也可导致妄想性精神病。

2. 产生药物依赖性　兴奋剂长期或大量使用后停用，可产生戒断综合征，表现为抑郁心境、疲劳、睡眠障碍和多梦，最终导致药物成瘾。

3. 导致细胞和器官功能异常　引起中毒症状和体征，包括心动过速、瞳孔扩大、血压升高、反射亢进、出汗、寒战、恶心或呕吐以及异常行为，如斗殴、躁狂、过度警觉、激越和判断力受损，导致心力衰竭、激动躁狂，成年女性男性化，男性严重脱发、前列腺炎、前列腺增生、糖尿病、心脏病发生率大幅升高等，严重损害人体身心健康。

4. 抑制免疫功能　引起各种感染和其他系统性疾病等。由于使用兴奋剂的危害主要来自激素类和刺激剂类的药物，许多有害作用在数年后才表现出来，所以即使是医师也分辨不出哪些运动员正处于危险期，哪些暂时还不会出现问题。

知识链接

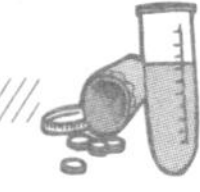

运动员治疗用药豁免

治疗用药豁免（therapeutic use exemption，TUE）是指运动员因治疗目的确需使用禁用清单中规定的禁用物质或方法时，依照《治疗用药豁免管理办法》的规定提出申请，获得批准后予以使用。我国始终坚持“严令禁止、严格检查、严肃处理”的反兴奋剂工作方针，防止在体育运动中使用兴奋剂，同时允许运动员出于治疗伤病的目的，经治疗用药豁免委员会审查和批准，使用某些禁用物质或方法，有利于运动员的伤病得到及时安全的治疗，保护运动员的身心健康，保障运动员公平参与体育运动的权利。通过严格的审批程序，允许运动员在特殊情况下使用某种禁用药品，不但不会损害其他同台竞技者的利益，而且还是对全体运动员公平参加体育运动权利的最大限度的保障。

四、指导运动员合理用药

按照国家要求，兴奋剂目录内的药品必须在包装标识或产品说明书上明确标注“运动员慎用”字样。但现阶段仅有极少部分药品在外包装上注明“运动员慎用”，部分药品仅在说明书的注意事项一栏注有“运动员慎用”，还有部分禁用清单上的药品没有任何标识。导致部分运动员在不知情的情况下，使用了禁用清单中的药物从而造成取消比赛成绩甚至不能参加比赛等严重后果，所以指导运动员合理用药非常重要。

首先，药师在调配运动员处方时要严格做到“四查十对”。在为运动员服务的时候，应当审核出处方中含有的兴奋剂目录内的禁用药品，要严格核对运动员的治疗用药豁免批准书，严格按照豁免书批准的药物、剂量进行审核和发放药品，并做好运动员的用药交代，叮嘱运动员按照规定用药。处方要求由两名以上的药师经严格核对后签字；含有兴奋剂目录内药品的处方，应与豁免书复印件一并保存，单独存放2年。

其次，要加强医师和药师相关知识的教育培训，使其熟悉并掌握禁用物质及禁用原因等相关知识，以避免疏忽或错误用药。

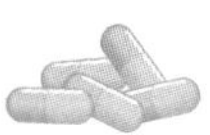

岗位对接

情境：王某，男，21 岁，是一名专业游泳运动员，在一次重大游泳赛事中被检查出尿液中克伦特罗呈阳性结果，被中国游泳协会禁赛 1 年。事后王某解释此事的发生应是祸从口入，自己晚上经常吃泡面，会加火腿肠、午餐肉等猪肉制品，以后会严格控制自己的饮食，以防这种情况再次发生。

请分析王某此次的兴奋剂事件是否可能与饮食有关。如果可能，试分析原因，并给予运动员有关食品药品安全的建议。

思考题

1. 试述妊娠期母体药动学的改变。
2. 小儿给药剂量的计算方法有哪些？
3. 老年人用药的基本原则有哪些？
4. 肝、肾功能不全是如何影响药物作用的？
5. 某些运动员偷偷用的兴奋剂，究竟有什么“逆天神效”？对身体有何不良影响？

在线测试

第六章 神经系统疾病的药物治疗

学习目标

1. 掌握脑血管疾病、癫痫、帕金森病的常用治疗药物、药物治疗原则和用药注意事项。
2. 熟悉脑血管疾病、癫痫、帕金森病的临床表现和药物相互作用。
3. 了解脑血管疾病、癫痫、帕金森病的一般治疗原则。

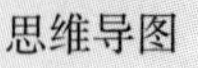

PPT

神经系统疾病是一类发生在中枢神经系统、周围神经系统和自主神经系统，以意识、感觉、运动和自主神经功能障碍为特征的疾病。大多数病因不详，但药物治疗基本有效。近年来，随着人们生活水平的提高及受到不合理的饮食结构、生活习惯、社会压力等因素的影响，此类疾病发病率逐年上升，已严重影响到人类的生活质量和身体健康。本章主要介绍神经系统疾病中常见的脑血管疾病、癫痫和帕金森病的药物治疗。

第一节 脑血管疾病

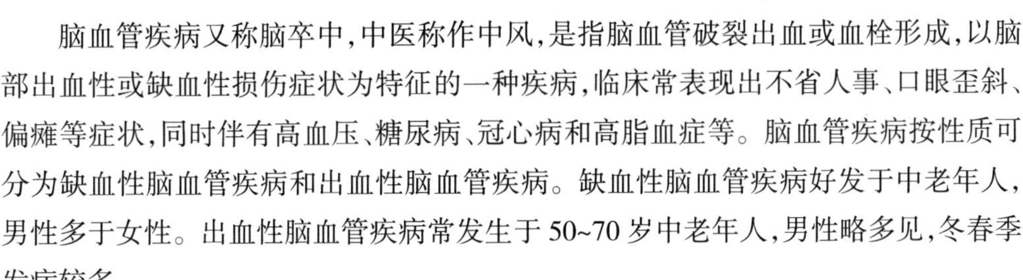

脑血管疾病又称脑卒中，中医称作中风，是指脑血管破裂出血或血栓形成，以脑部出血性或缺血性损伤症状为特征的一种疾病，临床常表现出不省人事、口眼歪斜、偏瘫等症状，同时伴有高血压、糖尿病、冠心病和高脂血症等。脑血管疾病按性质可分为缺血性脑血管疾病和出血性脑血管疾病。缺血性脑血管疾病好发于中老年人，男性多于女性。出血性脑血管疾病常发生于50~70岁中老年人，男性略多见，冬春季发病较多。

一、缺血性脑血管疾病

缺血性脑血管疾病是指脑部血管壁病变或血流动力学障碍导致脑部血液循环障碍，脑组织发生缺氧、缺血、坏死或软化而引起的一系列症状，临床较多见，占全部脑血管疾病的70%~80%，其中，最常见的是脑梗死（cerebral infarction，CI）和短暂性脑缺血发作（transient ischemic attack，TIA）。

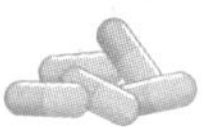

案例讨论

案例：病人，男，78 岁。左侧肢体活动不灵，言语不利 1 周入院。患有高血压病近 10 年，2 年前曾因脑梗死入院治疗，2 个月后痊愈。检查：血压 165/100 mmHg，不完全运动性失语，左侧深、浅感觉减退，左侧上肢肌力 2 级，左侧下肢肌力 3 级，左侧肌张力偏高。颈动脉超声检查显示动脉粥样斑块，头颅 MRI 示右侧额叶及基底节区脑梗死。医生诊断为：脑梗死。

讨论：

1. 请简要说出医生的诊断依据。
2. 请为该病人制订合适的治疗方案。

【疾病概述】

脑梗死是缺血性卒中的总称，包括脑血栓形成、腔隙性梗死和脑栓塞等，约占全部脑卒中的70%，以不可逆的神经组织损害为特征，是脑部血液供应障碍导致的病变，表现出偏瘫、失语等神经功能缺失症状。短暂性脑缺血发作常常是由于远端大的附壁血栓微栓子脱落，引起相应脑动脉系统血流减少或阻断，表现出的短暂性、局限性神经功能缺失。临床症状包括言语混乱、失语、瘫痪、肢体力弱和视觉缺失等。该病常常持续 10~15 min，一般在 1 h 内完全恢复，最多不超过 24 h，反复发作。缺血性脑血管疾病的治疗主要包括药物治疗、康复治疗和预防治疗三个方面，以药物治疗为主。迅速识别脑梗死的临床表现并积极治疗，是处理脑梗死的关键。康复治疗和预防治疗对于缺血区神经的结构与功能的维护和修复至关重要。

【常用治疗药物】

缺血性脑血管疾病的药物治疗以抗凝、溶栓为主，常常采取综合治疗。

（一）溶栓药

1. 重组组织型纤溶酶原激活物（r-tPA） 激活纤溶酶原转变为纤溶酶，使血栓溶解，是急性脑梗死静脉溶栓的首选药物。发病后 3~4.5 h 内，0.9 mg/kg（最大剂量为 90 mg）静脉注射，其中 10% 在最初 1 min 内静脉推注，其余持续滴注 1 h。注射部位可能出现出血，还可能因血管源性水肿引起呼吸道阻塞。

2. 尿激酶 直接使纤溶酶原转变为纤溶酶，使血栓溶解，对新形成的血栓效果较好。发病后 6 h 内，100 万 ~150 万 U，加入 0.9% 氯化钠注射液 100~200 ml 中，持续静脉滴注 30 min。

3. 去纤酶 具有溶栓作用，能使血浆中纤维蛋白原和纤维蛋白溶解。急性期一次 10 U，加入 0.9% 氯化钠注射液 100~250 ml 中，静脉滴注 1 h 以上，每日 1 次，连用 3~4 日。非急性期首次 10 U，维持量 5 U，每日或隔日 1 次，2 周为一疗程。

（二）抗血小板聚集药

1. 阿司匹林　不同剂量的阿司匹林对血小板血栓素 A_2（TXA_2）与血管壁内皮细胞前列环素（PGI_2）的形成影响不同。小剂量（2 mg/kg）可以完全抑制 TXA_2 的合成，但不会抑制 PGI_2 的合成，从而产生较强的抗血小板聚集作用。不符合溶栓适应证且无禁忌证的病人应在发病后尽早口服阿司匹林 150~300 mg/d，急性期后改为预防剂量（50~300 mg/d）。不良反应包括：胃肠道反应、凝血障碍、过敏反应、阿司匹林哮喘、水杨酸反应、瑞夷综合征等。

2. 双嘧达莫　抑制血小板磷酸二酯酶，抑制血小板聚集，从而具有抗血栓形成和扩张血管的作用。口服，每次 25~100 mg，每日 3 次。不良反应包括：头痛、头晕、腹泻、呕吐、皮疹、面红和瘙痒，偶见肝功能不全和心绞痛。

3. 氯吡格雷　通过选择性不可逆地结合血小板二磷酸腺苷（ADP）受体，抑制血小板聚集，从而防止血栓形成，减轻动脉粥样硬化。每次 75 mg，每日 1 次。不良反应包括腹痛、腹泻、消化不良、消化道出血、皮疹、颅内出血、严重粒细胞减少等。

4. 西洛他唑　选择性抑制血小板及血管平滑肌细胞内的磷酸二酯酶活性，抑制环磷酸腺苷（cAMP）的分解，产生抑制血小板聚集和扩张血管的作用。口服，每次 50~100 mg，每日 2 次。不良反应包括：头痛、头晕、心悸、腹痛、腹泻、恶心、呕吐、肝功能异常、尿频，肌酐、尿素氮和尿酸值异常等，偶见高血压。

（三）抗凝药

1. 肝素　可激活抗凝血酶Ⅲ（AT Ⅲ），使多种凝血因子失去活性。适用于紧急状态下抗凝，静脉给药后立即起效。起初给予 3 500~5 000 U 肝素，然后以 100 U/h 速度静脉滴注。应用低分子肝素更为安全。常见不良反应是自发性出血，严重并发症为肝素诱导的血小板减少症。

2. 华法林　可干扰肝合成凝血因子Ⅱ、Ⅶ、Ⅸ、Ⅹ，产生抗凝血作用，初始剂量每日 4.5~6.0 mg，3 日后根据国际标准化比值调整剂量。

3. 那屈肝素钙　通过抑制凝血酶发挥作用，还可溶解血栓和改善血流动力学。对血小板的影响小于肝素，很少引起出血并发症，较为安全。

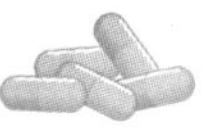

知识拓展

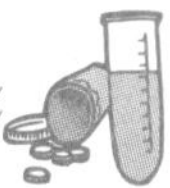

丁基苯酞和人尿激肽原酶

近年来，我国开发的丁基苯酞和人尿激肽原酶是用于改善脑血循环的Ⅰ类新药。丁基苯酞能够改善急性缺血性脑卒中病人中枢神经功能损伤，促进病人功能恢复，不良反应较少，可引起肝功能异常和消化道反应等不良反应。人尿激肽原酶可舒张脑血管，增加脑血液中血红蛋白含量，降低脑梗死面积的扩展，改善梗死引起的脑组织葡萄糖和氧摄取降低，禁用于脑出血及其他出血性疾病的急性期。

【治疗药物应用原则】

1. 药物选择　根据病因、临床类型及药物作用特点、不良反应等合理选用抗凝药或抗血小板聚集药。急性期和进展期比较有效的是应用溶栓药，如组织型纤溶酶原激活物（t–PA）联合支持疗法是缺血性脑血管疾病急性期唯一有效的治疗方法。预防脑梗死的基础药物主要是抗血小板药阿司匹林、氯吡格雷等。

2. 以抗凝为主　多为综合治疗，在血栓形成期以抗凝治疗为主，不推荐无选择地早期进行抗凝治疗，基础药物包括阿司匹林、氯吡格雷、阿司匹林双嘧达莫复方制剂等。

3. 合理用药　华法林使用前需监测国际标准化比值（international normalized ratio，INR），用药后前 2 周每日或隔日监测一次，稳定后每月定期监测一次；肝素使用时，应根据活化部分凝血活酶时间（activated partial thromboplastin time，APTT）来调整滴速，要求 APTT 延长并保证正常值的 1.5~2.5 倍；r–tPA 治疗时和治疗后应密切观察神经功能损害、出血、血压等情况，如出现不良反应，应立即停药；使用尿激酶溶栓 24 h 内，不得使用阿司匹林等抗凝药，24 h 后如头颅 CT 和临床复查显示无出血，可用抗凝或抗血小板药物治疗。

【用药注意事项】

1. 应用肝素时应严格控制剂量、滴速和时间，监测凝血时间或出血时间，做好碱性鱼精蛋白解救准备。

2. 为减轻阿司匹林的胃肠道反应，可饭后服药或使用肠溶片，必要时给予抗酸药。

3. 阿司匹林等抗血小板药用于溶栓治疗者时，应在溶栓 24 h 后开始使用。

知识拓展

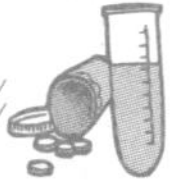

缺血性脑血管疾病的非药物治疗

非药物治疗包括合理膳食，控制饮食，限制总摄入量；完善危险因素检查，进行对因治疗；必要时介入或外科治疗；康复治疗。

一旦发生脑梗死，尽可能在时间窗内进行溶栓治疗。急性期可介入动脉溶栓和置入支架重建循环。严重脑水肿、颅内压升高及脑疝者需要手术治疗。多方面的外科干预能够预防缺血性脑血管疾病，治疗方案是取出血栓或改善缺血区的血液循环，重建闭塞血管的血流，预防血管再闭塞，最终防止脑梗死的发生。

二、出血性脑血管疾病

出血性脑血管疾病常表现出颅内压增高、神志不清等症状，一般在白天活动或情绪激动时发作，占脑血管疾病的20%~30%，其中最常见的是脑出血和蛛网膜下腔出血。由于没有药物能够直接有效干预，该病死亡率非常高。

案例讨论

案例：病人，男，50岁。工作时突发右侧肢体无力，不能站立，右手不能持物1 h，伴有恶心、头痛、呕吐，送至医院。患有高血压病6年，未服用降压药。检查：血压190/120 mmHg；右侧肢体肌力2级，右侧肢体浅感觉减退；颅脑CT示左侧基底节区高密度影。医生诊断为：脑出血。

讨论：

1. 请简要说出医生的诊断依据。
2. 请为该病人制订合适的治疗方案。

【疾病概述】

出血性脑血管疾病是指脑血管破裂出血，压迫脑组织使血液循环受阻，颅内压升高，甚至脑疝的急性脑血管疾病。脑出血也称为脑溢血，是指非外伤性、原发性脑实质内的自发性出血，常见于高血压，大多在情绪激动或白天活动时发作，伴有轻度头痛、头晕等短暂性脑缺血的先驱症状，也可在无任何先兆的情况下突然晕倒、意识障碍、呕吐等，若是大脑半球出血，早期可导致偏瘫。蛛网膜下腔出血常见于脑血管畸形者，多数病人出血前无症状，少数病人既往有偏头痛发作史，或一过性动眼神经麻痹或肢

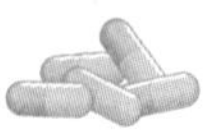

体瘫痪。发病较为急骤,病人突然出现剧烈头痛、头晕、呕吐、烦躁不安,多数伴有意识障碍,查体有明显的颈强直和轻微的定向障碍等,眼底检查可见视网膜出血,以一侧动眼神经麻痹最为常见,脑脊液检查常见均匀一致的血性脑脊液,CT和数字减影血管造影可见出血部位和判断出血量。出血性脑血管疾病的治疗主要以手术止血为主,辅以药物治疗,使神经功能恢复最大化,预防再出血,控制并发症的发生。最有效的方法是控制血压,保护心、肺、肾功能,维持电解质平衡,一般不用抗凝药物。

【常用治疗药物】

出血性脑血管疾病的药物治疗主要用于防止并发症,目前无有效药物直接干预,所以其治疗目的主要是挽救病人生命、减轻脑损害、降低病死率和复发率。临床常选用脱水药、止血药、利尿药及营养脑细胞药等作为辅助治疗。

(一) 脱水药

1. 甘露醇　是最常用的脱水药,可提高血浆晶体渗透压,使得组织细胞脱水,主要用于降低颅内压。同时还能清除氧自由基,减轻迟发性脑损伤。20% 甘露醇 125~250 ml,静脉注射或快速滴注(30~40 min 内),每 6~8 h 一次,疗程 7~10 日。严重颅内压升高者,尤其脑疝抢救时,快速静脉注射 250~300 ml 20% 甘露醇。冠心病、心肌梗死、心力衰竭和肾功能不全者慎用,有颅内活动性出血者禁用。

2. 复方甘油　降颅内压作用起效慢于甘露醇,但持续时间较长,无反跳,不引起水电解质紊乱。10% 甘油果糖 200~500 ml,每日 1~2 次,静脉滴注,200 ml 需 2.5~3 h 滴完,疗程 1~2 周。宜在症状较轻或好转期使用,用量过大或过快易发生溶血。

3. 血清白蛋白或浓缩血浆　更适用于血容量不足、低蛋白血症的脑水肿病人。20%~50% 人血白蛋白 50 ml 或浓缩血浆 100~200 ml,每日 1~2 次,静脉滴注。

(二) 止血药

1. 氨甲苯酸　竞争性抑制纤溶酶原激活物,使得纤溶酶原无法转化成纤溶酶,产生止血作用。每次 0.1~0.3 g,稀释于 5% 葡萄糖注射液或 0.9% 氯化钠注射液 10~20 ml 中,缓慢注射,每日用量不超过 0.6 g。

2. 酚磺乙胺　增强血小板聚集功能,增强毛细血管抵抗力,降低其通透性,起到迅速止血的效果。肌内或静脉注射,每次 0.25~0.5 g,每日 0.5~1.5 g。

(三) 呋塞米

呋塞米为高效能利尿药,作用快而短,静脉注射 5 min 内起效,1 h 达到最大效能,维持 2~4 h。肌内或静脉注射,每次 40 mg,每日 2~4 次。常与甘露醇或地塞米松合用,增强脱水效果显著。

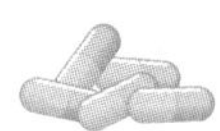

（四）尼莫地平

尼莫地平选择性作用于颅内血管，逆转血管痉挛，改善脑血流，常在原发性蛛网膜下腔出血后 96 h 开始用药，宜尽早使用。口服片剂 7 日，每日 3~4 次，每次 60 mg；也可缓慢静脉滴注或微量泵泵入。不良反应常见踝关节水肿、直立性低血压等。

（五）脑细胞营养剂

脑细胞营养剂包括胞磷胆碱、吡拉西坦和依达拉奉等，主要用于恢复期治疗，改善脑细胞代谢，促进脑功能恢复。

【治疗药物应用原则】

1. 控制脑水肿，降低颅内压　出血性脑血管疾病病人的死亡原因主要是脑水肿引起的脑疝。及时应用脱水药，控制脑水肿，是抢救出血性脑血管疾病的关键。在脑疝前期或已发生脑疝时，选用甘露醇、呋塞米等脱水药或利尿药能为手术争取时间，成为抢救的关键治疗之一。

2. 适度降低血压　高血压脑动脉硬化合并脑出血，血压较高且时有波动，容易触发再出血和血肿破入脑室。肌内注射利血平或静脉滴注硝苯地平、硝普钠等，适度降低血压。如果收缩压 >200 mmHg 或平均动脉压 >150 mmHg，应考虑持续静脉用药降低血压，每 5 min 监测一次血压；如果血压 >180 mmHg 或平均动脉压 >130 mmHg，且怀疑颅内压升高或有颅内压升高的证据，应考虑监测颅内压，可持续或间断静脉给药降压，维持脑灌注压 60~80 mmHg；如没有颅内压升高的证据，可持续或间断静脉给药适度降压（目标血压为 160/90 mmHg 或平均动脉压为 110 mmHg），每隔 15 min 查体一次，保证收缩压 <180 mmHg，平均动脉压 <130 mmHg。

3. 合理使用止血药　止血药能阻止毛细血管出血或渗血，但不一定能止住动脉破裂出血。如需使用止血药，需经常检查凝血功能，短期合理使用。

4. 恢复期合理用药　常用胞磷胆碱、尼莫地平、辅酶 A 和丹参注射液等药物营养脑细胞，改善中枢神经功能。

知识拓展

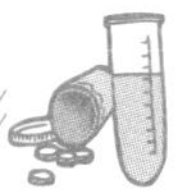

介入性血管栓塞术

介入性血管栓塞术也称为超选择性动脉内栓塞术，是一种微创手术。随着 X 线影像技术的发展，医生可以在荧光屏下将特制导管放入几乎是任何病变区的小动脉内，使造影区血管显像更加清晰，创伤更小，治疗目的性更强、更有效，可以重复使用，无软硬组织畸

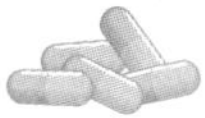

形遗留，具有广阔的发展前景。

【用药注意事项】

1. 脱水药和利尿药　常见水和电解质紊乱，用药期间需定期检查血钾、血钠和血氯。

2. 血清白蛋白或浓缩血浆　可增加心脏负荷，心功能不全者慎用。静脉滴注后，可用呋塞米静脉注射，防止心力衰竭。

3. 钙通道阻滞剂　使用后卧床休息，缓慢变换体位，观察 30 min。一旦出现直立性低血压，应采取头低足高位平卧，必要时给予去甲肾上腺素，严禁使用肾上腺素。

岗位对接

情境：病人，男，60 岁，有高血压病史，嗜烟酒。3 日前突发短暂性言语不利，左上肢无力，持续 30 min 后缓解。体格检查和神经系统检查均正常。检查：血压 160/110 mmHg，血红蛋白 160 g/L，红细胞比容 50%，血胆固醇 280 mg/L。颈动脉多普勒超声检查提示左侧颈动脉 45% 狭窄，右侧颈动脉 85% 狭窄，临床诊断为短暂性脑缺血发作。

请结合本章所学内容，制订适合该病人的治疗方案。

第二节　癫　痫

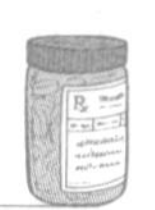

视频

癫痫病因及发病机制

癫痫（epilepsy）是神经系统疾病中发病率仅次于脑梗死的第二大常见疾病，是严重影响病人身心健康和生活质量的慢性疾病。全球大约有 5 000 万癫痫病人，我国癫痫发病率约为 1%，首次发病多见于儿童期或青年期，癫痫病人的死亡危险性为一般人群的 2~3 倍。

案例讨论

案例：病人，女，17 岁。左侧肢体发作性麻木，每次 3~5 min 后缓解，无力持续半个月。近日因不能行走入院，入院当日发作 4 次，伴有口角歪斜，言语不清。检查：脑电图提示异常。医生诊断为：单纯部分性癫痫发作。

讨论：

1. 请简要说出医生的诊断依据。
2. 请为该病人制订合适的治疗方案。

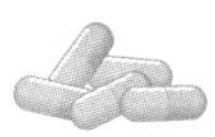

【疾病概述】

癫痫是由于脑神经元反复过度异常放电引起的中枢神经系统功能失常的短暂性慢性疾病。临床表现为突然发生、反复发作的运动、意识、感觉、自主神经、精神等方面的异常。由于癫痫发作时脑神经元异常过度放电，因此脑电图是诊断癫痫发作、确定发作和癫痫类型的重要辅助手段。引起癫痫发作的原因包括遗传因素、年龄、睡眠和内环境改变等。根据病因可分为原发性癫痫和继发性癫痫两类；根据症状可分为部分性发作(包括单纯部分性发作和复杂部分性发作)和全身性发作(包括失神性发作、全身强直阵挛性发作等)两大类。癫痫的治疗包括外科治疗、病因治疗和控制发作，目前仍以药物治疗为主。但药物仅控制症状发作，无法消除病因和发生源，需要长期用药。早期控制癫痫发作十分重要，可以保证病人生活质量，避免身体伤害和长期心理病态。

【常用治疗药物】

抗癫痫药物可通过两种方式来消除或减轻癫痫发作，一是影响中枢神经元，以防止或减少病理性过度放电；二是提高正常脑组织的兴奋阈，减弱病灶兴奋的扩散，防止癫痫复发。

(一) 一线药物

1. 卡马西平　临床为复杂部分性发作的首选药，对全面性强直阵挛发作和单纯部分性发作也有效，对典型或非典型失神性发作、肌阵挛或失神性张力发作无效，甚至会加重病情。不良反应包括头晕、视物模糊、恶心、中性粒细胞减少等。

2. 奥卡西平　用于部分性发作和难治性癫痫治疗，化学结构、抗癫痫谱、作用机制及疗效与卡马西平相似。

3. 拉莫三嗪　抗癫痫谱较广，对全身性发作和部分性发作有效，尤其是失神性发作及阵挛性发作，对难治性癫痫有显著疗效。

4. 丙戊酸钠　为广谱抗癫痫药，不抑制癫痫病灶放电，但能阻止病灶异常放电的扩散。临床可用于多种类型癫痫发作，对全面性强直阵挛、失神性发作和肌阵挛性发作的疗效最好。对复杂部分性发作和单纯性部分性发作治疗效果不及卡马西平。不良反应包括厌食、恶心、呕吐、困倦等。

5. 氯硝西泮　对各类癫痫均有效。不良反应包括镇静、共济失调等。

6. 苯巴比妥　既能抑制病灶的异常放电，又能抑制异常放电的扩散，对全面性强直阵挛发作效果好，对单纯或部分性发作也有效。不良反应包括疲劳、嗜睡、抑郁、多动、攻击行为、记忆力下降等。

7. 扑米酮　主要应用于全面性强直阵挛发作，对复杂部分性发作也有效，特别对苯巴比妥和苯妥英钠不能控制的发作有效。可长期服用，给药 5~7 日起效。不良反

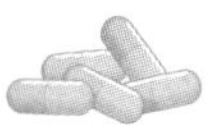

应同苯巴比妥。一线抗癫痫药使用剂量及疗程见表6–1。

表6–1　一线抗癫痫药使用剂量及疗程

药物	起始剂量	维持剂量	最大剂量	服药次数（次/日）
卡马西平	成人 100~200 mg/d 儿童 5 mg/（kg·d）	成人 400~1 200 mg/d 儿童 10~20 mg/d	成人 1 600 mg/d 儿童 400 mg/d	2~3
奥卡西平	成人 300 mg/d 儿童 10 mg/d	成人 600~1 200 mg/d 儿童 25~30 mg/d	成人 3 000 mg/d	2~3
拉莫三嗪	成人 25 mg/d 儿童 0.15 mg/（kg·d）	成人 100~200 mg/d 儿童 1~5 mg/（kg·d）	成人 500 mg/d	2
丙戊酸钠	成人 5~10 mg/（kg·d） 儿童 15 mg/（kg·d）	成人 600~1 200 mg/d 儿童 20~30 mg/（kg·d）	成人 1 800 mg/d	3
氯硝西泮	成人 1.5 mg/d 儿童 0.01~0.03 mg/（kg·d）	成人 4~8 mg/d 儿童 0.1~0.2 mg/（kg·d）	成人 20 mg/d	3
苯巴比妥	成人 30~60 mg/d 儿童 2 mg/（kg·d）	成人 90 mg/d 儿童 3~5 mg/（kg·d）	极量 250 mg/次，500 mg/d	3
扑米酮	成人 50 mg/d 儿童 12.5~25 mg/（kg·d）	成人 750 mg/d 儿童 375~700 mg/d	1 500 mg/d	3

（二）二线药物

1. 苯妥英钠　阻止异常放电向正常脑组织扩散，是治疗全面性强直阵挛发作和单纯局限性发作的首选药。对复杂部分性发作有效，但对失神发作无效，有时甚至会诱发其产生或使病情恶化。不良反应包括眼球震颤、共济失调、厌食、恶心、呕吐、攻击行为、巨幼细胞贫血等。

2. 托吡酯　口服吸收迅速，对部分性发作有很好的疗效。成人初始剂量 50 mg，每周增加 50 mg，直至每日 200 mg。儿童初始剂量每日 5~15 mg/kg，每 2 周增加 1~3 mg/kg，直至每日 4~8 mg/kg。

3. 氨己烯酸　口服吸收迅速，对难治性部分性发作有效。成人及 6 岁以上儿童初始剂量每日 0.5 g，每周增加 0.5~1 g，每日最大剂量不超过 1.5 g。3~6 岁儿童初始剂量每日 250 mg，必要时可增至每日 80~100 mg/kg。

（三）癫痫持续状态用药

1. 迅速终止发作

（1）地西泮　作用快，1~3 min 即可起效，静脉注射地西泮是治疗癫痫持续状态

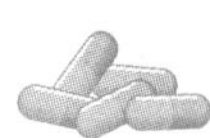

的首选药物。成人首次剂量10~20 mg，静脉注射，每分钟2~5 mg；儿童0.2~0.5 mg/kg，最大剂量不超过10 mg，静脉注射，每分钟1~2 mg。如癫痫持续状态或复发，15 min后重复给药，或者将地西泮100~200 mg溶于5%葡萄糖注射液中，12 h内缓慢静脉滴注。

(2) 苯妥英钠　成人每日150~250 mg，静脉注射，每分钟不超过50 mg，必要时30 min后再次静脉注射100~150 mg，每日剂量不超过500 mg。儿童每日5 mg/kg，1次或分2次静脉注射。

(3) 丙戊酸钠　初始剂量15~30 mg/kg，静脉注射，以后每小时1 mg/kg静脉滴注。

(4) 水合氯醛　用于不能使用苯巴比妥类药物或呼吸功能不全的病人。10%水合氯醛20~30 ml加入等量植物油，保留灌肠。

2. 超过30 min未终止发作的治疗　可根据情况选用硫喷妥钠、戊巴比妥、丙泊酚、咪达唑仑等。

3. 维持治疗　控制癫痫发作后，宜使用长效抗癫痫药物巩固和维持疗效，如肌内注射苯巴比妥0.1~0.2 g，每6~8 h一次。同时根据癫痫类型选用口服药物。

【治疗药物应用原则】

1. 药物选用　根据发作类型选择药物是癫痫治疗的基本原则，选药原则见表6-2。

表6-2　癫痫选药原则

癫痫类型	可选药物	避免药物
全面性强直阵挛发作	丙戊酸钠、拉莫三嗪、苯巴比妥	
失张力性发作	丙戊酸钠、拉莫三嗪	卡马西平
失神性发作	丙戊酸钠、乙琥胺、拉莫三嗪	卡马西平、苯妥英钠
肌阵挛发作	丙戊酸钠、托吡酯	卡马西平、苯妥英钠
部分性发作	卡马西平、拉莫三嗪、奥卡西平、丙戊酸钠	

2. 规律用药　用药过程中定期随访，一般每月1次，发作频繁者每半个月1次。随访内容包括发作频率、发作类型有无变化、有无不良反应和是否遵医嘱用药等。

3. 药物剂量　药物选定后，一般从小剂量开始，逐渐增加至有效控制发作且无不良反应。如需调整剂量，增加剂量时可以适度提速，减少剂量时要逐渐减少，以便评估疗效和不良反应，防止减药过快诱发癫痫。

4. 药物更换　更换药物时，对于新增药物直接给予常规治疗量，被替换药物需待新增药物达到稳态血药浓度后逐渐减量直至停用。如因严重不良反应更换药物，应

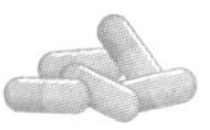

立即停用。

5. 停药指征

(1) 发作完全控制 3~5 年或完全控制后继续用药 2~3 年，脑电图无异常放电。

(2) 青少年肌阵挛癫痫以无不良反应后继续用药 5 年为宜。

(3) 儿童良性癫痫以无不良反应后继续用药 1 年为宜。

(4) 停药过程需 1~2 年，应逐渐停药，停药后可能复发。

(5) 某些器质性脑病癫痫需终身用药。

【用药注意事项】

1. 如果合理使用一线抗癫痫药物仍有发作，需再次严格评估癫痫的诊断。

2. 由于不同抗癫痫药的制剂在生物利用度和药动学方面有差异，为了避免疗效降低或不良反应增加，应推荐病人固定使用同一生产厂家的药品。

3. 尽可能单药治疗，仅在单药治疗没有达到无发作时才推荐联合治疗。

4. 儿童选用抗癫痫药治疗的原则与成人基本相同，但要注意参照体重标准给药，并结合临床疗效和血药浓度，在血药浓度监测下调整给药剂量，注意监测药物不良反应，定期查肝功能、血常规等。

5. 用药前检查血常规、肝肾功能及脑电图。用药后定期复查，并监测药物浓度和不良反应，确定不良反应、疗效预判、药物依从性和剂量调整等。

岗位对接

情境：病人，女，14 岁，3 岁时曾发生 3 次高热惊厥，并在第二次惊厥 6 个月后开始服用苯巴比妥预防治疗，但用药时断时续。近日突然倒地，出现双眼外翻，四肢不自主抽动，面色青紫，持续 2 min 后，病人出现明显困倦和意识混乱。临床诊断：癫痫复杂部分性发作伴有全身强直阵挛发作。

请结合本章所学内容，制订适合该病人的治疗方案。

第三节 帕金森病

帕金森病（Parkinson disease，PD）又称震颤麻痹，最早由英国医生 James Parkinson 于 1817 年描述此病，是中老年人常见的一种慢性中枢神经系统退行性疾病，在我国 65 岁以上人群中的患病率为 1 700/10 万，并随年龄增长而升高。

案例讨论

案例：病人，男，72 岁。3 年前发现右手不自主抖动，静息状态下较为明显。近日发现起床、迈步和转身费力，步行呈小碎步，弯腰驼背，到医院就诊。查体：血压 115/75 mmHg，步态慌张，面具脸。流涎较多，颜面皮脂分泌增多。四肢肌张力高，右侧重于左侧。医生诊断为：帕金森病。

讨论：

1. 请简要说出医生的诊断依据。
2. 请为该病人制订合适的治疗方案。

【疾病概述】

PD 是由于锥体外系功能障碍引起的进行性中枢神经系统疾病，可能是年龄、环境、遗传等多方面因素共同作用的结果。发病机制是由于锥体外系黑质多巴胺能神经元受损变性导致纹状体多巴胺含量显著减少，乙酰胆碱的兴奋作用相对占优势，两者神经功能失衡引发症状。临床表现以肌强直、运动迟缓、静止性震颤和姿态步态异常为主，起病缓慢，逐渐进展。PD 的治疗包括药物治疗、手术治疗、物理治疗和心理治疗四个方面，目前尚无有效治疗，仅为对症治疗。药物治疗和手术治疗主要起到缓解症状的作用。物理治疗有助于增强早期病人灵活性，改善肌力，调节情绪和提高适应力。心理治疗能够调节病人情绪，减少其恐惧感、陌生感和不安感，提高病人的依从性，树立对疾病治疗的信心。

【常用治疗药物】

PD 的早期治疗主要是药物治疗，通过补充多巴胺改善症状；中晚期主要是改善运动症状、处理运动并发症和非运动症状。

1. 复方左旋多巴　对震颤、运动迟缓、肌强直均有效，是至今治疗 PD 最基本、最有效的药物，能够直接补充黑质 - 纹状体内多巴胺。常用美多巴丝肼（左旋多巴 - 苄丝肼）和卡左双多巴（左旋多巴 - 卡比多巴）两种复合制剂，初始剂量 62.5~125 mg，每日 2~3 次，餐前 1 h 或餐后 1.5 h 服用。另有卡左双多巴控释片，作用时间较长，血药浓度稳定，有利于控制症状波动，但起效缓慢，生物利用度较低；多巴丝肼水溶液起效迅速，适用于清晨运动不能，餐后“关闭”状态及吞咽困难者。不良反应主要有恶心、呕吐、尿潴留、便秘、心律失常、直立性低血压、失眠、幻觉等。长期用药可出现症状波动和异动症等运动并发症。活动性消化性溃疡者慎用，闭角型青光眼及精神病病人禁用。

2. 苯海索　阻断中枢胆碱受体，产生抗胆碱作用，适用于震颤明显的年轻病人，

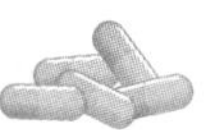

对无震颤的病人不推荐应用。对肌强直和震颤效果较好，对运动迟缓效果较差。口服，每次 1~2 mg，每日 3 次。闭角型青光眼及前列腺增生病人禁用。

3. 金刚烷胺　促进神经末梢释放多巴胺和减少多巴胺的再摄取，能改善肌强直、震颤和运动迟缓等症状。每次 50~100 mg，每日 2~3 次，末次应在 16 :00 前服用。不良反应偶见头晕、头痛、恶心、失眠、踝部水肿等。肾功能不全、癫痫、严重胃溃疡、肝病病人慎用，哺乳期妇女禁用。

4. 多巴胺受体激动剂　可直接激动突触后膜多巴胺受体，保护多巴胺能神经元。分为麦角类和非麦角类两类。麦角类包括溴隐亭、麦角隐亭等，由于其可致肺胸膜纤维化和心脏瓣膜病变，已少用。非麦角类如普拉克索、吡贝地尔，不良反应较小，需从小剂量开始，逐渐增量，适用于早发型 PD 病人的病程初期。

5. 儿茶酚 -O- 甲基转移酶（catechol-O-methyltransferase，COMT）抑制剂　可抑制外周左旋多巴的降解，增加脑内多巴胺含量。与复方左旋多巴合用可增强疗效，单用无效。治疗 PD 的最基本药物是左旋多巴，与 COMT 抑制剂合用，既能增强疗效，减轻波动运动，又能减轻左旋多巴剂量。常用的 COMT 抑制剂为托卡朋，每次 100 mg，每日 3 次，每日剂量不超过 600 mg。不良反应包括腹泻、头痛、多汗、肝功能损害等，需密切监测肝功能，尤其是在用药后前 3 个月。

6. B 型单胺氧化酶（monoamine oxidase-B，MAO-B）抑制剂　与复方左旋多巴合用可增强疗效，能够抑制脑内多巴胺降解，增加脑内多巴胺含量，保护多巴胺能神经元。如司来吉兰，每次 2.5~5.0 mg，每日 2 次，在早晨、中午服用，勿在傍晚或晚上应用，以免引起失眠。

【治疗药物应用原则】

1. 综合治疗　对 PD 的运动症状和非运动症状采取全面综合治疗。

2. 个体化方案　针对不同 PD 病人，选择不同治疗方案，用药时考虑病人发病年龄、症状特点、严重程度、有无并发症和认知障碍、药物不良反应、病人意愿、就业状况、经济承受能力等因素。

3. 早期诊断和治疗　早期确诊后，及早治疗才能更好地改善症状，延缓疾病进展，提高工作能力和生活质量。早期非药物治疗包括健康宣教，加强锻炼，补充营养和坚定信心等。

【用药注意事项】

1. 由于药物治疗和手术治疗不能阻止病情进展，无法治愈，仅能改善症状，因此需要长期用药，以达到长期效益。

2. 药物剂量应从小剂量递增，以较小剂量达到满意疗效，尽可能避免不良反应，减少运动并发症。

3. 根据病情发展、疗效和药物不良反应，适时调整治疗方案和药物剂量。

4. 对 60 岁以下病人长期应用苯海索可能导致认知功能下降，要定期复查认知功能，一旦发现下降则应立即停用，60 岁以上病人最好不应用抗胆碱药。

知识拓展

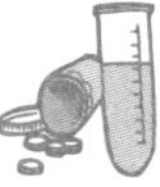

腺苷 A2A 受体拮抗剂

流行病学和实验室研究均表明，阻断腺苷 A2A 受体，能减轻多巴胺能神经元的退行性病变。腺苷 A2A 受体拮抗剂能延缓 PD 的进程，改善症状，增加左旋多巴的下游作用，且不造成异动症，可能成为治疗 PD 的新药物。伊曲茶碱在日本已获得监管机构的批准，用于治疗运动波动和冻结步态。

岗位对接

情境：病人，男，59 岁，左手震颤伴有动作迟缓 1 年，既往体健。近日明显健忘，面部表情缺乏，说话声音低且单调，双侧下肢齿轮样肌强直，步态缓慢，轻度躯干前屈。临床诊断：帕金森病。

请结合本章所学内容，制订适合该病人的治疗方案。

思考题

1. 癫痫发作时针对不同类型该如何选药？
2. 治疗帕金森病的药物有哪几类？

在线测试

第七章 精神疾病的药物治疗

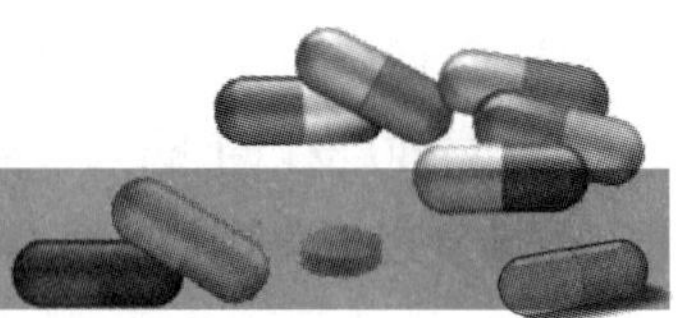

学习目标

思维导图

PPT

1. 掌握失眠症、精神分裂症、心境障碍、焦虑症的常用治疗药物、药物治疗原则、药物不良反应及用药注意事项。
2. 熟悉失眠症、精神分裂症、心境障碍、焦虑症的临床表现。
3. 了解失眠症、精神分裂症、心境障碍、焦虑症的病因及发病机制。

精神疾病又称精神障碍，是指在各种因素的作用下（包括各种生物学因素、心理因素和社会因素等）造成大脑功能失调，出现认知、情感、思维、行为、意识等精神活动异常的一类疾病。根据临床症状可分为睡眠障碍、精神分裂症、心境障碍、焦虑症等。

第一节 睡眠障碍

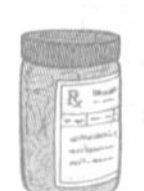

睡眠是重要的生理过程，使机体得到必要的修整和恢复。生理性睡眠分为两个时相：快速眼动睡眠（rapid eye movement sleep，REMS）和非快速眼动睡眠（non-rapid eye movement sleep，NREMS），两种时相一夜间交替 4~6 次。REMS 的特点为眼球快速转动、呼吸快、心率快、血压高，易发生梦境等，该时相与智力发育和学习记忆有关；NREMS 生长激素分泌达到高峰，与大脑皮质休息、躯体生长发育有关。睡眠障碍指各种因素引起的非器质性睡眠与觉醒障碍，包括失眠症、嗜睡症以及某些发作性睡眠异常情况，如睡行症、夜惊、梦魇等。失眠症是最常见的睡眠障碍性疾病，本章主要学习失眠症的药物治疗。

案例讨论

案例：病人，女，48 岁，公司职员，月收入中等水平，身体一直比较健康，但睡眠较差，有饮酒习惯，需要借助酒精入睡。近日炒股亏损，心情烦闷，夜间难以入睡，每晚入睡前必须饮酒，精神状态较差。听邻居说其使用的地西泮治疗失眠效果较好，故索求了几片，借酒服下，之后出现昏迷、呼吸抑制，口唇发绀、四肢冰凉，被家人紧急送往医院。经查为服用催眠药中毒所致。

讨论：请简要说出病人中毒的原因及解救方法。

视频

失眠症用药指导

【疾病概述】

失眠症是以频繁而持续的入睡困难和（或）睡眠维持困难并导致睡眠感不满意为特征的睡眠障碍，临床表现包括难以入睡、睡眠不深、多梦、早醒，或醒后不易再睡、醒后不适感、疲乏、白天困倦等。失眠症可单独存在或伴发于精神障碍、躯体疾病或物质滥用等疾病。根据睡眠障碍国际分类第三版（ICSD–3），失眠症分为短期失眠症（1周至1个月）、慢性失眠症（大于1个月）及其他类型的失眠症。

【常用治疗药物】

治疗失眠症的常用药物包括苯二氮䓬类、巴比妥类、新型非苯二氮䓬类及其他具有镇静催眠作用的药物等。

（一）苯二氮䓬类药物

苯二氮䓬类（benzodiazepines，BZ）为目前临床最常用的催眠药。与其受体结合后能够促进γ–氨基丁酸（GABA）作用于 $GABA_A$ 受体，使细胞膜对氯离子通道的通透性增加，氯离子大量内流引起细胞膜超极化，使神经元兴奋性降低，产生中枢抑制效应。这类药物具有相同的作用机制，但同时作用强度、起效时间及作用时间各有差异。根据其药物消除半衰期长短可分为三类：长效类如地西泮；中效类如劳拉西泮；短效类如奥沙西泮，见表7–1。

表7–1　常用苯二氮䓬类药物的分类及其作用时间

作用时间	药物	达峰浓度时间 /h	$t_{1/2}$/h
短效类（3~8 h）	三唑仑	1	2~3
	奥沙西泮	2~4	6~12
中效类（10~20 h）	阿普唑仑	1~2	12~15
	劳拉西泮	2	10~20
	艾司唑仑	2	10~24
长效类（24~72 h）	地西泮	1~2	20~80
	氟西泮	1~2	40~100
	氯氮䓬	2~4	15~40

1. 地西泮　地西泮（安定）为长效苯二氮䓬类代表药，具有镇静催眠作用、抗焦虑作用、抗惊厥抗癫痫作用和中枢性肌肉松弛作用。临床上常用于镇静催眠、抗焦虑。低剂量可改善恐惧、紧张、忧虑等症；常规剂量具有镇静作用，可改善入睡困难，延长睡眠持续时间；还可用于治疗各种原因引起的痉挛。地西泮静脉注射是治疗癫痫持续状态的首选药。地西泮小剂量口服毒性小，安全范围大，连续用药可出现头晕、嗜睡、乏力等；大剂量可导致机体共济失调。常见不良反应有中枢神经反应、急性中毒、

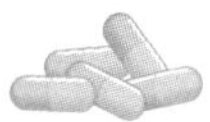

具有耐受性及依赖性等。

2. 劳拉西泮 劳拉西泮为中效苯二氮䓬类药物，抗焦虑作用比地西泮强，诱导入睡作用明显，口服吸收良好、迅速。临床上可用于焦虑症及由焦虑、紧张引起的失眠症和用作麻醉前及内镜检查前的辅助用药。

3. 奥沙西泮 奥沙西泮（去甲羟基安定）是短效苯二氮䓬类镇静催眠药，为地西泮的主要活性代谢产物。对肝功能的影响较小，更适用于老年人或伴有肝疾病的病人。临床上常用于失眠及癫痫的辅助治疗。

常用苯二氮䓬类药物的给药剂量及方法见表 7-2。

表 7-2 常用苯二氮䓬类药物给药剂量及方法

药品名称	给药剂量和方法
短效类	
三唑仑	口服给药，0.25~0.5 mg/ 次，睡前服
奥沙西泮	口服给药，15~30 mg/ 次，3 次 / 日
中效类	
阿普唑仑	口服给药，0.4~0.8 mg/ 次，睡前服
劳拉西泮	口服给药，1~2 mg/ 次，2~3 次 / 日
艾司唑仑	口服给药，1~2 mg/ 次，睡前服
长效类	
地西泮	口服给药，2.5~5 mg/ 次，3 次 / 日
	静脉注射，10 mg/2 ml
氟西泮	口服给药，15~30 mg/ 次，睡前服
氯氮䓬	口服给药，10~20 mg/ 次，睡前服

知识拓展

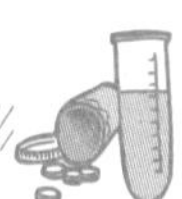

苯二氮䓬受体拮抗剂

氟马西尼（安易醒）为咪唑并苯二氮䓬类化合物，能与苯二氮䓬类受体结合。氟马西尼能拮抗地西泮、艾司唑仑等药物的多种药理作用，并且具有弱激动药样和弱反向激动药样药理活性，但对巴比妥类和三环类过量引起的中枢抑制无用。

氟马西尼主要用途是苯二氮䓬类药物过量的中毒解救，能有效改善病人的呼吸和循环抑制。同时也可用作苯二氮䓬类药物过量的诊断。氟马西尼耐受性好，常见不良反应有恶心、呕吐、烦躁及焦虑不安等。长期使用苯二氮䓬类药物的病人应用氟马西尼可诱发其产生戒断症状，有癫痫病史的病人可能诱发癫痫。

（二）巴比妥类药物

巴比妥类药物为巴比妥酸的衍生物，是第一代催眠药，主要包括苯巴比妥、异戊巴比妥、司可巴比妥钠等，见表7–3。巴比妥类药物随剂量的增加逐渐产生镇静催眠、抗惊厥和癫痫、麻醉的中枢抑制作用。临床上常用于镇静催眠、抗惊厥抗癫痫、静脉麻醉及麻醉前给药和增强中枢抑制剂效果等。由于安全范围小，后遗效应（宿醉现象）比较严重，可引起REMS反跳性延长，易发生依赖性等缺点，目前在镇静催眠的治疗方面已很少使用。

表7–3　巴比妥类药物分类及作用比较

分类	药物	显效时间/h	作用维持时间/h	主要用途
长效	苯巴比妥	0.5~1	6~8	抗惊厥
	巴比妥	0.5~1	6~8	镇静催眠
中效	戊巴比妥	0.25~0.5	3~6	抗惊厥
	异戊巴比妥	0.25~0.5	3~6	镇静催眠
短效	司可巴比妥	0.25	2~3	抗惊厥、镇静催眠
超短效	硫喷妥钠	静脉注射后立即	0.25	静脉麻醉

（三）新型非苯二氮䓬类催眠药

1. 唑吡坦　唑吡坦（思诺思）是一种咪唑吡啶类药物，为新型非苯二氮䓬类镇静催眠药，能选择性激动$GABA_A$受体上的BZ_1位点调节氯离子通道。镇静作用较强，对入睡困难效果显著，但抗焦虑、抗惊厥及中枢性骨骼肌松弛作用弱，因此仅用于镇静和催眠，临床上主要用于失眠症的短期治疗。唑吡坦不良反应少见，没有精神运动性损害，停药后不出现反跳现象，安全范围大。

2. 佐匹克隆　佐匹克隆（唑比酮）是第三代镇静催眠药物的代表，是一新型快速催眠药，属于环吡咯酮类。作用机制与唑吡坦相似，可缩短睡眠潜伏期，减少觉醒次数，提高睡眠质量，临床上适用于各种类型失眠症。

3. 扎来普隆　扎来普隆能够作用于$GABA_A$受体亚型复合物，产生中枢抑制作用，具有镇静、催眠和抗惊厥作用。能够缩短睡眠潜伏期，增加睡眠时间，临床常用于入睡困难失眠症病人的短期治疗。扎来普隆与其他新型非苯二氮䓬类催眠药相比，药物依赖性较小。各药物依赖性比较：苯二氮䓬类 > 佐匹克隆 > 唑吡坦 > 扎来普隆。给药剂量及方法见表7–4。

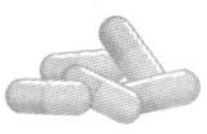

表 7-4　常用新型非苯二氮䓬类药物给药剂量及方法

药品名称	给药剂量和方法
唑吡坦	口服给药,5~10 mg/ 次,睡前服
佐匹克隆	口服给药,7.5 mg/ 次,睡前服
扎来普隆	口服给药,10 mg/ 次,睡前服

(四)其他具有镇静催眠作用的药物

有研究发现褪黑素水平下降与失眠有关,外源性褪黑素可产生轻度促眠作用,缩短睡眠潜伏期,褪黑素类催眠药逐渐受到人们重视。褪黑素受体激动剂适用于长期用药的失眠症病人,对慢性失眠、短期失眠等疗效显著,且具有不良反应较少,发生率低,长期使用没有依赖性的优点,常用药物有阿戈美拉汀、雷美替胺等。

水合氯醛是三氯乙醛的水合物,是一种安全有效的催眠药。临床主要用于失眠及子痫、破伤风引起的惊厥,短期应用对失眠有效,超过 2 周则无效。甲丙氨酯(眠尔通)也具有镇静催眠作用,但长期服用易产生依赖性。丁螺环酮在临床适用于焦虑性激动、内心不安等,其优点为无明显的生理依赖性。

以上具有镇静催眠作用药物的给药剂量及方法见表 7-5。

表 7-5　其他具有镇静催眠作用药物的给药剂量及方法

药品名称	给药剂量和方法
阿戈美拉汀	口服给药,25 mg/ 次,睡前服
水合氯醛	口服给药,5~10 ml/ 次,睡前服
甲丙氨酯	口服给药,0.4~0.8 g/ 次,睡前服
丁螺环酮	口服给药,5~10 mg/ 次,3 次 / 日

【治疗药物应用原则】

1. 明确病因,生活规律,合理选药。失眠症的病因有多个方面,治疗要去除病因,调整生活习惯,配合心理治疗,选择恰当治疗药物。

2. 治疗个体化。根据病人的症状、疾病类型和身体状况等选择适用药物及其合理剂量,严格掌握药物的适应证和禁忌证。

3. 使用药物治疗时应注意观察其对病人睡眠的影响,并根据治疗情况作出适当调整。由于长期服用会产生药物依赖及停药反应,原则上使用最低有效剂量,尽量间断给药(每周 2~4 次)和短期给药(常规用药不超过 3~4 周),停药时要逐步减量。

【用药注意事项】

1. 苯二氮䓬类药物　① 与其他中枢抑制剂合用时,中枢抑制作用增强,可加重嗜睡、昏睡、呼吸抑制、昏迷等反应，严重者可致死；② 剂量过大或静脉注射过快可导致急性中毒，主要表现为呼吸和循环功能抑制，严重者可导致呼吸停止及心脏停搏；③ 长期大剂量使用可产生耐受性，久服可产生依赖性和成瘾性，停用可出现反跳现象和戒断症状；④ 孕妇、哺乳期妇女禁用，有过敏史、青光眼、重症肌无力病人应慎用。

2. 巴比妥类药物　① 长期连续使用可产生耐受性，久用骤停易发生反跳现象，容易发生依赖性和成瘾性，停药易出现戒断症状；② 少数病人出现过敏症状，严重者可引起剥脱性皮炎；③ 给药剂量过大或静脉注射过快，可导致急性中毒。

3. 新型非苯二氮䓬类催眠药　① 唑吡坦对 15 岁以下儿童及孕妇禁用，老年人减量使用；② 唑吡坦与其他中枢抑制剂（如乙醇）合用可引起严重的呼吸抑制；③ 唑吡坦过量中毒可用氟马西尼解救。

4. 其他具有镇静催眠作用的药物　① 水合氯醛不宜用于胃炎及溃疡病人，严重心、肝、肾疾病病人禁用，长期应用可产生耐受性和成瘾性且戒断症状较严重；② 甲丙氨酯毒性低，使用安全性大，但仍可产生醒后的思睡现象，久服可产生耐受性并成瘾，长期大量服用后如突然停药可发生戒断现象，甚至导致惊厥；③ 丁螺环酮慎用于轻中度肝肾功能不全者、心功能不全者、肺功能不全者。

各类镇静催眠药用药期间不宜进行驾驶车辆、机械工作、高空作业以及其他具有危险性的操作。

岗位对接

张某，男，18 岁，因沉迷网络游戏，在寒假期间为他人做游戏代练近 1 个月，每日凌晨三四点入睡。假期结束后，辞去代练，但每晚 23 :00 上床后依然凌晨三四点入睡，早晨六七点就醒并且多梦易醒，醒后无法入睡，此状态持续 1 个月以上。

请结合本章所学内容，给出该病人的治疗方案。

第二节　精神分裂症

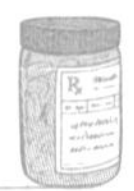

精神分裂症是一种常见的精神疾病，是目前导致精神残疾最主要的精神障碍之一。从全球范围看，精神分裂症的疾病负担居于总疾病负担的前列，已成为全世界共同关注的精神卫生和社会问题。

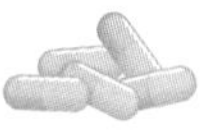

案例讨论

案例：病人，女，28 岁。性格内向腼腆，半年前因失恋受到打击，出现幻觉、思维破裂、妄想等症状，看到陌生人就恐慌，时而自言自语，总觉得有人在背后讲她坏话，受到坏人监视，感觉有人在屋里放了窃听器而不敢大声说话。入院诊断为精神分裂症，医生给予利培酮治疗，服药 2 周后症状基本缓解，继续治疗至 3 周余症状消失，维持治疗病情稳定。

讨论：

1. 精神分裂症的治疗措施包括哪些？
2. 利培酮的作用特点是什么？

视频

精神分裂症概念

【疾病概述】

精神分裂症是一组病因未明的精神疾病，表现为感知、思维、情感、行为等多方面的精神活动出现障碍和精神活动之间的完整性出现不协调。精神分裂症多起病于青壮年，病程多迁延。根据临床症状，可分为Ⅰ型和Ⅱ型精神分裂症。Ⅰ型精神分裂症以阳性症状为特征，表现为幻觉、妄想、明显的思维形式障碍、反复的行为紊乱；Ⅱ型精神分裂症以阴性症状为特征，表现为思维贫乏、情感淡漠、意志减退、社交能力显著降低等。根据临床现象学特征，精神分裂症可分为偏执型、青春型、紧张型、单纯型、未分化型、其他型。

精神分裂症的治疗主要包括三方面，即药物治疗、心理治疗和社会康复治疗。目前仍以抗精神病药物治疗为主，特别是在疾病的急性期，必要时可进行电抽搐治疗，以控制紧张症状群和兴奋冲动。在缓解期应结合心理治疗和社会康复治疗。心理治疗可以帮助病人改善精神症状、增强治疗的依从性、提高自知力、改善病人人际关系。恢复期给予心理治疗可改变病人的病态认知，提高重返社会的能力；社会康复治疗包括让病人参加劳动、工作、体育活动等，尽量采用各种条件和措施使病人的精神活动，特别是行为得到最大限度的调整和恢复，能更好地回归社会。

【常用治疗药物】

根据药理作用可分为第一代和第二代抗精神病药物。第一代抗精神病药物又称典型抗精神病药物，主要通过阻断中脑－边缘系统通路和中脑－皮质通路的多巴胺 D_2 受体而发挥抗精神病作用，以改善阳性症状和控制兴奋、躁动为主，但对阴性症状如淡漠、孤僻、思维贫乏等疗效差；不良反应较明显，尤其是锥体外系反应和催乳素水平升高等；包括吩噻嗪类、丁酰苯类、硫杂蒽类等。第二代抗精神病药物又称非典型抗精神病药物，主要拮抗脑内 5－羟色胺 2A（$5-HT_{2A}$）受体和多巴胺 D_2 受体，除对阳性症状有效外，还可以改善阴性症状、伴发的抑郁症状等情感障碍和认知损害；较少产

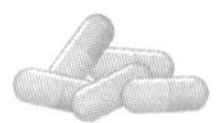

生锥体外系反应和催乳素水平升高等不良反应；包括二苯二氮䓬类、苯丙异噁唑类等。目前已将第二代抗精神病药物作为治疗精神分裂症的一线药物。

（一）第一代抗精神病药物

1. 吩噻嗪类　临床上常用的药物有氯丙嗪、奋乃静、氟奋乃静、三氟拉嗪、硫利达嗪等。吩噻嗪类主要通过阻断中脑－皮质和中脑－边缘系统的多巴胺受体，产生较强的抗精神病作用。临床上主要用于治疗精神分裂症，对急性病人疗效较好，也可用于治疗躁狂症及其他精神病伴有的兴奋、紧张及妄想等症状。常见不良反应有嗜睡、乏力、视物模糊、心动过速、口干、便秘、直立性低血压，偶见泌乳、乳房肿大、闭经等，长期大剂量应用可引起锥体外系反应。有癫痫病史、严重肝功能损害病人禁用，伴有心血管疾病的老年病人慎用。常用吩噻嗪类药物的作用特点及用法用量见表 7–6。

表 7–6　常用吩噻嗪类药物的作用特点及用法用量

药品名称	抗精神病作用	镇静作用	降压作用	锥体外系反应	用法用量
氯丙嗪	++	+++	+++	++	200~600 mg/d，分 3 次服
奋乃静	++	++	+	+++	8~50 mg/d，分 2~3 次服
氟奋乃静	++++	+	+	+++	2~20 mg/d，分 2~3 次服
三氟拉嗪	+++	+	+	+++	5~40 mg/d，分 2~3 次服
硫利达嗪	++	++	++	+	200~600 mg/d，分 3 次服

2. 丁酰苯类　临床上常用的制剂有氟哌啶醇（haloperidol）和氟哌利多。在等同剂量时，氟哌啶醇阻断多巴胺受体的作用为氯丙嗪的 20~40 倍，抗精神病作用强而持久，镇静、降压作用弱。氟哌啶醇因抗躁狂、抗幻觉、抗妄想作用显著，常用于治疗以兴奋躁动、幻觉、妄想为主的精神分裂症及躁狂症，特别适合于急性青春型和伴有敌对情绪及攻击行为的偏执型精神分裂症，也可用于对吩噻嗪类无效的其他类型或慢性精神分裂症病人。成人开始剂量每日 2~4 mg，分 2~3 次口服，逐渐增加至常用量每日 10~40 mg，维持剂量每日 4~20 mg。锥体外系反应高达 80%，常见静坐不能和急性肌张力障碍，大剂量长期使用可引起心律失常、心肌损伤。

氟哌利多作用维持时间短，用于治疗精神分裂症的急性精神运动性兴奋躁狂状态。每日 10~30 mg，分 1~2 次肌内注射。锥体外系反应较重且常见，肝功能不全、高血压、心功能不全及休克病人慎用。

3. 硫杂蒽类　氟哌噻吨抗精神病作用与氯丙嗪相似，同时还具有抗焦虑、抗抑郁作用，适用于伴有情感淡漠、幻觉、焦虑及抑郁的急、慢性精神分裂症病人。初始剂量每次 15 mg，每日 1 次，口服，根据病情逐渐增加剂量，必要时可增至每日 40 mg；维持剂量 5~20 mg，每日 1 次。锥体外系反应较常见，躁狂症病人禁用，严重心、肝、肾功能

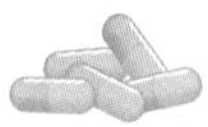

不全者禁用，妊娠与哺乳期妇女禁用。

4. 苯甲酰胺类　舒必利对淡漠、孤僻、退缩症状为主的慢性精神分裂症疗效好，适用于更年期精神病、情感性精神病的抑郁状态、焦虑症、酒精中毒性精神病等。开始剂量每日 300~600 mg，可缓慢增至每日 600~1 200 mg，口服。锥体外系反应较轻，增量过快时可出现血压升高或降低、脉频、胸闷等。孕妇、新生儿应慎用，幼儿禁用。严重心血管疾患、低血压及肝功能不全者慎用。

（二）第二代抗精神病药物

1. 利培酮　为苯并异噁唑类衍生物，低剂量时可阻断中枢的 5-HT_2 受体，大剂量时又可阻断多巴胺 D_2 受体，不与胆碱能受体结合。该药适用于治疗精神分裂症，特别是对阳性和阴性症状及伴发的情感症状（如焦虑、抑郁等）有较好疗效，对急性期治疗有效的病人，在维持期可继续发挥临床疗效。其初始剂量每次 1 mg，每日 2 次口服，剂量递增，第三日为 3 mg，以后每周调整 1 次剂量，最大疗效剂量为每日 4~6 mg；老年病人起始剂量为每次 0.5 mg，每日 2 次。锥体外系反应等不良反应较轻，老年人和心、肝、肾疾病病人剂量应减少。驾驶员及从事机械操作者慎用。15 岁以下儿童禁用，孕妇及哺乳期妇女不宜使用。

2. 氯氮平　为二苯二氮䓬类广谱抗精神病药，疗效优于氯丙嗪和氟哌啶醇，几乎无锥体外系反应。可用于其他抗精神病药治疗无效或锥体外系反应明显的精神分裂症病人，对精神分裂症的阳性和阴性症状有较好疗效。氯氮平易引起粒细胞减少，故不作为精神分裂症的首选用药。开始剂量每次 25 mg，每日 1~2 次，口服，然后每日增加 25~50 mg，若耐受性好，在开始治疗的 2 周末将一日总量增至 300~450 mg。粒细胞减少或缺乏是氯氮平最易发生的严重不良反应，中枢神经处于抑制状态、血细胞异常者禁用氯氮平，前列腺增生、闭角型青光眼、心血管疾病病人慎用。

3. 奥氮平　是一种新型的非典型神经安定药，改善阳性症状的机制与利培酮相同，对阴性症状、抑郁症状的疗效优于利培酮，适用于有严重阳性症状或阴性症状的精神分裂症病人和其他精神病的急性期及维持期。用药剂量为每日 10~15 mg，口服，可根据病人情况调整剂量至每日 5~20 mg。奥氮平不会发生粒细胞缺乏症，常见的不良反应有嗜睡、体重增加。孕妇及哺乳期妇女不宜使用。

4. 喹硫平　为脑内多种神经递质受体拮抗剂，主要通过阻断中枢多巴胺 D_2 受体和 5-HT_2 受体发挥抗精神病作用，适用于各型精神分裂症，对阳性症状和阴性症状均有效，可减轻与精神分裂症有关的抑郁、焦虑等情感症状及认知缺陷症状。成人起始剂量为每次 25 mg，每日 2 次，口服，每隔 1~3 日每次增加 25 mg，逐渐增至治疗剂量每日 300~600 mg，分 2~3 次服用。常见不良反应为头晕、嗜睡、直立性低血压等。心力衰竭、心肌梗死等心血管疾病，脑血管疾病病人及孕妇、哺乳期妇女等禁用。

5. 阿立哌唑　是多巴胺的平衡稳定剂，适用于治疗各种类型的精神分裂症。成人

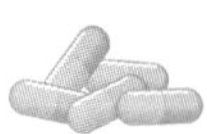

第一周起始剂量每次 5 mg，每日 1 次，口服，第二周增至每日 10 mg，第三周为每日 15 mg，之后根据个体疗效和耐受情况调整剂量，有效剂量范围每日 10~30 mg。不良反应较轻，锥体外系反应发生率低。慎用于心血管疾病病人、脑血管疾病病人及有癫痫病史者。

以幻觉、妄想等阳性症状为主要表现的病人，可选择第一代或第二代抗精神病药物，两类药物对阳性症状的疗效相当。以淡漠少语、主动性缺乏等阴性症状为主要表现的病人，首选第二代抗精神病药物，也可选择第一代抗精神病药物中的舒必利、氟奋乃静、三氟拉嗪等，第二代抗精神病药物对阴性症状的疗效优于第一代抗精神病药物。以兴奋、激越为主要表现的病人，选用有镇静作用的第一代抗精神病药物如氯丙嗪肌内注射或选用第二代抗精神病药物口服合并苯二氮䓬类药物注射。伴有抑郁症状的精神分裂症病人，宜选用第二代抗精神病药物如利培酮、奥氮平或第一代抗精神病药物如舒必利、硫利达嗪，若单用抗精神病药物不能完全改善抑郁症状，可合并使用抗抑郁药物。伴有躁狂症状的精神分裂症病人可首选第二代抗精神病药物，也可选择第一代抗精神病药物，若治疗无效，可合并使用心境稳定剂如碳酸锂、卡马西平等。以紧张症状群（木僵状态）为主的病人，首选舒必利静脉滴注或肌内注射，3~5 日内用至治疗剂量（200~600 mg/d），持续 1~2 周，若治疗有效，则继续口服舒必利或第二代抗精神病药物。老年人、小儿或伴有心、肝、肾等功能不全的病人，宜选用疗效肯定、不良反应小的第二代抗精神病药物；对妊娠或哺乳的病人，应权衡利弊，必须使用抗精神病药物时，建议选用最小有效剂量的第二代抗精神病药物或高效价第一代抗精神病药物如氟哌啶醇。

【治疗药物应用原则】

视频

精神分裂症治疗药物的选择

精神分裂症的治疗目前仍以抗精神病药物治疗为主，抗精神病药物治疗的原则如下：

1. 药物选择原则　明确诊断，根据临床症状特点、药物作用特点、药物不良反应等选用第一代或第二代抗精神病药物。

2. 单一药物治疗原则　一般主张单一用药，如疗效不满意且无严重不良反应，则在治疗剂量范围内适当增加剂量，尽量避免不必要的合并用药。一般从小剂量开始缓慢增加剂量，一般 2 周左右加至治疗量，待病情缓解后，逐步缓慢减少剂量至维持量，一般情况下不宜突然停药。

3. 换药原则　对现用药物剂量充分、疗程充足但疗效仍不满意时，如急性病例经治疗量系统治疗 6~8 周、慢性病例充分治疗 3~4 个月仍无效或病人遵医嘱用药，在无明显应激情况下仍复发时，可考虑换用与原用药物作用机制不同的抗精神病药物治疗。

4. 个体化用药原则　根据病人的症状、疾病类型、躯体状况等选择药物。

5. 早发现、早治疗原则　一旦明确诊断，应尽早开始用药。第一次发病是治疗的关键期，此时病人对抗精神病药物的治疗反应最好，所需剂量较小，复原的机会最大，

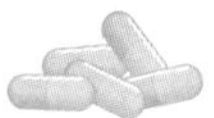

长期预后也最好。

6. 全程治疗原则 包括急性治疗期、巩固治疗期和维持治疗期。

(1) 急性治疗期 目的是尽快控制病人的精神症状，争取最佳预后，并预防自杀及防止危害自身或他人的冲动行为的发生。应保持足够的药物治疗6~8周，原则上采用单一药物治疗，实现个体化用药。合适剂量治疗最短起效时间为4~6周，如果无效可换用不同化学结构或药理作用的抗精神病药物。急性期一般不建议使用长效制剂。

(2) 巩固治疗期 目的是巩固疗效，防止已缓解的症状复燃或波动，促进社会功能恢复，为回归社会作准备。原则上仍是维持急性期的药物及其剂量。巩固期疗程一般持续3~6个月。

视频

精神分裂症的治疗与护理

(3) 维持治疗期 目的是预防和延缓精神症状复发，恢复社会功能，回归社会。该期可酌情调整剂量，维持病情稳定，减轻不良反应发生，提高服药依从性，疗程维持2年以上。对于首发的、起病缓慢的病人，维持治疗时间需要2~3年；急性发作、缓解迅速彻底的病人，维持治疗时间可相应较短；反复多次发作的病人常需终身用药。

知识拓展

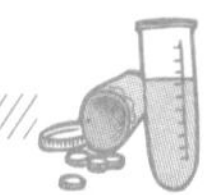

精神分裂症孕妇妊娠期的用药指导

精神分裂症孕妇是临床上常见的一个特殊妊娠期群体，在发病过程中，精神分裂症孕妇必须通过服药以维持治疗。但是，一方面，精神分裂症本身就会导致胎儿质量过低、早产、流产、死胎等现象；另一方面，抗精神病药物具有一定的胚胎毒性，所以医生必须结合精神分裂症孕妇的实际情况，对应用抗精神病药物的危险性及停药后造成的危险性进行评估，权衡利弊。原则上，病人在病情尚未稳定的情况下，或者正在大剂量服用抗精神病药物期间不宜受孕，有相关资料研究表明，病人巩固治疗2年以上，是妊娠的首要条件。若精神分裂症病人在治疗过程中出现妊娠，妊娠前3个月，应在不加重病情的情况下，停止使用抗精神病药物；妊娠后期，可根据情况进行安全用药，并加强药物浓度、胎儿成长发育情况的监测。

【用药注意事项】

1. 长期大剂量应用抗精神病药物可引起锥体外系反应：① 帕金森综合征，表现为肌张力增高、肌肉震颤、面容呆板(面具脸)、动作迟缓、流涎等。② 急性肌张力障碍，表现为强迫性张口、伸舌、斜颈和吞咽困难等症状。③ 静坐不能，表现为坐立不安、反复徘徊、搓丸样动作等。以上三种情况可通过减少药量、停药来减轻或消除症状，也可加服中枢性抗胆碱药如苯海索 2~12 mg/d，使用数月后应逐渐停用。④ 迟发性运动障碍，长期大量用药后，病人出现口 – 面部不自主地刻板运动，如吸吮、鼓腮、舔舌等动作，有时伴有舞蹈样手足徐动症。迟发性运动障碍与长期用药后 DA 受体数目上调有关，用抗胆碱药治疗无效，抗 DA 的药物（小剂量氟哌啶醇）可使症状减轻，必要时可减量或换用锥体外系反应轻的药物。

2. 抗精神病药物可引起血糖升高和尿糖阳性，导致糖尿病的发生，可能与抑制胰岛素分泌有关。第二代抗精神病药物所致者较第一代多见。治疗过程中应检测血糖，若发生糖代谢障碍可换用其他药物。

3. 抗精神病药物可引起脂代谢障碍与体重增加，有部分病人用药一段时间后出现体重增加，无相应治疗措施，可鼓励病人适当调节饮食、多活动，治疗过程中检测体重及血脂，若发生脂代谢障碍与体重增加可换用其他药物。

4. 氯丙嗪等抗精神病药物可致直立性低血压及反射性心率加快等，为防止直立性低血压的发生，应嘱病人用药后卧床休息 2 h 左右，方可缓慢起立；严重者应使用去甲肾上腺素（NA）升压，但禁用肾上腺素。

5. 氯氮平易致粒细胞减少症，严重者可有生命危险，故用药前和用药期间应定期做白细胞计数检查，当白细胞总数低于 3.5×10^9/L 时，立即停用，并用抗生素预防感染和使用升白细胞药。

6. 药物过量引起急性中毒，精神分裂症病人常企图服用过量抗精神病药物自杀，意外过量见于儿童。一次超大剂量（1~2 g）服用氯丙嗪可致急性中毒，病人出现昏睡、血压下降、心动过速、心电图异常等，应立即对症治疗，处理措施包括吸氧、反复洗胃、大量输液、利尿，同时用 NA 升压、抗感染、维持水和电解质及酸碱平衡。

岗位对接

情境：病人，女，55 岁。因 40 岁时夫妻感情破裂离婚后受到打击，听到警车鸣叫就害怕，看到陌生人就恐慌。认为有人在她水杯里投毒，不敢饮水。认为有人监视、追杀她，把杯子放到头顶上认为可以隐身，诊断为精神分裂症，开始用药物治疗。医生给予口服氯丙嗪 300 mg/d 治疗，数月后病人症状好转，但病人未能坚持用药，自行停药后病情复发，遂住院治疗。医生嘱其口服舒必利 300 mg/d，逐渐增加剂量至 1 200 mg/d，2 个月后症状明显好转出院。5 年后，病人自行减药后病情再次复发，再次住院治疗；口服舒必利 1 200 mg/d，治疗 1 月余后，达到临床治愈水平出院。

请结合本章所学内容，分析该病人的用药治疗方案是否合理，并简述全程用药治疗原则。

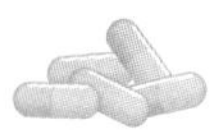

第三节 心境障碍

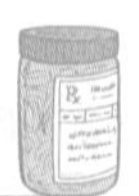

心境障碍又称情感性精神障碍，是指由各种原因引起的以显著而持久的心境或情感改变为主要特征的一组精神疾病，临床主要表现为情感低落或高涨，伴有相应的认知和行为改变，可有精神病性症状如幻觉、妄想。心境障碍包括抑郁症、躁狂症和双相情感障碍等几个类型。抑郁症或躁狂症是指仅有抑郁或躁狂发作而无相反相位者，称为单相障碍；既有躁狂发作，又有抑郁发作的一类心境障碍，称为双相情感障碍。可能的发病机制：抑郁症病人脑内5-羟色胺（5-HT）和NA均减少；躁狂症则是脑内5-HT缺乏，而NA增多。

心境障碍的治疗包括药物治疗、电抽搐治疗和心理治疗；以药物治疗为主，根据不同临床类型选用有效的抗抑郁药物和心境稳定剂治疗；对应用抗抑郁药物治疗无效的严重的抑郁症、急性重症躁狂发作或对锂盐治疗无效的躁狂发作病人，可选用电抽搐治疗；心理治疗应始终贯穿治疗的全过程，以提高疗效和治疗依从性，预防病情复发。

案例讨论

案例：病人，女，17岁。近3个月以来出现睡眠障碍，要么失眠、要么嗜睡，精神状况不佳，内心有一种无法言状的苦闷和抑郁，其描述为“胸口像有一块大石头压迫，堵得慌”。听同学笑话索然无味，兴趣爱好缺失，经常感到前途渺茫，心情压抑，有一种想哭却哭不出来的感觉。近1周症状加重，睡眠不佳，食欲缺乏，焦虑不安，忧心忡忡，抑郁苦闷无法解脱，并产生了一死了之的念头。医生诊断为抑郁症。

讨论：

1. 请简要说出医生的诊断依据。
2. 请为该病人制订合适的治疗方案。

一、抑郁症

视频

抑郁症的临床表现

【疾病概述】

抑郁症以情绪低落、思维迟缓、意志活动减退和躯体症状为主要临床表现。情绪低落是中心症状，表现为悲观失望，对日常活动丧失兴趣，精力明显减退，严重者有自杀倾向。思维迟钝表现为言语明显减少，自责负罪。动作减少表现为行为动作缓慢或减少，严重者达到木僵程度。其发病机制尚未彻底阐明，目前的单胺神经递质学说认为脑内NA和5-HT功能不足与抑郁症密切相关。

【常用治疗药物】

抗抑郁药物能有效缓解抑郁心境及伴随的焦虑、紧张和躯体症状，作用机制可能是通过抑制神经系统对NA和5-HT的再摄取，增强中枢NA能神经和(或)5-HT能神经的功能而发挥抗抑郁作用。

各种抗抑郁药物的疗效大体相当，有效率为60%~80%，应综合病人临床症状特点、药物作用特点、病人躯体状况和耐受性等选择合适的药物。常用抗抑郁药物的分类和用法用量见表7-7。

表7-7　常用抗抑郁药物的分类和用法用量

分类	药物	用法用量
三环类抗抑郁药	丙米嗪	每日50~250 mg，分3次口服
	氯米帕明	每日50~250 mg，分3次口服
	地昔帕明	每日75~150 mg，分3次口服
	阿米替林	每日50~250 mg，分3次口服
	多塞平	每日50~250 mg，分3次口服
选择性NA再摄取抑制剂	马普替林	每日50~200 mg，分2~3次口服
选择性5-HT再摄取抑制剂	氟西汀	每日20~80 mg，早晨饭后服用
	帕罗西汀	每日20~50 mg，早餐时顿服
	舍曲林	每日50~200 mg，每日1次，与食物同服
5-HT和NA再摄取抑制剂	文拉法辛	每日75~350 mg，分1~2次口服，与食物同服
NA能及特异性5-HT能抗抑郁药	米塔扎平	每日15~45 mg，每日1次，睡前服
5-HT受体拮抗剂/再摄取抑制剂	曲唑酮	每日50~400 mg，分2~3次口服
单胺氧化酶抑制剂	吗氯贝胺	每日100~600 mg，分2~3次饭后口服

1. 三环类抗抑郁药(TCAs)　临床常用的药物有丙米嗪、氯米帕明、阿米替林、多塞平，通过非选择性阻断NA和5-HT在神经末梢的再摄取，使突触间隙NA和5-HT浓度升高而发挥抗抑郁作用，适用于治疗各种原因引起的抑郁症，尤其对内源性抑郁症、更年期抑郁症疗效好，对精神分裂症伴发的抑郁症疗效差。失眠及焦虑症状突出者，宜选用三环类抗抑郁药。不良反应有过度镇静、抗胆碱能及心血管系统反应，常见口干、便秘、尿潴留、视物模糊、眼压升高、心动过速、直立性低血压等。严重心、肝、肾疾病，低血压病人及孕妇慎用，急性心肌梗死、心律失常、前列腺增生、闭角型青光眼病人禁用。

2. 选择性5-HT再摄取抑制剂(SSRIs)　临床常用药物有氟西汀、帕罗西汀、舍曲

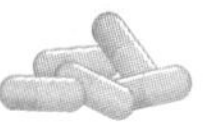

林等，通过选择性抑制 5-HT 的再摄取产生抗抑郁作用，可用于不同程度的抑郁症、非典型抑郁症以及三环类抗抑郁药无效或不能耐受的老年人或伴躯体疾病的抑郁症病人。此类药物还具有抗焦虑作用，可用于焦虑症的治疗。此类药物对自主神经系统、心血管系统影响很小，不良反应较少，安全性较高。常见不良反应有恶心、呕吐、失眠、焦虑、头痛、精神紧张、震颤等，长期使用可致食欲缺乏、性功能减退，有严重肝、肾疾病病人及孕妇慎用，不能与单胺氧化酶抑制剂合用。

3. 5-HT 和 NA 再摄取抑制剂（SNRIs） 主要通过阻断 5-HT 及 NA 的再摄取而发挥作用，代表药物为文拉法辛，本品及其活性代谢产物能有效阻滞 5-HT 和 NA 的再摄取，对多巴胺的再摄取也有一定的抑制作用，具有明显的抗抑郁和抗焦虑作用，适用于治疗各种类型抑郁症，对单相抑郁、伴焦虑的抑郁、双向抑郁、难治性抑郁均有较好疗效。常见不良反应有恶心、呕吐、口干、嗜睡、头痛、焦虑、震颤、性功能障碍等，严重高血压，肝肾疾病、癫痫病人慎用，不能与单胺氧化酶抑制剂合用。

4. NA 能及特异性 5-HT 能抗抑郁药（NaSSAs） 代表药物为米塔扎平（米氮平），主要通过特异阻滞 5-HT_2、5-HT_3 受体以调节 5-HT 功能而发挥抗抑郁作用，同时具有镇静、抗焦虑、改善睡眠作用，抗胆碱作用小，主要用于抑郁症的治疗。该类药物的不良反应少，主要有嗜睡、头晕、食欲和体重增加等。

5. 5-HT 受体拮抗剂 / 再摄取抑制剂（SARIs） 代表药物为曲唑酮，为三唑吡啶类抗抑郁药，具有中枢镇静、倦睡作用。临床用于治疗伴焦虑和失眠性抑郁效果较好，尤其适用于治疗老年性抑郁或伴心脏病的病人，对心脏功能无影响，也无抗胆碱作用。

6. 选择性 NA 再摄取抑制剂（NRIs） 代表药物为马普替林，为四环类抗抑郁药，能阻断中枢神经突触前膜对 NA 的再摄取，但不能阻断 5-HT 的再摄取，具有广谱、奏效快和不良反应少的特点，主要用于治疗各种类型抑郁症，老年性抑郁症病人尤为适用。

7. NA 和 DA 再摄取抑制剂（NDRIs） 代表药物为安非他酮，主要抑制 NA 及 DA 再摄取，但效应较弱，其代谢产物具有抗抑郁效应，主要用于其他抗抑郁药疗效不佳的抑郁症病人的治疗。

8. 单胺氧化酶抑制剂（MAOIs） 此类药物主要通过抑制单胺氧化酶（MAO），提高脑内 NA、5-HT 的浓度，起到抗抑郁作用。其代表药物为吗氯贝胺，可逆性并选择性地抑制单胺氧化酶 A，因能抑制 5-HT_2 受体，故很少有性功能障碍，也很少引起体重增加，可用于非典型抑郁症及其他抗抑郁药无效时的治疗，不良反应表现为头晕、头痛、失眠、直立性低血压、震颤、白天倦睡等。

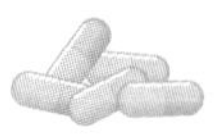

知识拓展

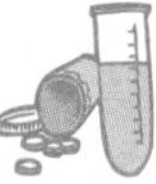

抑郁症的流行病学现状

据 WHO 统计，全球抑郁症发病率为 3.1%，而中国的发病率高于世界平均水平。抑郁症的治愈率较高，而且有 50% 的抑郁症病人经过合理治疗后，症状能够消失，社会功能可以恢复，可回归正常的生活。在治疗过程中，除了使用药物外，来自亲人的关怀也可以缓解抑郁症状。

除了中国，英国的抑郁症病人人数也呈持续上升趋势。近年来，英国精神科医生开始尝试一种新的预防与治疗抑郁症的方法，医生很少给病人进行药物治疗，取而代之的是根据病人的不同病情开具书单，病人通过阅读认识心理疾病并排遣抑郁情绪。在美国，抑郁症也是最常见的精神疾病之一。美国拥有较全面完善的抑郁症治疗体系，病人可首先进行网络心理测试，之后再接受心理咨询。

【治疗药物应用原则】

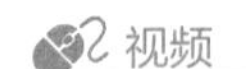

抑郁症用药

抗抑郁药物在应用中应遵循以下原则：

1. 早发现、早治疗原则　若在轻度抑郁时及早发现并及早治疗，则预后较好，且治疗时间可缩短。

2. 单一药物治疗原则　尽可能单一用药，应足量、足疗程治疗，一般不主张联合应用抗抑郁药。如使用一种药物疗效较差，可考虑换用作用机制不同的另一类药物。

3. 剂量逐步递增原则　起始剂量尽可能使用最低有效剂量，可使不良反应减少，若小剂量疗效不佳，可根据不良反应和病人耐受情况逐渐增至足量（有效药物剂量上限）和足够长的疗程（4~6 周）。

4. 缓慢减量原则　在停药时应逐渐缓慢减量，不宜突然停药，以免出现“撤药综合征”和复发。

5. 个体化用药原则　药物种类、剂量和用法的选择均应注意个体化。

6. 全程治疗原则　包括急性期、巩固期和维持期治疗。

（1）急性治疗期　主要目的是控制症状，应保持足量的药物治疗 6~8 周，治疗有效率与时间呈线性关系。

（2）巩固治疗期　主要目的是预防症状复燃，原则上维持急性期的药物剂量。在急性期治疗达到症状缓解后，应继续巩固治疗 4~6 个月。

（3）维持治疗期　主要目的是预防复发。药物剂量可适当减少，维持病情稳定，减少药物不良反应的发生。维持治疗的时间因人而异，发作次数越多，维持治疗的时间应越长。首次抑郁发作至少应维持治疗 6~8 个月；多次复发者主张长期甚至终身维持治疗。

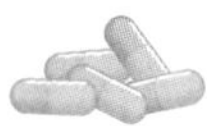

【用药注意事项】

1. 三环类抗抑郁药的不良反应较多，主要由于对多种神经递质的广泛作用而引起。① 抗胆碱能反应：最常见且突出，必要时用拟胆碱药对抗。前列腺增生、青光眼病人禁用。② 心血管系统反应：是主要的不良反应，用药期间应进行心电图检查，一旦发生较严重的反应，应立即停药，并对症处理。禁用于严重心血管疾病病人。③ 中枢神经系统反应：本类药物可致过度镇静，采取每日 1 次睡前服的给药方式可避免。出现震颤时可减少剂量或换用抗抑郁药物，癫痫病人慎用。④ 过量中毒：过量服用可发生严重的毒性反应，服用剂量为常规日剂量的 10 倍时可致死。最常发生的死亡原因是心脏毒性反应，其次是惊厥和中枢神经系统抑制。处理措施为催吐、洗胃、导泻、输液、缓解心律失常和心力衰竭等，用毒扁豆碱缓解抗胆碱能症状，每 0.5~1 h 重复给药 1~2 mg。

2. 选择性 5-HT 再摄取抑制剂可致 5-HT 综合征，虽罕见但可危及生命，主要发生在与单胺氧化酶抑制剂同时或先后应用时，最初主要表现为激越、恶心、呕吐、腹泻、高热、肌强直、心动过速、高血压、意识障碍，严重者可致死。一旦出现 5-HT 综合征，应立即停药，需用 5-HT 拮抗剂赛庚啶、氯丙嗪配合物理降温、抗惊厥等措施治疗。选择性 5-HT 再摄取抑制剂禁止与单胺氧化酶抑制剂合用。

3. 服用单胺氧化酶抑制剂期间不宜进食大量富含酪胺的食品，如干酪、酸牛奶、巧克力、酒类等，因食物中的酪胺不能被肝代谢，造成酪胺蓄积，从而引起血压升高，故高血压病人应特别注意，以免发生高血压危象。嗜铬细胞瘤病人、意识障碍者、甲状腺功能亢进症病人禁用。

二、躁狂症

【疾病概述】

躁狂症以情绪高涨、思维奔逸和活动增加为主要临床表现。情绪高涨表现为自我评价过高，甚至达到妄想程度。思维奔逸表现为联想丰富，语速加快，言语增多，注意力不集中。活动增加表现为整日忙碌，行为轻率。

【常用治疗药物】

心境稳定剂又称抗躁狂药物，是指对躁狂或抑郁发作具有治疗和预防复发的作用，且不引起躁狂或抑郁转相的一类药物。临床常用的心境稳定剂有锂盐和某些抗癫痫药如丙戊酸钠、卡马西平等。

1. 锂盐　锂盐是治疗躁狂症的首选药，治疗量对躁狂症和精神分裂症的躁狂症状效果显著，可使言语、行为恢复正常，尤其对急性躁狂和轻度躁狂效果好。临床常用

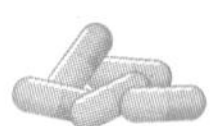

碳酸锂，碳酸锂口服吸收较快，但透过血脑屏障进入脑组织较缓慢，故显效较慢，需连续用药 2~3 周才能显效。躁狂症急性发作时碳酸锂的治疗剂量为 600~2 000 mg/d，从小剂量开始，3~5 日内逐渐增加至最佳治疗剂量，最长治疗时间不宜超过 3 周；维持治疗剂量为 500~1 500 mg/d，对首次发作病人需维持治疗至少 6 个月，对于多次发作病人则应长期维持治疗。锂盐不良反应比较多，常见的有恶心、呕吐、腹痛、腹泻、震颤等。锂盐安全范围小，血锂浓度超过 1.4 mmol/L 可引起中毒。随着血药浓度增加，轻者出现头昏、恶心、呕吐、腹痛等，严重者可出现脑病综合征、昏迷、休克、肾功能损害等。

2. 抗癫痫药　目前临床主要使用卡马西平和丙戊酸钠，适用于碳酸锂治疗效果不佳或快速循环发作及混合性发作病人，也可与碳酸锂合用，但剂量应适当减少。治疗急性躁狂的起效时间为数日至 2 周，短期疗效与锂盐和抗精神病药相当，且耐受性好。卡马西平和丙戊酸盐均应从小剂量开始，卡马西平用于躁狂症的治疗剂量为 300~600 mg/d，最大剂量为 1 200 mg/d，分 2~3 次口服。常见不良反应有复视、视物模糊、头痛、嗜睡、共济失调，偶见再生障碍性贫血、谵妄甚至昏迷。丙戊酸钠用于抗躁狂症的单用剂量为 200~400 mg/d，最大剂量不超过 1 800 mg/d，维持剂量为 400~600 mg/d。不良反应常见恶心、呕吐、腹泻，继而出现肌无力、四肢震颤、共济失调、意识模糊或昏迷。白细胞减少与严重肝疾病者及孕妇禁用。

3. 抗精神病药　在躁狂症治疗的早期阶段可短期联合应用抗精神病药。第一代抗精神病药如氯丙嗪和氟哌啶醇能较快地控制躁狂发作的精神运动性兴奋和精神病性症状，且效果较好。但此类药物可能诱发抑郁，不宜长期使用。第二代抗精神病药中的氯氮平、奥氮平、利培酮、喹硫平等具有稳定情感的作用，均能有效地控制躁狂发作，且疗效较好，与心境稳定剂合用疗效更明显。

4. 苯二氮䓬类药　躁狂发作治疗的早期阶段，可联合使用苯二氮䓬类药，以控制兴奋、激惹、攻击等急性症状，并改善失眠。常用药物有劳拉西泮和氯硝西泮。但因本类药物不能预防复发，长期使用可能出现药物依赖性，故在心境稳定剂产生疗效后应停止使用本类药物。

【治疗药物应用原则】

躁狂症的药物治疗以心境稳定剂为主，必要时在疾病治疗的早期可联合使用抗精神病药或苯二氮䓬类药。治疗应遵循小剂量开始用药、剂量逐步递增、个体化合理用药及全程治疗等原则。

【用药注意事项】

1. 服用锂盐期间测定血药浓度至关重要，一旦出现中毒症状，应立即减量或停药，并适当补充 0.9% 氯化钠注射液以促进碳酸锂的排出。用药期间不可低盐饮食。

2. 服用丙戊酸钠治疗期间应定期检查肝功能和白细胞计数，用药期间不宜驾驶车辆、操作机械或高空作业。

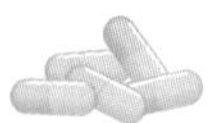

3. 卡马西平为肝药酶诱导剂，可诱导某些药物的代谢，如丙戊酸钠、氟哌啶醇，可降低这些药物的疗效，与苯妥英钠可相互加快代谢。

知识拓展

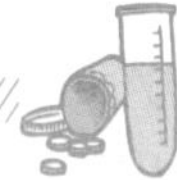

躁狂症病人服用锂盐的用药指导

1. 告知病人血锂浓度检测的重要性。锂的治疗指数低，治疗剂量和中毒剂量非常接近，血锂浓度超过 1.4 mmol/L 可引起中毒，1.5~2.0 mmol/L 为轻度中毒，2.1~2.5 mmol/L 为中度中毒，2.6~3.0 mmol/L 为重度中毒，超过 3.0 mmol/L 可危及生命。告知病人一旦出现呕吐、腹泻、手细微震颤、抽搐、乏力、行走困难等症状，应及时就医。

2. 服用锂盐期间应大量饮水并食用一定含钠的食物以避免体内锂水平过高。

3. 注意短期服用咖啡因可加剧锂盐所致的震颤，但长期服用可降低血锂水平。

岗位对接

情境：李某，女，20 岁，大学生，从小生活优越，过着衣食无忧的生活。但进入大学以后，离开了父母的呵护，在陌生环境中感到很不适应。在新生心理普查中并未发现严重异常，只显示出她有敏感、多疑、忧郁等人格特征。但在之后的班级干部竞选和学院学生会竞选中表现欠佳，均以失败告终，使她受到了沉重的打击，并开始自我否定。此后她的情绪便出现波动，再加上从小娇生惯养的习惯，使她的人际关系也出现了问题，同学逐渐疏远她，其内心充满孤独感，随之睡眠出现问题，情绪难以控制，精神状态也逐渐变得不佳。最后发展至长期失眠，神经衰弱，易狂躁，出现幻听，甚至出现轻生的念头。

请结合本章所学内容，制订适合该病人的治疗方案。

第四节　焦　虑　症

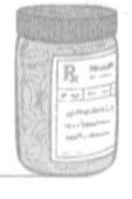

随着生活节奏的加快及社会压力的增加，近年来，焦虑症的发病率呈现不断上升的趋势，焦虑症是一种常见的心理障碍，临床分为广泛性焦虑症与惊恐发作两种主要形式。广泛性焦虑症大多发病在 20~40 岁，而惊恐发作多发生在青春后期或成年早期。女性的发病率比男性高。

视频

焦虑症的作业治疗

【疾病概述】

焦虑症是一种以急性焦虑反复发作为主要特征的神经症，常伴有自主神经功能紊乱、肌肉紧张与运动性不安。发作时病人多自觉恐惧、紧张、害怕、忧虑、心悸、出冷汗、震颤及睡眠障碍等。焦虑症的治疗应采取药物治疗、心理治疗等方法相结合的全程综合性治疗原则。药物治疗侧重于对症治疗，心理治疗侧重于对因治疗。治疗方法可因临床类型不同而有所侧重。

案例讨论

案例：病人，女，30 岁，中学教师。因紧张、烦躁、坐立不安、心悸、气急入院。病人 6 年前结婚，婚后不孕，四处求医。于半年前进行诊断性刮宫，但术后出现阴道出血。病人听亲戚说有癌症的可能，感到紧张、焦虑、害怕。经处理阴道出血停止，但病人仍担心患有不治之症，且无法生育，加之工作繁重、压力大，症状进一步加重，于 3 个月前出现烦躁、焦虑、坐卧不安、心悸、胸闷、呼吸困难、出汗、手脚麻木等症状，常常喋喋不休、以泪洗面、呻吟不止，以至于工作无法完成，生活不能自理。

讨论：

1. 根据病人的临床表现，请给予合理诊断。
2. 简述该病人治疗用药的分类。

【常用治疗药物】

抗焦虑药物是用于减轻或消除恐惧、紧张、忧虑等焦虑症状的药物。常用抗焦虑药物的分类和用法用量见表 7–8。

表 7–8　常用抗焦虑药物的分类和用法用量

分类		药物	用法用量
苯二氮䓬类	短效	三唑仑	每日 0.25~0.5 mg，睡前服
		咪达唑仑	每日 15~30 mg，分 2 次口服
	中效	硝西泮	每日 5~10 mg，分 1~2 次口服
		氯硝西泮	每日 2~8 mg，分 2~3 次口服
		阿普唑仑	每日 0.8~2.4 mg，分 3 次口服
		艾司唑仑	每日 2~6 mg，分 3 次口服
		劳拉西泮	每日 1~6 mg，分 2~4 次口服
	长效	地西泮	每日 5~15 mg，分 2~3 次口服
		氟西泮	每日 15~30 mg，睡前服
阿扎哌隆类		丁螺环酮	每日 15~30 mg，分 3 次口服
β 受体阻滞剂		普萘洛尔	每日 30~60 mg，分 3 次口服
		倍他洛尔	每日 20~40 mg，每日 1 次，口服

1. 苯二氮䓬类药物　为目前临床最常用的抗焦虑药，疗效高，不良反应少，安全范围大。选药原则包括：①根据焦虑特征和药物半衰期长短选药。发作性焦虑选用短、中效药物；持续性焦虑可选用中、长效药物；入睡困难者可选用短、中效药物；易惊醒或早醒者选

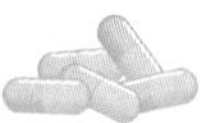

用中、长效药物。②根据临床症状选药。抗焦虑作用选用氯硝西泮、阿普唑仑、艾司唑仑效果较好，抗惊恐作用宜选用阿普唑仑、地西泮、硝西泮、劳拉西泮，镇静催眠作用宜选用氟西泮、地西泮、硝西泮和艾司唑仑。治疗时宜从小剂量开始，逐渐增加剂量至焦虑症的最佳疗效。治疗量连续用药可出现头昏、困倦、精神不振，大剂量偶致共济失调。过量急性中毒可致昏迷和呼吸抑制。但本类药物安全范围大，发生严重后果者少。

2. 阿扎哌隆类药物　代表药物是丁螺环酮，抗焦虑作用强度与地西泮相似。本药无镇静、抗惊厥和肌肉松弛作用，也不产生戒断症状和记忆障碍，主要用于广泛性焦虑障碍，对焦虑伴有轻度抑郁症状者也有疗效。对焦虑伴严重失眠者，需合用镇静催眠药。对惊恐障碍无效。不良反应常见头晕、头痛、恶心、呕吐、口干、便秘、失眠等。严重肝肾功能不全、青光眼、重症肌无力病人禁用，儿童、孕妇及哺乳期妇女禁用。

3. β受体阻滞剂　代表药物是普萘洛尔，通过阻断周围交感神经的β受体，可使焦虑及伴有的自主神经功能亢进如心悸、震颤等症状减轻，对躯体性焦虑尤其是焦虑症的心血管症状，或有药物滥用倾向者尤为适宜，但对惊恐障碍无效。不良反应常见头昏、心动过缓、恶心、呕吐、胃痛等。普萘洛尔禁用于哮喘、房室传导阻滞、心力衰竭、低血压病人，不能与单胺氧化酶抑制剂合用。

4. 抗抑郁药物　本类药物具有与苯二氮䓬类相似的抗焦虑作用。对精神性焦虑和躯体性焦虑均有较好疗效，且无依赖性。临床常用的有三环类、四环类和新一代抗抑郁药，可用于伴有抑郁的焦虑症病人。

知识拓展

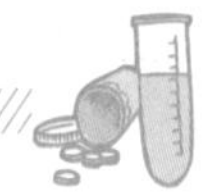

非药物治疗广泛性焦虑症的研究进展

焦虑症的非药物治疗主要包括现代医学和中医特色外治法两方面。

现代疗法主要体现为心理疗法，包括：① 认知行为疗法，该疗法通过分析引起焦虑的原因，探讨其认知过程，教会病人放松技术，达到认知重建，以减少其焦虑体验。② 森田疗法，该疗法认为焦虑情绪是一种自然现象，人人都有，顺其自然，症状会自然消失，不会被焦虑情绪所束缚。③ 松弛疗法，又称放松疗法，它是按一定的练习程序，学习有意识地控制或调节自身的心理生理活动。④ 心理剧疗法，该疗法通过鼓励病人积极参与排演心理剧，运用心理剧的技巧引导病人将其心理、行为问题以演剧的方式顺畅地呈现出来，使病人在模拟化的情景剧环境中锻炼出新行为以适应社会，达到消除焦虑、回归社会的目的。⑤ 音乐剧疗法，选择古典名曲，促使病人身心放松，可较好地改善病人的焦虑状态。

随着近几年各种理论和临床研究的增多，中医药在治疗焦虑症方面越来越受到重视，尤其针灸疗法、推拿疗法等中医特色外治法，其在能达到等同甚至高于西药疗效的同时，拥有较轻的不良反应。

【治疗药物应用原则】

1. 个体化用药原则　依据疾病临床特征、个体差异、药物作用特点及不良反应等选择抗焦虑药和抗抑郁药。药物种类、剂量和用法均应注意个体化。

2. 小剂量开始用药，剂量逐步递增的原则　从小剂量开始用药，尽可能减少不良反应，提高病人服药依从性；小剂量疗效不佳时，可逐渐增至最佳有效剂量，并巩固和维持治疗。

3. 缓慢减量原则　在停药时应逐渐缓慢减量，不宜骤然停药，停药过程不应短于2周，否则可出现停药综合征。

4. 合并用药原则　一种抗焦虑药物效果不佳时，可合用其他抗焦虑药物以增强疗效。

【用药注意事项】

1. 苯二氮䓬类药物所致的后遗效应可影响精细运动的协调性，用药期间不宜驾车、高空作业、操作机械。

2. 长期反复使用苯二氮䓬类药物可产生耐受性和依赖性，久用突然停药可出现反跳现象和戒断症状。对有药物依赖的病人，最好不选用苯二氮䓬类，应首先考虑选用其他种类的抗焦虑药。应避免长期用药，宜短期或间断性用药，停药时应逐渐减量。

3. 苯二氮䓬类药物静脉注射速度过快或剂量过大可致昏迷、呼吸及循环抑制，一旦出现急性中毒，除采用催吐、洗胃、导泻、利尿等措施加速药物排出外，还可静脉注射苯二氮䓬受体拮抗剂氟马西尼解救。

岗位对接

情境：病人，女，45岁，公司高管。近来业务繁忙，经常加班，之后出现入睡困难，早醒，易疲劳，并经常莫名其妙出现精神紧张，恐惧害怕，心烦意乱，容易发怒。近1个月来症状明显加重，经常通宵失眠，坐立不安，反复徘徊，出现心悸、恶心、口干、出汗等症状。入院就诊，体格检查均无异常。医生诊断为广泛性焦虑症。

请结合本章所学内容，制订适合该病人的治疗方案。

思考题

1. 简述与巴比妥类相比，新型非苯二氮䓬类在镇静催眠作用方面的优点。
2. 抗精神分裂症药物按药理作用可分为几类？每类药物的特点是什么？
3. 简述抗抑郁药物的分类及代表药。
4. 简述抗躁狂药物的分类与作用特点。
5. 简述焦虑症的药物治疗原则。

在线测试

第八章 心血管系统疾病的药物治疗

学习目标

思维导图

1. 掌握高血压、冠心病、高脂血症、心力衰竭的常用治疗药物、治疗药物的应用原则及用药注意事项。
2. 熟悉高血压、冠心病、高脂血症、心力衰竭的临床表现。
3. 了解高血压、冠心病的流行病学特点。

PPT

第一节 高 血 压

近 50 年来，我国高血压患病率呈明显上升趋势。《中国居民营养与慢性病状况报告(2015 年)》显示，2012 年中国≥ 18 岁居民高血压患病率为 25.2%，中国高血压患病人数为 2.7 亿，约每 4 个成年人中有 1 人患有高血压；患病率城市(26.8%)高于农村(23.5%)，男性高于女性，并且随年龄增加而显著增高。此外，我国人群高血压流行还有两个比较显著的特点：从南方到北方，高血压患病率递增；不同民族之间高血压患病率存在一些差异。

案例讨论

案例：病人，男，39 岁。平时工作繁忙，活动少，夜间休息差，体型偏胖，体检发现血压高，随后多次测血压约 148/96 mmHg，自己感觉血压升高不多，同时无头昏、头痛、胸闷、心悸等症状，所以未监测血压及控制血压。

讨论：

1. 你认为病人的血压需要管理吗？
2. 如果血压需要管理，生活上有哪些需要注意的事项？如果选择药物治疗高血压，你推荐哪类抗高血压药物？

【疾病概述】

高血压是指在静息状态下，在未使用降压药物的情况下，非同日 3 次测量动脉血压，收缩压和（或）舒张压增高［收缩压≥ 140 mmHg 和（或）舒张压≥ 90 mmHg］，可伴有心脏、血管、脑和肾等器官功能性或器质性改变的全身性疾病，分为原发性高血压和继发性高血压。高钠、低钾膳食是我国大多数高血压病人发病的最主要危险因素；超重和肥胖将成为我国高血压患病率增长的又一重要危险因素；此外，饮酒、精神紧张、缺乏体力活动等也是其危险因素。我国高血压病人总体的知晓率、治疗率和控制率明显较低，2012 年全国调查结果显示分别为 46.5%、41.1% 和 13.8%。高血压是心脑血管疾病的第一危险因素，约有一半的脑卒中及心肌梗死直接由高血压所导致，若发现血压高而不予以控制，预期寿命会显著缩短。根据血压升高水平，将高血压分为 1 级、2 级、3 级。血压水平分类和高血压分级见表 8-1，同时需依据病人的心血管危险因素、靶器官损害、伴随临床疾患对高血压进行心血管危险分层。

表 8-1　血压水平分类和高血压分级

分类	收缩压 /mmHg		舒张压 /mmHg
正常血压	<120	和	<80
正常高值	120~139	和（或）	80~89
高血压	≥ 140	和（或）	≥ 90
1 级高血压（轻度）	140~159	和（或）	90~99
2 级高血压（中度）	160~179	和（或）	100~109
3 级高血压（重度）	≥ 180	和（或）	≥ 110
单纯收缩期高血压	≥ 140	和	<90

注：当收缩压和舒张压分属于不同级别时，以较高的分级为准。

原发性高血压起病缓慢，早期多无症状，随着病程的延长，病人可出现头痛、眩晕、耳鸣、心悸、失眠、肢体麻木、心绞痛等症状，并造成多个器官发生继发性改变，常累及心、肾、脑等重要器官。① 心：长期的高血压可导致左心室肥厚、心脏扩大、心律失常和反复发作心力衰竭，出现胸闷、呼吸困难、咳嗽等症状。② 肾：持续高血压可致肾动脉硬化，从而引起高血压肾损害，出现夜尿增多、蛋白尿、管型尿、血尿、尿比重减轻等；严重时出现肾衰竭，表现为恶心、呕吐、厌食、少尿、无尿、氮质血症或尿毒症。③ 脑：因脑血管痉挛或硬化，可致病人头痛（多发生于枕部）、头晕加重，出现一过性失明和肢体麻木等，严重者可致脑卒中（脑出血和脑血栓形成）。脑卒中是高血压脑部主要并发症，易在血压波动、情绪激动、排便、用力等情况下发生。④ 血管和视网膜：高血压可导致主动脉夹层破裂和动脉粥样硬化等疾病，同时可导致视网膜病变，出现眼底出血、渗出及视神经乳头水肿。极少数病人病情发展急骤，血压急剧升高，同时伴有剧烈头痛、头晕、恶心、心悸、视力障碍，甚至昏迷、抽搐等，称为高血压危象。

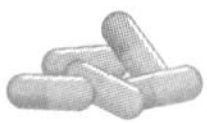

【常用治疗药物】

常用降压药物包括钙通道阻滞剂（CCB）、血管紧张素转换酶抑制剂（ACEI）、血管紧张素Ⅱ受体阻滞剂（ARB）、利尿药和β受体阻滞剂五类，以及由上述药物组成的小剂量固定配比复方制剂。此外，α受体阻滞剂或其他种类降压药有时亦可应用于某些高血压人群。CCB、ACEI、ARB、利尿药和β受体阻滞剂及低剂量固定配比复方制剂，均可单独或联合用于降压治疗的初始用药方案或长期维持用药方案。

（一）CCB

CCB主要通过阻断血管平滑肌细胞上的钙离子通道发挥扩张血管降低血压的作用，包括二氢吡啶类CCB和非二氢吡啶类CCB。前者如硝苯地平、尼群地平、拉西地平、氨氯地平和非洛地平等。此类药物可与其他四类药联合应用，尤其适用于老年高血压、单纯收缩期高血压及伴稳定型心绞痛、冠状动脉或颈动脉粥样硬化、周围血管病的病人。常见不良反应包括心搏加快，面部潮红，踝部水肿，牙龈增生等。二氢吡啶类CCB没有绝对禁忌证，但心动过速及心力衰竭病人应慎用，如必须使用，则应慎重选择特定制剂，如氨氯地平长效药物。急性冠脉综合征病人一般不推荐使用短效硝苯地平。临床上常用的非二氢吡啶类CCB主要包括维拉帕米和地尔硫䓬两种药物，也可用于降压治疗，常见不良反应包括抑制心脏收缩功能和传导功能，有时也会出现牙龈增生。二度、三度房室传导阻滞及心力衰竭病人禁止使用。因此，在使用非二氢吡啶类CCB前应详细询问病史，进行心电图检查，并在用药2~6周内复查。

（二）ACEI

ACEI作用机制是抑制血管紧张素转换酶，阻断肾素血管紧张素系统发挥降压作用。常用药包括卡托普利、依那普利、贝那普利、雷米普利、培哚普利等。ACEI单用时降压作用明确，对糖、脂代谢无不良影响。限盐或加用利尿药可增加ACEI的降压效应。ACEI尤其适用于伴慢性心力衰竭、心肌梗死后伴心功能不全、糖尿病肾病、非糖尿病肾病、代谢综合征、蛋白尿或微量白蛋白尿的病人。最常见不良反应为持续性干咳，多见于用药初期，症状较轻者可坚持服药，不能耐受者可改用ARB。其他不良反应有低血压、皮疹，偶见血管神经性水肿及味觉障碍。长期应用有可能导致血钾升高，应定期监测血钾和血肌酐水平。禁忌证为双侧肾动脉狭窄、高钾血症及妊娠期妇女。

（三）ARB

ARB作用机制是阻断血管紧张素Ⅱ受体发挥降压作用。常用药包括氯沙坦、缬沙坦、厄贝沙坦、替米沙坦等。尤其适用于伴左室肥厚、心力衰竭、心房颤动、糖尿病

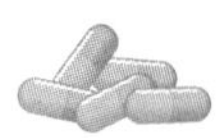

肾病、代谢综合征、微量白蛋白尿或蛋白尿的病人以及不能耐受 ACEI 的病人。不良反应少见，偶有腹泻，长期应用可升高血钾，应注意监测血钾及血肌酐水平变化。禁忌证同 ACEI。

（四）利尿药

利尿药通过排钠利尿、降低高血容量负荷发挥降压作用，主要包括噻嗪类利尿药、袢利尿药、保钾利尿药与醛固酮受体阻滞剂等几类。用于控制血压的利尿药主要是噻嗪类利尿药。在我国，常用的噻嗪类利尿药主要是氢氯噻嗪和吲达帕胺。此类药物尤其适用于老年和高龄老年高血压、单独收缩期高血压或伴心力衰竭的高血压病人，也是难治性高血压的基础药物之一。其不良反应与剂量密切相关，故通常应采用小剂量。噻嗪类利尿药可引起低钾血症，长期应用者应定期监测血钾，并适量补钾。保钾利尿药阿米洛利、醛固酮受体阻滞剂螺内酯等，有时也可用于控制血压，在排钠利尿的同时不增加钾的排出，在与其他具有保钾作用的降压药如 ACEI 或 ARB 合用时，需注意发生高钾血症的危险。痛风者禁用氢氯噻嗪；高尿酸血症及明显肾功能不全者慎用（如需使用利尿药，应使用袢利尿药，如呋塞米等）。

（五）β 受体阻滞剂

β 受体阻滞剂主要通过抑制过度激活的交感神经活性、抑制心肌收缩力、减慢心率发挥降压作用。常用药物包括美托洛尔、比索洛尔、卡维地洛和阿替洛尔等。美托洛尔、比索洛尔对 β_1 受体有较高选择性，因阻断 β_2 受体而产生的不良反应较少，既可降低血压，也可保护靶器官、降低心血管事件风险。β 受体阻滞剂尤其适用于伴快速型心律失常、稳定型心绞痛、慢性心力衰竭、交感神经活性增高以及高动力状态的高血压病人。常见的不良反应有疲乏、肢体冷感、激动不安、胃肠不适等，还可影响糖、脂代谢。二度及以上房室传导阻滞、哮喘病人为其禁忌证。慢性阻塞性肺疾病、运动员、周围血管病或糖耐量异常者慎用，上述病人必要时也可慎重选用高选择性 β 受体阻滞剂。长期应用者突然停药可发生撤药综合征，即原有的症状加重或出现新的临床表现，较常见的有血压反跳性升高，伴头痛、焦虑等。

（六）α 受体阻滞剂

α 受体阻滞剂一般不作为高血压治疗的首选药物，适用于高血压伴前列腺增生的病人，也用于难治性高血压病人的治疗。开始用药应在入睡前，以防直立性低血压发生，使用中注意测量坐立位血压，最好使用控释制剂。心力衰竭病人慎用。

常用降压药及其组成的复方制剂的用法、用量和主要不良反应见表 8-2 和表 8-3。

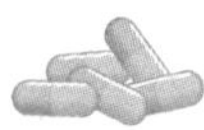

表 8-2　常用降压药的用法、用量和主要不良反应

口服降压药物	每日剂量 /mg（起始剂量至足量）	每日服药次数	主要不良反应
二氢吡啶类 CCB			踝部水肿，头痛，潮红
硝苯地平	10~30	2~3	
硝苯地平缓释片	10~80	2	
氨氯地平	2.5~10	1	
左旋氨氯地平	2.5~5	1	
非洛地平	2.5~10	2	
非二氢吡啶类 CCB			房室传导阻滞，心功能抑制
地尔硫䓬胶囊	90~360	1~2	
噻嗪类利尿药			血钾降低，血钠降低，血尿酸升高
氢氯噻嗪	6.25~25	1	
吲达帕胺缓释片	1.5	1	
袢利尿药			血钾减低
呋塞米	20~80	1~2	
保钾利尿药			血钾增高
氨苯蝶啶	25~100	1~2	
醛固酮受体阻滞剂			血钾增高，男性乳房发育
螺内酯	20~60	1~3	
β 受体阻滞剂			支气管痉挛，心功能抑制
比索洛尔	2.5~10	1	
美托洛尔	50~100	2	
美托洛尔缓释片	47.5~190	1	
α、β 受体阻滞剂			直立性低血压，支气管痉挛
卡维地洛	12.5~50	2	
ACEI			咳嗽，血钾升高，血管神经性水肿
卡托普利	25~300	2~3	
依那普利	2.5~40	2	
贝那普利	5~40	1~2	
ARB			血钾升高，血管性神经水肿（罕见）
氯沙坦	25~100	1	

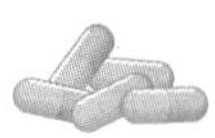

续表

口服降压药物	每日剂量 /mg（起始剂量至足量）	每日服药次数	主要不良反应
缬沙坦	80~160	1	
厄贝沙坦	150~300	1	
替米沙坦	20~80	1	
α 受体阻滞剂			直立性低血压
哌唑嗪	1~10	2~3	
中枢作用药物			鼻充血，抑郁，心动过缓，消化性溃疡
利血平	0.05~0.25	1	
直接血管扩张药			狼疮综合征
肼屈嗪	25~100	2	
肾素抑制剂			腹泻，高钾血症
阿利吉仑	150~300	1	

表 8-3　复方制剂的用法、用量和主要不良反应

主要组分与每片剂量	每日服药片数	每日服药次数	主要不良反应
氯沙坦钾 50 mg/ 氢氯噻嗪 12.5 mg	1	1	偶见血管神经性水肿，血钾异常
缬沙坦 80 mg/ 氢氯噻嗪 12.5 mg	1~2	1	偶见血管神经性水肿，血钾异常
厄贝沙坦 150 mg/ 氢氯噻嗪 12.5 mg	1	1	偶见血管神经性水肿，血钾异常
氨氯地平 5 mg/ 替米沙坦 80 mg	1	1	头痛，踝部水肿，偶见血管神经性水肿
尼群地平 10 mg/ 阿替洛尔 20 mg	1	1~2	头痛，踝部水肿，支气管痉挛，心动过缓
复方利血平片（利血平 0.032mg/ 氢氯噻嗪 3.1 mg/ 双肼屈嗪 4.2 mg/ 异丙嗪 2.1 mg）	1~3	2~3	消化性溃疡，困倦
珍菊降压片（可乐定 0.03 mg/ 氢氯噻嗪 5 mg）	1~3	2~3	低血压，血钾异常

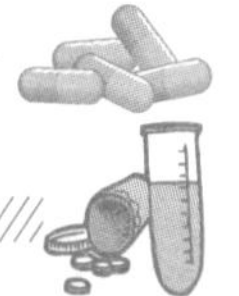

知识拓展

高血压的非药物治疗

高血压的非药物治疗主要是指生活方式干预治疗。健康的生活方式在任何时候对任何高血压病人（包括正常高值血压）都是有效的治疗方法，是控制血压的基础。

高血压非药物治疗可有效降低血压和心血管风险，所有病人都应采用，主要措施包括：① 减少钠盐摄入，增加钾盐摄入；② 控制体重；③ 不吸烟；④ 不过量饮酒；⑤ 体育运动；⑥ 减轻精神压力，保持心理平衡。

【治疗药物应用原则】

1. 降压原则　高血压是一种以动脉血压持续升高为特征的进行性“心血管综合征”，常伴有其他危险因素、靶器官损害等临床疾患，需要进行综合干预，包括非药物治疗和药物治疗两种方法。降压药物应用应遵循小剂量开始，优先选择长效制剂，联合应用及个体化用药的原则。大多数病人需长期甚至终身坚持治疗。因此，应坚持定期测量血压，规范治疗，改善治疗依从性，尽可能实现降压达标，做到长期、平稳、有效地控制血压。

2. 降压目标　一般高血压病人应将血压降至 140/90 mmHg 以下；65 岁及以上老年人的收缩压应控制在 150 mmHg 以下，如能耐受还可进一步降低；伴有肾疾病、糖尿病，或病情稳定的冠心病或脑血管疾病的高血压病人，治疗更宜个体化，一般可以将血压降至 130/80 mmHg 以下。

3. 特殊人群高血压的药物选择　特殊人群高血压包括：老年高血压，单纯性收缩期高血压，高血压合并脑血管疾病、冠心病、心力衰竭、慢性肾脏病、糖尿病、周围血管病，妊娠高血压，难治性高血压，高血压急症等。高血压特殊人群大多为心血管疾病发生的高危人群，应根据各自特点，选用合适的降压药，平稳有效地控制血压，以预防心脑血管疾病的发生。

（1）对年龄 >65 岁的单纯性收缩期高血压病人，应初始用小剂量利尿药或 CCB，收缩压目标 <150 mmHg。

（2）合并糖尿病者，首选 ACEI 或 ARB，目标血压 <130/80 mmHg，需加 CCB 或小剂量噻嗪类利尿药，同时要积极控制血糖。

（3）脑血管疾病后常用利尿药、CCB、ACEI、ARB；如果合并高半胱氨酸血症，建议同时口服叶酸片。

（4）合并慢性肾脏病者，首选 ACEI 或 ARB，必要时加袢利尿药或长效 CCB。

（5）难治性高血压者，选用长效 CCB、利尿药、ARB 或 ACEI 等联合治疗。

（6）合并冠心病、心绞痛者，常用 β 受体阻滞剂，或长效 CCB。

（7）合并周围血管病者，常用 CCB 等。

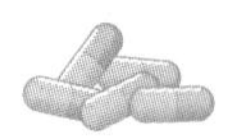

【用药注意事项】

1. 不应自行乱用药物，降压药有许多种，作用机制也不一样。因此，高血压病人的药物治疗应在医生指导下，按病人病情轻重及发病机制个体化用药。

2. 服药期间应定期监测血压，及时调整剂量，保持血压稳定。

3. 不应追求降压速度，应当缓慢降压，使血压逐渐达标。

4. 切忌中途停服降压药，一旦确诊为高血压，就需长期服药，无症状时也需依据医嘱服用药物。

岗位对接

情境：病人，男，72 岁。因“反复头晕、头闷、胸闷 10 年，加重 2 日”入院。该病人 10 年前无明显诱因出现头晕、头闷、胸闷等症状，血压 182/90 mmHg，诊断为高血压，随后间断口服高血压药物。昨日头晕、头闷症状加重，今日为求进一步诊治而入院。既往有冠心病、糖尿病史。入院查体：血压 160/95 mmHg，心前区无隆起，触诊无震颤，心浊音界不大，心率 75 次 / 分，律齐，$A_2>P_2$，心脏各瓣膜区未闻及病理性杂音，双下肢不肿。

结合本章所学内容，你会建议病人口服何种高血压药物？简述其主要不良反应及注意事项。

第二节　冠状动脉粥样硬化性心脏病

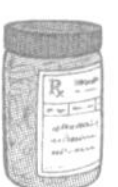

冠状动脉粥样硬化性心脏病是指冠状动脉粥样硬化使血管狭窄或阻塞引起心肌缺血缺氧而引发的心脏病，它和冠状动脉功能改变（血管痉挛）一起，统称为冠状动脉心脏病，简称冠心病，亦称缺血性心脏病。《中国卫生和计划生育统计年鉴（2016）》显示，中国城市和农村居民冠心病的死亡率呈继续上升趋势，2015 年约为 110/10 万，城市和农村冠心病死亡率基本相同，但农村的急性心肌梗死死亡率明显高于城市。

案例讨论

案例：病人，男，65 岁，有冠心病病史，劳累后突发胸闷、胸痛，伴心前区压榨感，含服硝酸甘油片后胸痛不缓解，拨打 120 后救护车送入医院心血管内科，确诊为 ST 段抬高型心肌梗死，立即送往心导管室予以冠脉介入治疗，并植入了一枚冠脉支架，最终病情稳定后好转出院。

讨论：

1. 病人做了冠心病介入手术后还需服用冠心病药物吗？出院后需注意什么？

2. 如果要口服冠心病药物，可长期服用哪些药物？

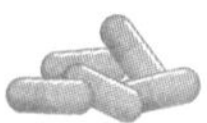

【疾病概述】

冠心病的主要病因是冠状动脉粥样硬化，但动脉粥样硬化的原因尚不完全清楚，可能是多种因素综合作用的结果。由于脂质代谢异常，血液中的脂质沉着在原本光滑的动脉内膜上，逐渐形成粥样斑块，造成动脉腔狭窄，使血流受阻，导致心脏缺血，产生心绞痛。如果冠状动脉硬化引起血栓，使整个血管血流完全中断，将发生急性心肌梗死，甚至猝死。少数人可因冠状动脉痉挛（血管可以没有粥样硬化）导致心绞痛，如果痉挛超过 30 min，也会导致急性心肌梗死（甚至猝死）。

临床上冠心病的常见类型是心绞痛型及心肌梗死型。心绞痛型包括稳定型心绞痛和不稳定型心绞痛；心肌梗死分为 ST 段抬高型心肌梗死和非 ST 段抬高型心肌梗死。心绞痛以发作性胸痛为主要临床表现，主要位于胸骨体上段或中段之后，可波及心前区，呈压榨性、闷胀性或窒息性疼痛，可放射至左肩、左上肢前内侧，达无名指和小指等区域，偶可伴有濒死感，疼痛持续数分钟，很少超过 15 min，休息或含服硝酸甘油后，疼痛多在 5 min 内消失，心绞痛常在劳累、情绪激动、受寒、饱食、吸烟时发生，贫血、心动过速或休克亦可诱发。心肌梗死时胸痛部位与心绞痛部位一致，但胸痛持续时间更久，可持续 30 min 以上，常达数小时，疼痛程度更重，休息和含化硝酸甘油不能缓解，常伴有低热、烦躁不安、多汗和冷汗、恶心、呕吐、心悸、头晕、极度乏力、呼吸困难和濒死感。心肌梗死易并发心力衰竭、心源性休克、心脏破裂、室间隔穿孔、各类心律失常、动脉栓塞、室壁瘤等。冠状动脉造影检查是目前冠心病诊断的金标准。

知识拓展

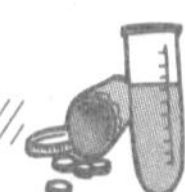

冠心病的介入治疗

冠心病的介入治疗是通过皮肤穿刺桡动脉或股动脉等途径，在 X 线下通过导管、球囊、支架等器械，对冠状动脉狭窄或闭塞部位进行治疗，使血管血流重新畅通。冠心病介入治疗包括：经皮腔内冠状动脉成形术（PTCA）、冠状动脉支架植入术、冠状动脉斑块旋磨术、激光血管成形术、切割球囊技术、冠状动脉内血栓抽吸术等。

国际上于 1977 年首先将 PTCA 应用于临床，我国在 1984 年开始进行第一例 PTCA，30 多年来我国冠心病介入治疗技术得到了突飞猛进的发展，据估计，至 2020 年，我国冠心病介入总例数将超过 100 万例。冠心病介入治疗技术由于简便、安全、痛苦少、疗效显著、住院时间短等优点，已经成为广大冠心病病人乐于接受的治疗技术。

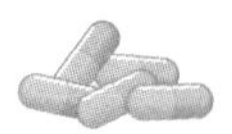

【常用治疗药物】

（一）硝酸酯类药物

本类药物主要有硝酸甘油、硝酸异山梨酯（消心痛）、单硝酸异山梨酯、长效硝酸甘油制剂（硝酸甘油油膏或橡皮膏贴片）等。其作用机制是通过扩张静脉、外周动脉血管、冠状动脉，从而降低心肌氧耗量，增加心脏侧支循环血流量，使心绞痛得到缓解。另外，本类药物还有降低血小板黏附性的作用。

1. 硝酸甘油　可用 0.3~0.6 mg 片剂，舌下含化，1~2 min 即可起效，约半小时后作用消失。不良反应有头昏、头胀痛、头部跳动感、面红、心悸等，偶有血压下降，因此，第一次用药时，病人宜取平卧位，必要时吸氧。

2. 硝酸异山梨酯（消心痛）　可用 5~10 mg 片剂，舌下含化，2~5 min 见效，作用维持 2~3 h；或用喷雾剂喷入口腔，每次 1.25 mg，1 min 见效。

3. 单硝酸异山梨酯　口服，每次 20 mg，2 次 / 日，必要时可增至 3 次 / 日。饭后服，不宜嚼碎。作用与硝酸甘油相似，但较持久（能维持 4 h 以上），口服后半小时见效，含服 2~3 min 见效。因此，该药舌下含服用于急性心绞痛发作，口服则用于预防发作。

（二）抗血小板及抗凝、溶栓药物

1. 抗血小板药物　常用药物有阿司匹林、氯吡格雷、替格瑞洛、糖蛋白Ⅱb/Ⅲa 阻滞剂、前列环素、前列腺素 E_1 等，可以通过抑制血小板聚集，避免血栓形成而堵塞血管。① 阿司匹林：为最经济且应用最广泛的抗血小板制剂，维持量为 100 mg/d 左右，1 次 / 日。② 氯吡格雷：为 P2Y12 受体拮抗剂，可选择性不可逆地阻断二磷酸腺苷和血小板 P2Y12 受体结合，达到抑制血小板聚集的作用，抗血小板作用略大于或等于阿司匹林，维持量为 75 mg/d，1 次 / 日，主要应用于冠心病介入手术后的病人，或对阿司匹林禁忌或不耐受的病人。③ 替格瑞洛：为新型 P2Y12 受体拮抗剂，直接、可逆性地抑制血小板 P2Y12 受体，目前主要用于急性冠脉综合征病人，相对于氯吡格雷能更进一步降低病人心血管病死亡率。④ 糖蛋白Ⅱb/Ⅲa 阻滞剂：是血小板聚集的最后的共同途径，它是作用最强、最直接、最昂贵的抗血小板制剂，目前应用于行冠心病介入手术的病人。

2. 抗凝药物　主要有肝素和低分子肝素、华法林、新型口服抗凝药物等。目前临床常用的包括肝素与低分子肝素，其主要通过作用于凝血酶，抑制纤维蛋白原转变为纤维蛋白，防止血栓形成，从而达到抗凝作用，主要用于不稳定型心绞痛和急性心肌梗死，使用中需警惕出血倾向的发生。

3. 溶栓药物　包括非特异性纤溶酶原激活剂（尿激酶、链激酶）与特异性纤溶酶原激活剂（阿替普酶、瑞替普酶等），能促进纤溶酶原转变成纤溶酶，溶解血栓，使阻塞血管再通，恢复梗死区血液供应，缩小心肌梗死面积，主要应用于 ST 段抬高型心肌梗死。

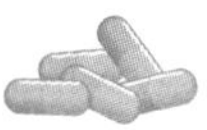

（三）β 受体阻滞剂

常用药物有美托洛尔、阿替洛尔、比索洛尔、卡维地洛、阿罗洛尔等。β 受体阻滞剂能减慢心率，减弱心肌收缩力，从而降低病人的氧耗量，减少因用力、激动引起的症状性及无症状性心肌缺血的发作，提高病人运动耐量。同时，β 受体阻滞剂具有抑制交感神经过度活动的作用，可减少由此引发的严重甚至致命的心律失常。在无明显禁忌证时，β 受体阻滞剂是冠心病病人的一线用药。对不稳定型心绞痛的病人，可以降低急性心肌梗死的发生率，是非抗血小板治疗的首选药物，与硝酸酯类药物合用效果更佳。急性心肌梗死病人使用可以降低死亡率，也是心肌梗死后及介入治疗后应长期坚持服用的药物。常用药物剂量为：美托洛尔 50~100 mg/d、阿替洛尔 25~50 mg/d、比索洛尔 2.5~5 mg/d、卡维地洛 6.125~12.5 mg/d、阿罗洛尔 10 mg/d 等。β 受体阻滞剂禁用于支气管哮喘、严重心动过缓、房室传导阻滞、重度心力衰竭、急性心力衰竭的病人。

（四）CCB

常用药物有维拉帕米、硝苯地平、地尔硫䓬等。其作用为抑制或减少冠状动脉痉挛，抑制心肌收缩，扩张外周阻力血管及冠状动脉，降低心肌氧耗及增加冠状动脉血流，某些 CCB 还能减慢心率。一般耐受好，可用于稳定型心绞痛的治疗和冠状动脉痉挛引起的心绞痛。一般认为它们与 β 受体阻滞剂具有相同的效果，特别适用于某些有 β 受体阻滞剂禁用的情况，例如哮喘、慢性气管炎及外周血管疾病等。常用药物的剂量和用法：硝苯地平 10 mg，3 次 / 日；硝苯地平控释剂 30 mg，1 次 / 日；地尔硫䓬 30 mg，3 次 / 日。

（五）ACEI/ 醛固酮受体阻滞剂

常用药物有依那普利、贝那普利、雷米普利、福辛普利等。此类药物具有心血管保护作用，能够减轻冠状动脉内皮损伤，具有抗动脉粥样硬化作用，抗血栓、抗凝集等效用，同时可通过抑制肾素 - 血管紧张素 - 醛固酮系统而扩张血管，改善心室重构及心功能，减少心绞痛发生。对于急性心肌梗死或近期发生心肌梗死合并心功能不全的病人，尤其是那些使用 β 受体阻滞剂和硝酸甘油不能控制缺血症状的高血压病人，应当使用此类药物。常用药物的剂量和用法：依那普利 10 mg/d，贝那普利 10 mg/d，雷米普利 2.5~5 mg/d，福辛普利 10 mg/d。

（六）降脂药物

降脂药物具有抗动脉粥样硬化、抗炎、保护血管内皮、抑制凝血、促进纤溶等作用。目前，大规模的临床研究证实，他汀类降脂药可减少主要冠状动脉和脑卒中事件，减少冠心病死亡率及冠心病介入手术需求，降低总死亡率。通过饮食控制和适当服用降脂药，把胆固醇降到一定范围，可降低心肌梗死的再发率。循证医学研究证实，心肌梗死后病人即使血清胆固醇正常也要服用降脂药，尤其是他汀类，这样做能降低急性冠状动脉事件的发生率。因此，冠心病病人无论血脂是否正常，都要长期服用降脂药。

知识拓展

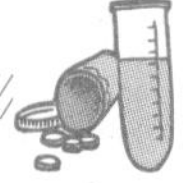

冠心病二级预防

冠心病二级预防，就是指对已经发生了冠心病的病人早发现、早诊断、早治疗，目的是改善症状，防止病情进展，改善预后，防止冠心病复发。冠心病二级预防的主要措施有两个，一个是寻找和控制危险因素，另一个是可靠、持续的药物治疗，包括ABCDE。

A. 服用抗血小板药物，如阿司匹林。

B. 控制血压与体重。

C. 戒烟限酒，控制血脂。

D. 控制糖尿病，合理饮食。

E. 康复教育和体育锻炼。

【治疗药物应用原则】

1. 改善冠状动脉的供血和减轻心肌氧耗量，缓解病人心绞痛等症状。
2. 预防冠状动脉血栓形成，防止心肌梗死的发生。
3. 改善预后，减少心血管终点事件（如心血管死亡、心肌梗死、脑卒中、因心绞痛住院、冠状动脉介入治疗等）的发生。

【用药注意事项】

1. 冠心病需多种药物联合综合治疗，不得随意增添或减少药物，应严格遵从医嘱，定期门诊复诊。
2. 服药期间需自我监测，观察是否有皮下瘀斑、鼻出血、血尿、黑便等出血倾向或症状，需定期监测血脂水平等。
3. 切忌中途停服药物，一旦确诊为冠心病需长期服药，无症状时也需依据医嘱服用药物。

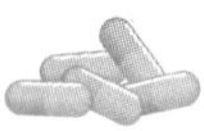

岗位对接

情境：病人，男，66 岁。因活动后心前区疼痛 2 年，加重 2 个月入院。病人 2 年前开始上 3 层楼时出现心前区闷痛，伴左上肢酸痛，每次持续几十秒至几分钟不等，休息约 1 min 可缓解，每月发作 1~2 次。2 个月前开始在用力、情绪激动时出现心前区闷痛，持续达 10 min，伴左上肢酸痛或不适，心前区疼痛与左上肢疼痛同时发作、消失，经休息或含服“硝酸甘油片”3~5 min 方可缓解，每个月发作 5~6 次，为进一步诊治入院治疗。有高血压及吸烟史。查体：血压 156/92 mmHg，心界不扩大，心率 72 次 / 分，心音有力，律齐，各瓣膜区未闻及杂音。心电图：窦性心律，V_1、V_2、V_3 导联 ST 段近似水平下移 0.05 mV，T 波低平。

结合本章所学内容，病人目前诊断冠心病为何种类型？如何选择冠心病治疗药物？药物使用注意事项有哪些？

第三节　高脂血症

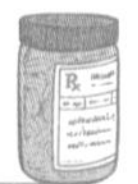

高脂血症表现为病人体内血脂代谢紊乱。长期高血脂可以引起血液黏稠度增加和加速全身动脉粥样硬化，继而导致心脑血管梗塞等，造成重要脏器的损伤。高脂血症是脑卒中、冠心病、心肌梗死、心脏性猝死独立而重要的危险因素，也是中老年人常见病之一。

案例讨论

案例：病人，女，35 岁。体型较胖，无明显症状和体征。健康体检时化验血脂，结果如下：甘油三酯（TG）14 mmol/L，血清总胆固醇（TC）28.2 mmol/L，血清低密度脂蛋白胆固醇（LDL-C）2.8 mmol/L，血清高密度脂蛋白 - 胆固醇（HDLC）0.87 mmol/L。诊断为高脂血症。

讨论：结合上述案例，分析诊断的合理性并讨论易患高脂血症的人群有哪些。

【疾病概述】

高脂血症是指体内脂肪代谢异常而使体液循环中某种脂质过高而产生的代谢异常综合征。高脂血症表现为体内 TC、TG 和 LDL-C 过高，同时伴随着 HDL-C 过低，临床上又称之为血脂异常。

目前临床趋向于将高脂血症分为四型，即高胆固醇血症、高甘油三酯血症、混合型高脂血症和低高密度脂蛋白血症。此外根据病人的病因不同，高脂血症又分为原发性高脂血症和继发性高脂血症。原发性高脂血症主要指的是遗传因素导致的血脂代谢异常，包括家族性高甘油三酯血症、家族性高 α 脂蛋白血症、家族性Ⅲ型高脂

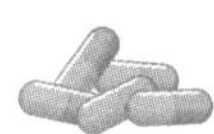

蛋白血症等。继发性高脂血症则主要系指其他疾病诱发或产生的并发症导致的血脂代谢异常，包括肾病综合征和糖尿病高脂血症等情况。关于高脂血症的诊断标准，目前国际和国内尚无统一的方法。国内多数学者认为血浆 TC 浓度大于 5.2 mmol/L 可定为高胆固醇血症，血浆 TG 浓度大于 2.3 mmol/L 可定为高甘油三酯血症。

知识拓展

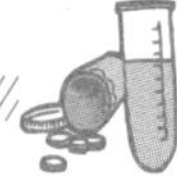

脂蛋白的分类与功能

血浆中的 TG、胆固醇、胆固醇酯、游离脂肪酸和磷脂能与载脂蛋白结合成为脂蛋白复合物，是脂类在血液中存在、转运及代谢的形式。脂蛋白根据密度的不同可分为乳糜微粒（CM）、极低密度脂蛋白（VLDL）、低密度脂蛋白（LDL）、中间密度脂蛋白（IDL）和高密度脂蛋白（HDL）及脂蛋白。CM 主要含有外源性 TG，是转运外源性 TG 和胆固醇到肝及外周组织的主要形式，而 VLDL、LDL、IDL 可将肝内合成的内源性脂质转运至肝外组织。VLDL 在肝细胞内合成，是转运肝合成的 TG 进入血液循环的主要形式。LDL 由 VLDL 转变而来，富含胆固醇，主要功能是把胆固醇运输到全身各处细胞。HDL 是颗粒最小的血浆脂蛋白，主要功能是将外周的胆固醇转给 VLDL 或 LDL，被肝利用，担负着将内源性胆固醇（以胆固醇酯为主）从组织运往肝的逆向转运的任务，因此具有保护血管的作用。

【常用治疗药物】

高脂血症的治疗应以饮食治疗为基础，包括减少饱和脂肪酸和胆固醇的摄入、增加体力活动、控制体重等。目前临床上应用的调脂药物种类甚多，如他汀类、贝特类、烟酸和胆汁酸螯合剂等。相比于其他降血脂药物，他汀类药物可更好地降低 LDL-C 水平。但他汀类药物的安全性仍是目前讨论的焦点，尤其是他汀类药物引起的糖尿病和认知功能障碍。

（一）他汀类药物

他汀类为 β- 羟基 -β 甲戊二酸单酰辅酶 A（HMG-CoA）还原酶抑制剂，临床常用药物有辛伐他汀、阿托伐他汀、匹伐他汀等。他汀类广泛用于治疗血脂异常，是以胆固醇升高为主的高脂血症病人的首选治疗药物。他汀类主要降低血浆 TC 和 LDL-C，且一定程度上降低 TG 和 VLDL，轻度升高 HDL-C 水平，对动脉粥样硬化和冠心病的防治产生作用，适用于杂合子家族性高胆固醇血症、原发性高胆固醇血症等疾病，对糖尿病性和肾性高脂血症也有效。多数他汀类药物对纯合子家族性高脂血症无效，瑞舒伐他汀对该类型高胆固醇血症有效。常用他汀类药物的特点和用法用量见表 8-4。他汀类

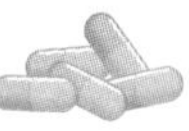

药物的不良反应有胃肠道反应、皮肤潮红、头痛、肌痛、肌病、横纹肌溶解症、肝转氨酶升高、胰腺炎、史－约综合征、多形性红斑、血管神经性水肿、大疱性表皮松解症等。

表 8-4　常用他汀类药物的作用特点和用法用量

药物	主要特点	用法用量
洛伐他汀	本药为无活性的内酯环结构，水解后有药理活性；调血脂作用稳定，有剂量依赖性	20~40 mg，1 次 / 日，睡前服用
普伐他汀	是一种亲水性 HMG-CoA 还原酶可逆性抑制剂，有独特的亲水作用，能高度选择性抑制肝内胆固醇的合成；除调脂作用外，还有抗炎作用	10~40 mg，1 次 / 日，睡前服用
辛伐他汀	洛伐他汀的羟基化产物，降脂作用较洛伐他汀强；降脂作用明显，安全、不良反应小；治疗高脂血症的首选药物之一	10 mg，1 次 / 日，睡前服用

（二）贝特类药物

贝特类又称苯氧酸类，临床常用药物有吉非贝齐、苯扎贝特、非诺贝特和环丙贝特等。贝特类可使 TG 降低 20%~50%，而对 TC 仅降低 6%~15%，并使 HDL-C 升高 10%~20%。其适应证为高甘油三酯血症或以 TG 升高为主的混合型高脂血症。对高 TG 和（或）低 HDL-C 病人的获益较其他病人更为显著。常用贝特类的特点和用法用量见表 8-5。贝特类药物以胃肠道反应为主。典型不良反应有肌痛、肌病、胆石症、胆囊炎、肝转氨酶升高、史－约综合征、多形性红斑、大疱性表皮松解症。

表 8-5　常用贝特类药物的特点和用法用量

药物	主要特点	用法用量
吉非贝齐	降低胆固醇作用弱	300 mg，2 次 / 日，早、晚餐前 30 min 口服
苯扎贝特	降低 TG、升高 HDL；对 LDL 和 TC 影响较小	200 mg，3 次 / 日，口服
非诺贝特	单独使用或联合他汀类药物治疗伴有糖尿病或代谢综合征的高甘油三酯血症者，降低大血管、微血管事件发生率	100 mg，3 次 / 日，口服
环丙贝特	调血脂；抑制血小板聚集和溶解纤维蛋白原	100 mg，1 次 / 日，口服

（三）胆汁酸结合树脂

胆汁酸结合树脂为碱性阴离子交换树脂，不溶于水，不易被消化酶破坏；与胆汁酸牢固结合后，阻滞胆汁酸的肝肠循环和反复利用。服药后可减少外源性胆固醇的吸收，促进内源性胆固醇在肝内代谢为胆汁酸，可使胆固醇的排泄量增加10倍之多。胆汁酸结合树脂可降低TC和LDL-C，载脂蛋白也相应降低，但HDL几乎无改变，主要用于治疗以TC和LDL-C升高为主，而TG水平正常不能使用他汀类的高胆固醇血症如杂合子家族性Ⅱa型高脂血症。对纯合子家族性高脂血症无效。常用的药物有：考来烯胺，口服，每日4~16 g，分3~4次服用；考来替泊，每日20 g，分3~4次服用。胆汁酸结合树脂类药物常见不良反应有恶心、腹胀、消化不良、便秘等。

（四）烟酸类

烟酸属于B族维生素，是许多重要代谢过程的必需物质。大剂量则具有调血脂作用，属于广谱调血脂药。烟酸可减少游离脂肪酸向肝内转移，而使VLDL的生成减少以及抑制肝内合成含载脂蛋白的脂蛋白。通过脂蛋白酯酶途径增加VLDL-C清除率，引起TG的降低。通过抑制肝合成TG以及抑制VLDL的分泌，而间接降低LDL水平，同时增高HDL水平。在现有调节血脂药中，烟酸升高HDL的作用最强，也是唯一具有降低脂蛋白(a)作用的药物。常用的药物有：烟酸缓释制剂，推荐剂量为1~2 g，每晚1次；阿昔莫司，0.25 g，每日1~3次。

（五）胆固醇吸收抑制剂

依折麦布是第一个被批准用于临床的选择性胆固醇吸收抑制剂。其选择性抑制位于小肠黏膜刷状缘的胆固醇转运蛋白的活性，有效减少肠道内胆固醇的吸收，从而降低胆固醇和相关植物甾醇的吸收，使肝胆固醇储存减少，LDL-C和TC的水平降低，可用于原发性（杂合子家族性或非家族性）高胆固醇血症。治疗纯合子家族性高胆固醇血症时，可联合应用依折麦布与他汀类。依折麦布常用剂量为10 mg，每日1次。

（六）其他药物

1. 普罗布考　具有较强的抗氧化作用，对动脉粥样硬化有较好的防治效果。用于高胆固醇血症，尤其是纯合子家族型高胆固醇血症。常用剂量为0.5 g，每日2次。

2. 多不饱和脂肪酸　又称为多烯脂肪酸，分为ω-6和ω-3两类，可显著降低TG，轻度升高HDL-C、TC和LDL-C，用于高甘油三酯血症的治疗。常用剂量为0.5~1 g，每日3次。

【治疗药物应用原则】

高脂血症经严格饮食控制3~6个月后，血脂水平仍明显增高者，特别是对中老年人和有其他危险因素存在的病人如糖尿病、高血压和有心血管疾病家族史者，必须给予药物治疗。药物治疗期间仍需坚持饮食治疗。

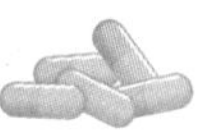

1. 高胆固醇血症　首选 HMG-CoA 还原酶抑制剂，单用不能使血脂达到治疗目标值时，可加用胆固醇吸收抑制剂或胆汁酸结合树脂，强化降脂作用。由于肝主要是在夜间合成血脂，故半衰期短的药物如洛伐他汀、辛伐他汀、普伐他汀、氟伐他汀应睡前服用；半衰期长的药物如阿托伐他汀每日固定时间服用。

2. 高甘油三酯血症　首选贝特类，也可选用烟酸类和多不饱和脂肪酸。对于重度高甘油三酯血症可联合应用贝特类和多不饱和脂肪酸。

3. 混合型高脂血症　一般首选 HMG-CoA 还原酶抑制剂，以降低 TC 与 LDL-C；但当血清 TG ≥ 5.65 mmol/L 时，首选贝特类，以降低 TG，避免发生急性胰腺炎的危险；单药效果不佳时，可考虑联合用药。他汀类与贝特类或烟酸类联合使用可明显改善血脂谱，但肌毒性和肝毒性的可能性增加，尤其是吉非贝齐发生率最高。

4. 低 HDL-C 血症　目前升高 HD-C 最强的药物是烟酸，升幅可达 15%~35%。HMG-CoA 还原酶抑制剂升高 HDL-C 幅度为 5%~10%。贝特类升高 HDL-C 幅度为 10%~20%。HMG-CoA 还原酶抑制剂与烟酸类联合应用可显著升高 HDL-C，而不发生严重的不良反应。

【用药注意事项】

1. 胆汁酸结合树脂类药物长期使用，可干扰脂溶性维生素以及药物的吸收；大剂量使用时可引起脂肪泻。

2. 烟酸类药物具有强烈的扩张血管作用，初始服用或剂量增大后可致发热、瘙痒、皮肤干燥、面部潮红等；使用大剂量时可引起血糖升高，血尿酸增高，肝转氨酶升高。

岗位对接

案例：病人，男，55 岁。发现血压升高 6 年，血脂增高 1 个月。6 年前在例行体检时发现血压升高，最高达 170/110 mmHg，无头晕、头痛及心悸，一直规律服用降压药治疗，血压控制在 130/80 mmHg 左右。TC 6.25 mmol/L，TG 4.8 mmol/L，LDL-C 4.53 mmol/L。诊断：高血压病 3 级高危组，高脂血症，糖耐量异常。

请分析该病人情况并推荐用药。

第四节　心力衰竭

心力衰竭是各种心血管疾病的终末期表现，吸烟、肥胖、高脂血症和病毒感染等因素均可造成心力衰竭的发生，有 80%~90% 的慢性心力衰竭是在原有心脏疾病基础上诱发的。

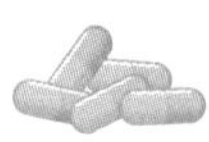

案例讨论

案例：病人，男，55 岁。因劳动后出现呼吸困难 2 h 而入院。病人入院时，气促乏力，面色苍白，口唇发绀，出汗多，咳嗽，咳粉红色泡沫样痰。既往有高血压病史。血压 170/100 mmHg；心界向左下明显扩大；心率 120 次/分，律齐；两肺满布湿啰音及哮鸣音。胸部 X 线显示两肺纹理增粗，心脏扩大；TC：10.8 mmol/L，HDL 降低，血糖正常。诊断：急性左心衰竭，肺水肿，高血压病。

讨论：请简要说出医生的诊断依据。

【疾病概述】

心力衰竭是指由各种原因引起心脏结构和功能损伤，导致心室射血和（或）充盈功能低下，从而不能满足组织代谢需要的病理生理过程。心力衰竭的发病机制主要包括：Frank–Starling 机制、心肌肥厚、神经体液机制、内因子改变。其病因主要归为两类：心肌病变和心脏负荷过重。心力衰竭的发生与进展还与感染、电解质紊乱、高动力循环、劳累及情绪紧张、心律失常、不规则治疗等诱因有关。主要症状有呼吸困难，体力活动受限，伴或不伴有肺循环、体循环淤血，体液潴留等，以上症状是临床诊断心力衰竭和评价心力衰竭严重性的重要依据。心力衰竭作为复杂的临床综合征，可以根据不同的临床和病理特点进行分类。根据心力衰竭发生时间、速度和严重程度可分为急性心力衰竭和慢性心力衰竭；根据发病机制可分为收缩性心力衰竭和舒张性心力衰竭；根据发病部位可分为左心衰竭、右心衰竭和全心衰竭。

视频

心力衰竭的药物治疗

【常用治疗药物】

心力衰竭的治疗药物主要分两大类：一是缓解症状、改善病人心功能状态的药物，如利尿药、血管扩张剂等；二是提高生存率和生活质量、改善预后的药物，如 ACEI/ARB、β 受体阻滞剂和醛固酮受体阻滞剂，且以上药物多数已成为治疗心力衰竭的经典药物。利尿药的不良反应有电解质紊乱、血脂及血糖代谢异常、抑制尿酸排出等。

（一）利尿药

利尿药在心力衰竭治疗中起关键作用。利尿药可以促进 Na^+、水排出，有效缓解心力衰竭病人的呼吸困难及水肿，改善心功能和运动耐量；适用于有液体潴留症状的所有心力衰竭病人。常用的药物有强效利尿药（呋塞米、布美他尼、托拉塞米）、中效利尿药（氢氯噻嗪、美托拉宗）、保钾利尿药。

1. 强效利尿药　适用于大部分心力衰竭病人，特别适用于有明显液体潴留或伴肾功能受损的病人。对于轻度心力衰竭病人从小剂量呋塞米 20 mg 或托拉塞米 10 mg 开始使用，每日 1 次，逐渐加量；重度慢性心力衰竭者可增至 100 mg，每日 2 次；

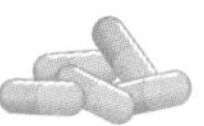

静脉注射效果优于口服但须预防低钾血症，必要时补钾或合用保钾利尿药。

2. 中效利尿药 作用于远曲小管，利尿作用弱，适用于有轻度液体潴留、伴高血压而肾功能正常的病人。对于轻度心力衰竭可首选氢氯噻嗪 25 mg，每日 1 次，逐渐加量，一般控制体重每日下降 0.5~1.0 kg，常与保钾利尿药合用。症状缓解后，可间歇给药，每周 2~4 次。

3. 保钾利尿药 保钾利尿药多和以上两种联合使用从而达到强效利尿并预防低钾的作用，常用药物有螺内酯、氨苯蝶啶、阿米洛利和依普利酮。氨苯蝶啶 50~100 mg，每日 2 次，维持阶段可改为隔日疗法；阿米洛利 5~20 mg，每日 1 次；螺内酯常用剂量为 20 mg，每日 3 次。

（二）血管扩张药

血管扩张药通过扩张静脉（容量血管）可减少静脉回心血量，降低前负荷，缓解肺部症状，扩张小动脉（阻力血管）可降低外周阻力，降低后负荷，进而改善心功能，增加心排血量，动脉供血，缓解组织缺血症状，主要用于急性心力衰竭和慢性心力衰竭急性加重期。血管扩张药仅能改善心力衰竭的症状，不能阻止心力衰竭的进展。常用药物有硝酸酯类药物、硝普钠、乌拉地尔等；用药特点及用法用量见表 8-6。

表 8-6 血管扩张类药物的用药特点及用法用量

药物	主要特点	用法用量
硝酸甘油	半衰期短，反复给药易产生耐受性	静脉注射，初始速度 5 μg/min，每 5~10 min 提升一次速度，维持速度 10~100 μg/min
硝酸异山梨酯	反复给药易产生耐受性	口服，10~40 mg，2 次 / 日，必要时也可增至 3 次 / 日，饭后服用
肼屈嗪	明显增加肾血流量	口服，每次 10 mg，3~4 次 / 日，每 2~5 日增加一次剂量，不宜超过每日 200 mg
硝普钠	作用快，见光分解	静脉注射，50 mg 溶于 5% 葡萄糖注射液 500 ml 中，滴速 0.5~3 μg/（kg·min）
哌唑嗪	易引起直立性低血压	口服，一次 0.5~1 mg，2~3 次 / 日（首剂为 0.5 mg，睡前服），逐渐按疗效调整为每日 6~15 mg，分 2~3 次服用

（三）强心苷和非强心苷正性肌力药

1. 强心苷类药物 此类药物为传统的正性肌力药，应用于心力衰竭的治疗已有 200 余年的历史，该类药物具有正性肌力、负性频率和负性传导等作用。常用药物有地高辛、去乙酰毛花苷等。其中，地高辛是唯一经过安慰剂对照临床试验评估的洋地黄制剂，也是唯一被美国食品药品监督管理局确认能有效治疗慢性心力衰竭的洋地黄制剂。

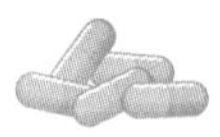

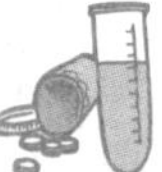

知识拓展

洋地黄

洋地黄为两年生或多年生草本，又称毛地黄，别称紫花洋地黄。全株被短毛，叶互生，卵形至卵状披针形。初夏开花，花多数呈顶生的长总状花序，花冠钟状唇形，上唇紫红色，下唇内部白色，有紫色斑点。原产欧洲西部，现我国各地均有栽培，为观赏植物和药用植物。叶含强心苷，用作强心药，能加强心肌收缩力和减慢心率，用于治疗心力衰竭。

(1) 地高辛　用于急、慢性心力衰竭，控制心房颤动、心房扑动引起的心室率加快以及室上性心动过速。地高辛不能与含钙注射液合用。在紧急情况下可以静脉给药，一般不采用肌内注射和皮下给药。常以每日 0.125~0.25 mg 起始并维持，70 岁以上、肾功能损害或体重低的病人应予更小剂量(0.125 mg，每日 1 次或隔日 1 次)起始。

(2) 去乙酰毛花苷　为快速起效的静脉注射用制剂，适用于急性心力衰竭、慢性心力衰竭急性加重，控制心房颤动、心房扑动引起的心室率加快。去乙酰毛花苷 0.4~0.6 mg，用 5% 葡萄糖注射液 20 ml 稀释后缓慢静脉注射，以后每 2~4 h 可再给 0.2~0.4 mg，总量为每日 1~1.6 mg。

2. 非强心苷类正性肌力药　此类药物可以快速改善急性心力衰竭病人的血流动力学和临床情况，但同时会造成心肌损伤。该类药物主要包括 β 受体激动剂(多巴胺、多巴酚丁胺)、磷酸二酯酶抑制剂(米力农)、细胞内钙离子增敏剂(左西孟旦)。

(1) 氨力农　通过抑制心肌磷酸二酯酶，增加心肌 cAMP 的含量而发挥正性肌力作用，具有明显增强心肌收缩性和舒张血管作用，主要用于治疗严重及对强心苷和利尿药不敏感的心功能不全者。静脉注射：首剂 0.75 mg/kg 缓慢注射，然后静脉滴注 5~10 μg/(kg·min)。口服：开始每日 100 mg，渐增至每日 400~600 mg。

(2) 米力农　作用比氨力农强，且不良反应较少，仅限于短期使用，长期使用可增加死亡率。短期静脉注射用药，初始用量为 25~75 μg/kg，5~10 min 后缓慢静脉注射，继之以静脉滴注 0.25~1.0 μg/(kg·min)。

(3) 多巴酚丁胺　用于器质性心脏病时心肌收缩力下降引起的心力衰竭。用药前，应先补充血容量。静脉滴注：将多巴酚丁胺加入 5% 葡萄糖注射液或氯化钠注射液中稀释后使用。每次 250 mg，以 2.5~10 μg/(kg·min)给予，速度控制在 15 μg/(kg·min)以下。

(四) β 受体阻滞剂

β 受体阻滞剂对肾素 – 血管紧张素 – 醛固酮系统和交感神经有双重抑制作用，阻碍儿茶酚胺对心肌的直接毒性，改善左心室功能和功能性容量，从而减轻心力衰竭病

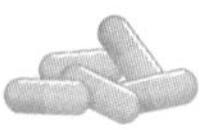

人的症状，降低病人的入院率和死亡率。常用的β受体阻滞剂分为非选择性β受体阻滞剂(普萘洛尔、噻吗洛尔、吲哚洛尔、索他洛尔等)、选择性β受体阻滞剂(美托洛尔、比索洛尔、醋丁洛尔等)和α、β受体阻滞剂(卡维地洛等)三类。该类药物应从极低剂量开始，逐渐增加至使病人既能够耐受又不致引起慢性心力衰竭的剂量。常用初始量：美托洛尔 6.25 mg，每日 2 次；比索洛尔 1.25 mg，每日 1 次；卡维地洛 3.125 mg，每日 1 次。如病人可以耐受，可每隔 2~4 周将剂量加倍，最终达到最大耐受剂量并维持给药。日用最大耐受剂量分别为：美托洛尔 100 mg，比索洛尔 10 mg，卡维地洛 50 mg。β受体阻滞剂会引起心动过缓或传导阻滞、气道阻力增加、直立性低血压、脂质代谢异常、男性性功能障碍及消化系统不良反应等。

(五) 血管紧张素转换酶抑制剂(ACEI)

ACEI 是第一类被证实能降低心力衰竭病人死亡率的药物，是治疗心力衰竭的基石和首选药物。ACEI 属神经内分泌抑制剂，通过竞争性抑制血管紧张素转换酶(ACE)而发挥作用。常用药物有卡托普利、依那普利、福辛普利、赖诺普利等，常用 ACEI 的使用剂量如表 8-7。ACEI 类药物不良反应有低血压、咳嗽、急性痛风、高钾血症、肾功能损害、贫血、血管神经性水肿、蛋白尿、粒细胞减少等，其中以低血压和咳嗽最常见。使用过程中最初几日会出现低血压，因血压降低过多产生首剂低血压，有的表现为直立性低血压。咳嗽是导致停药最常见的原因，常为难以抑制的干咳。

表 8-7 常用 ACEI 的使用剂量

药物名称	起始剂量	目标剂量
卡托普利	单次 6.25 mg，3 次 / 日	单次 50 mg，3 次 / 日
依那普利	单次 2.5 mg，2 次 / 日	单次 10 mg，2 次 / 日
福辛普利	单次 5 mg，1 次 / 日	单次 20~30 mg，1 次 / 日
赖诺普利	单次 2.5~5 mg，1 次 / 日	单次 20~30 mg，1 次 / 日
培哚普利	单次 2 mg，1 次 / 日	单次 4~8 mg，1 次 / 日
喹那普利	单次 5 mg，2 次 / 日	单次 20 mg，2 次 / 日
雷米普利	单次 1.25~2.5 mg，1 次 / 日	单次 10 mg，1 次 / 日
贝那普利	单次 2.5 mg，1 次 / 日	单次 10~20 mg，1 次 / 日

(六) 血管紧张素Ⅱ受体阻滞剂(ARB)

ARB 在血流动力学方面的作用与 ACEI 类似，可以降低肺毛细血管楔压及平均肺动脉压，减轻全身血管阻力，降低前负荷，增加心排血量。常用的 ARB 类药物有坎地沙坦、缬沙坦、氯沙坦等。使用过程应从小剂量起始，在病人耐受的基础上逐步增至目标剂量或可耐受的最大剂量。常用 ARB 的使用剂量如表 8-8。

表 8-8　常用 ARB 的使用剂量

药物名称	起始剂量	目标剂量
坎地沙坦	每次 4 mg，1 次 / 日	每次 32 mg，1 次 / 日
缬沙坦	每次 20~40 mg，1 次 / 日	每次 80~160 mg，2 次 / 日
氯沙坦	每次 25 mg，1 次 / 日	每次 100~150 mg，1 次 / 日

（七）醛固酮受体阻滞剂

心力衰竭的严重程度与醛固酮的生成及活化增加量成正比。使用 ACEI 可以降低循环中醛固酮的水平，然而使用 ACEI 时间在 3 个月以上时，醛固酮水平却不能保持稳定、持续的降低，即出现“醛固酮逃逸现象”。醛固酮受体阻滞剂可以缓解这一现象，防止心肌纤维化并抗心律失常，从而降低慢性心力衰竭病人的病死率。因此，临床上多为 ACEI 与醛固酮受体阻滞剂联合使用，从而进一步抑制醛固酮的有害作用。目前醛固酮受体阻滞剂只有螺内酯和依普利酮两种，使用过程中均由小剂量起始，逐渐增加。依普利酮的初始剂量为每次 12.5 mg，每日 1 次；目标剂量为每次 25~50 mg，每日 1 次。螺内酯的初始剂量为每次 10~20 mg，每日 1 次或隔日 1 次；目标剂量为每次 20 mg，每日 1 次；螺内酯不推荐使用大剂量。螺内酯的不良反应主要表现为高钾血症、男性乳腺增生；高钾血症的发生与高龄、糖尿病、肾功能不全、心力衰竭的严重程度等有关。

（八）中药治疗

心力衰竭，中医归于“胸痹心痛”范畴，中医典籍中所描述的“痰饮病”“水气凌心证”的临床表现与心力衰竭的症状较为吻合。中医辨证中，需要分辨疾病属于虚证、实证或虚实夹杂证，心力衰竭病人多以本虚标实、虚实夹杂证为主。临床治疗应全面考虑标本、虚实、缓急等综合情况，根据证候发展的实际情况给予治疗。常用的中成药有侧重益气活血的通心络胶囊；侧重益气养阴的生脉饮口服液和益心舒胶囊；侧重温阳益气、活血利水、标本兼顾的芪苈强心胶囊；侧重活血的血府逐瘀软胶囊。

【治疗药物应用原则】

1. 治疗药物选择　心力衰竭病人有液体潴留证据或原已有液体潴留者，均应给予利尿药；利尿药的使用可激活内源性神经内分泌系统，故应与 ACEI/ARB、β 受体阻滞剂联用。左心功能不全病人及慢性心力衰竭病人，可首选 ACEI 治疗。对于扩张型心肌病、冠心病心绞痛伴慢性心力衰竭的病人，可在强心剂、利尿药和扩血管药物综合治疗基础上，使用 β 受体阻滞剂进行治疗。经前期治疗后仍不能有效控制病况时，可增加强心苷类药物的使用。

2. 使用剂量原则　利尿药、ACEI、β 受体阻滞剂均由小剂量开始逐渐增加剂量；利尿药增加剂量过程中需根据体重、血压、肾功能等情况调节增加幅度，病情控制后，

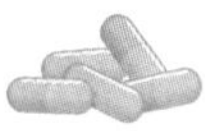

以最小有效剂量长期维持，不可突然停药。ACEI可在病人耐受情况下，隔周加倍增量，剂量调整至靶剂量或最大耐受剂量时应长期坚持使用，若不耐受可减量维持，不可轻易停药。β受体阻滞剂在使用约2周后逐步加量，至目标剂量后长期使用。

【用药注意事项】

1. 利尿药

(1) 必须严格控制钠盐的摄入，应用利尿药前应首先检测病人肾功能和电解质。

(2) 使用过程中有可能导致血钾的水平降低，低钾血症易引起强心苷类的毒性反应，故应对血钾进行监测，必要时口服钾盐。

(3) 噻嗪类利尿药与螺内酯合用，可加强利尿作用并预防低钾血症。

(4) 利尿药的使用可激活内源性神经内分泌系统，故应与ACEI/ARB、β受体阻滞剂联用。

(5) 在使用过程中需注意利尿药不能单独使用，且其使用剂量不足或过量时都会增加治疗风险：当利尿药剂量不足时将引起体液潴留，从而减弱ACEI的作用，增加受体阻滞剂治疗的危险性；当剂量过大时会增加肾功能不全的危险性。

2. ACEI　左心功能不全病人及慢性心力衰竭者，可首选ACEI治疗；血管神经性水肿、无尿性肾衰竭、妊娠期病人禁用。

3. β受体阻滞剂

(1) 治疗效果慢，2~3个月后才能收到明显效果。

(2) 支气管痉挛性疾病、心动过缓、二度及以上房室传导阻滞病人禁用。

(3) 使用过程中应掌握其常见不良反应及应对处理方法。长期使用β受体阻滞剂的病人不能突然停药，否则易引起血压和心率的反跳，诱发高血压急症或急性冠脉综合征；必须停药时，应逐渐减少剂量。

岗位对接

案例：病人，女，70岁。主诉：上楼梯时感觉呼吸短促，疲劳。病人有高血压和冠心病史，服用地尔硫䓬。有长期吸烟史，但5年前已戒。查体：心率85次/分，律齐；呼吸25次/分；血压138/84 mmHg。胸部X线片显示轻度心脏扩大和肺水肿，超声心动图提示左心室扩张，射血分数40%。血清电解质正常，但TC和LDL-C水平较高。住院治疗后，给予吸氧处理，静脉注射呋塞米，症状逐渐改善。长期医嘱：服用赖诺普利，逐渐增加辛伐他汀和卡维地洛的剂量。参照营养师建议：饮食中减少钠、饱和脂肪和胆固醇的摄入，并参与科学的锻炼计划。

试分析该处方中每种药物的用药目的。

思考题

1. 简述高血压的治疗目标。
2. 如何在冠心病中规范使用硝酸酯类药物?
3. 简述治疗高脂血症药物的主要分类及其代表药物。
4. 试述常用β受体阻滞剂的分类情况和临床应用原则。

在线测试

第九章 呼吸系统疾病的药物治疗

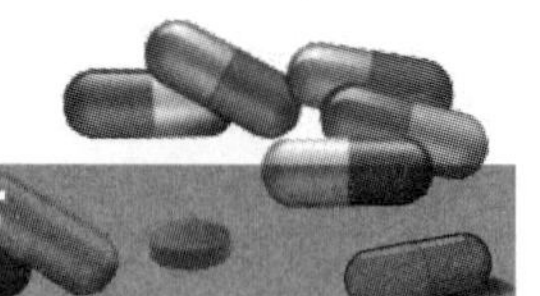

学习目标

1. 掌握支气管哮喘、慢性阻塞性肺疾病、肺结核的常用治疗药物和药物治疗原则。
2. 熟悉急性上呼吸道感染、肺炎的药物治疗原则和常用治疗药物；支气管哮喘、慢性阻塞性肺疾病的临床表现。
3. 了解急性上呼吸道感染、肺炎的临床表现；支气管哮喘、慢性阻塞性肺疾病的病因；肺结核的病因及临床表现。

思维导图

PPT

呼吸系统由鼻、咽、喉、气管、支气管和肺构成。因呼吸系统与外界相通，肺又是体内唯一接受全部心排血量的器官，所以环境中各种有害气体、粉尘、病原微生物及某些致敏原易侵入支气管和肺部而引起相应疾病。常见的呼吸系统疾病包括感染性疾病、阻塞性肺疾病、限制性肺疾病和肿瘤等。本章讲述常见呼吸系统疾病包括急性上呼吸道感染、肺炎、支气管哮喘、肺结核和慢性阻塞性肺疾病的药物治疗，重点讲述五种疾病的常用治疗药物、治疗药物应用原则、药物不良反应及用药注意事项。

第一节 急性上呼吸道感染

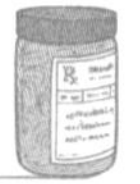

急性上呼吸道感染是鼻、鼻咽部和咽喉部急性炎症的总称，大多数由病毒感染引起，主要有鼻病毒、流感病毒、副流感病毒、埃可病毒、腺病毒、麻疹病毒、柯萨齐病毒等，少数由细菌直接感染或继发于病毒感染之后，主要为溶血性链球菌、流感嗜血杆菌、肺炎链球菌、葡萄球菌等。

案例讨论

案例：病人，男，29 岁，建筑工人。3 日前因气候变化受寒后出现咳嗽伴痰黄且黏稠，同时出现了咽喉的轻微疼痛。1 日前夜间症状加重，并伴有发热恶寒，故来就诊。检查：神志清楚，面色微红，体型微胖，声音嘶哑，咽部发红，扁桃体肿大。体温 38.6℃，脉搏 89 次 / 分，呼吸 26 次 / 分，血压 110/76 mmHg，心率 83 次 / 分，律齐，肺

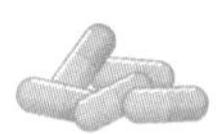

部未闻及干、湿啰音。医生诊断为急性上呼吸道感染。治疗方案：选用抗菌药阿莫西林胶囊，0.5 g/次，3次/日；口服感冒药复方感冒灵颗粒，1袋/次，3次/日，开水冲服；口服板蓝根颗粒，1袋/次，3次/日，开水冲服；鲜竹沥口服液，20 ml/次，3次/日，口服。

讨论：请分析此案例治疗方案的合理性。

【疾病概述】

急性上呼吸道感染是呼吸道常见的一种传染病，临床上依据症状学特征将其分为普通感冒（俗称"伤风"，又称急性鼻炎或上呼吸道卡他），病毒性咽炎、喉炎，咽眼结合膜热，疱疹性咽峡炎和细菌性咽－腭扁桃体炎等类型。临床表现主要有鼻咽部卡他症状如喷嚏、鼻塞、流清水样涕、咽痛、声嘶、轻度干咳、发热、全身酸痛不适、畏光、流泪以及咽喉部充血、水肿，甚至腭扁桃体肿大、咽后壁淋巴滤泡增生等。实验室一般采取血常规检查和病毒及病毒抗体的病原学检查，当病毒感染时，白细胞计数多正常或偏低，淋巴细胞比例升高；细菌感染时，白细胞计数常增多，有中性粒细胞增多或核左移的现象。由于上呼吸道感染多由病毒感染所致，而目前尚无特效抗病毒药物，故一般以对症治疗或中药治疗为主。

【常用治疗药物】

治疗时，发热病人应适当休息，多饮开水，进半流质。为避免并发症，应积极预防，及时治疗。治疗急性上呼吸道感染的药物依据其药理作用可分为五类：中药、抗病毒药、抗菌药、感冒药、中西药结合复方制剂。同时应锻炼身体，增强体质，防止感冒，改善环境卫生，做好个人防护，避免发病之诱因。病毒感染者应注意呼吸道隔离，防止交叉感染。

（一）中药

常用药物为多种中药制成的中成药，如清开灵胶囊、流感丸、感冒清热颗粒、双黄连口服液，主要呈现辛凉解表、清热解毒、镇静安神等作用。常用中成药的主要成分及使用方法见表9-1。

表9-1 常用中成药的成分、用法用量及用药注意事项

药物	主要成分	用法用量	用药注意事项
清开灵胶囊	黄芩、栀子、板蓝根、胆酸、珍珠母、金银花、水牛角、猪去氧胆酸	2~4粒/次，3次/日，口服	久病体弱者如出现腹泻应慎用
流感丸	丁香、藏木香、酸藤果、龙骨、诃子、安息香、亚大黄、木香、镰形棘豆、草乌、棘豆、豆豉、垂头菊、獐牙菜、人工麝香等	1~2丸/次，2~3次/日，口服	嚼碎吞服或开水泡服

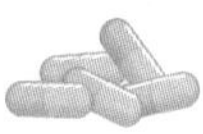

续表

药物	主要成分	用法用量	用药注意事项
感冒清热颗粒	薄荷、桔梗、苦杏仁、苦地丁、荆芥穗、葛根、防风、柴胡、白芷、芦根、紫苏子等	10 g/ 次，3 次 / 日，口服	开水冲服
双黄连口服液	黄芩、连翘、金银花等	20 ml/ 次，2~3 次 / 日，口服	小儿酌减或遵医嘱

（二）抗病毒药

抗病毒药主要干扰核酸的生成，阻止病毒的复制和释放。下列情况推荐使用抗病毒药：① 凡实验室病原学检查确认或高度怀疑流感，且有发生并发症高危因素的成人和儿童病人，不论基础疾病、流感疫苗免疫状态以及流感病情严重程度如何，都应当在发病后的 48 h 内给予抗病毒治疗；② 实验室确认或高度怀疑流感以及需要住院的成人和儿童病人，不论基础疾病、流感疫苗免疫状态如何，如果发病 48 h 后样本流感病毒检测阳性，亦推荐应用抗病毒药物治疗。抗病毒药的使用方法见表 9–2。

表 9–2　流感的治疗和预防用药与口服参考剂量

药物	病人	治疗	预防
奥司他韦	成人、儿童（>40 kg）	75 mg，2 次 / 日	75 mg，1 次 / 日
	儿童（25~40 kg）	60 mg，2 次 / 日	60 mg，1 次 / 日
	儿童（16~24 kg）	45 mg，2 次 / 日	45 mg，1 次 / 日
	儿童（<16 kg）	30 mg，2 次 / 日	30 mg，1 次 / 日
扎那米韦	成人、儿童（7 岁以上）	10 mg，2 次 / 日	10 mg，1 次 / 日
金刚烷胺	成人、儿童（10 岁以上）	0.1 g，2 次 / 日	0.1 g，2 次 / 日
	儿童（1~9 岁）	每日 5 mg/kg（不超过 0.15 g），分 2 次	每日 5 mg/kg（不超过 0.15 g），分 2 次
金刚乙胺	成人、儿童（12 岁以上）	0.1 g，2 次 / 日	0.1 g，2 次 / 日

知识拓展

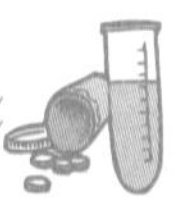

合理使用奥司他韦

奥司他韦是一种治疗流感的药物。目前的医学研究认为，它只对流感病毒有效，对普通感冒无效。那么在什么情况下，应该用奥司他韦呢？怀疑或确诊流感的情况下，在 48 h 内应用，每日 2 次，连用 5 日，不同月龄的小儿用量不同：8 个月以下，每次 3 mg/kg；9~11 月

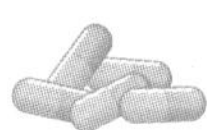

龄，每次 3.5 mg/kg；12 月龄以上，每次 2 mg/kg。在流感流行时可用于有高危风险的儿童的预防，每日 1 次，连续用药 10 日，但需注意：预防用药限于高危风险的人群，如年老病人、患有慢性心脏病或者呼吸道疾病的病人。

（三）抗菌药

普通感冒是一种自限性疾病，多由病毒感染引起，故不建议用抗菌药治疗，抗菌药预防细菌感染也弊大于利。抗菌药会产生多种不良反应，滥用抗菌药还易诱导细菌耐药发生。只有当感冒合并细菌感染如鼻窦炎、中耳炎、肺炎、化脓性扁桃体炎时，才考虑应用抗菌药治疗。初始治疗主要覆盖溶血性链球菌、肺炎链球菌、流感嗜血杆菌、卡他莫拉菌等。经验性治疗常应用青霉素、阿莫西林（或阿莫西林克拉维酸钾）、头孢拉定或喹诺酮类（如氧氟沙星、环丙沙星）药物，也可使用红霉素、螺旋霉素等。抗生素易发生过敏反应，表现多样，如斑丘疹、荨麻疹、支气管痉挛、血清病、剥脱性皮炎、过敏性休克等，其中最严重的是过敏性休克，症状主要有胸闷、发绀、呼吸困难、面色苍白、血压下降、抽搐及昏迷等。

（四）感冒药

《国家非处方药目录》中收录的对症治疗药物主要有对乙酰氨基酚、布洛芬、酚麻美敏、美扑伪麻、双扑伪麻、氨酚伪麻、布洛伪麻等，感冒药的复方制剂多由非甾体抗炎药、抗组胺药、黏膜减充血药、止咳药、中枢兴奋药等组成。感冒药复方制剂的药物组分、代表药、作用和作用机制、不良反应见表 9-3。

表 9-3 感冒药复方制剂的药物组分、代表药、作用和作用机制、不良反应

药物组分	代表药	作用和作用机制	不良反应
非甾体抗炎药	对乙酰氨基酚、阿司匹林	抑制环加氧酶（COX），减少前列腺素的生成，产生解热镇痛和抗炎作用	可刺激胃黏膜，引起恶心、呕吐及腹部不适等；长期服用阿司匹林或较大剂量时可引起胃溃疡和胃出血，使原有溃疡加重；一般剂量阿司匹林即可抑制血小板聚集，延长出血时间，长期服用或较大剂量时可抑制凝血酶原形成，延长凝血时间，引起凝血障碍
抗组胺药	氯苯那敏、苯海拉明	阻断组胺 H_1 受体，降低血管通透性，缓解鼻痒、打喷嚏、流涕，眼鼻刺激等症状	抗组胺药常见中枢抑制作用，表现为困倦、嗜睡、乏力等，以苯海拉明和异丙嗪最为明显

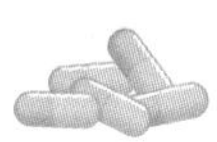

续表

药物组分	代表药	作用和作用机制	不良反应
黏膜减充血药	伪麻黄碱	刺激交感神经末梢释放 NA，使鼻黏膜和鼻窦的血管收缩，缓解感冒引起的鼻塞、流涕和打喷嚏等症状	可引起心悸、血压升高、失眠等不良反应
止咳药	可待因、右美沙芬	中枢性镇咳药，直接抑制咳嗽中枢，缓解剧烈干咳和刺激性咳嗽；治疗剂量不抑制呼吸	可抑制中枢神经，产生嗜睡、倦怠、头晕等不适症状，长期或大量服用可导致肌肉颤动、共济失调、惊厥等
中枢兴奋药	咖啡因	大脑皮质兴奋药，对抗抗组胺药所引起的嗜睡、乏力，使人精神振奋、睡意消失	较大剂量可引起激动不安、失眠、心悸、恶心、呕吐等；中毒剂量可致惊厥；久用可产生耐受性

（五）中西药结合复方制剂

此类药物兼有中药和感冒药的主要成分，在治疗疾病的同时具有提高机体免疫力的作用。常用中西药结合复方制剂见表 9–4。

表 9–4　常用中西药结合复方制剂的成分、用法用量及用药注意事项

药物	主要成分	用法用量	用药注意事项
维 C 银翘片	金银花、连翘、荆芥、淡豆豉、淡竹叶、芦根、牛蒡子、桔梗、甘草、氯苯那敏、对乙酰氨基酚、维生素 C、薄荷油	2 片 / 次，3 次 / 日，口服	忌烟酒、辛辣、生冷食物，服药期间不宜同服滋补性中药
感冒灵颗粒	三叉苦、金盏银盘、野菊花、岗梅、对乙酰氨基酚、咖啡因、氯苯那敏、薄荷油	10 g/ 次，2~3 次 / 日，口服	开水冲服

【治疗药物应用原则】

目前尚无特效抗病毒药物，多以对症和中医治疗为主。

1. 药物的选择原则　依据临床类型、药物作用的特点、药物不良反应、病人个体特征等选择适宜的复方制剂。

2. 单一药物的治疗原则　一般主张采取单一药物治疗，如疱疹性咽峡炎最好选用一种有效的抗病毒药物。

3. 换药与合并用药的原则　治疗期间不可以随意更换药物，必要时可考虑同类药物替代治疗，若病人合并细菌感染且较严重，可以酌情加入有效的抗菌药。

4. 个体化用药的原则　因病人具有个体差异性，且所患疾病也有差异，故复方制

剂的种类、剂量及用法均应遵循个体化原则。

5. 全程、规律治疗的原则　按疗程规律持续服药，避免出现耐药性，尤其是使用抗菌药的病人。

【用药注意事项】

1. 非甾体抗炎药的胃肠道反应可以采用饭后服用、改服肠溶片或与抗酸药同服等方法来避免。

2. 非甾体抗炎药阿司匹林的凝血障碍可用维生素 K 防治。为防止出血过多，术前 1 周应停用。

3. 服用抗组胺药期间勿驾驶车船和高空作业，以免发生意外。

4. 伪麻黄碱可引起心悸、血压升高、失眠等不良反应，故高血压病人慎用。

5. 连续应用阿片生物碱类可产生耐受性和依赖性，故不宜长期应用。

6. 抗生素易发生过敏反应，使用抗菌药治疗时应注意病人是否有青霉素过敏史，既往有青霉素过敏史的病人应慎用头孢菌素类抗菌药，既往有青霉素过敏性休克的病人，最好选用大环内酯类及氟喹诺酮类抗菌药，不宜选用头孢菌素类抗菌药。

岗位对接

情境：病人，男，40 岁，某公司职员。2 日前因受寒出现了发热，伴头痛、鼻塞、四肢关节酸痛、食欲缺乏，无咳嗽、咳痰、咽痛，无腹痛、腹泻。入院查体：体温 38.5℃，脉搏 90 次 / 分，呼吸 22 次 / 分，血压 107/72 mmHg。查体合作，一般情况可，眼结膜无充血水肿，口唇及全身皮肤黏膜无发绀，胸廓对称，双肺叩诊清音，双肺呼吸音清，未闻及干、湿啰音，心、腹查体正常。实验室检查：血常规正常，胸部 X 线片示两肺未见明显异常。临床诊断：普通感冒。

请结合本章所学内容，制订适合该病人的治疗方案。

第二节　肺　　炎

肺炎是指终末气道、肺泡腔及肺间质的炎症，可由多种病原微生物、理化因素、过敏因素等引起，其中以细菌性肺炎最多见，是呼吸系统的常见病、多发病。近年来，尽管应用多种强效的抗生素和有效的疫苗，肺炎的总死亡率不降反升，可能与人类滥用抗生素有关。

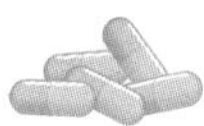

案例讨论

案例：病人，男，32 岁，高级工程师。因细菌感染导致感冒，继而出现发热、咳嗽、咳痰近 2 周，患病期间自行口服复方感冒药和抗菌药阿莫西林，并未出现好转。2 日前寒战、高热反复，并咳铁锈色痰液，量多而黏稠，伴有气短、胸闷和胸痛，最后来院就诊。检查：口唇发绀，咽喉充血，急性病容，可闻及胸膜摩擦音和支气管呼吸音，左肺呈浊音，体温 39.3℃，呼吸 29 次 / 分，血压 116/83 mmHg，心率 99 次 / 分，左肺可见大片致密阴影。医生诊断为大叶性肺炎。治疗方案：给予左氧氟沙星 0.4 g 加入 5% 葡萄糖注射液 200 ml 中，静脉滴注，1 次 / 日；头孢唑林钠 1.0 g 加入 0.9% 氧化钠注射液 200 ml 中，静脉滴注，每日 1 次；地塞米松 2.5 mg 加入 5% 葡萄糖氯化钠注射液 500 ml 中，静脉滴注，1 次 / 日，共 6 次；化痰口服液，10 ml/ 次，2 次 / 日，口服；清开灵胶囊，4 粒 / 次，3 次 / 日，口服。

讨论：请分析此案例中治疗方案的合理性。

【疾病概述】

肺炎是常见的感染性疾病之一，儿童和老年人多见。临床表现主要为咳嗽、咳痰，或原有呼吸道症状加重，同时出现脓性痰甚至血痰，伴或不伴胸痛。肺炎病变范围大的病人可出现呼吸困难、呼吸窘迫，大多数病人有寒战、高热(体温可达 39~40℃，呈稽留热)。肺部可闻及病理性支气管呼吸音或湿啰音，甚至呼吸频率增快、发绀等。目前尚无统一的肺炎分类法，常用的有以下几种。① 按病理分类：按照病理累及的部位分为大叶性肺炎、支气管肺炎和间质性肺炎，其中以支气管肺炎最为多见；② 按病因分类：按照发病的原因可以分为病毒性肺炎、细菌性肺炎、支原体肺炎、衣原体肺炎、原虫性肺炎、真菌性肺炎及非感染病因引起的肺炎；③ 按病程分类：按照病程的长短分为急性肺炎、迁延性肺炎、慢性肺炎；④ 按病情分类：按照疾病的变化情况分为轻症和重症肺炎；⑤ 按患病环境分类：分为社区获得性肺炎(CAP)、医院获得性肺炎(HAP)、免疫低下宿主肺炎(IHP)；⑥ 按临床表现典型与否分类：分为典型性肺炎和非典型性肺炎，典型性肺炎一般是由肺炎链球菌、金黄色葡萄球菌、肺炎杆菌、流感嗜血杆菌、大肠埃希菌等细菌引起的肺炎，而非典型性肺炎一般是肺炎支原体、衣原体、军团菌、病毒等引起的肺炎。实验室一般采取血常规检查，气道分泌物、血液、胸腔积液培养病原微生物的病原学检查及 X 线检查。肺炎的治疗包括药物治疗、对症处理、支持疗法和并发症治疗，尽早使用有效的抗生素是治疗的关键。

视频

肺炎治疗药物的选择

【常用治疗药物】

目前国内社区获得性肺炎的常见病原体仍是肺炎链球菌，医院获得性肺炎的常见病原体是革兰阴性杆菌，有时也存在细菌和非典型病原体混合感染的情况。肺炎是由多种病原体感染所致，故药物治疗以抗微生物药为主。

（一）β－内酰胺类抗生素

β- 内酰胺类抗生素包括青霉素类、头孢菌素类、碳青霉烯类，此类药物作用于细菌菌体内的青霉素结合蛋白，抑制细菌细胞壁的合成，使菌体失去渗透屏障而膨胀裂解，属于繁殖期杀菌剂，主要对革兰阳性菌有效，有些药物对革兰阳性及革兰阴性菌都有效。青霉素可导致过敏反应，轻者表现为药热、皮疹等，停药后症状可缓解、消失。严重者会导致过敏性休克，主要表现为：① 呼吸衰竭的症状，如憋气、胸闷、发绀、呼吸困难等；② 循环衰竭的症状，如血压下降、四肢冰冷、面色苍白、尿量减少等；③ 中枢神经系统的反应，如烦躁不安、眩晕甚至大小便失禁、意识丧失等。

（二）多肽类抗生素

多肽类抗生素包括万古霉素、去甲万古霉素、替考拉宁、多黏菌素类，前三者与细菌细胞壁前体肽聚糖结合，阻断细胞壁合成，属繁殖期杀菌剂，对革兰阳性菌包括耐甲氧西林金黄色葡萄球菌（MRSA）有强大的杀菌作用。多黏菌素的作用像去垢剂，能解聚细胞膜结构，使膜通透性增加，对革兰阴性菌有强大的抗菌活性。不良反应主要表现为耳毒性和肾毒性，可导致耳鸣、听力减退，甚至耳聋和肾衰竭；还会引起恶心、呕吐、眩晕和金属异味感；注射后偶发疼痛、血栓性静脉炎甚至过敏反应，偶可引起斑块皮疹甚至过敏性休克。

（三）氨基糖苷类抗生素

氨基糖苷类抗生素包括链霉素、庆大霉素、阿米卡星、依替米星等，能与细菌体内核糖体 30S 亚基结合影响蛋白质合成，还能破坏细菌细胞膜的完整性，呈杀菌作用，主要对革兰阴性杆菌有效。氨基糖苷类的主要不良反应为耳毒性和肾毒性。耳毒性包括前庭神经和耳蜗听神经损伤：前庭神经的损伤主要表现为眩晕、恶心、呕吐、眼球震颤、共济失调等，耳蜗听神经损伤表现为耳鸣、听力下降甚至永久性耳聋。此类药物是诱发药源性肾衰竭的最常见因素，通常表现为蛋白尿、管型尿、血尿等，严重时可导致无尿、氮质血症及肾衰竭等。

（四）大环内酯类抗生素

大环内酯类抗生素包括红霉素、克拉霉素、阿奇霉素等，作用于细菌 50S 核糖体亚单位，影响核糖体的移位过程，妨碍肽链延长，对革兰阳性菌的作用较强，对军团菌、衣原体和支原体也有作用。长期用药可引起胃肠道反应，主要不良反应为恶心、呕吐、腹痛等。

（五）四环素类抗生素

四环素类包括四环素、多西环素、米诺环素等，与细菌核糖体 30S 亚单位特异性

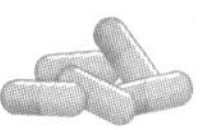

结合，抑制肽链延长，对革兰阳性菌、革兰阴性菌有抑制作用，对立克次体、支原体、衣原体等亦有作用。主要不良反应有消化道刺激反应、二重感染、影响骨骼及牙齿的生长。

（六）喹诺酮类抗菌药

喹诺酮类包括环丙沙星、左氧氟沙星、莫西沙星、加替沙星等，抑制细菌脱氧核糖核酸（DNA）回旋酶和拓扑异构酶Ⅳ，也能抑制细菌核糖核酸（RNA）和蛋白质的合成，属广谱杀菌药，对革兰阴性菌、革兰阳性菌、结核杆菌、军团菌、支原体、衣原体及厌氧菌都有杀灭作用。不良反应较少，主要有胃肠道反应、皮肤光敏反应及软骨损害。常用于治疗肺炎的抗生素及其用法用量见表 9-5。

表 9-5　常用于治疗肺炎的抗生素及其用法用量

分类		药物	用法用量
β- 内酰胺类	青霉素类	青霉素 G 钠	轻症：80 万 U，2 次 / 日，肌内注射 重症：1 000 万 ~3 000 万 U，1 次 / 日，静脉滴注
		氨苄西林	成人：2 g/d，儿童：50 mg/（kg·d），1 次 / 日，静脉滴注
		青霉素 V 钾	成人：1~2 g/d，儿童：25~50 mg/（kg·d），分 4 次口服
	头孢菌素类	头孢拉定	成人：1~4 g/d，儿童：25~50 mg/（kg·d），分 4 次口服
		头孢唑林	成人：0.5~1 g/d，1 次 / 日，静脉滴注 儿童：20~40 mg/（kg·d），分 3~4 次静脉滴注
		头孢曲松	0.5~2 g/d，1 次 / 日，静脉滴注
		头孢克洛	成人：2~4 g/d，分 4 次口服 儿童：20 mg/（kg·d），分 3 次口服
		头孢呋辛	成人：4.5~6 g/d，1 次 / 日，静脉滴注 儿童：50~100 mg/（kg·d），分 2~4 次静脉滴注
		头孢他啶	成人：1.5~6 g/d，儿童：50~100 mg/（kg·d），分 3 次静脉滴注或肌内注射
		头孢哌酮	成人：2~4 g/d，儿童：50~150 mg/(kg·d)，分 2~3 次静脉滴注、静脉注射或肌内注射
		头孢吡肟	0.5~2 g，2 次 / 日，静脉滴注或肌内注射
大环内酯类		阿奇霉素	成人：500 mg/d，儿童：10 mg/（kg·d），1 次 / 日，口服，连用 3 日
氨基糖苷类		西索米星	3 mg/（kg·d），分 3 次肌内注射

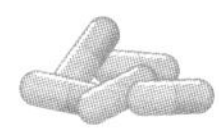

知识拓展

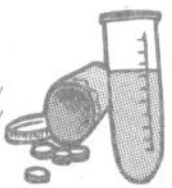

合理使用喹诺酮类药物

喹诺酮类抗菌药含有羧基而显酸性，对胃肠道有刺激性，应饭后服用，最好进餐15 min以后再服。其结构中3、4位的羧基和酮羰基极易和金属离子如钙、镁、铁、锌等形成螯合物，不仅降低药物的抗菌活性，同时也使体内的金属离子流失，尤其对妇女、老年人和儿童可引起缺钙、缺锌、贫血等不良反应。使用这类药物时，不宜和牛奶等含钙、铁的食物或药物同服。本类药物可影响软骨发育，不宜用于儿童、孕妇及哺乳期妇女。喹诺酮类抗菌药遇光照可分解，对病人产生光毒性反应，使用前后均应避光。应采取的避光措施是：使用前运输和储存时要避光，病人用药后（特别是静脉滴注该类药物后）要避免阳光暴晒。

【治疗药物应用原则】

肺炎治疗最主要的原则是抗感染治疗，同时应对病人的病情进行评估，给予止咳、化痰、平喘等对症治疗，并积极防治并发症。

1. 首选药物对致病菌敏感原则　这是选用抗生素的基本原则，应该尽早确立病原学诊断，根据病原种类及细菌药物敏感试验结果选用抗菌药物。

2. 非细菌感染引起的疾病不用抗菌药物原则　非细菌感染性的疾病不应使用抗生素，因为临床上有许多疾病并非细菌感染所致，判断疾病是否由细菌感染引起则至关重要，若随意使用抗生素会引起此类药物的滥用，诱发耐药性甚至更为严重的后果。

3. 用药剂量和疗程适当原则　给药方法、给药时间应合理，不用低剂量治疗，疗程不宜过长，药物通常宜用至体温正常或症状消退后72~96 h；特殊情况（如败血症、结核病等）需长程治疗至彻底治愈以防复发。

4. 防治延缓耐药性产生原则　尽可能缩小可诱导产生耐药菌株血药浓度（MSW）的范围，并限制菌株耐药突变的发生。

5. 联合用药原则　抗菌药物的联合应用仅限于病原菌尚未查明的严重感染、单一抗菌药不能有效控制的重症感染及单一抗菌药不能控制的需氧菌和厌氧菌混合感染，但是必须要有明确指征才能联合用药；并且，一般宜限两种抗菌药，最多也不应超过三种。一般而言，联合用药应减少毒性较大的抗菌药物的剂量。

6. 个体化用药原则　轻症感染并可接受口服给药的病人，应采用口服给药；重症感染、全身感染病人初始治疗应静脉给药，病情好转后，能口服时及早改为口服给药。

【用药注意事项】

1. 饭后服用大环内酯类抗生素可以减轻其引起的胃肠道反应。

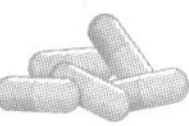

2. 青霉素引起的过敏性休克重在预防，其防治措施主要有：① 牢记并熟练掌握药物的适应证，避免局部用药。② 病人用药前要详细询问过敏史，有青霉素过敏史的病人必须禁用，有其他药物过敏史的病人应慎用。③ 注射前必须做皮试，初次注射、停药 3 日及更换药物批号的病人也需做皮试。④ 青霉素必须现用现配。⑤ 避免饥饿时注射青霉素。⑥ 必须作好抢救的准备，一旦出现过敏性休克的症状，应立即皮下注射或肌内注射肾上腺素 0.5~1 mg，严重的病人应稀释后缓慢静脉注射或静脉滴注肾上腺素，症状无改善者可重复使用。若病人出现心搏停止须心内注射肾上腺素，必要时静脉滴注糖皮质激素，血压持久不升的病人可给予多巴胺等血管活性药物以升高血压。

3. 为防止和减少氨基糖苷类引起的耳毒性，用药期间应经常询问病人是否有眩晕、耳鸣等先兆症状。有条件的地方应定期做听力检查。避免与其他具有耳毒性的药物合用，如高效能利尿药呋塞米、脱水药甘露醇、其他抗菌药万古霉素等，或避免与能掩盖耳毒性的药物合用，如苯海拉明、异丙嗪等抗组胺药。对儿童和老年人用药更需谨慎。

4. 为防止和减少氨基糖苷类抗生素肾毒性的发生，用药期间应定期检查肾功能，如出现管型尿，蛋白尿，血清尿素氮、肌酐升高，尿量每 8 h 少于 240 ml 等现象，应立即停药。肾功能减退时药物排泄减慢，血药浓度升高，可进一步加重肾损伤，故肾功能减退病人应慎用或调整给药方案。有条件时应做血药浓度监测。避免与其他具有肾毒性的药物合用，如高效能利尿药呋塞米，第一、二代头孢菌素，万古霉素，磺胺类抗菌药等。儿童和老年人因器官未完全发育或功能已经衰退，用药时更需谨慎。

岗位对接

情境：病人，王某，男，38 岁，设计师。因咳嗽、咳痰、发热 3 日入院。病人 4 日前受寒后出现咳嗽、咳痰、发热，咳嗽呈阵发性，夜间加重，活动后加重，痰为黄色脓痰，量多，不易咳出。入院查体：体温 38.2℃，脉搏 88 次 / 分，呼吸 20 次 / 分，血压 126/90 mmHg。口唇及全身皮肤黏膜无发绀，全身浅表淋巴结未扪及肿大，双肺呼吸音稍粗。右下肺可闻及少量湿啰音，双肺未闻及干啰音。实验室检查：血常规示白细胞 12.48×10^9/L，中性粒细胞百分比为 85.5%。胸部 X 线显示：右下肺片状渗出影，考虑感染。病人无基础疾病，无药物过敏史。临床诊断：右下肺肺炎。

请结合本章所学内容，制订适合该病人的治疗方案。

第三节　支气管哮喘

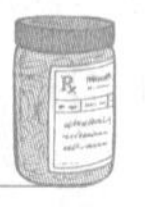

支气管哮喘简称哮喘，是一种有嗜酸性粒细胞、肥大细胞等多种细胞和细胞组分参与的气道慢性炎症性疾病，这种慢性炎症导致气道的高反应性和广泛多变的不同

程度的可逆性气道气流受限。近年来哮喘发病严重程度和死亡率均有上升趋势，我国的哮喘发病率为1%~4%，其中儿童患病率高于青壮年，成人男女发病率大致相同，约40%的病人有家族史。

案例讨论

案例：病人，男，53岁，小学教师，"反复咳嗽、喘息10年"，既往诊断"支气管哮喘"，近期服用氨茶碱片，出现了心动过速，医生采用了下列治疗方案：普萘洛尔片，10 mg/次，3次/日，口服。

讨论：请分析此案例治疗方案的合理性。

【疾病概述】

作为一种气道慢性炎症，支气管哮喘的临床表现主要是反复发作的呼气性呼吸困难伴喘鸣、胸闷、咳嗽等症状，可自行或经治疗后缓解。哮喘病因尚不完全清楚，大多认为是受遗传因素和环境因素的双重影响。发病机制比较复杂，变态反应、气道炎症反应、气道反应性增高和神经调节失衡等因素及其相互作用被认为与哮喘的发病关系密切。临床上根据病因学特点分为外源性支气管哮喘（过敏性支气管哮喘）和内源性支气管哮喘；又根据变应原吸入后哮喘发生的时间，可分为速发型哮喘反应（IAR）、迟发型哮喘反应（LAR）和双向型哮喘反应（DAR）。当病人接触抗原时，抗原-抗体在致敏细胞上结合发生作用，导致肥大细胞膜破裂，释放生物活性物质如组胺、缓激肽、前列腺素、白三烯、血小板活化因子，引起微小血管渗漏、支气管黏膜水肿、腺体分泌增加、支气管平滑肌痉挛以及渗出物阻塞气道，有的甚至形成黏液栓，导致通气障碍而出现哮喘症状，此为速发型哮喘反应；有部分病人在接触抗原数小时后才发生哮喘，为迟发型哮喘反应；速发型哮喘反应和迟发型哮喘反应交替发生或者分别不明显即为双相型哮喘反应。实验室检查包括血清IgE、白细胞总数和中性粒细胞数的血常规检查、嗜酸性粒细胞数的痰液检查、呼吸功能检查、血气分析、胸部X线检查及特异性变应原的检测。支气管哮喘的治疗目前尚无特效的方法，若长期反复发作可产生气道不可逆性狭窄和气道重塑，因此，合理的防治至关重要。防治要点为以抑制气道炎症为主的综合性规范治疗，达到控制急性发作症状的目的，减少发作，防止病情恶化，尽可能保持肺功能正常，维持正常活动能力（包括运动），减少药物使用，避免治疗副作用，防止不可逆气流阻塞，降低哮喘病死率。

【常用治疗药物】

目前，支气管哮喘的病人使用平喘药，主要用于缓解、消除或预防支气管哮喘发作。根据作用的不同，分为支气管扩张药、抗炎平喘药和抗过敏平喘药三类；按作用

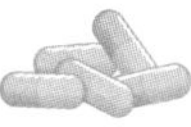

机制的不同，分为糖皮质激素、β_2 受体激动剂、抗胆碱药、茶碱类、细胞膜稳定剂、白三烯受体拮抗剂。

（一）吸入性糖皮质激素

视频

吸入性糖皮质激素用法

吸入性糖皮质激素主要包括丙酸倍氯米松、布地奈德、丙酸氟替卡松、环索奈德等，能抑制过敏反应，抑制气道炎症，降低气道反应性，抑制白细胞趋化黏附，抑制炎性介质释放，降低局部血管通透性。此类药物局部抗炎作用强，全身不良反应较小。

（二）全身用糖皮质激素

全身用糖皮质激素主要包括泼尼松、甲泼尼龙、氢化可的松、地塞米松等，药理作用同吸入性糖皮质激素，通过多个环节产生抗炎作用，用于重度哮喘的急救治疗，全身不良反应比吸入性糖皮质激素多而严重，尽量短疗程使用。长期应用时会出现医源性肾上腺皮质功能亢进症（库欣综合征），主要表现为满月脸、水牛背、向心性肥胖、多毛、痤疮、皮肤变薄等；突然停药会出现撤药综合征，主要表现为心悸、乏力、四肢酸痛及原有症状加重等。

（三）β_2 受体激动剂

β_2 受体激动剂主要有沙丁胺醇、特布他林、福莫特罗、沙美特罗、克伦特罗等。选择性 β_2 受体激动剂能激活腺苷酸环化酶，催化 cAMP 的合成，激活 cAMP 依赖的蛋白激酶，舒张支气管平滑肌，稳定肥大细胞膜，减少炎性介质释放，缓解哮喘。部分病人在应用 β_2 受体激动剂后可出现头晕、口干、失眠、胸痛、心悸、手指颤抖等不良反应，长期使用会产生耐受性。

知识拓展

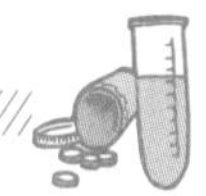

克伦特罗与“瘦肉精”

“瘦肉精”的正式名称是盐酸克仑特罗，简称克仑特罗，又名克喘素、氨哮素、氨必妥、氨双氯喘通，为白色结晶状粉末，味略苦。基于人们大多喜欢食用瘦肉，而不喜欢肥肉，所以一些无良养殖户就在动物的饲料中添加“瘦肉精”，从而达到增加瘦肉产量、提高售价的目的，但是“瘦肉精”对人体是有危害的。相关科学研究表明，“瘦肉精”毒性较强，用药过多或无病用药会出现心悸、战栗、头痛、恶心、呕吐等不良反应，尤其对高血压、心脏病、甲状腺功能亢进、前列腺增生等病人，其危险性更为严重。长期使用有可能导致染色体畸变或诱发恶性肿瘤。

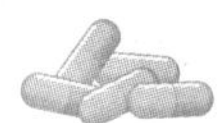

（四）抗胆碱药

抗胆碱药常用的有异丙托溴铵、噻托溴铵。通过拮抗M胆碱能受体，舒张支气管平滑肌，抑制黏膜下腺体分泌，主要出现口干、便秘等不良反应。

（五）茶碱类

茶碱类常用的有氨茶碱和多索茶碱。该类药物抑制磷酸二酯酶，升高细胞内的cAMP水平，阻断腺苷受体，舒张支气管平滑肌，阻止过敏介质释放，有平喘、强心、利尿的作用。口服可出现胃肠道刺激症状，表现为恶心、呕吐、腹痛、食欲缺乏等，若药物浓度过高，可出现急性中毒，表现为头晕、失眠，甚至血压骤降、心律失常、惊厥等。

（六）细胞膜稳定剂

细胞膜稳定剂主要包括色甘酸钠和酮替芬，可稳定肥大细胞膜，阻止肥大细胞脱颗粒和释放炎性介质，具有抗组胺和抗过敏的作用。该类药物毒性低、不良反应少，少数病人可出现嗜睡、倦怠、乏力等不良反应。

（七）白三烯受体拮抗剂

白三烯受体拮抗剂主要包括扎鲁司特和孟鲁司特，均口服有效，能减轻气道炎症，控制哮喘症状，为轻度哮喘的替代治疗药物和中、重度哮喘的联合治疗用药。

哮喘发作期常用药物的用法用量见表9-6。

表9-6　哮喘发作期常用药物的用法用量

分类	药物	成人用法用量	儿童用法用量
吸入性糖皮质激素	倍氯米松	50~200 μg，3~4次/日，吸入给药	酌情减量
全身用糖皮质激素	甲泼尼龙	48 h之内，激素用量120~180 mg/d，分3~4次静脉滴注，然后60~80 mg/d直至最大呼吸流量（PEF）达预计值或个人最好水平的70%	48 h内每6 h一次，激素用量控制在1 mg/kg（最大60 mg/d），分2次静脉滴注，直至PEF达预计值或个人最好水平的70%
$β_2$受体激动剂	沙丁胺醇	2.5~5 mg/20 min，共3次，吸入给药。必要时2.5 mg/h或10~15 mg/h持续用药	0.15 mg/（kg·20 min）（最小剂量2.5 mg），共3次。然后必要时每小时0.15~0.30 mg/kg，最大可至10 mg或0.3~0.5 mg/（kg·h）持续雾化

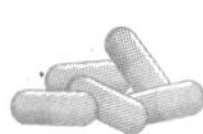

续表

分类	药物	成人用法用量	儿童用法用量
$β_2$ 受体激动剂	特布他林	0.25 mg/20 min，共 3 次，皮下注射	0.01 mg/(kg·20 min)，共 3 次，皮下注射
	克伦特罗	2.5~5 mg/20 min，共 3 次，吸入给药。必要时 2.5 mg/h 或 10~15 mg/h 持续用药	0.075 mg/(kg·20 min)(最小剂量 1.25 mg)，共 3 次，然后必要时 0.075 mg/(kg·h)，最大可至 5 mg 或 0.15~0.25 mg/(kg·h)持续雾化
	肾上腺素	0.3~0.5 mg/20 min，共 3 次	从 0.01 mg/(kg·20 min)起，可至 0.3~0.5 mg/(kg·20 min)，共 3 次，皮下注射
抗胆碱药	异丙托溴铵	0.5 mg/30 min，共 3 次，以后按需每 2~4 h 间歇雾化吸入	0.25 mg/30 min，共 3 次，以后每 2~4 h 间歇雾化吸入
茶碱类	氨茶碱	0.25 g 加于 10% 葡萄糖 20~40 ml 中缓慢静脉注射	酌情减量
细胞膜稳定剂	色甘酸钠	干粉(胶囊)喷雾吸入，4 次 / 日，每次 1 粒	酌情减量
白三烯受体拮抗剂	扎鲁司特	起始剂量一次 20 mg(1 片)，3 次 / 日。一般维持剂量一次 20 mg(1 片)，2 次 / 日	口服给药。12 岁及以上儿童，用量同成人。12 岁以下，酌情减量

视频

支气管哮喘治疗方案

【治疗药物应用原则】

支气管哮喘的药物治疗主要是平喘、抗炎、对症处理等综合治疗。

1. 预防治疗的原则 应积极寻找发现病因，避免接触过敏源，必要时进行预防性用药，可以预防支气管哮喘的发作。

2. 药物选择原则 根据支气管哮喘类型、药物作用特点、药物不良反应、病人个体特性等选用茶碱类、$β_2$ 受体激动剂、细胞膜稳定剂、白三烯受体拮抗剂、糖皮质激素、抗胆碱药等。

3. 单一药物和合并用药的原则 一般主张采取单一用药进行治疗，若出现不明原因的哮喘可直接口服或静脉滴注氨茶碱，不必合用其他平喘药，病情严重的哮喘病人也可考虑合并用药。

4. 急症处理的原则 对于支气管哮喘急性发作甚至哮喘持续状态的病人，应该立即给予气雾剂吸入，如短效的 $β_2$ 受体激动剂，迅速控制症状后合并其他药物联合用药。

【用药注意事项】

1. $β_2$ 受体激动剂的一般不良反应在停药或持续用药一段时间后即可消失；对于产生耐受性的，停药 1~2 周后机体可恢复对 $β_2$ 受体激动剂的敏感性。

2. 茶碱类药物的胃肠道刺激症状通过饭后服用或与碳酸氢钠同服可减轻；注射过快导致的疼痛和血栓性静脉炎可通过采用无痛注射或局部热敷缓解；注射液在应用时必须稀释后缓慢静脉注射，以防止急性中毒。

3. 细胞膜稳定剂的毒性低、不良反应少，停药后可以自行消失。

4. 糖皮质激素类药物引起的库欣综合征可给予低钠、低糖、高蛋白的饮食，以及补充适量的氯化钾进行防治。为避免撤药反应，可逐渐减少剂量直至停药（一般视病情每 10 日减量 1/3~1/2）或停药前加用促肾上腺皮质激素（ACTH），也可采用隔日疗法。

5. 抗胆碱药引起的不良反应一般在停药后可以恢复。

岗位对接

情境：病人，张某，女，60 岁，退休女干部，“反复咳嗽、喘息 12 年，再发加重 5 日”入院。病人既往患有“支气管哮喘”。5 日前病人受寒后出现鼻塞、咳嗽、咳痰、喘息，咳嗽为阵发性，咳中等量白色黏痰，偶有少许黄色黏稠痰，咳嗽剧烈时出现喘息、胸闷，自行使用“沙丁胺醇气雾剂、沙美特罗氟替卡松粉吸入剂”吸入后效果不佳，为求进一步诊治入院。查体：体温 36.6℃，脉搏 88 次 / 分，呼吸 25 次 / 分，血压 125/85 mmHg，双肺可闻及散在哮鸣音及少量湿啰音。血常规：白细胞 11.75×10^9/L。血气分析吸氧浓度（F_iO_2）21%，pH 7.433，氧分压（PO_2）48 mmHg，二氧化碳分压（PCO_2）34.3 mmHg，碱剩余（BE）–1.0 mmol/L（达到 –1.0 mmol/L），动脉血氧饱和度（SaO_2）78%。病人无其他基础疾病，对花粉过敏。临床诊断：支气管哮喘急性发作（重度）；Ⅰ型呼吸衰竭。

请结合本章所学内容，制订适合该病人的治疗方案。

第四节　肺　结　核

肺结核是结核分枝杆菌入侵人体后在一定条件下引起的肺部慢性传染病，其他脏器的结核杆菌感染均称肺外结核。肺结核的病理特点是结核结节、干酪样坏死和空洞形成。全世界大概有 2 000 万结核病人，我国约有 500 万结核病人，其中传染性肺结核病人有 200 万左右，耐药性结核杆菌检出率高达 46%。

案例讨论

案例：病人，女，20 岁。反复感冒发热半年余，咳嗽伴胸痛 2 个月余，自行服用感冒药、消炎药和止咳药未见好转，连日上网后咳嗽加剧，并咯出鲜血，遂来院就诊。自

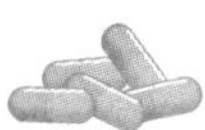

诉日渐消瘦、疲乏无力、食欲缺乏。检查：体温 38.8℃，右侧胸廓下陷，肋间隙变窄，呼吸运动受限，气管向右侧移位。血常规检查红细胞沉降率增快，痰结核杆菌培养为阳性，右侧肺上叶有一 2 cm×4.3 cm 形状不规则的厚壁空洞，壁厚约 1.2 cm。医生诊断为慢性纤维空洞型肺结核。治疗方案：① 对氨基水杨酸钠 6 g 加入生理盐水 500 ml 中，静脉滴注，1 次 / 日；② 异烟肼 0.1g，3 次 / 日，口服；③ 头孢唑林钠 2.0 g 加入生理盐水 500 ml 中，静脉滴注，1 次 / 日；④ 垂体后叶素 5 U 加入 5% 葡萄糖注射液 40 ml 中，缓慢静脉注射，2 次 / 日。

讨论：请分析此案例治疗方案的合理性。

【疾病概述】

作为一种慢性呼吸道传染病，肺结核的临床表现主要包括午后低热、乏力、食欲缺乏、体重减轻、盗汗等全身症状以及咳嗽、咯血、胸痛、呼吸困难等呼吸系统症状。结核病的传染源主要是排菌的肺结核病人咳出的带菌痰液及未经消毒的牛奶；传播途径主要是通过咳嗽、打喷嚏等方式将含有结核分枝杆菌的飞沫排到空气中而传播，故呼吸道传播是结核病的主要传播途径；各种年龄、性别的人群对结核分枝杆菌均有易感性，婴幼儿、老年人、人类免疫缺陷病毒（HIV）感染者、免疫抑制剂使用者、慢性疾病病人等免疫力低下人群，发病率较高。临床上依据病理学特征将肺结核分为原发型肺结核、急性粟粒型肺结核、慢性纤维空洞型肺结核、干酪样肺炎、结核性胸膜炎等类型。结核分枝杆菌检查既是确诊肺结核的主要方法，也是制订治疗方案和考核治疗效果的主要依据；胸部 X 线检查是早期诊断肺结核的重要方法，可以发现早期的结核病变，确定病变范围、部位、形态、密度及与周围组织的关系，并可判断病变性质、有无活动性、有无空洞、空洞大小和洞壁特点等；此外，结核菌素也是诊断有无结核分枝杆菌感染的参考指标。肺结核的治疗包括药物治疗、对症治疗和心理疗法，抗结核病药物治疗（简称化疗）是当前治疗结核病的主要手段，心理疗法的目的主要是解除病人的自卑情绪、唤起信心、增强体质、防止复发和加重。

【常用治疗药物】

肺结核的治疗常采用两种或两种以上的抗结核药，这是较为理想的用药方法（除非是病情较轻的病例才单独使用异烟肼进行治疗）。因为在病灶内的大量结核分枝杆菌中有一定的耐药性细菌，如果只用一种药物进行治疗，虽然能将大部分敏感菌杀死，使病情一度好转，但以后由于耐药菌的不断繁殖可使原来的药物不起作用，病灶不断扩展和恶化，造成治疗失败。因此，一定要选用对结核分枝杆菌敏感的抗结核药作联合治疗。对于病情较重者有时需要 3~4 种抗结核药同时使用。另外，各种抗结核药的性质不同，有的只能杀灭细胞外的结核分枝杆菌，如单独使用，治疗就不会彻

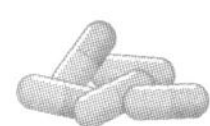

底，必须与能杀灭细胞内结核分枝杆菌的药物联合使用，使细胞内、外的结核分枝杆菌都被消灭，才能防止复发。抗结核药抑制或杀灭结核分枝杆菌，根据临床疗效及作用特点，可分为两大类：一线抗结核药和二线抗结核药。

（一）一线抗结核药

一线药包括异烟肼（INH）、利福平（RFP）、吡嗪酰胺（PZA）、乙胺丁醇（EMB）、链霉素（SM），具有疗效好、不良反应少、病人较易接受等特点，大多数结核病人用一线药物可以治愈。

知识拓展

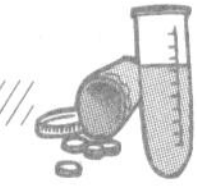

利福平及其代谢物的颜色

利福平为鲜红或暗红色结晶性粉末，其代谢物具有色素基因，亦带有颜色。结核病人服用利福平后，其尿液、粪便、唾液、汗液、泪液及痰液呈橘红色，是由于利福平及其代谢产物的排泄作用所导致的，故在服用前须提前告知病人，以免引起恐慌。

（二）二线抗结核药

其他抗结核药如对氨基水杨酸钠（PAS）、阿米卡星（AKM）、紫霉素（VM）、卷曲霉素（CPM）、环丝氨酸（CS）、氨硫尿（TB1）、乙硫异烟胺（1314Th）、丙硫异烟胺（1321Th）等相对疗效较差，不良反应大，多用于对一线药物出现耐药的复治病人，故称为二线药物。近年来发现利福霉素类药物利福定（RFD）、利福喷丁（RPT）等，氟喹诺酮类药物氧氟沙星（OFLX）、环丙沙星（CPFX）、司帕沙星（SPFX）等，大环内酯类药物罗红霉素（RXM）等亦有较强的抗结核作用。

常用抗结核药的剂量及主要不良反应见表 9-7。

表 9-7　常用抗结核药的剂量及主要不良反应

药物	抗菌作用	成人每日剂量 /g	间隔疗法一日量 /g	主要不良反应
异烟肼（INH，H）	杀菌剂	0.3~0.4	0.6~0.8	周围神经炎、肝损害、过敏反应
利福平（RFP，R）	杀菌剂	0.45~0.6	0.6~0.9	肝炎、黄疸、流感样症状、血小板减少
吡嗪酰胺（PZA，Z）	半杀菌剂	1.5~2.0	2.0~3.0	高尿酸血症、肝炎、关节痛
乙胺丁醇（EMB，E）	抑菌剂	0.75~1.0	1.5~2.0	视神经炎、感觉异常

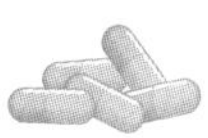

续表

药物	抗菌作用	成人每日剂量 /g	间隔疗法一日量 /g	主要不良反应
链霉素(SM,S)	半杀菌剂	0.75~1.0	2.0~3.0	前庭障碍、耳聋、肾功能损害
对氨基水杨酸(PAS,P)	抑菌剂	8.0~12.0	10.0~12.0	胃肠道反应、皮疹、肝炎

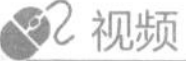
视频

肺结核治疗药物选择

【治疗药物应用原则】

肺结核的治疗以抗结核药治疗为主,应根据肺结核的病理学分型、病情等选择适宜的抗结核药。

1. 早期用药　早期化疗有利于药物迅速发挥杀菌作用,减少疾病的传播,一旦确诊为肺结核应立即用药,因早期的结核分枝杆菌生长旺盛,对药物非常敏感;此时,病人的抵抗力较强,且病灶部位血供丰富,药物容易进入病原菌,达到高浓度,可获得良好疗效。

2. 联合用药　根据疾病严重程度、以往用药情况以及结核分枝杆菌对药物的敏感性,选取多种抗结核药联合治疗,可起协同增效和对耐药菌交叉杀灭的作用,防止或延缓耐药性的发生,并可消灭或抑制交叉耐药菌株,使其不致成为优势菌而造成治疗的失败或复发。

3. 适量应用药物　大剂量使用抗结核药会引起严重的肝损害及多种不良反应,避免剂量过大引起毒副作用对保持病人的健康至关重要。因此,需应用能发挥最大疗效且不良反应最小的剂量以保证药物的应用安全。

4. 规律、全程使用敏感药物　肺结核是一种极易复发的慢性传染病,不规范治疗、随意改变药物剂量或过早停药都会使已经被抑制的结核分枝杆菌再度繁殖甚至产生耐药菌,是导致其治疗失败的主要原因,故应严格按照化疗方案,有计划、不间断定期用药,避免过早停药造成疾病。

5. 长期用药　由于结核分枝杆菌可以长期处于静止状态,故需要长期用药。一般分为两个阶段:第一阶段为开始治疗 3~6 个月;第二阶段为巩固治疗期,持续 1~1.5 年。

6. 个体化用药原则　应用异烟肼的病人应注意个体化。

【用药注意事项】

1. 用药期间应定期检查肝功能,老年人、有肝病史者慎用。

2. 少数病人会出现过敏反应,一般停药后即可恢复。

3. 异烟肼多见神经系统毒性,与剂量有明显关系,停药后可恢复。大剂量异烟肼对中枢有兴奋作用,发生原因可能是异烟肼与维生素 B_6 结合,由尿排出,造成维生素 B_6 缺乏,引起氨基酸代谢障碍所致,故大剂量服用异烟肼时必须加服维生素 B_6。空腹服药有利于药物的吸收，常采用清晨顿服法，胃肠道反应较重时可改为饭后服用。

4. 服用利福平后可能会出现肝损害等不良反应应告知病人，在服用利福平期间禁止饮酒，并定期检查肝功能；如出现乏力、厌食、手足麻木等症状应立即就诊。利福平可加速雌激素的代谢，同时可降低口服避孕药的疗效，对于应用利福平的育龄妇女，应告知其服药期间最好不用口服避孕药，以免避孕失败，应改用其他的避孕方法。利福平最好不与牛奶、米汤同时服用，常采用清晨空腹顿服的方法。

5. 抗结核药引起的胃肠道反应，病人一般可以耐受。

6. 乙胺丁醇会引起球后视神经炎，与剂量有关。大剂量连续应用乙胺丁醇时应定期检查视力，如有异常，立即停药。

7. 应用链霉素、卡那霉素的病人会出现耳毒性的相关症状，所以长期用药应定期检查听力。

8. 对氨基水杨酸可延缓利福平的吸收，如必须合用，应间隔 6~12 h；利福平与乙胺丁醇合用时可加重视力的损害，应告知病人并予以监测。

岗位对接

情境：病人，女，21 岁，某高校大学生。病人因“右胸痛 10 余日，咳嗽、咳痰、发热 3 日”入院。既往体健。入院查体：体温 37.9℃，脉搏 90 次 / 分，呼吸 20 次 / 分，血压 124/75 mmHg。一般情况可，胸廓无畸形，双侧对称，右下肺叩诊为浊音，余肺叩诊为清音，右下肺呼吸音弱，双肺未闻及干、湿啰音。入院后实验室检查：白细胞 9.48×10^9/L，中性粒细胞百分比为 64.8%。胸部 X 线示右下肺感染可疑，右侧胸腔中等量积液，结核菌素试验（+），痰涂片及培养均阴性，结合病人症状、体征及完善相关实验室检查后临床诊断为：右下肺继发型结核，涂阴，初治；右侧结核性渗出性胸膜炎。

请结合本章所学内容，制订适合该病人的治疗方案。

第五节　慢性阻塞性肺疾病

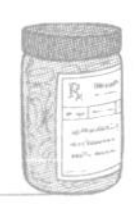

慢性阻塞性肺疾病（chronic obstructive pulmonary disease，COPD）是指一种具有气流受限特征的肺部疾病，气流受限不完全可逆，呈进行性发展。COPD 是呼吸系统疾病中的常见病和多发病，其患病率和死亡率均高。COPD 的发生与慢性支气管炎及肺气肿密切相关。当慢性支气管炎和（或）肺气肿病人肺功能检查出现气流受限且不能完全可逆时，则诊断为 COPD。

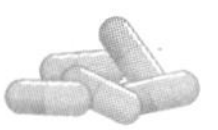

案例讨论

案例：病人，男，72 岁。因“咳嗽气喘反复发作 20 余年，加重伴发热 3 日”入院。检查：体温 38.8℃，咳脓性黏痰，两肺有湿啰音，胸片示肺透明度增加、纹理增多，心脏狭长，肺功能检查示以阻塞为主的混合型通气功能障碍、轻度低氧血症。医生诊断为 COPD 伴感染。治疗方案：头孢哌酮钠他唑巴坦钠 4 g 静脉滴注，1 次 / 日；泼尼松龙 10 mg 口服，2 次 / 日；班布特罗 10 mg 口服，1 次 / 日；氨茶碱 0.2 g 口服，2 次 / 日。入院治疗 2 日后病人体温恢复正常，咳嗽减轻，查体发现两肺仍有干啰音。上级医生指示每日加用氨茶碱 0.5 g、地塞米松 10 mg 静脉滴注，接受新治疗方案后病人感觉有严重的胸闷、腹胀。1 周后病人感觉上腹疼痛明显，胃镜检查见食管、胃底、十二指肠球部均有活动性溃疡。

讨论：请分析此案例治疗方案的合理性。

【疾病概述】

COPD 的确切病因不明，可能与吸烟、空气污染、职业性粉尘和化学物质、感染、蛋白酶－抗蛋白酶失衡及机体内在因素如呼吸道防御功能及免疫功能降低、自主神经功能失调等有关，其中感染是 COPD 发生、发展的重要因素之一。COPD 的临床表现主要包括慢性咳嗽、咳痰、气促或呼吸困难、喘息和胸闷、食欲缺乏、体重下降等。当细菌感染时白细胞计数、中性粒细胞会增多，可出现核左移现象；进行痰液检查时，痰涂片或培养可见致病菌；肺功能的检查是判断气流受限的主要客观指标，对 COPD 诊断、严重程度评价、疾病进展、预后及治疗反应等有重要意义，第一秒用力呼气容积占用力肺活量的百分比（FEV_1/FVC）是评价气流受限的敏感指标，第一秒用力呼气容积占预计值百分比是评估 COPD 严重程度的良好指标，$FEV_1/FVC<70\%$ 及 $FEV_1<80\%$ 预计值者，可确定为不完全可逆性气流受限。COPD 的防治要点为急性加重期以控制感染及对症治疗为主；稳定期为提高机体免疫力，预防上呼吸道感染，避免病情急性加重，减少并发症的发生。

【常用治疗药物】

COPD 的主要临床表现为咳嗽、咳痰、气促或呼吸困难，故常用止咳祛痰药、支气管扩张药、糖皮质激素来对症治疗。由于感染是 COPD 发生、发展的重要因素之一，所以使用抗菌药物来控制感染。此外，磷酸二酯酶 4（PDE-4）抑制剂可减轻 COPD 的炎症，某些疫苗亦可减轻 COPD 的严重程度。

（一）止咳祛痰药

对 COPD 病人一般不单独使用止咳药，宜用祛痰药以利于痰液咳出。但过于剧

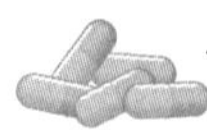

烈和频繁的咳嗽，可适当应用含止咳和祛痰成分的复方制剂。止咳药中能直接控制咳嗽中枢者为中枢性止咳药，如可待因；能抑制咳嗽反射弧中其他环节的药物为外周性止咳药，如苯佐那酯。祛痰药分为两大类，一类是恶心性祛痰药，口服后可刺激胃黏膜的迷走神经末梢，反射性促进支气管腺体分泌，使积痰稀释，易于咳出，如氯化铵；另一类是黏痰溶解药，能分解痰液中的酸性黏多糖和 DNA 等黏性成分，降低痰液黏滞性，使痰液易于咳出，如盐酸氨溴索、乙酰半胱氨酸。止咳药在治疗量下不良反应较少，偶有恶心、呕吐、便秘及眩晕等，过量（单次剂量大于 60 mg）可明显抑制呼吸中枢，也可引起中枢兴奋、烦躁不安，小儿可导致惊厥。连续应用可产生耐受性及依赖性，应控制使用。止咳药能抑制支气管腺体分泌，使痰液黏稠、不易咳出。氯化铵呈酸性，服用后可引起恶心、呕吐、腹痛等不良反应，过量或长期服用可产生酸中毒。乙酰半胱氨酸因有特殊臭味，并对呼吸道有刺激性，可能引起恶心、呕吐、呛咳或气道痉挛。

（二）支气管扩张药

在 COPD 的治疗中，短效的吸入性 β_2 受体激动剂或抗胆碱支气管扩张剂（如异丙托溴铵）是一线治疗药物。治疗应该根据症状发生的频率制订是按需还是按时间规律用药。吸入长效 β_2 受体激动剂对 COPD 的长期治疗有益，这种制剂不仅可以缓解症状，而且可以提高生活质量和活动耐力。对需要规律使用短效制剂治疗的病人，这些药物的治疗方便了病人，在临床上的使用率也在增高。轻度喘息可口服茶碱缓释制剂或 β_2 受体激动剂；症状持续者，使用异丙托溴铵气雾剂，或联合使用 β_2 受体激动剂气雾剂。

（三）糖皮质激素

常用的主要是吸入性糖皮质激素，如丙酸倍氯米松、布地奈德、丙酸氟替卡松、环索奈德等，通过抑制过敏反应和气道炎症，降低气道反应性，抑制白细胞趋化黏附，抑制炎性介质释放，降低局部血管通透性。此类药物局部抗炎作用强，全身不良反应较小。《慢性阻塞性肺疾病诊治指南（2013 年修订版）》中推荐，吸入性糖皮质激素只考虑用于有症状伴有 $FEV_1<50\%$ 预计值的病人和反复恶化需要抗菌治疗或口服激素治疗的病人。

（四）抗菌药物

感染是引起 COPD 急性发作和加重的重要因素。感染的病因主要包括革兰阳性菌如肺炎链球菌、革兰阴性菌如流感嗜血杆菌等。因此，应根据感染细菌的不同选择不同类型的抗菌药物，可选用的药物包括青霉素类、头孢菌素类、氨基糖苷类、氟喹诺酮类、大环内酯类等。应根据药物敏感试验结果选用药物，疗程一般 7~10 日，必要时可延长。

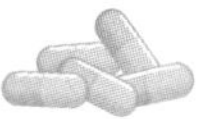

（五）PDE-4 抑制剂

PDE-4 抑制剂的主要作用是通过抑制细胞内的 cAMP 降解来减轻炎症。每日 1 次口服罗氟司特虽无直接舒张支气管的作用，但能够改善应用沙美特罗或噻托溴铵治疗的病人的 FEV_1。罗氟司特还可使需用激素治疗的中、重度哮喘急性加重的发生率下降 15%~20%。罗氟司特与茶碱类都是磷酸二酯酶抑制剂，两者不应同时使用。

知识拓展

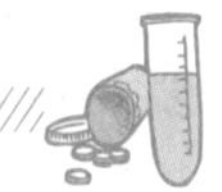

磷酸二酯酶抑制剂的作用机制及应用

环腺苷酸（cAMP）和环鸟苷酸（cGMP）是细胞内重要的第二信使，主要通过激活蛋白激酶 A（PKA）和蛋白激酶 G（PKG）途径参与能量代谢、记忆、免疫反应、视觉及嗅觉形成等生理活动，磷酸二酯酶（PDE）可将 cAMP 和 cGMP 水解为无活力的 5′-AMP 和 5′-GMP，降低胞内 cAMP 和 cGMP 的含量，从而调控机体多种生理病理过程。PDE 由 11 种各具特性的同工酶家族组成，其中 PDE-4、PDE-7、PDE-8 主要特异性水解 cAMP，PDE-5、PDE-6、PDE-9 特异性水解 cGMP，而 PDE-1、PDE-2、PDE-3、PDE-10、PDE-11 则对 cAMP 和 cGMP 均起作用。目前，PDE 已经成为药物研究的热门靶点，一些 PDE 抑制剂在临床得到了广泛的应用，PDE-3 抑制剂如米力农、氨力农等用于心力衰竭的治疗，PDE-4 抑制剂如茶碱类用于呼吸道炎症的治疗，PDE-5 抑制剂如西地那非、伐地那非、他达拉非等用于男性勃起功能障碍的治疗等。

（六）疫苗

流感疫苗可减轻 COPD 的严重程度，可每年给予 1 次（秋季）或 2 次（秋、冬季）。疫苗是采用慢性支气管炎感染的常见菌（如肺炎球菌、甲型链球菌及奈瑟球菌等）减毒制成的，可促使机体产生特异性主动免疫，并可提高白细胞吞噬能力及溶菌酶的非特异性免疫作用，从而减少和防止呼吸道感染。

【治疗药物应用原则】

COPD 发作期的治疗主要为控制感染、祛痰止咳、解痉平喘，防止反复感染或感染迁延不愈。缓解期治疗主要为扶正固本，增强体质，提高机体抗病能力和预防急性发作。阻塞性肺疾病一旦形成，肺组织的破坏就是不可逆的，难以修复，治疗的目的主要是延缓肺气肿的发展，发挥机体代偿能力，改善呼吸功能，提高生活质量，防止呼吸衰竭和心力衰竭的发生。治疗应围绕以下几个方面进行：

1. 药物的选择原则　根据病情的严重程度，采取不同的治疗原则，根据病人的治疗情况及时调整治疗方案。

2. 祛痰并重原则 对痰液黏稠或不易咳出者,可应用祛痰药缓解病情。

3. 个体化用药原则 轻度病人按需使用短效的支气管扩张剂,中度病人需规律应用一种或多种长效支气管扩张剂,重度或伴有反复急性加重的病人,可吸入糖皮质激素治疗。

【用药注意事项】

1. 痰多病人禁用止咳药。呼吸不畅通者、孕妇、哺乳期妇女慎用止咳药。

2. 氯化铵呈酸性,宜餐后服用。消化性溃疡及肝、肾功能不良者慎用。

3. 与异丙肾上腺素合用可预防乙酰半胱氨酸对呼吸道的刺激性并提高疗效。支气管哮喘病人禁用乙酰半胱氨酸。

4. β_2 受体激动剂的安全性大于异丙肾上腺素,但大剂量可致心动过速,故心脏病、高血压、甲状腺功能亢进、糖尿病、咯血病人及孕妇慎用。

岗位对接

情境:病人,刘某,男,71 岁,因反复咳嗽、咳痰 20 余年,气促 10 余年,再发加重 1 周入院。入院查体:体温 36.8℃,脉搏 82 次 / 分,呼吸 20 次 / 分,血压 130/89 mmHg,一般情况尚可,皮肤巩膜无黄染,浅表淋巴结未触及,气管居中,颈静脉无充盈,口唇及肢体末梢发绀,咽无充血,双侧扁桃体无肿大。肺气肿征(+),双肺叩诊呈过清音,双肺呼吸音弱,双下肺可闻及少量细啰音,无哮鸣音。心腹查体无异常。血气分析:FiO_2 21%,pH 7.413,PO_2 31 mmHg,PCO_2 37.7 mmHg,HCO_3^- 25 mmol/L,BE 2 mmol/L,SaO_2 84%。血常规示:白细胞 13.7×10^9/L。胸部 CT 示:双肺纹理增多,其内见多发斑片状影,边界模糊,以左肺下叶明显。既往肺功能:FEV_1/FVC 54.5%,FEV_1 占预计值的百分比为 43%。

请结合本章所学内容,制订适合该病人的治疗方案。

思考题

1. 试述急性上呼吸道感染的治疗原则。

2. 简述治疗支气管哮喘药物的主要不良反应及其防治措施。

3. 一线抗结核药包括哪些?其优点是什么?

在线测试

第十章 消化系统疾病的药物治疗

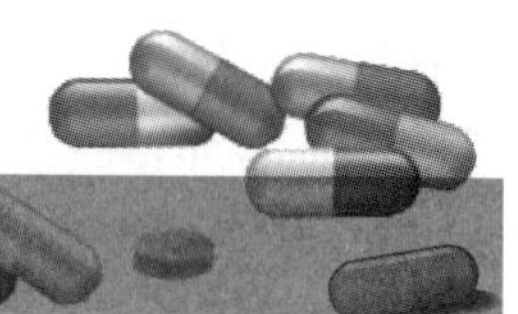

学习目标

思维导图

PPT

1. 掌握消化性溃疡、胃食管反流病、急性胃肠炎、胆石症和胆囊炎、肠易激综合征的常用治疗药物、药物治疗原则、用药注意事项。
2. 熟悉消化性溃疡、胃食管反流病、急性胃肠炎、胆石症和胆囊炎、肠易激综合征的临床表现、治疗药物相互作用。
3. 了解消化性溃疡、胃食管反流病、急性胃肠炎、胆石症和胆囊炎、肠易激综合征治疗药物的研发现状。

消化系统对人体消化、吸收、代谢、排泄功能至关重要，其各脏器的器质性和功能性疾病在临床十分常见，严重危害病人的身体健康。其中，消化性溃疡是最常见的消化道疾病之一。近年来，由于根除幽门螺杆菌（Helicobacter pylori，Hp）方法的普及，消化性溃疡的复发率明显降低。随着社会的快速发展，疾病谱也在发生明显变化。近年来，以往在我国并未引起重视的胃食管反流病已引起我国消化病学界的高度重视。本章主要介绍消化性溃疡、胃食管反流病、急性胃肠炎、胆石症和胆囊炎、肠易激综合征等消化系统疾病的药物治疗。

第一节 消化性溃疡

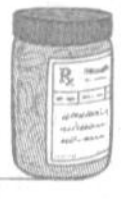

消化性溃疡（peptic ulcer，PU）是一种全球性常见病，男女之比为（5~6）：1，可发生于任何年龄段，青壮年多发。根据发病部位的不同，可分为胃溃疡（gastric ulcer，GU）和十二指肠溃疡（duodenal ulcer，DU），DU 多于 GU，两者之比约为 3：1。DU 多见于青壮年，GU 多见于中老年人。过去 30 年，随着 H_2 受体拮抗剂、质子泵抑制剂等治疗药物的发展，消化性溃疡及其并发症的发生率明显下降。近年来，随着阿司匹林等非甾体抗炎药（NSAIDs）应用增多，老年消化性溃疡发病率有所增高。

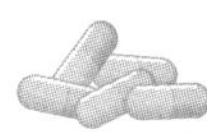

案例讨论

案例：病人，男，38 岁，间断性上腹痛 4 年，加重 1 周。4 年前饮食不当后出现上腹胀痛，伴恶心、嗳气，无呕吐，自服"胃药"好转，此后常于秋冬、冬春交际或情绪不好时出现餐后上腹胀痛，无反酸、胃灼热，空腹时减轻，食欲可，进食减少。发作期间体重略有下降，症状缓解后体重可恢复。1 周前因生气、少量饮酒后再次出现上述症状，大小便正常。既往无其他特殊病史，吸烟史 10 年。胃镜检查示：胃溃疡，幽门螺杆菌阳性。

讨论：请简要说出医生的诊断依据。

【疾病概述】

消化性溃疡是指胃肠道黏膜被胃酸和胃蛋白酶等消化而发生的溃疡，其深度可达到或超过黏膜肌层。其病因和发病机制尚未完全阐明，目前认为主要与黏膜的损伤因子增强及保护因子减弱有关，GU 以保护因子减弱为主，DU 以损伤因子增强为主。损伤因子主要有胃酸及胃蛋白酶、NSAIDs、Hp 感染、乙醇（酒精）等，保护因子主要有黏膜血流、胃黏液－碳酸氢盐屏障、黏膜屏障、前列腺素及上皮再生能力等。神经内分泌紊乱和遗传因素也与消化性溃疡的发生有关。在病因学研究中最重要的进展是发现了 Hp 在消化性溃疡中的关键作用，约 90% 的 DU 和 70% 的 GU 与 Hp 感染有关。

消化性溃疡临床表现不一，上腹部疼痛是其最常见的症状，性质可为灼痛、钝痛、胀痛、剧痛、饥饿样不适，并伴随上腹饱胀、厌食、恶心、反酸、嗳气、纳差等消化不良症状，甚至出现消瘦与贫血。部分病人可无腹痛或消化不良症状，而以消化道出血、穿孔等并发症为首发症状，可见于任何年龄，以长期服用 NSAIDs 病人及老年人多见。消化性溃疡的特点如下：① 慢性过程，病史可达数年、十数年、甚至数十年。② 反复或周期性发作，发作期可为数周或数月，有季节性，典型者多在季节变化时发生，如秋冬和冬春之交发病，亦可因情绪不良或服用 NSAIDs 诱发。③ 部分病人有与进餐相关的节律性上腹痛，GU 的疼痛多在餐后 1 h 左右发生，即进食—疼痛—缓解。DU 的疼痛多在餐后 2~3 h 发生，持续至下餐进食，即进食—舒适—疼痛，常有夜间痛，进食或服用碱性药物后可缓解。④ 腹痛可被抑酸药或抗酸药缓解。随着检查手段的发展和药物的早期干预，症状典型的消化性溃疡已经较为少见，很多消化性溃疡病人腹痛发作并无明显节律性或仅表现为消化不良症状。消化性溃疡确诊最可靠的方法是胃镜检查，同时，应查明有无 Hp 感染。消化性溃疡治疗方法包括三方面，即药物治疗、一般治疗和外科手术治疗，以药物治疗为主。

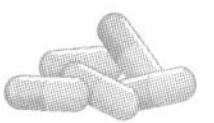

知识拓展

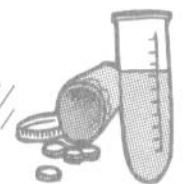

“隐藏”在胃肠中的诺贝尔医学奖

2005 年 10 月 3 日，瑞典卡罗林斯卡医学院宣布，因为发现了导致胃炎和胃溃疡的细菌——幽门螺杆菌，澳大利亚科学家巴里·马歇尔和罗宾·沃伦获得 2005 年诺贝尔生理学或医学奖。1979 年，澳大利亚珀斯皇家医院沃伦用高倍显微镜在一份胃黏膜活体标本中，意外发现紧贴胃上皮有无数的细菌。后来，他发现 50% 左右病人（大多是慢性胃炎病人）的胃腔下半部分都附生着这种微小又弯曲的细菌，他意识到，这种细菌与慢性胃炎等疾病可能密切相关。然而，这项发现与当时“正统”的医学理念“胃酸能杀灭吞入胃内的细菌，健康的胃是无菌的”相违背。1981 年，马歇尔所在的珀斯皇家医院决定对 100 位肠胃病病人的活组织切片进行研究。1982 年，他们终于发现，所有十二指肠溃疡病人胃内都有幽门螺杆菌，并证明该菌是导致胃炎、胃溃疡和十二指肠溃疡的罪魁祸首。

【常用治疗药物】

消化性溃疡的治疗目标为去除病因，控制症状，促进溃疡愈合，预防复发和避免并发症。自 20 世纪 70 年代以来，消化性溃疡的药物治疗经历了 H_2 受体拮抗剂、质子泵抑制剂和根除 Hp 三次里程碑式的进展，使溃疡愈合率显著提高，并发症发生率显著降低，外科手术明显减少。

（一）胃酸分泌抑制剂

胃酸分泌抑制剂又称抑酸药，是目前消化性溃疡治疗最主要的药物，包括质子泵抑制剂、H_2 受体拮抗剂、抗胆碱药和促胃液素受体拮抗剂。

1. 质子泵抑制剂（PPI）　质子泵抑制剂特异性地抑制 H^+，K^+-ATP 酶（质子泵）的活性，抑制胃酸生成的终末环节，抑酸作用强大，常用药物包括奥美拉唑、兰索拉唑、泮托拉唑、雷贝拉唑及埃司奥美拉唑等。近年来，雷贝拉唑及埃司奥美拉唑等新一代质子泵抑制剂在临床的使用越来越广泛，已成为活动期消化性溃疡治疗的首选药物，尤其适用于疼痛严重、合并出血或其他治疗失败的消化性溃疡病人。使用 H_2 受体拮抗剂（H_2RA）无效的消化性溃疡病人，质子泵抑制剂治疗 8 周治愈率超过 90%，12 周可达 99%。短期、大剂量奥美拉唑治疗对促进消化性溃疡急性出血时胃黏膜愈合和预防再出血有良好疗效。质子泵抑制剂的不良反应主要有恶心、腹胀、腹泻等胃肠道症状和头痛、头晕、嗜睡等神经系统症状，长期或高剂量使用质子泵抑制剂可引起髋骨、腕骨、脊椎骨骨折。常用剂量和疗程见表 10-1。

表 10-1　常用于治疗消化性溃疡的质子泵抑制剂的剂量和疗程

药品名称	给药剂量及方法	疗程
奥美拉唑	口服给药，20 mg/次，1次/日	GU 4~8 周，DU 2~4 周
兰索拉唑	口服给药，30 mg/次，1次/日	GU 8 周，DU 4 周
泮托拉唑	口服给药，40 mg/次，1次/日	GU 4~8 周，DU 2~4 周
雷贝拉唑	口服给药，20 mg/次，1次/日	GU 4~6 周，DU 2~4 周
埃司奥美拉唑	口服给药，20 mg/次，1次/日	GU 4~8 周，DU 2~4 周

知识拓展

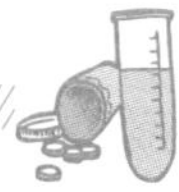

NSAIDs 溃疡的治疗和预防

NSAIDs 溃疡即服用 NSAIDs 后出现的消化性溃疡，对服用 NSAIDs 后出现的溃疡，如情况允许应立即停用 NSAIDs，如病情不允许可换用对黏膜损伤小的 NSAIDs，如选择性 COX-2 抑制剂（塞来昔布或罗非昔布）。对于停用 NSAIDs 者，可给予常规剂量、常规疗程的 H_2 受体拮抗剂或质子泵抑制剂治疗；对于不能停用 NSAIDs 者，应选用质子泵抑制剂治疗（H_2 受体拮抗剂疗效差）。因 Hp 和 NSAIDs 是引起溃疡的两个独立因素，因此应同时检测 Hp，如有 Hp 感染应同时根除 Hp。溃疡愈合后，如不能停用 NSAIDs，应予质子泵抑制剂或米索前列醇长程维持治疗。

2. H_2 受体拮抗剂　常用药物有西咪替丁、雷尼替丁、法莫替丁、尼扎替丁、罗沙替丁等。其作用机制为选择性竞争结合胃壁细胞膜上的 H_2 受体，使组胺不能与受体结合，从而抑制食物、组胺及促胃液素引起的胃酸分泌。尤其能抑制夜间基础胃酸分泌，但强度不如质子泵抑制剂。H_2 受体拮抗剂不良反应较小，发生率低于 3%。常见心血管反应有心动过速、心动过缓、房室传导阻滞、低血压，也有致心搏骤停的报道，其他不良反应有嗜睡、乏力、腹泻、头痛、转氨酶升高、白细胞减少等。常用剂量和疗程见表 10-2。

表 10-2　常用 H_2 受体拮抗剂的剂量和疗程

药品名称	给药剂量及方法	疗程
西咪替丁	口服给药，400 mg/次，2次/日	GU 6~8 周，DU 4~6 周
雷尼替丁	口服给药，400 mg/次，2次/日	GU 6~8 周，DU 4~6 周
法莫替丁	口服给药，400 mg/次，2次/日	GU 6~8 周，DU 4~6 周
尼扎替丁	口服给药，300 mg/次，1次/日	GU 6~8 周，DU 4~6 周
罗沙替丁	口服给药，75mg/次，2次/日	GU 6~8 周，DU 4~6 周

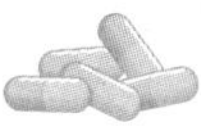

（二）抗酸药

抗酸药主要是一些无机弱碱，可中和胃酸，抑制胃蛋白酶活性。此类药物起效快，能迅速缓解溃疡疼痛，促进溃疡愈合。但单用能否使溃疡愈合，尚有争议。目前，抗酸药主要用于消化性溃疡的辅助治疗，尤其对于腹痛症状严重者，早期治疗阶段的联合用药可迅速控制疼痛的症状。常用制剂有铝碳酸镁、氧化镁、氢氧化铝、碳酸钙等。疗效以液体（如凝胶溶液）最好，粉剂次之，片剂较差。氧化镁中和胃酸强而持久，但起效慢，还会引起腹泻，肾功能不全者易导致高镁血症；铝碳酸镁不被吸收，有轻度腹泻作用，可引起呃逆、腹胀、嗳气和反跳性胃酸分泌增加，适用于伴有便秘的消化性溃疡病人；氢氧化铝除中和胃酸外，还在黏膜表面形成凝胶，保护胃黏膜，肾功能不全者应减量，不宜与喹诺酮类药物、四环素、异烟肼、地高辛、氯丙嗪、华法林等合用。常用抗酸药的剂量和疗程见表 10–3。

表 10–3　常用抗酸药的剂量和疗程

药品名称	给药剂量及方法	疗程
碳酸钙	口服给药，500 mg/ 次，2 次 / 日	1 周
氢氧化铝	口服给药，600 mg/ 次，3 次 / 日	1 周
铝碳酸镁	口服给药，500 mg/ 次，3 次 / 日	1 周
氧化镁	口服给药，200 mg/ 次，3 次 / 日	1 周

（三）胃黏膜保护药

胃黏膜保护药主要通过促进胃黏膜细胞分泌黏液和碳酸氢盐，增加胃黏膜血流量，增加胃黏膜前列腺素合成或在黏膜表面形成保护层增强黏膜抵抗力。由于 GU 病人多数胃酸分泌正常，而黏膜屏障功能下降，故 GU 单用抑酸药治疗疗效不如 DU，可考虑抑酸药和胃黏膜保护药联合应用。常用药物有硫糖铝、前列腺素衍生物、铋剂等，剂量和疗程见表 10–4。

表 10–4　常用胃黏膜保护药的剂量和疗程

分类	常用药物	给药剂量及方法	疗程
硫糖铝	硫糖铝	口服给药，1.0 g/ 次，2 次 / 日	4~6 周
前列腺素衍生物	米索前列醇	口服给药，200 mg/ 次，4 次 / 日	4~8 周
	恩前列素	口服给药，35 μg/ 次，2 次 / 日	4~8 周
铋剂	次枸橼酸铋	口服给药，240 mg/ 次，2 次 / 日	4~8 周
	枸橼酸铋钾	口服给药，600 mg/ 次，2 次 / 日	4~8 周

1. 硫糖铝　是硫酸蔗糖和氢氧化铝的复合物，无抗酸作用。其保护胃黏膜的机

制包括：① 与蛋白质形成大分子复合物，在溃疡创面上形成保护膜，阻止胃酸、胃蛋白酶和胆汁酸的渗透与侵蚀；② 吸附胃蛋白酶和胆汁酸；③ 促进胃黏液和碳酸氢盐分泌；④ 增加胃黏膜血流量；⑤ 刺激前列腺素合成与释放；⑥ 激活巨噬细胞，促进上皮细胞修复。适用于慢性胃炎及缓解胃酸过多引起的胃痛、胃灼热、反酸的病人，长期用药可致便秘，偶有恶心、胃部不适、腹泻、皮疹及头晕。

2. 前列腺素衍生物　激动胃壁细胞上的前列腺素 E 受体，抑制基础胃酸、组胺、促胃液素及食物刺激所致的胃酸和胃蛋白酶分泌，对 NSAIDs 引起的胃出血、溃疡或坏死有明显的抑制作用。代表药物有米索前列醇、恩索前列醇。不良反应主要为稀便、腹痛、腹泻；可引起子宫收缩及流产，故孕妇禁用。由于不良反应较多，价格昂贵，前列腺素衍生物主要作为二线用药，对于防治 NSAIDs 导致的溃疡有一定价值。

3. 铋剂　临床常用药物包括胶体次枸橼酸铋、枸橼酸铋等。胶体次枸橼酸铋在酸性环境（pH<5.0）下，形成氧氯化铋和枸橼酸铋的沉淀物，可直接与黏液结合形成糖蛋白铋，覆盖于溃疡表面，形成保护屏障，特别适用于合并 Hp 感染的消化性溃疡病人。服药期间舌苔、粪便变黑，偶见恶心、皮疹、轻微疼痛。

（四）治疗 Hp 感染的药物

常用药物包括质子泵抑制剂、铋剂、抗菌药等，单一药物治疗效果较差，目前提倡联合治疗。

1. 抗菌药　用于抗 Hp 感染的抗菌药多在酸性环境中较稳定，主要有阿莫西林、甲硝唑、克拉霉素、四环素、呋喃唑酮和左氧氟沙星等。① 阿莫西林在体内外均有良好的抗 Hp 效果；在胃内酸性环境中较为稳定，在 pH 接近中性时疗效最佳，主要不良反应为腹泻、过敏反应和假膜性肠炎。② 甲硝唑对非耐药菌株非常敏感，但耐药菌株多见，一旦耐药，感染治愈率明显下降，与铋剂和其他抗生素合用可减少耐药机会；主要不良反应为头痛、恶心、口干、口中金属味、食欲下降、腹痛、腹泻、皮疹及白细胞暂时性减少。③ 克拉霉素属大环内酯类抗生素，易于吸收，抗 Hp 效果较好，但单独使用易耐药，主要不良反应为胃肠道反应、过敏反应、暂时性氨基转移酶升高。④ 四环素对 Hp 也比较敏感，耐药菌株少，主要不良反应为胃肠道反应、二重感染、影响骨和牙的生长、肝毒性、肾毒性及变态反应。随着 Hp 耐药菌株增加，呋喃唑酮、左氧氟沙星等逐渐受到重视，两者均有较强的抗 Hp 活性。

2. 铋剂　可通过破坏细菌细胞壁、阻止 Hp 黏附于胃黏膜上皮和抑制 Hp 蛋白酶、尿素酶、磷脂酶活性发挥抗 Hp 作用。铋剂与抗生素合用有协同效应。

3. 质子泵抑制剂　奥美拉唑等质子泵抑制剂在体内外均可抑制 Hp 生长，但单独应用并不能治愈 Hp 感染。质子泵抑制剂及其他抑酸药抗 Hp 的主要机制是通过显著提高胃内 pH，增加抗菌药稳定性，提高抗 Hp 疗效。

4. 根除 Hp 治疗方案　根除 Hp 可使消化性溃疡复发率明显降低，目前主要采用

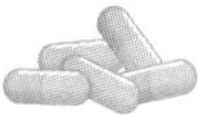

的一线治疗方案有三联治疗方案和四联治疗方案。

常用根除 Hp 感染的三联治疗方案大体上可分为以质子泵抑制剂为基础的方案和以铋剂为基础的方案两大类，即在质子泵抑制剂或铋剂的基础上加用两种抗菌药联合组成三联方案。抗生素可选择阿莫西林、克拉霉素、甲硝唑（或替硝唑）等，国内用呋喃唑酮代替甲硝唑，也取得较好疗效。常用的根除 Hp 三联治疗方案有以下两种：

（1）含质子泵抑制剂的根除 Hp 方案

质子泵抑制剂（标准剂量）+ 克拉霉素（0.5 g）+ 甲硝唑（0.4 g），2 次 / 日

质子泵抑制剂（标准剂量）+ 阿莫西林（1.0 g）+ 呋喃唑酮（0.1 g），2 次 / 日

质子泵抑制剂（标准剂量）+ 阿莫西林（1.0 g）+ 甲硝唑（0.4 g），2 次 / 日

质子泵抑制剂（标准剂量）+ 克拉霉素（0.5 g）+ 阿莫西林（1.0 g），2 次 / 日

标准剂量的质子泵抑制剂，包括奥美拉唑 20 mg、兰索拉唑 30 mg、雷贝拉唑 10 mg、埃索美拉唑 20 mg。Hp 根除率为 80%~98%，报道不一，主要用于肾功能减退、不耐受铋剂者，但 Hp 根除率不及四联治疗方案。其中，质子泵抑制剂 + 克拉霉素 + 阿莫西林三联方案对敏感菌株根除率约为 88%，而质子泵抑制剂 + 克拉霉素 + 甲硝唑三联方案对敏感菌株根除率可达 97%。含质子泵抑制剂的根除 Hp 方案疗程为 7~14 日。7 日和 14 日方案均有效，但 14 日方案可将根除率提高 12%。考虑到经济因素，可使用 H_2 受体拮抗剂替代质子泵抑制剂，但疗效有所下降。

（2）含铋剂的根除 Hp 方案

铋剂（标准剂量）+ 甲硝唑（0.4 g）+ 克拉霉素（0.5 g），2 次 / 日

铋剂（标准剂量）+ 甲硝唑（0.4 g）+ 四环素（0.5 g），2 次 / 日

铋剂（标准剂量）+ 呋喃唑酮（0.1 g）+ 克拉霉素（0.5 g），2 次 / 日

标准剂量的铋剂，包括枸橼酸铋钾 600 mg、果胶铋 240 mg。含铋剂的根除 Hp 方案疗程为 14 日。Hp 根除率 78%~90%。尽管目前甲硝唑、克拉霉素耐药菌株有所增长，但含铋剂的根除 Hp 方案仍能取得较满意的疗效。

目前根除 Hp 感染的四联治疗方案主要为含质子泵抑制剂、铋剂和两种抗生素的疗法，疗程 7~14 日，Hp 根除率高于三联治疗方案。该方案可在一定程度上克服甲硝唑和克拉霉素耐药的影响，并可能防止继发耐药。常用四联治疗方案有：

质子泵抑制剂（标准剂量）+ 铋剂（标准剂量）+ 克拉霉素（0.5 g）+ 甲硝唑（0.4 g），2 次 / 日

质子泵抑制剂（标准剂量）+ 铋剂（标准剂量）+ 克拉霉素（0.5 g）+ 阿莫西林（1 g），2 次 / 日

根除 Hp 疗效判断：用于明确 Hp 是否被根除的复查应在根除治疗结束至少 4 周后进行。可选用非侵入性的尿素呼气试验或粪便抗原检查，也可用胃黏膜活检标本检测 Hp，此时应同时取胃窦、胃体黏膜检测。

近年来，随着抗 Hp 药物的广泛使用，克拉霉素、甲硝唑等耐药菌株呈现逐年增多

趋势，使 Hp 根除率有所下降。为避免耐药菌株产生，提高 Hp 根除疗效，应注意严格掌握 Hp 根除的适应证；选用正规、有效的治疗方案；联合用药，避免使用单一抗生素或抗菌药；对根除治疗失败的病人，再次治疗前应先做药物敏感试验；对一线药物治疗失败者，改用补救疗法时，尽量避免使用克拉霉素。

（五）促胃肠动力药

此类药物可加速胃排空，减少促胃液素分泌，减轻其对胃黏膜的损害，可用于消化性溃疡伴消化不良者。常用药物包括：① 甲氧氯普胺 5~10 mg，3 次 / 日，餐前服用，不良反应主要为锥体外系反应、尖端扭转型心律失常、心电图 Q-T 间期延长、泌乳、乳房肿痛、月经失调等；② 多潘立酮 10~20 mg，3 次 / 日，餐前口服，不良反应主要为腹痛、腹泻、口干、皮疹、乳房胀痛、溢乳以及倦怠乏力等；③ 莫沙必利作用是多潘立酮的 10~12 倍，常用剂量 5 mg，3 次 / 日，餐前服用，主要不良反应为胃肠道反应。

知识拓展

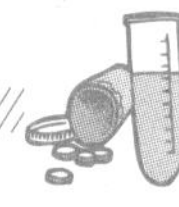

消化性溃疡维持治疗

对于 Hp 阴性或根除 Hp 后仍反复发作、伴出血或穿孔等严重并发症的消化性溃疡、重度吸烟或伴随其他疾病，必须长期服用 NSAIDs 或抗凝药物的消化性溃疡病人应给予维持治疗。目前维持治疗常用药物为 H_2 受体拮抗剂或质子泵抑制剂。方案为：标准剂量的半量睡前服用，即西咪替丁 400 mg/d 或雷尼替丁 150 mg/d 或法莫替丁 20 mg/d，临睡前服用。也可采用奥美拉唑 10 mg/d 或 20 mg/d，2~3 次 / 周，口服维持。疗程根据病情需要长达半年到 1 年。维持治疗曾是预防消化性溃疡复发的主要措施之一。但随着临床对根除 Hp 治疗的重视，维持治疗的地位明显下降。

【治疗药物应用原则】

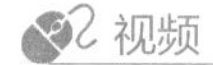

消化性溃疡的药物治疗

1. 消化性溃疡活动期的治疗首选质子泵抑制剂或 H_2 受体拮抗剂等抑制胃酸分泌的药物。合并出血、穿孔等并发症以及其他治疗失败的病例应优先使用质子泵抑制剂治疗。

2. GU 病人可考虑抑酸药和胃黏膜保护药（硫糖铝、铋剂、铝碳酸镁）联合应用。对腹痛症状明显的病人，在治疗开始阶段加用抗酸药有助于迅速缓解疼痛。

3. 消化性溃疡合并十二指肠胃反流或腹胀症状明显时可联合使用促胃肠动力药。为预防溃疡复发，对部分反复发作或必须长期服用 NSAIDs 的病人可采用“维持治疗”。

4. 前列腺素衍生物对防治 NSAIDs 导致的溃疡有一定价值，可作为长期服用

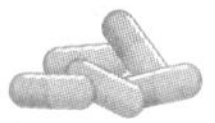

NSAIDs 病人的二线用药。

5. 消化性溃疡伴有 Hp 感染时必须使用抗菌药物根治 Hp。

【用药注意事项】

1. 服用最高剂量二甲双胍的糖尿病病人长期服用质子泵抑制剂，可导致维生素 B_{12} 缺乏，需要补充。

2. H_2 受体拮抗剂应在餐中或餐后即刻服用，也可将一日剂量在睡前服用。如需同时服用抗酸药，则应间隔 1 h 以上。用药期间应注意监测病人的肾功能，并根据肌酐清除率调整剂量。

3. 使用抗酸药、铋剂等药物时，应注意肾功能，询问排便情况，老年人长期服用氢氧化铝片或凝胶时，可影响肠道吸收磷酸盐，导致骨质疏松，骨折病人不宜服用；铝盐吸收后沉积于脑，可引起老年痴呆；阑尾炎或急腹症时，服用氢氧化铝制剂可使病情加重，增加阑尾穿孔的危险，应禁用。

4. 抗酸药、铋盐、氢氧化铝凝胶和铝碳酸镁等形成保护膜制剂不要餐后服用，多在腹痛时临时服用，且不宜与铁剂、钙剂及喹诺酮类等药物合用，以免影响药物吸收。

5. 根除 Hp 治疗用药前应权衡身体情况，核查病人用药记录，注意疗程，观察病情及并发症。他汀类药物与克拉霉素同服可增加横纹肌溶解风险。

岗位对接

情境：病人，男，30 岁。反复上腹疼痛、反酸、嗳气 3 年，加重 1 周。诉 3 年前，始自入秋以来，常感上腹无明显诱因烧灼样疼痛伴反酸。疼痛发生于上午 10 点及下午 4 点左右，延续至进餐，饭后疼痛缓解。往往于凌晨 1 点左右从睡眠中痛醒，如能进少许食物，疼痛可暂时缓解。每次发作持续 5~10 日不等，自服法莫替丁症状可缓解。1 周前因过劳及饮食不规律疼痛加重，伴有腹胀、反酸，自服“胃药”症状无缓解而就诊。自发病以来体重无下降，既往无特殊服药史，有烟酒嗜好。查体：生命体征平稳，脐右上有局限性压痛。

请结合本章所学内容，制订适合该病人的治疗方案。

第二节　胃食管反流病

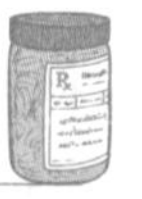

胃食管反流病（gastroesophageal reflux disease，GERD）是一种由胃、十二指肠内容物反流入食管引起不适症状和（或）并发症的疾病。反流和胃灼热（俗称烧心）是最常见的症状。根据是否导致食管黏膜糜烂、溃疡，分为反流性食管炎（reflux esophagitis，RE）和

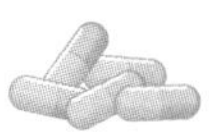

非糜烂性反流病(nonerosive reflux disease,NERD)。胃食管反流病的患病率随年龄增长而增加,男女患病率无明显差异。欧美国家的患病率为10%~20%,亚洲地区患病率约5%,我国患病率约6.7%。近年来,该病发病率呈上升趋势,以非糜烂性反流病较多见。

案例讨论

案例:病人,女,49岁。间断性反酸、胃灼热3年,伴咽部异物感1周。诉3年前开始间断反酸、胃灼热感,无腹痛、呕吐,多于餐后出现,自服法莫替丁症状可缓解,但停药后症状反复出现,未系统治疗。近1周间断出现咽部异物感来院就诊。自发病以来体重无下降。既往有高血压病史,间断服用降压药,无肿瘤家族史。查体:体温36.5℃,脉搏72次/分,呼吸16次/分,血压140/100 mmHg。咽部充血,心肺无异常。腹软,无压痛及反跳痛,肠鸣音正常。诊断为胃食管反流病。

讨论:请简要说出医生的诊断依据。

【疾病概述】

胃食管反流病是由多因素促成的上消化道动力障碍性疾病,又是一种胃酸相关性疾病,是食管抗反流机制减弱和反流物对食管黏膜攻击作用的结果。胃酸与胃蛋白酶是反流物中损害食管黏膜的主要成分。主要的临床表现有胃灼热、反流、上腹痛、非心源性胸痛、睡眠障碍、反流性哮喘、声音嘶哑、吞咽困难等,其中胃灼热和反流是胃食管反流病的典型症状。长期的胃食管反流病所致的食管并发症包括糜烂性食管炎、出血、食管狭窄、Barrett食管和食管癌等。与消化性溃疡相似,胃反流物中的胃酸、胃蛋白酶对食管黏膜的侵蚀是引发不适症状的主要原因,不同的是,根除Hp对缓解胃食管反流病症状没有帮助,而胃酸分泌抑制剂、胃肠促动力药可有效缓解症状。诊断胃食管反流病的金标准是食管pH监测,内镜检查术在反流性食管炎的诊断中具有重要的作用。

胃食管反流病的治疗目的包括缓解症状、愈合食管黏膜损伤、提高生活质量、预防复发及防治并发症,治疗方法包括一般治疗、药物治疗、内镜或手术治疗。其中,药物治疗是治疗胃食管反流病的最主要方法。

知识拓展

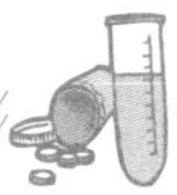

Barrett食管

Barrett食管是指食管下端的鳞状上皮被增生的柱状上皮所替代,它是食管腺癌的癌前病变,其腺癌的发生率较正常人高30~50倍。目前治疗Barrett食管的方法是使用质子泵抑制剂及长程维持,尽管有各种清除Barrett食管的报道,但均未获肯定,因此,加强随访是目前预防Barrett食管癌变的唯一方法。

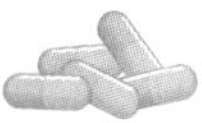

【常用治疗药物】

目前有效治疗药物主要包括四类，即抑酸药、促胃肠动力药、抗酸药、黏膜保护药。其中，抑酸药是治疗胃食管反流病最常用、最有效的药物。

（一）抑酸药

抑酸药主要包括 H_2 受体拮抗剂和质子泵抑制剂两大类。质子泵抑制剂可长时间、高效抑制基础胃酸以及刺激后胃酸分泌，明显降低反流物的酸度和数量，被认为是目前最主要的控制症状和维持治疗的药物。H_2 受体拮抗剂与组胺竞争结合胃壁细胞 H_2 受体，抑制食物、组胺及五肽胃泌素刺激壁细胞引起的胃酸分泌，尤其能减少晚间基础胃酸分泌，适用于轻、中症病人。质子泵抑制剂抑酸效果明显优于 H_2 受体拮抗剂。用法用量：质子泵抑制剂标准剂量（如奥美拉唑 20 mg、兰索拉唑 30 mg、泮托拉唑 40 mg、雷贝拉唑 10 mg 以及埃司奥美拉唑 20 mg），1 次 / 日，口服给药治疗 8 周，然后维持治疗 8~12 周。不良反应见本章第一节。

（二）促胃肠动力药

促胃肠动力药可增加下食管括约肌压力、改善食管蠕动、促进胃排空，从而减少胃内容物食管反流及食管在反流物的暴露时间。常用促胃肠动力药的用法用量见表 10-5。

表 10-5　常用促胃肠动力药的用法用量

分类	常用药物	用法用量
多巴胺受体拮抗剂	甲氧氯普胺	口服给药，10 mg/ 次，3 次 / 日
	多潘立酮	口服给药，10 mg/ 次，3 次 / 日
	伊托必利	口服给药，50 mg/ 次，3 次 / 日
5-HT 受体激动剂	莫沙必利	口服给药，5 mg/ 次，3 次 / 日
	西沙比利	口服给药，10 mg/ 次，3 次 / 日
	替加色罗	口服给药，6 mg/ 次，2 次 / 日

1. 多巴胺受体拮抗剂　代表药物有甲氧氯普胺和多潘立酮，可拮抗食管、胃、肠道多巴胺受体，使胆碱能受体相对亢进，促进食管、胃平滑肌动力，促进食管清除、加快胃排空，阻止胃内容物反流；其对十二指肠、空肠、回肠蠕动的促进可减少十二指肠反流；不良反应见本章第一节。伊托必利为苯甲酰胺衍生物，具有阻断多巴胺 D_2 受体及抑制乙酰胆碱酯酶的双重作用，刺激内源性乙酰胆碱释放并抑制其水解，增加胃的内源性乙酰胆碱，增强胃和十二指肠运动。

2. 5-HT 受体激动剂　临床常用的莫沙必利、西沙必利均为选择性 5-HT_4 受体激

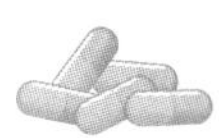

动剂，作用于肠肌间神经丛，释放乙酰胆碱使下食管括约肌压力升高，食管蠕动增强，胃排空加快，可有效减少反流次数和缩短反流时间，是新型全胃肠道动力药，不良反应见本章第一节。替加色罗则选择性激动 5-HT_3 受体。

3. 其他　阿托品、哌仑西平等可阻断乙酰胆碱的功能，解除平滑肌和血管痉挛，降低胃肠运动性，可增加食管下括约肌压力，加速胃排空。大环内酯类抗菌药红霉素与胃动素结构相似，可激动胃动素受体，并进一步激活胆碱能受体，促进胃和胆囊排空，提高食管下括约肌张力，促进胃肠平滑肌收缩，临床证明也有一定促胃肠动力作用，空腹、进食服用均有效，且不良反应相对较小，安全性高。

（三）抗酸药

抗酸药常呈弱碱性，可迅速中和胃酸，提高胃内及食管下段 pH，降低反流物酸性和胃蛋白酶活性，减轻酸性反流物对食管黏膜的损伤，并轻度增加下食管括约肌张力。常用药物有氢氧化铝、氧化镁、三硅酸镁、碳酸钙等，口感均欠佳，且铝盐易引起便秘，镁盐易引起腹泻。目前，已将上述抗酸药制成复方制剂，如复方石菖蒲碱式硝酸铋、复方铝酸铋、鼠李铋镁等。

（四）黏膜保护药

黏膜保护药可覆盖在病变表面，形成保护膜，减轻症状，促进食管炎愈合。常用药物有硫糖铝、胶体铋剂、考来烯胺、铝碳酸镁等。属藻酸盐制剂的藻朊酸泡沫剂，如海藻酸铝镁，可与胃液作用形成浮游于胃液上的泡沫状物，隔绝胃内酸性或碱性物与食管下端接触，有利于食管炎症修复。部分黏膜保护药如考来烯胺、铝碳酸镁有一定吸附作用，通过吸附并结合胃蛋白酶直接抑制其活性，还可通过结合胆汁酸、吸附溶血卵磷脂避免或减少其对胃黏膜的损伤，此类药物应用广泛。不良反应见本章第一节。

【治疗药物应用原则】

1. 药物是治疗胃食管反流病的最主要方法。目前胃食管反流病的药物治疗以抑酸为中心，分为控制发作和维持治疗两个阶段。

2. 症状发作时，治疗药物应足量、足疗程，必要时多种药物联合使用，根据不同病情采用递增疗法或降阶疗法。维持期则以按需给药为主要策略。

3. 药物治疗旨在增强抗反流屏障作用，提高食管清除能力，改善胃排空和幽门括约肌功能，防止十二指肠反流，抑制酸分泌，降低反流损害，保护食管黏膜，促进修复，以达到解除症状、治愈炎症、预防并发症、防止复发的目标。

【用药注意事项】

1. 应警惕长期服用抑酸药带来的不良反应，如钙吸收障碍引起的骨质疏松和脆

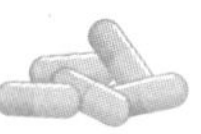

性骨折，维生素 B_{12} 吸收障碍出现巨幼细胞贫血及神经性症状，维生素 C 吸收障碍出现缺铁性贫血。

2. 反流性食管炎病人以抑酸治疗为主，且强度和时间超过消化性溃疡，促胃肠动力药不能起到治疗作用，多潘立酮可能引起心脏相关风险，建议限制使用。

3. 长期服用抑酸药物可能增加胃体萎缩发生的风险，进而增加胃癌发生的风险。

4. 食管外反流表现如夜间哮喘可采用诊断性晚间抑酸治疗，观察疗效；慢性咽炎则需要至少抑酸治疗 3~6 个月方能见效，要权衡利弊。

5. 避免使用可能加重反流症状的药物，如钙通道阻滞剂、α 受体激动剂、β 受体激动剂、茶碱类、镇静剂、硝酸盐、雌激素等，以及可引起食管损害的药物如阿仑膦酸盐、多西环素、氯化钾、铁。

岗位对接

情境：病人，男，45 岁，公司经理。反酸，胃灼热 6 个月，通常在餐后卧床时发生，并常伴有异味液体流入口中。晚餐后很快上床睡觉，也会出现上述症状。服用奥美拉唑 20 mg，早晚各 1 次，治疗 1 周，效果不佳，主要表现为反酸，白天控制较好，但夜间仍有发生，尤其是在凌晨，夜间睡眠差。吸烟 1 包 / 日，每日晚餐时饮啤酒 1 瓶。既往体健。无其他明显阳性体征。

请结合本章所学内容，制订适合该病人的治疗方案。

第三节　急性胃肠炎

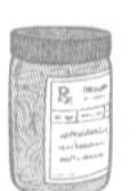

急性胃肠炎（acute gastroenteritis，AGE）是最常见的消化道疾病。常见于夏秋季节，其发生多由于进食含有病原菌及其毒素的食物或饮食不当引起。

案例讨论

案例：病人，女，25 岁，上腹疼痛、恶心、呕吐伴腹泻 3 日就诊。自诉 3 日前因食用过夜剩饭菜后，半夜发生上腹疼痛不适，伴持续恶心、呕吐，吐后腹痛稍减。解水样便，无黏液和脓血，3~4 次 / 日，无畏寒、发热。曾于药店自购“止泻药”和“镇痛药”，自觉症状好转，但仍有腹部不适，随后到医院就诊。查体：体温 36.5℃，上腹轻压痛，肠鸣音较活跃。血白细胞总数、分类正常；便常规：稀水样便，白细胞（+）；便培养：大肠埃希菌生长。诊断为急性胃肠炎。

讨论：请简要说出医生的诊断依据。

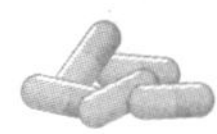

【疾病概述】

急性胃肠炎可由进食被病原微生物或其毒素污染的食物或未煮透的食物引起，也称为细菌性食物中毒。病理上呈胃、肠(小肠为主)急性弥漫性黏膜炎症，有充血、水肿、糜烂、出血等改变，甚至一过性浅表溃疡形成。

该病发病急，临床主要表现为恶心、呕吐、腹痛、腹泻，可伴有不同程度的脱水。常在进食污染食物后 2~24 h 发病。腹泻可达每日数次或十余次，粪便初为粥样，逐渐变为黄色水样，几无臭味，有的带有泡沫及少量黏液，一般肉眼看不到脓血。体检腹部柔软，有触痛，肠鸣音常亢进。因细菌及毒素作用，可有不同程度的畏寒、发热、头晕、头痛及全身无力等症状。重症者由于剧烈呕吐及腹泻，可出现口渴、尿少、眼眶下陷、四肢发冷、皮肤弹性下降、小腿肌肉痉挛等脱水症状，也可引起低钠、低钾、低氯或酸中毒，更严重者还可进一步引起血压下降、脉搏细数无力甚至休克。诊断依赖详细病史、典型临床表现，必要时行胃肠镜及活组织检查和大便致病菌培养。

一般防治原则包括注意饮食卫生，防止食物、饮水被污染，不食腐败变质、被病原微生物或其毒素污染的食物，戒酒；卧床休息，进清淡流质饮食，必要时禁食 6~24 h，一旦恶心、呕吐较轻或停止，应该口服葡萄糖 – 电解质溶液以防脱水。儿童可能较快发生脱水，应迅速给予葡萄糖 – 电解质溶液口服，如果呕吐持久或存在严重脱水，则需要经静脉适当补充电解质。

知识拓展

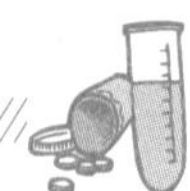

大便细菌培养

大便的细菌培养由于大便组成的特殊性而有其自身的特点。肠道中的细菌数量大，且种类很多。正常人肠道内常寄生有大肠埃希菌、产气杆菌、变形杆菌、铜绿假单胞菌、念球菌等。这些细菌在正常的肠腔内是不致病的。但当肠道发生病理改变时也可以引起疾病。常见的肠道致病菌有痢疾杆菌、沙门菌、霍乱弧菌、结核杆菌及嗜盐菌、变形杆菌等。由于这些特点，要求在标本的采集处理及培养方法上都与其他标本有所不同。

【常用治疗药物】

目前的有效治疗药物主要包括三类，即对症治疗药物、抗菌药物、纠正水电解质紊乱药。

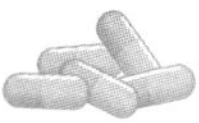

（一）对症治疗药物

对症治疗包括镇吐、止泻、镇痛三个方面。常用对症治疗药物如下：

1. 甲氧氯普胺 主要作用于上消化道，提高静息状态胃肠道括约肌的张力，阻止胃食管反流，加强胃和食管蠕动，并增强镇吐效应，可通过血脑屏障导致锥体外系症状，一旦出现应立即停药。

2. 双八面体蒙脱石 能与黏液蛋白结合，保护肠黏膜，对病毒、细菌和细菌毒素具有极强的吸附能力，可减少这些攻击因子的致病作用，用于急、慢性腹泻，偶见便秘、大便干结。

3. 阿托品、山莨菪碱 具有明显的外周抗胆碱作用，使乙酰胆碱引起的痉挛平滑肌松弛，选择性缓解胃肠道痉挛及抑制蠕动，可产生口干、面红、扩瞳、视近物模糊等不良反应，用量过大时可出现阿托品样中毒症状。

4. 洛哌丁胺 抑制肠蠕动，减少肠壁神经末梢释放乙酰胆碱，抑制肠道腺体分泌而缓解腹泻症状。用于急、慢性腹泻，尤其是其他止泻药效果不佳的慢性腹泻。不良反应主要有瘙痒、口干、腹胀、恶心、食欲缺乏，偶有呕吐，也可有头晕、头痛、乏力。常用止泻药的用法用量见表 10–6。

表 10–6 常用止泻药的用法用量

分类	常用药物	给药剂量及方法
收敛、吸附、保护黏膜药	双八面体蒙脱石	口服给药，3 g/ 次，3 次 / 日
	碱式碳酸铋	口服给药，0.9 g/ 次，3 次 / 日
	氢氧化铝凝胶	口服给药，20 ml/ 次，3 次 / 日
	药用炭	口服给药，4 g/ 次，3 次 / 日
	鞣酸蛋白	口服给药，2 g/ 次，3 次 / 日
减少肠蠕动药	复方樟脑酊	口服给药，5 ml/ 次，3 次 / 日
	地芬诺酯	口服给药，5 mg/ 次，3 次 / 日
	洛哌丁胺	口服给药，4 mg/ 次，3 次 / 日
抑制肠道过度分泌药	消旋卡多曲	口服给药，100 mg/ 次，3 次 / 日

（二）抗菌药物

用于治疗急性胃肠炎的抗菌药物主要有氧氟沙星、氨苄西林、头孢噻肟等。氧氟沙星为氟喹诺酮类抗菌药，具广谱抗菌作用，尤其对需氧革兰阴性杆菌的抗菌活性高，通过抑制 DNA 的合成而导致细菌死亡，在体外对多重耐药菌亦具抗菌活性。氨苄西林为广谱半合成青霉素，通过抑制细菌细胞壁合成发挥杀菌作用。头孢噻肟为第三代头孢菌素，抗菌谱广，主要与细菌细胞膜上的青霉素结合蛋白结合，使转肽酶酰化，抑制细胞壁的合成，使细胞分裂和生长受到抑制，毒性小，适用于儿童、孕妇、哺乳期妇女。氧氟沙星可能影响骨骼发育，孕妇及 18 岁以下的病人禁用，哺乳期妇女使用时应暂停哺乳。氨苄西林的不良反应以过敏反应较为常见。

（三）纠正水电解质紊乱药

呕吐、腹泻导致失水及电解质紊乱时，可予口服补液，重者则需静脉输液，液体输入量根据病情决定，一般每日可输入 1 000~3 000 ml，其中生理盐水或 5% 的葡萄糖盐水需 1 500 ml，亦可补充葡萄糖溶液。对血压下降的病人，应早期快速补液，以补充其循环血容量。输液后仍不能使血压恢复正常者，可在液体中加入升压药。如有酸中毒，应给予碱性药物。对不能进食而尿量正常的病人，注意补充氯化钾。

【治疗药物应用原则】

1. 补液治疗为主，适当选用镇吐、解痉镇痛、止泻等对症治疗药。

2. 对伴有高热、子痫、休克等感染症状的病人，应合理选用抗菌药物短期应用，出现休克者需积极抗休克治疗。

视频

急性胃肠炎的药物治疗

【用药注意事项】

1. 由于急性胃肠炎引起的腹泻可由多种不同病因所致，在应用止泻药的同时，实施对因治疗不可忽视。同时需及时补充水和电解质，特别注意补钾。

2. 药用炭吸附能力强，可影响儿童的营养吸收，不宜与其他药物合用，3 岁以下患长期腹泻或腹胀的儿童禁用。

3. 洛哌丁胺不能作为伴有发热、便血的细菌性痢疾病人的止泻药，对急性腹泻者在服用本品 48 h 后，若症状无改善，应及时停用，肝功能不全者、妊娠期妇女慎用，哺乳期妇女尽量避免使用，2 岁以下儿童不宜使用。

4. 应用解痉药(如山莨菪碱)后 24 h 症状未缓解者，应立即就医。反流性食管炎、重症溃疡性结肠炎、严重心力衰竭及心律失常病人慎用。

岗位对接

情境：病人，男，37 岁，腹泻、呕吐、上腹痛 2 日，加重 1 日就诊。自述 2 日前进食不洁食物后出现腹痛、恶心、呕吐，非喷射状，呕吐物为胃内容物，无咖啡样液体及其他异常。呕吐后症状减轻，渐出现阵发性脐周疼痛，腹泻后疼痛减轻，为黄色稀水样便，无黏液、脓血，无里急后重，每日大便 4~5 次。初步诊断为急性胃肠炎。

请结合本章所学内容，制订适合该病人的治疗方案。

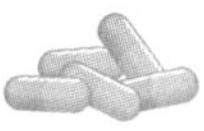

第四节　胆石症和胆囊炎

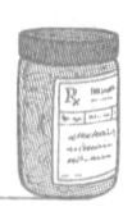

胆石症是临床腹部外科常见病、多发病，包括胆囊结石和胆管结石。随着人民生活水平的提高，我国胆囊结石发病率已高于胆管结石。胆囊炎（cholecystitis）是胆囊部位发生的急性化学性和细菌性炎症，发生率女性高于男性。约 95% 的胆囊炎病人合并有胆囊结石。

案例讨论

案例：病人，女，47 岁，因“间歇性右上腹疼痛 1 年”入院。1 年前病人无明显诱因出现右上腹疼痛，呈持续性钝痛，伴恶心、呕吐，时有右肩背部放射痛，无寒战、高热及黄疸，无头昏、头痛，无心悸、气促及呼吸困难等不适。自服药物治疗（具体不详）后疼痛有所缓解。1 个月前病人右上腹疼痛发作，行腹部 B 超检查，结果提示结石性胆囊炎。

讨论：请简要说出医生的诊断依据。

视频

胆石症和胆囊炎

【疾病概述】

胆石症是指胆道系统包括胆囊或胆管内发生结石的疾病，其危险因素包括：年龄超过 40 岁、女性、妊娠、口服避孕药和雌激素替代治疗、肥胖、减肥期间的极低热量膳食和体重快速减轻、糖尿病、肝硬化、胆囊动力下降、克罗恩病和溶血等。非结石性胆囊炎的病理表现为胆囊缺血、扩张、内皮损伤及胆囊坏死。

胆囊炎急性期的临床特点：① 上腹或右上腹剧烈绞痛，可放射至右肩背部，甚至可诱发心绞痛。② 不同程度的发热。③ 常有恶心、呕吐、腹胀和食欲下降等。④ 可出现不同程度的黄疸。胆囊炎慢性期（发作间歇期）的临床特点：① 慢性非结石性胆囊炎的临床表现多不典型，多为右上腹或上腹不同程度的隐痛或刺痛，进食油腻食物或劳累后症状加重。② 慢性结石性胆囊炎多有反复发作或绞痛史，于冬秋之交发作较频繁。较大结石有时长期无症状。③ 慢性胆管炎与胆管结石的临床表现亦不典型，可无症状或类似慢性胆囊炎的表现。腹部超声是胆囊结石首选的检查方法。

知识拓展

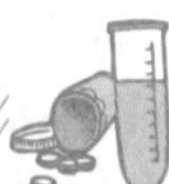

克 罗 恩 病

克罗恩病是可发生于消化道任何部位的一种慢性、反复发作性的肠壁全层性炎症，常

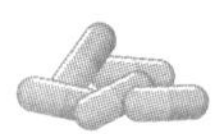

见于回肠末端和结肠，多呈节段性、非对称性分布；临床主要表现为腹痛、腹泻、瘘管、肠梗阻和不同程度的全身症状。

【常用治疗药物】

迄今尚无证据表明使用药物或其他非手术疗法能完全溶解或排尽结石，胆囊结石的治疗主要是手术切除胆囊，取石、保留胆囊的微创手术尚在探索中。药物治疗主要用于缓解疼痛，消除感染、梗阻等并发症。

（一）镇痛药

常用镇痛药为吗啡，其机制是激动阿片受体，对中枢神经系统、心血管系统及内脏平滑肌产生广泛的作用。使用吗啡缓解胆绞痛时须合用 M 受体阻断药（山莨菪碱、阿托品等）。不良反应主要有恶心、呕吐、颅内压升高、低血压、呼吸抑制、嗜睡、眩晕、便秘、排尿困难、胆绞痛、可成瘾等。口服常用量一次 5~15 mg。

（二）排石后解痉药

排石后解痉药的代表为匹维溴铵，作为钙通道阻滞剂可解除包括奥迪（Oddi）括约肌在内的消化道平滑肌痉挛，无抗胆碱作用和心血管不良反应，可用于排石后胆绞痛。餐时口服 50 mg/ 次，3 次 / 日，应整片吞服，不可掰嚼，非卧位服用。不良反应主要有腹痛、腹泻、便秘，偶见瘙痒、皮疹、恶心、口干等。

（三）溶石药

常用药物为熊去氧胆酸和鹅去氧胆酸。熊去氧胆酸能降低胆汁中胆固醇含量，促进胆固醇从结石表面溶解，抑制肠道吸收胆固醇，用于治疗胆固醇胆结石，也可用于胆囊炎、胆管炎。一般每日 8~10 mg/kg，口服给药。不良反应主要是腹泻，偶有便秘、瘙痒、头痛、头晕等。孕妇慎用，胆道完全阻塞和严重肝功能不全者禁用。

鹅去氧胆酸可减少胆固醇的分泌，还能抑制 HMG-CoA 还原酶，降低胆固醇合成，从而降低胆汁中胆固醇含量及促进胆固醇结石溶解，用于治疗胆固醇胆结石。一般每日 12~15 mg/kg，口服给药。易引起腹泻，长期应用可升高血清氨基转移酶，梗阻性肝胆疾病者和孕妇禁用，哺乳期妇女慎用。

（四）抗菌药

常用于胆石症及胆囊炎的抗菌药物主要有头孢菌素类和喹诺酮类。喹诺酮类抗菌药可能影响骨骼发育，故孕妇和 18 岁以下的病人禁用，哺乳期妇女用药期间应暂

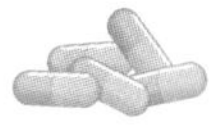

停哺乳。

【治疗药物应用原则】

1. 对于大多数无症状的胆石症可等待观察,但因胆囊癌的发生风险相应增加,故应定期做B超检查。

2. 胆石症排石出现胆绞痛合并胆道感染,应急诊就医,合理使用抗菌药物。

3. 胆囊炎需要及时就医处理,解除梗阻,降低胆囊张力,合理使用抗菌药物。

【用药注意事项】

1. 吗啡与硫酸镁合用可增强中枢抑制,增加呼吸抑制和低血压风险;与甲氧氯普胺合用,由于引起肠道蠕动减慢,括约肌痉挛,可导致甲氧氯普胺效应降低。注意妊娠期妇女、儿童和老年人的用药安全,成瘾产妇的新生儿可立即出现戒断症状,儿童及老年人尤易引起呼吸抑制,应减少给药剂量。

2. 匹维溴铵在动物实验中未见致畸作用,在临床应用中目前尚缺乏评价其致畸或胎儿毒性作用的充足资料,故妊娠期间禁用。另外,在妊娠晚期摄入溴化物可能影响新生儿神经系统(如镇静)。由于尚无是否进入乳汁的相关资料,哺乳期间应避免服用。

3. 溶石药物在治疗胆固醇结石过程中出现反复胆绞痛发作,症状无改善甚至加重,或出现明显结石钙化时,需终止治疗,并进行外科手术;有消化不良症状者应作鉴别诊断;定期进行B超检查。

4. 除非有明确的细菌感染指征,如发热、中性粒细胞增高等,否则不要随意使用抗菌药。

第五节　肠易激综合征

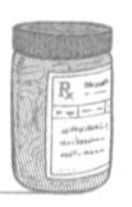

肠易激综合征(irritable bowel syndrome,IBS)是一种最常见的功能性胃肠病,发病率很高,罗马Ⅲ型诊断标准将其列为功能性肠病的一类。各地研究的报道显示,肠易激综合征是一种世界范围内的多发病,我国城市居民的患病率约为5%,在欧美国家则为10%~20%。本病可发生于任何年龄,但以20~50岁高发,多数研究显示女性发病率高于男性。有家族聚集倾向,常与其他胃肠道功能紊乱性疾病如功能性消化不良并存、伴发。

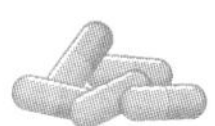

案例讨论

案例：病人，男，40 岁，公司职员（平素经常加班、熬夜，工作压力大）。主诉：左下腹隐痛、腹胀伴排便困难 2 年。现病史：2 年前病人无明显诱因下出现左下腹隐痛、腹胀，伴排便困难，大便每 3 日一次，粪便干结，伴有少许黏液，排便后腹痛可缓解，曾于当地医院治疗，予匹维溴铵、诺氟沙星、开塞露治疗后，腹痛、腹胀缓解，有肛门排便、排气。后上述症状反复发作，每月 1~2 次，每次持续 3~5 日，使用开塞露后症状可缓解，现为进一步治疗，遂来我院就诊。

讨论：请简要说出医生的诊断结果及诊断依据。

【疾病概述】

肠易激综合征是多因素共同作用的结果，病理生理机制涉及胃肠动力学异常、内脏高敏感性、中枢神经系统对肠道刺激的感知异常和脑 – 肠轴调节异常、肠道感染、肠道微生态失衡和精神心理障碍等。

该病起病隐匿，症状反复发作或慢性迁延，病程可长达数年至数十年，但全身健康状况却不受影响。最主要的临床表现是腹痛、排便习惯和粪便性状的改变，按照大便的性状将肠易激综合征分为腹泻型、便秘型、混合型和不定型四种临床类型，我国以腹泻型多见。由于与肠易激综合征相关的病理生理因素是多方面的，目前尚不能以单一的病理生理机制来解释其复杂症状，故至今尚无一种药物或单一疗法对其完全有效。

【常用治疗药物】

目前有效治疗药物主要包括解痉药、调节内脏感觉的药物、止泻药、泻药、促动力药、抗抑郁药、肠道微生态制剂等。

（一）解痉药

常用药物为匹维溴铵，为选择性作用于胃肠道平滑肌的钙通道阻滞剂，能够缓解平滑肌痉挛，还可以降低内脏高敏感性，对腹痛亦有一定疗效，且不良反应少。用法用量：50 mg/ 次，3 次 / 日。不良反应主要有腹痛、腹泻、便秘，偶见瘙痒、皮疹、恶心、口干等。

阿托品、莨菪碱类、颠茄合剂等抗胆碱药可作为缓解腹痛的短期对症治疗，不适于长期用药。

（二）调节内脏感觉的药物

常用药物有阿洛司琼、雷莫司琼，为 5–HT_3 选择性拮抗剂，可以改善病人腹痛症

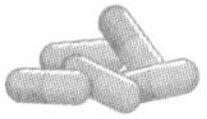

状，减少大便次数。5-HT_4受体激动剂普卡必利可减轻病人腹痛、腹胀症状，使排便通畅。不良反应较轻，可有头痛、疲倦、便秘、腹泻等。

（三）止泻药

常用止泻药有洛哌丁胺、地芬诺酯、蒙脱石散、药用炭等，腹泻病人可根据病情适当选用止泻药。洛哌丁胺或地芬诺酯止泻效果好，适用于腹泻症状较重者，但不宜长期使用。轻症者宜使用吸附止泻药如蒙脱石散、药用炭等。洛哌丁胺偶见荨麻疹、瘙痒等不良反应，出现上述症状时应停药，可见胃肠道反应如腹胀、腹痛、恶心、食欲缺乏，偶见呕吐、口渴、眩晕等。地芬诺酯服药后偶见口干、腹部不适、恶心、呕吐、嗜睡、烦躁、失眠等，减量或停药后消失。

（四）泻药

常用的有渗透性轻泻剂如聚乙二醇、乳果糖或山梨醇，容积性泻药如羧甲基纤维素等。对以便秘为主的病人，宜使用作用温和的轻泻剂。常见胃肠道不良反应是腹泻，滥用泻药所致的腹泻可产生严重的代谢紊乱。

（五）促胃肠动力药

常用药物有莫沙必利、依托必利等，能够促进小肠和结肠蠕动。马来酸曲美布汀是消化道双向调节剂，对各种类型的肠易激综合征都有较好的效果。主要不良反应为腹泻、腹痛、口干、皮疹、倦怠和头晕等。

（六）抗抑郁药

常用药物有三环类抗抑郁药如阿米替林、选择性抑制5-HT再摄取的抗抑郁药如帕罗西汀等，宜从小剂量开始，注意药物的不良反应。此类药物起效慢，应向病人耐心解释，提高病人依从性，以免病人对药物产生怀疑而影响效果。常见不良反应为阿托品样作用的口干、便秘、视物模糊、心悸等。因易致尿潴留及眼压升高，故前列腺增生及青光眼病人禁用。

（七）肠道微生态制剂

常用药物有双歧杆菌、乳酸杆菌、酪酸菌等制剂，可纠正肠道菌群失调，对腹泻、腹胀有一定疗效。主要不良反应为过敏反应，有继发感染的可能，偶见大便干燥、腹胀。

【治疗药物应用原则】

1. 确认诱发因素，并设法予以去除；指导病人建立良好的生活习惯及饮食结构，避免食用诱发症状的食物。

2. 告知病人肠易激综合征的性质，解除病人顾虑。对伴有失眠、焦虑者可适当给予抗抑郁药。

【用药注意事项】

1. 使用泻药和止泻药时，注意监测体内电解质。

2. 药用炭吸附能力强，可影响儿童的营养吸收，不宜与其他药物合用，患长期腹泻或腹胀的 3 岁以下儿童禁用。

3. 抗抑郁药尽可能采用最小有效剂量，疗效不佳时再逐渐增加剂量，切忌频繁换药，应做到个体化用药。

4. 微生态制剂主要用于肠道菌群失调引起的腹泻或由寒冷和各种刺激所致的激惹性腹泻，细菌或病毒引起的感染性腹泻早期无效，后期可辅助给予，以帮助恢复菌群的平衡。微生态制剂多为活菌制剂，不宜与抗生素、药用炭、黄连素和鞣酸蛋白同时应用，以避免效价的降低。如需合用，至少应间隔 2~3 h。

岗 位 对 接

情境：病人，女，40 岁。6 个月前开始持续腹泻，大便每天数次。大便不成形，有黏液，常在清晨或后半夜发生腹泻（民间俗称“黎明泻”或“五更泻”），精神紧张时也会发生腹泻，腹泻时无腹痛。病人就诊时精神十分紧张，怕患有严重的胃肠疾病不能治愈。多次血常规、便常规、便培养无阳性发现，生化检查未见异常，肠镜检查未见溃疡及糜烂面，未见新生物。临床诊断为肠易激综合征。

请结合本章所学内容，制订适合该病人的治疗方案。

思 考 题

1. 请说出急性胃肠炎的常见致病因素及防治原则。

2. 请叙述治疗消化性溃疡的常用药物。

在线测试

第十一章 血液系统疾病的药物治疗

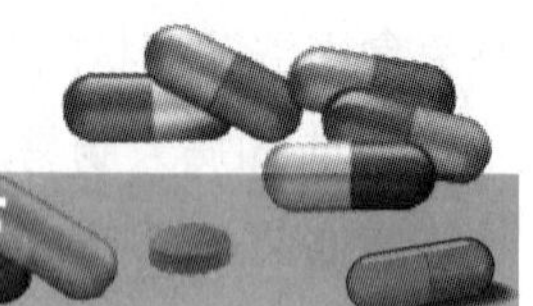

学习目标

思维导图

PPT

1. 掌握缺铁性贫血、巨幼细胞贫血和再生障碍性贫血的常用治疗药物、药物治疗原则、用药注意事项。
2. 熟悉缺铁性贫血、巨幼细胞贫血和再生障碍性贫血的临床表现、治疗药物相互作用。
3. 了解缺铁性贫血、巨幼细胞贫血和再生障碍性贫血治疗药物的研发现状。

第一节 缺铁性贫血

缺铁性贫血(iron deficiency anemia，IDA)是最常见的一种贫血疾病，其发病机制与体内铁的代谢密切相关。发展中国家、经济不发达地区的发病率较高，多见于育龄期妇女及婴幼儿。人体铁来源于食物，正常成人体内含铁总量为 3~4.5 g，其中 67% 用于合成血红蛋白，近 30% 以铁蛋白和含铁血黄素形式储存，约 5% 存在于肌红蛋白、细胞色素及细胞内氧化还原酶中。

案例讨论

案例：病人，男，38 岁。近半年来常感头晕、乏力，食欲缺乏，心烦急躁，失眠。查体发现：心、肺无异常，肝、脾不大，皮肤黏膜无出血点，浅表淋巴结不大，巩膜不黄，面色、口唇苍白，指甲扁平粗糙。血液检查：血红蛋白 57 g/L，红细胞 2.90×10^{12}/L，白细胞 6.0×10^{9}/L，血小板 120×10^{9}/L，铁蛋白 3.5 μg/L。大便隐血试验(+)。

讨论：请分析病人可能的疾病，说出判断依据。

【疾病概述】

缺铁性贫血是由于机体对铁的需求与供给失衡，导致人体内储存铁缺乏，影响血红蛋白合成而引起的小细胞低色素性贫血，可发生于各年龄阶段，常见于铁摄入不

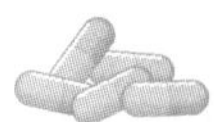

足、吸收障碍、丢失过多的人群。处于生长发育期的婴幼儿、青少年、妊娠和哺乳期妇女铁需求量大，如不补充高铁食物，易发生缺铁性贫血。胃部手术、胃酸分泌不足、慢性腹泻等胃肠功能紊乱导致铁吸收障碍，可造成缺铁性贫血。慢性失血是缺铁性贫血最常见的原因，消化性溃疡、胃肠道恶性肿瘤、痔疮、月经过多等均可引起缺铁性贫血。临床上主要表现为活动后心悸、乏力、面色苍白、气促、眼花、耳鸣等。此外，还可出现与组织缺铁和含铁酶活性降低有关的症状，如儿童生长发育迟缓、注意力不集中、皮肤干燥、毛发脱落、指甲易破碎、扁平甲、舌痛、口角炎、精神行为异常等。异食癖是缺铁性贫血的特殊表现。

知识拓展

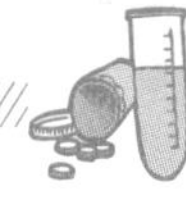

非缺铁性小细胞低色素性贫血

非缺铁性小细胞低色素性贫血主要包括珠蛋白生成障碍性贫血、慢性感染性贫血和铁粒幼细胞性贫血。

1. 珠蛋白生成障碍性贫血　最早报道于西班牙、希腊等地中海沿岸民族，故又称为地中海贫血。常有家族史，外周血涂片可见多数靶形红细胞，血红蛋白电泳可见胎儿血红蛋白（HbF）或血红蛋白 A2（HbA2）增加。血清铁蛋白及骨髓可染铁均增多。

2. 慢性感染性贫血　铁的利用率降低，铁进入幼红细胞时间过长，单核－巨噬细胞增生，吞噬作用加强，使血清铁降低，血清总铁结合力正常或降低，血清铁蛋白可增高。

3. 铁粒幼细胞性贫血　临床上罕见，多见于中年和老年人。骨髓中铁粒幼细胞增多，血清铁及铁蛋白水平增高。

【常用治疗药物】

铁剂是治疗缺铁性贫血的特效药物，治疗的主要目的是纠正贫血症状和补充储存铁。目前使用的铁剂可分为口服铁剂和注射铁剂。口服铁剂比注射铁剂更安全、方便和经济，是治疗缺铁性贫血的主要药物。补充铁剂可促进病人血红蛋白合成，使代谢恢复正常，纠正与组织含铁酶活性降低有关的症状。其作用机制为吸收入血的铁通过转铁蛋白转运至骨髓的幼红细胞，在细胞线粒体中与原卟啉结合形成血红素，血红素再与珠蛋白结合，形成血红蛋白。此外，铁离子是许多酶的组成成分，参与多种生化代谢。

1. 口服铁剂　常用药物有硫酸亚铁、富马酸亚铁、枸橼酸铁铵、硫酸亚铁缓（控）释片、琥珀酸亚铁、多糖铁复合物等。枸橼酸铁铵为三价铁络合物，含铁量低，吸收率低，作用缓和，不适于重症贫血病人，但其可配成溶液，刺激性较小，适用于儿童及不能吞服药片的病人。口服铁剂的不良反应包括恶心、呕吐、腹泻、牙齿染色、口腔金属

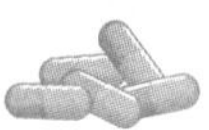

异味、便秘等。餐后服用可减少胃肠道反应。目前常用的硫酸亚铁缓(控)释片、琥珀酸亚铁、多糖铁复合物易于吸收且胃肠道刺激较小。

2. 注射铁剂 常用的注射铁剂有右旋糖酐铁和山梨醇铁。右旋糖酐铁是氢氧化铁与右旋糖酐的复合物,山梨醇铁是枸橼酸铁与山梨醇的复合物。注射铁剂的不良反应有皮肤局部疼痛与变色、发热、关节痛、头痛、肌痛、荨麻疹等。个别有过敏反应,严重者可出现过敏性休克。

常用铁剂的给药剂量及方法见表 11-1。

表 11-1 常用铁剂的给药剂量及方法

药品名称	给药剂量及方法
硫酸亚铁	餐后服用,0.3 g/ 次,3 次 / 日
硫酸亚铁缓释片	餐后服用,0.45 g/ 次,2 次 / 日
枸橼酸铁铵	餐后服用,1~2 ml/(kg·次),3 次 / 日
富马酸亚铁	餐时或餐后服用,0.2 g/ 次,3 次 / 日
琥珀酸亚铁	餐时或餐后服用,0.1g/ 次,3 次 / 日
多糖铁复合物	口服给药,0.15 g/ 次,3 次 / 日
右旋糖酐铁	深部肌内注射,0.1~0.2 mg/ 次,每 1~3 日 1 次

【治疗药物应用原则】

1. 在明确诊断及查明病因的前提下,纠正缺铁病因的同时首选口服铁剂治疗。为减少胃肠道反应,可餐后服用。

2. 注射铁剂的适应证:① 需要迅速获得疗效者如妊娠晚期;② 胃大部切除和慢性腹泻导致吸收障碍者;③ 不能耐受口服铁剂者如消化性溃疡病人。注射铁剂禁用于过敏体质及肝、肾功能不全等病人。

3. 口服铁剂在血液检查恢复正常后仍需继续服用 3~6 个月。

4. 注射铁剂应缓慢深部肌内注射,避免静脉给药。避免婴儿肌内注射铁剂。

【用药注意事项】

1. 为避免过敏反应,注射铁剂用药前需进行过敏试验。一旦发生过敏性休克,应立即皮下注射 0.1% 肾上腺素 0.5 ml,静脉注射琥珀酸氢化可的松 100 mg。

2. 注射铁剂期间,不宜同时口服铁剂,以免加重不良反应以及发生中毒反应。

3. 服药时应注意,与茶水、谷类、乳类等同服会抑制铁的吸收,鱼、肉类、维生素 C 和稀盐酸可促进铁的吸收。

岗 位 对 接

情境：病人，女，30岁。以"头晕、乏力10年，黑便1日"为主诉入院。10年前无明显诱因出现头晕、乏力症状，检查提示血红蛋白偏低，未重视，且未进行监测及治疗，临床症状长期存在。入院前1日病人出现黑便，量约100 ml，其既往有肝硬化病史10余年，考虑为上消化道出血，遂住院治疗。查体：一般状态较差，极重度贫血貌，皮肤黏膜无出血点，浅表淋巴结不大，巩膜无黄染，口唇极度苍白，下肢无水肿。血常规：白细胞 $7.71 \times 10^9/L$，红细胞 $2.03 \times 10^{12}/L$，血红蛋白33 g/L，血小板 $129 \times 10^9/L$。

请结合本章所学内容，制订适合该病人的治疗方案。

第二节　巨幼细胞贫血

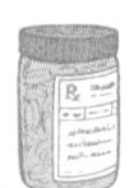

巨幼细胞贫血呈大红细胞性贫血，骨髓及周围血细胞出现巨幼红细胞系列，并且细胞形态的巨型改变也见于粒细胞、巨核细胞系列，甚至某些增殖体细胞。巨幼细胞贫血约占贫血类型的13%，仅次于缺铁性贫血。

案例讨论

案例：病人，男，51岁。因"头晕、乏力、四肢麻木3年"入院。病人既往有素食史。入院时血常规提示：白细胞 $1.63 \times 10^9/L$，中性粒细胞 $0.97 \times 10^9/L$，血红蛋白67 g/L，平均红细胞体积（MCV）120.1 fl，平均红细胞血红蛋白（MCH）42.1 pg，平均红细胞血红蛋白浓度（MCHC）351 g/L。

讨论：请判断病人患何种疾病，说出判断依据。

【疾病概述】

巨幼细胞贫血是指叶酸和（或）维生素 B_{12} 缺乏，或遗传和某些药物影响核苷酸代谢导致细胞核DNA合成障碍所致的一类贫血。叶酸和维生素 B_{12} 是DNA合成过程中重要的辅酶，当叶酸和维生素 B_{12} 缺乏时，DNA合成受阻，而RNA及蛋白质合成不受影响，导致细胞核的发育停滞，而细胞质仍继续发育成熟，形成巨幼细胞形态。本病常见于婴儿、儿童、妊娠期和哺乳期妇女及患有小肠疾病、恶性肿瘤、甲状腺功能亢进的病人或使用影响叶酸代谢的药物等情况。其起病大多数缓慢，临床表现主要有贫血症状、消化道症状、神经系统症状等。贫血症状主要有乏力、疲倦、心悸、头晕、气促、面色苍白等慢性进行性表现。消化道症状主要有食欲减退、腹泻、腹胀、呕吐、便秘等；舌炎表现突

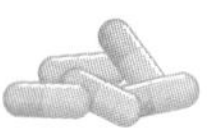

出，舌质红，舌痛，舌面光滑，舌乳头萎缩，俗称“牛肉舌”。维生素 B_{12} 缺乏可引起相应的神经系统症状，表现为对称性远端肢体麻木、感觉障碍、行走困难、共济失调等周围神经炎。部分病人出现精神异常。恶性贫血病人表现尤为明显。实验室检查：血象呈巨幼细胞贫血，平均红细胞体积 >95 fl，中性粒细胞分叶过多，白细胞和血小板常减少。

【常用治疗药物】

由于巨幼细胞贫血主要是因叶酸和维生素 B_{12} 缺乏所致，故药物治疗主要是补充足够的叶酸和维生素 B_{12}。维生素 B_{12} 参与四氢叶酸的再生，故叶酸和维生素 B_{12} 在应用上可以互相辅助，但并不能完全替代。

（一）叶酸

叶酸为水溶性 B 族维生素，在新鲜绿叶蔬菜中含量最多，食物烹调、腌制和储存过久等均可被破坏。经肠道吸收后，在肝二氢叶酸还原酶的作用下，转变为有活性的四氢叶酸，后者与一碳单位结合，为体内一碳单位的传递体，参与体内氨基酸和核酸的合成，从而发挥治疗巨幼细胞贫血的作用。剂量和疗程：口服给药，成人 5~10 mg/ 次，3 次 / 日；儿童 5 mg/ 次，3 次 / 日。叶酸的不良反应较少，罕见过敏反应，大量服用可引起黄色尿。有些病人长期服用叶酸可能出现厌食、恶心、腹胀等胃肠道症状。

知识拓展

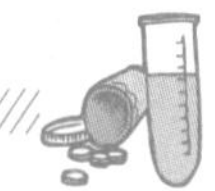

叶酸的发现与人工合成

1931 年，印度科学家 Lucy Wills 发现贫血可以通过一种酿造酵母纠正，称为 Will 因子。1937 年，人们在酵母和肝的提取物中发现一种“新的促红细胞生成因子”，可治愈巨幼细胞贫血。1941 年，Mitchell 等从菠菜叶中提取到这一生物因子，以“叶酸”命名。1945 年，第一次人工合成叶酸。

人体无法生成叶酸，必须依赖食物获取，叶酸也不能在体内大量储存，因此人必须每日摄入叶酸以保证机体正常功能。天然食物中的叶酸（folate）主要以多谷氨酸叶酸形式存在，需在小肠分解为小分子的单谷氨酸进行吸收，而人工合成叶酸（folic acid）为单谷氨酸叶酸，不需要酶的分解即可被直接吸收。

视频

维生素 B_{12} 的药理作用和临床应用

（二）维生素 B_{12}

常用药物有维生素 B_{12}、甲钴胺、腺苷钴胺。维生素 B_{12} 为含钴的水溶性 B 族维生素，主要从动物性食物中摄取，在体内需转化为甲基钴胺和腺苷钴胺使其具有活性。

甲基钴胺可协助甲基四氢叶酸去甲基而生成四氢叶酸，继而参与DNA的合成。腺苷钴胺参与三羧酸循环，促进神经髓鞘脂类的合成，故维生素B_{12}可治疗巨幼细胞贫血并纠正神经系统症状。剂量和疗程：维生素B_{12}注射液，肌内注射，开始0.05 mg/次，隔日1次，连用2~3周，血象恢复后，0.1 mg/次，1次/日。甲钴胺，0.5 mg/次，3次/日。腺苷钴胺，0.5~1.5 mg/次，3次/日。肌内注射维生素B_{12}偶可引起皮疹、瘙痒、腹泻及过敏性哮喘，严重者可发生过敏性休克。

【治疗药物应用原则】

1. 尽量针对病人所缺乏物质用药，在明确诊断前若同时使用叶酸和维生素B_{12}会混淆诊断。如暂时无法区分叶酸缺乏或维生素B_{12}缺乏，可二者并用。

2. 单纯维生素B_{12}缺乏特别是恶性贫血时，不能单用叶酸治疗。因大量叶酸治疗会使维生素B_{12}消耗增加，因此，叶酸治疗后虽可改善贫血症状，但会加重神经系统症状。

3. 叶酸缺乏性巨幼细胞贫血治疗至血红蛋白浓度恢复正常即可，不需维持治疗；恶性贫血或胃全切除的维生素B_{12}缺乏性巨幼细胞贫血者需终身使用维生素B_{12}。

【用药注意事项】

1. 叶酸不宜单独用于恶性贫血，需与维生素B_{12}合用，以防治神经症状。

2. 痛风病人使用维生素B_{12}可能诱发痛风，应慎用。

3. 应用维生素B_{12}需要监测钾离子水平，严重巨幼细胞贫血病人需及时补充钾盐，以免发生心血管系统意外。

岗位对接

情境：病人，男，40岁。以“两肺继发型肺结核”入院接受抗结核治疗。应用的抗结核药物包括：异烟肼0.6 g，静脉滴注；对氨柳酸钠8.0 g，1次/日，口服；利福平0.6 g，1次/日，口服；吡嗪酰胺0.5 g，3次/日，口服；乙胺丁醇0.75 g，1次/日，口服；链霉素0.75 g，1次/日，肌内注射。化疗前血常规检查：血红蛋白125 g/L，红细胞4.20×10^{12}/L，白细胞5.5×10^{9}/L，血小板116×10^{9}/L。治疗30日后好转出院，出院后服用“力克肺疾”0.3 g，3次/日，利福平0.6 g，1次/日，乙胺丁醇0.75 g，1次/日。4个月后，病人因头晕、乏力再次入院，入院后查血常规：血红蛋白50 g/L，红细胞1.60×10^{12}/L，白细胞3.8×10^{9}/L，血小板3.7×10^{9}/L。骨髓象提示巨幼细胞贫血。

请为该病人制订合适的治疗方案。

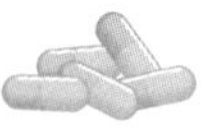

第三节 再生障碍性贫血

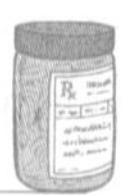

再生障碍性贫血(aplastic anemia, AA)简称再障,根据病因分为获得性再障和先天性再障。获得性再障根据病情轻重和进展情况分为重型(急性)再障和轻型(慢性)再障。先天性再障罕见。流行病学研究表明,亚洲国家再障发病率明显高于欧美国家。亚洲人群的发病高峰分别为20~25岁和60岁以上。男性发病率略高于女性。

案例讨论

案例:病人,女,20岁。因齿龈溃疡、头晕、乏力入院。查体:皮肤黏膜苍白,贫血貌,皮肤散在出血点,无发热、腹胀等不适。血常规:血红蛋白65 g/L,红细胞2.14×10^{12}/L,白细胞0.21×10^{9}/L,血小板6×10^{9}/L。骨髓检查:骨髓组织增生低下,粒细胞系增生低下,脂肪组织增多,红细胞缺如,巨核细胞未见。诊断:再生障碍性贫血。

讨论:请简要说出诊断的依据。

【疾病概述】

再障是由多种原因引起的骨髓造血功能衰竭的一组贫血。目前认为再障与物理、化学、生物学因素造成造血干细胞缺陷、造血微环境及免疫功能异常有关。临床上以外周血全血细胞减少及所致的贫血、感染、出血等临床表现为特征。急性再障起病急,进展快,病程短,以出血和感染为主要表现,贫血进行性加重,症状明显,如皮肤瘀点、鼻出血、齿龈出血、消化道出血等,不易控制,可能出现颅内出血和严重感染。慢性再障起病缓,进展较慢,病程较长,常表现为贫血,出血症状较轻,且多限于皮肤黏膜,内脏出血较少,感染发热症状较轻微,且多在呼吸道。

【常用治疗药物】

再障应坚持早期诊断、早期治疗的原则,在去除病因的同时,加强支持治疗。由于再障的发病机制尚不十分清楚,目前尚无满意的治疗药物。造血干细胞移植是目前治疗再障的最好方法,但寻找造血干细胞供体异常困难。目前常用的是雄激素和免疫抑制剂的治疗。轻型再障首选雄激素治疗,重型再障以造血干细胞移植和免疫抑制剂为主。

(一) 雄激素

常用的雄激素有司坦唑醇(康力龙)、达那唑、十一酸睾酮、丙酸睾酮、长效睾酮等,

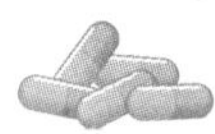

是治疗轻型再障的首选药物，在体内作用于雄激素受体和雌激素受体，能直接刺激骨髓干细胞、祖细胞增殖分化，并促进促红细胞生成素（EPO）的产生，加强造血细胞对EPO的反应性。雄激素因其男性化作用及肝毒性，一般较少用于女性病人。雄激素有口服制剂和注射剂，司坦唑醇（康力龙）、达那唑、十一酸睾酮为口服制剂，丙酸睾酮和长效睾酮为注射剂。长期注射丙酸睾酮易产生疼痛、局部硬块、感染等不良反应，丙酸睾酮已逐渐被长效睾酮所取代。剂量和疗程：司坦唑醇，口服，2 mg/ 次，3 次 / 日；达那唑，口服，0.2 g/ 次，3 次 / 日；十一酸睾酮，口服，80 mg/ 次，2 次 / 日；丙酸睾酮，肌内注射，50~100 mg/ 次，1 次 / 日；长效睾酮，肌内注射，250 mg/ 次，2 次 / 周。雄激素长期用药有肝毒性，可能引起黄疸或诱发肝癌，用药过程中应密切关注肝肾功能。女性可能出现月经紊乱，停药后自行缓解。

（二）免疫抑制剂

免疫抑制剂主要有抗胸腺细胞球蛋白（ATG）、抗淋巴细胞球蛋白（ALG）、环孢素A（CsA）、肾上腺皮质激素等。ATG或ALG是用人的淋巴细胞或胸腺细胞免疫动物（马、兔、猪等）后获得的免疫球蛋白复合物，是一种对免疫活性细胞及造血细胞具有多种作用的多克隆抗淋巴细胞血清。ATG和ALG能杀伤已激活的对造血干细胞有抑制作用的淋巴细胞，能间接促进T细胞产生多种造血因子。环孢素A是真菌的代谢产物，为选择性T细胞抑制剂，免疫抑制效果较强。环孢素A还可抑制淋巴细胞生成干扰素。ATG和（或）ALG联合环孢素A治疗轻型再障疗效优于单用环孢素A。糖皮质激素影响免疫反应的多个环节，也能减轻骨髓毛细血管渗出性病变，改善骨髓微循环。ALG和ATG可能发生血清病反应（发热、出血、皮疹、充血、关节酸痛等）、过敏反应（发热、寒战、皮疹等）及感染倾向加重等多种不良反应。目前，临床上主张大剂量泼尼松龙与ATG等药物联用以减轻过敏、血清病等不良反应。环孢素A的不良反应包括消化道反应、齿龈增生、肌肉震颤、色素沉着、肝肾功能损害等，最常见的不良反应是肾毒性。

免疫抑制剂治疗方案：① ATG/ALG，因来源不同，临床用量不同。马ALG一般为10~15 mg/（kg·d），兔ATG 3~5 mg/（kg·d），5日为一疗程，静脉滴注时加氢化可的松4 mg/（kg·d），第5日后口服泼尼松1 mg/（kg·d），第15日后逐渐减少泼尼松用量，第31日停用。首次ATG/ALG治疗后6个月如无效，可应用第二疗程。② 环孢素A，3~5 mg/（kg·d），口服，疗程至少6个月，逐渐减量，总疗程为2年。

（三）造血生长因子

骨髓造血过程有许多细胞因子参与，造血生长因子通过直接刺激各阶段造血细胞起效。疗效较为肯定的有粒细胞集落刺激因子（G-CSF）、粒细胞 - 巨噬细胞集落刺激因子（GM-CSF）、多能造血干细胞刺激因子、EPO等。

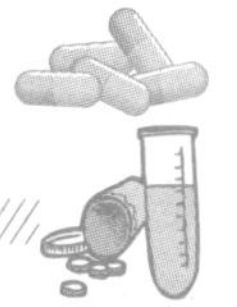

知识拓展

中西医结合治疗再障

中医认为再障归属于“髓劳”范畴，骨髓受损，髓不生血，故称“髓劳”。中西医结合治疗再障可以明显提高有效率。再障中西医结合分型标准：将急性再障辨证为急劳温热型，慢性再障分肾阴虚、肾阳虚、肾阴阳两虚型。

急劳温热型应祛邪与扶正并施，采用清热解毒、凉血止血等方法。在使用免疫抑制疗法的同时服用中药起到增效减毒的作用。治疗上可用凉血解毒汤。

肾阴虚治以扶正固本，侧重于滋阴补肾，兼以补养气血。可用左归丸加减。

肾阳虚或肾阴阳两虚治疗宜温肾助阳、补气养血或阴阳双补，以促气血生化。可用十四味建中汤合右归饮加减。

视频

再生障碍性贫血药物治疗

【治疗药物应用原则】

1. 雄激素用于治疗轻型再障，疗程较长，一般连用 3~6 个月显效，总疗程在 2 年以上。

2. 重型再障单用雄激素无效，但作为 ATG 的基础治疗，可提高疗效。

3. 对于无人类白细胞抗原（HLA）相合供者、老年病人、合并症限制的重型再障，联合免疫抑制治疗（IST），即 ATG 或 ALG 联合环孢素 A 是标准一线治疗方案。

4. 环孢素 A 可单独或联合雄激素用于轻型再障的治疗。

5. 糖皮质激素用于重型再障可采用静脉滴注氢化可的松或地塞米松，用于轻型再障可口服强的松。

【用药注意事项】

1. ATG 和 ALG 用药前应做过敏试验，阴性者方可使用。

2. 环孢素 A 的安全血药浓度范围较窄，个体差异大，应常规定时进行血药浓度测定，及时调整剂量。

3. 环孢素 A 服药期间应定期复查肝肾功能，出现不良反应时应减量甚至停药。

4. 糖皮质激素禁用于严重病毒感染、免疫功能低下、妊娠期妇女等病人。

5. 联合用药可提高疗效，但应注意不良反应的叠加。

岗位对接

情境：病人，男，36 岁，从事房屋装修工作 10 年。近 3 个月来出现牙龈肿痛，皮肤自发性散在瘀点瘀斑。近 5 日症状加重，出现牙龈出血、血尿，伴咳嗽、发热，遂来院就诊。检查：体温 38.5℃，脉搏 100 次 / 分，呼吸 18 次 / 分，血压 110/70 mmHg，贫血貌，四肢散在瘀斑，结膜苍白，咽部充血。诊断：再生障碍性贫血。

请为该病人制订合适的治疗方案。

思考题

在线测试

1. 缺铁性贫血的主要临床表现有哪些？
2. 巨幼细胞贫血的药物治疗原则是什么？
3. 再生障碍性贫血的治疗药物有哪些？

第十二章
泌尿系统疾病的药物治疗

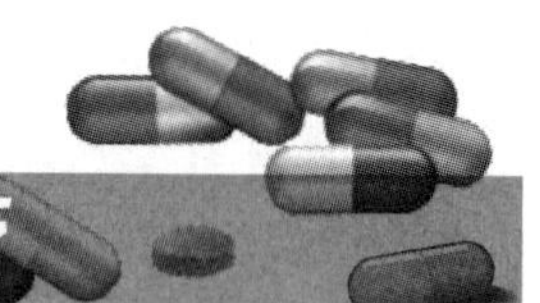

学习目标

思维导图

PPT

1. 掌握慢性肾小球肾炎、肾病综合征、慢性肾衰竭、尿路感染的常用治疗药物、药物治疗原则及用药注意事项。
2. 熟悉慢性肾小球肾炎、肾病综合征、慢性肾衰竭、尿路感染的治疗目的及一般治疗原则。
3. 了解慢性肾小球肾炎、肾病综合征、慢性肾衰竭、尿路感染的发病机制及临床表现。

泌尿系统由肾、输尿管、膀胱、尿道及有关的血管、神经等组成，主要功能是生成和排泄尿液，以排出机体代谢废物，维持内环境稳定。肾也是重要的内分泌器官，起到调节血压、促进血细胞生成、参与骨代谢等作用。肾疾病依据其病因、发病机制、发病部位、病理诊断的不同，治疗方案的选择亦有所不同。

第一节　慢性肾小球肾炎

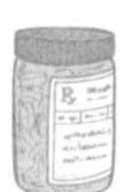

慢性肾小球肾炎（简称慢性肾炎）是指起病方式各不相同，病情迁延，缓慢进展，并伴随不同程度的肾功能损伤，最终发展为肾衰竭的一组肾小球疾病，以血尿、蛋白尿、高血压、水肿为基本表现。

案例讨论

案例：病人，男，22岁。全身疲倦、乏力、腰痛1年，1年前血压正常，1个月前测血压160/95 mmHg，颜面轻度水肿。尿常规检查：尿蛋白（+），红细胞5~15/HP。医生诊断为慢性肾小球肾炎。

讨论：请分析医生的诊断依据并给出合理的给药方案。

【疾病概述】

慢性肾小球肾炎可发生于任何年龄，以中青年男性多见。其发病机制各不相同，仅少数由急性肾小球肾炎迁延而来，多数为免疫介导的炎症，非免疫性因素如高血压、肾内动脉硬化亦是重要的致病因素。不同病理改变的临床表现各不相同，但其共同的特点为起病缓慢、隐匿，发现时已进入慢性阶段。早期可有乏力、疲倦、腰痛、食欲下降，水肿可有可无，一般不严重，少数病人可无明显临床症状。蛋白尿、血尿、高血压、水肿为其基本的临床表现，可有不同程度的肾功能减退，病情时轻时重、迁延，渐进发展为慢性肾衰竭。实验室检查可见蛋白尿、血尿、管型尿，血压可正常或轻度升高，肾功能正常或轻度受损（表现为肌酐清除率下降或轻度氮质血症），以上情况可持续数年甚至数十年。部分病人除上述慢性炎症的一般表现外，还可因血压持续升高或感染、劳累、服用肾毒性药物等因素导致病情极度恶化。

慢性肾小球肾炎的治疗以防止和延缓肾功能恶化、改善或防治严重合并症为主要目的。病人应该注意休息，避免感染、劳累及使用肾毒性药物等可能加重肾功能恶化的因素。病人应限制食物中蛋白、盐、脂肪和磷的摄入，适当补充氨基酸。

知识拓展

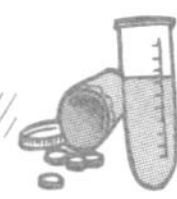

血液净化疗法

血液净化疗法是指用人工的方法清除血液中的内源性或外源性有害物质，从而解除一些临床病症的致病因素，终止或减缓某些病理生理过程的一系列治疗方法。血液净化疗法是肾病领域的常用治疗技术，血液透析与腹膜透析均是治疗终末期肾衰竭的有效方法，对于绝大多数终末期病人，既可以选择血液透析，也可以选择腹膜透析。血液净化疗法仅能部分代替肾排泄的功能，要提高透析病人的生存质量，不仅要注重提高透析效果，还应注重纠正其他病理生理环节，如肾性贫血、高血压、钙磷代谢紊乱、继发性甲状旁腺功能亢进及蛋白质能量营养不良等。

【常用治疗药物】

慢性肾小球肾炎的药物治疗以积极控制并发症及减缓肾衰竭为目的。常用药物有抗高血压药、利尿药及改善血凝状态的药物，急性发作时可考虑加用糖皮质激素及细胞毒药物。

（一）抗高血压药

高血压是加速肾小球硬化、促进肾功能恶化的严重并发症，积极控制高血压是慢性肾小球肾炎治疗的重要环节。尿蛋白≥ 1 g/d 时，血压应控制在 125/75 mmHg 以下；尿蛋白 <1 g/d 时，血压控制可适当放宽到 130/80 mmHg 以下。

1. 血管紧张素转换酶抑制剂（ACEI）及血管紧张素Ⅱ受体阻滞剂（ARB）　两类药

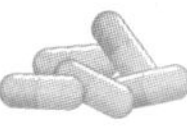

物除降压外，还能发挥对肾的保护作用，为治疗慢性肾小球肾炎高血压的首选药物。ACEI 类常用药物有：卡托普利，口服给药，12.5~25 mg/次，2~3 次/日；依那普利，口服给药，10 mg/次，1 次/日；福辛普利等。ACEI 除降低外周阻力外，还可降低肾小球出球小动脉的阻力，减小肾小球内压。对于中重度高血压和心肌肥厚病人，使用 ACEI 可减少或抑制由血管紧张素Ⅱ导致的心肌和血管平滑肌的增生和肥厚，这对肾炎高血压病人防治血管壁及心肌肥厚十分重要。ACEI 药物易致刺激性干咳，吸烟后及夜间加重。与 ACEI 相比，ARB 类药物具有以下优点：① 不会因减少缓激肽降解而引发刺激性干咳；② 降压作用逐渐出现，较少引起直立性低血压。常用 ARB 类药物有氯沙坦（口服给药，50 mg/次，1 次/日）、缬沙坦、厄贝沙坦等，可替代 ACEI 使用。ACEI 和 ARB 两类药物都可致血钾升高。

2. 钙通道阻滞剂　常用药物有：硝苯地平，5~10 mg/次，一日 3 次；氨氯地平，口服给药，5~10 mg/次，1~2 次/日；尼群地平等。钙通道阻滞剂通过阻断钙离子内流扩张血管，降低外周阻力，但部分药物增加出球小动脉的阻力，使肾小球内压增加，对肾功能的保护不利。高血压严重时可以与 ACEI 或 ARB 合用。应用钙通道阻滞剂可引发头痛、眩晕、踝部水肿、乏力，偶可致低血压。

3. 硝普钠　当发生急进性高血压或高血压危象时，可静脉滴注硝普钠，50~100 mg，以迅速控制血压。由于降压作用太强，故极易诱发直立性低血压。

4. 其他抗高血压药　如 β 受体阻滞剂普萘洛尔（口服，10~20 mg/次，3~4 次/日）、美托洛尔；α 受体阻滞剂酚妥拉明等。

（二）利尿药

轻度水肿者可不必用药，水肿明显的病人可根据严重程度单用或联合应用利尿药。

1. 高效能利尿药　常用呋塞米，口服给药，20~40 mg/次，2~3 次/日，或静脉注射，40~120 mg/次，1~2 次/日。利尿作用显著，可用于严重水肿，同时扩张血管，减轻心脏负荷，缓解高血压及心力衰竭。常见不良反应为水、电解质紊乱，耳毒性和肾毒性。

2. 中效能利尿药　常用氢氯噻嗪，口服给药，25~50 mg/次，1~2 次/日。利尿作用温和，用于轻、中度水肿，亦可扩张血管，降低血压。常见不良反应为水、电解质紊乱。

3. 低效能利尿药　常用螺内酯，口服，20 mg/次，3~4 次/日。单用效果不明显，常与高效能及中效能利尿药合用治疗水肿，由于低效能利尿药具有保钾利尿作用，长期应用易致高血钾。

（三）改善血凝状态的药物

改善血凝状态的药物包括纤维蛋白溶解药、抗凝及抗血小板药物。纤维蛋白溶

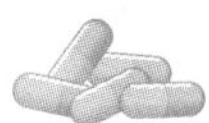

解药尿激酶对顽固性、难治性肾静脉血栓形成有良好的疗效；抗凝血药肝素可对抗肾功能异常引起的高凝状态，5 000~10 000 U/ 次，用 5%~10% 葡萄糖注射液或用 0.9% 氯化钠注射液稀释，静脉注射或静脉滴注；双嘧达莫，口服，25~100 mg/ 次，3 次 / 日，或阿司匹林，口服，50~150 mg/ 次，1 次 / 日，具有抗血小板集聚作用，长期应用具有良好的改善肾血流、减轻肾损伤的作用。此类药物应用过程中易致自发性出血，阿司匹林还可引起胃肠道反应，诱发哮喘等。

（四）糖皮质激素和细胞毒药物

一般不主张慢性肾小球肾炎病人使用糖皮质激素和细胞毒药物。当病人尿蛋白较多或急性发作时需加用糖皮质激素，如氢化可的松，口服，20~30 mg/d，分 2 次服用，或注射给药 100~200 mg/ 次，1~2 次 / 日，以起效快、疗程短为原则。长期应用糖皮质激素会导致类肾上腺皮质功能亢进综合征，突然停药可出现肾上腺皮质功能不全及反跳现象。对激素依赖或不敏感的肾功能正常病人可换用环孢素，但肾功能减退者不宜使用环孢素。

视频

慢性肾小球肾炎的药物治疗

【治疗药物应用原则】

1. 根据病人症状表现选择适宜药物治疗。
2. 根据病人水肿严重程度选择适宜的利尿药，避免引起严重水、电解质及代谢紊乱。
3. 根据尿蛋白程度尽量选择具有肾保护作用的降压药物。
4. 减少糖皮质激素及细胞毒药物的使用，防止其他并发症的发生。

【用药注意事项】

1. 抗高血压药　当病人无法耐受 ACEI 导致的刺激性干咳时，可换用 ARB 类药物；ACEI 和 ARB 所致的血钾升高，可加用排钾利尿药，如螺内酯；在应用易诱发直立性低血压的药物时，要关注病人血压变化，注意病人体位，一旦出现，采用头低足高位。

2. 利尿药　用药期间应注意及时纠正水、电解质紊乱，高效能和中效能利尿药都易导致低钾血症，可与保钾利尿药合用以避免。应用呋塞米期间注意监测病人听力及肾功能，一旦出现异常，应立即停药，并注意避免与具有耳毒性、肾毒性的药物合用。

3. 改善血凝状态的药物　纤维蛋白溶解药尿激酶引起的自发性出血可用氨甲苯酸对抗。抗凝血药肝素诱发的自发性出血可用特异性解救药鱼精蛋白对抗。抗血小板药物阿司匹林常见不良反应的注意事项包括：① 胃肠道反应，饭后服药或服用肠溶片可减轻或避免；② 凝血障碍，可用维生素 K 对抗；③ 支气管哮喘病人、消化性溃疡病人、有出血倾向者、孕妇、18 岁以下病毒感染者等禁用。

4. 糖皮质激素　应用糖皮质激素期间宜给予病人低盐、低糖、高蛋白饮食，以减轻

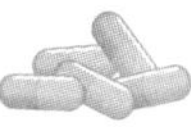

类肾上腺皮质功能亢进综合征，防止发生低钾血症，与抗凝血药阿司匹林合用谨防诱发消化性溃疡；停药时需逐渐减量停药，遇应激情况需及时补充足量的糖皮质激素。

岗位对接

情境：病人，女，30 岁。因 2 年来间断颜面及下肢水肿，1 周来加重入院。病人 2 年前无诱因出现面部水肿，晨起明显，伴双下肢轻度水肿、尿少、乏力、食欲缺乏。曾到医院就诊，患有高血压（150/95 mmHg），尿蛋白（+）~（++），间断服用过中药，病情时好时差。1 周前着凉后咽痛，水肿加重，尿少，尿色较红，无发热和咳嗽，无尿频、尿急和尿痛，进食和睡眠稍差，无恶心和呕吐。查体：体温 36.8℃，血压 160/100 mmHg。实验室检查：血红蛋白 112 g/L，白细胞 8.8×10^9/L，尿蛋白（++），尿液中见血细胞、颗粒管型 0~1/HP，尿蛋白 3.0 g/24 h，血尿素氮（BUN）、血肌酐（Cr）增高。

请根据检查结果为病人制订合理的治疗方案。

第二节　肾病综合征

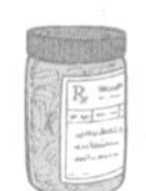

肾病综合征（nephrotic syndrome，NS）是由多种病因、病理生理改变引起的肾小球毛细血管滤过膜损伤的一组临床症候群。大量的蛋白丢失（每日从尿液中丢失的蛋白质多达 3~3.5 g）、低蛋白血症、水肿、高脂血症为肾病综合征的特征性临床表现。肾病综合征可分为原发性肾病综合征和继发性肾病综合征两类，其中原发性肾病综合征约占 75%，故本节仅讲述原发性肾病综合征的药物治疗。

案例讨论

案例：病人，男，16 岁。近半年来反复发生颜面及双下肢水肿到医院就诊。查体：体温 36.6℃，脉搏 126 次 / 分，呼吸 24 次 / 分，血压 120/90 mmHg。双肾区无叩痛，双下肢凹陷性水肿。尿常规：蛋白（+++），红细胞 3~5 个 /HP，尿蛋白定量 6.9 g/24 h。血脂、血尿素氮、血肌酐明显增高。B 超示双肾增大。诊断为肾病综合征。

讨论：

1. 请简要说明医生的诊断依据。
2. 请为该病人制订合适的治疗方案。

【疾病概述】

原发性肾病综合征（以下简称为肾病综合征）主要是由系膜增生性肾小球肾炎、

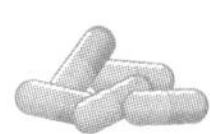

膜性肾病、微小病变型肾病、系膜毛细血管性肾小球肾炎、局灶节段性肾小球硬化五种病理类型所致。临床表现：① 大量尿蛋白，是肾病综合征的主要诊断依据(即尿蛋白≥ 3.5 g/d)。② 低蛋白血症(即血浆蛋白水平 <30 g/L)，导致血液中抗体、补体、抗凝及促凝成分、结合蛋白等减少，易致病人继发感染、凝血功能异常、微量元素缺乏、药物毒副反应增加等并发症。③ 水肿，是肾病综合征的基本特征之一，可见于全身各个部位，水肿的严重程度及范围与疾病的严重程度并不成正相关，但严重水肿如心包积液、肺水肿会严重影响病人心肺功能。④ 高脂血症，表现为几乎所有脂质及脂蛋白水平均升高，易诱发病人动脉粥样硬化及肾小球硬化。⑤ 其他，如感染、血栓形成、急性肾损伤、低钙血症、内分泌及代谢异常等。部分肾病综合征可发展为肾功能不全，且其并发症亦可严重影响病人生存质量及生命健康，因此，应及早明确病因及病理类型，并实施整体性的治疗。整体性治疗包括一般治疗和药物治疗，一般治疗包括适当休息、限制钠盐、减少脂质饮食、摄入适当的优质蛋白[(1 g/(kg·d)]及热量(126~147 kJ)。

【常用治疗药物】

肾病综合征的治疗主要采取对症治疗，其中糖皮质激素仍为主要治疗药物。针对病人的高尿蛋白症状，需选用减少尿蛋白的药物，如糖皮质激素及 ACEI 类药物等；对于低蛋白血症所致的水肿，需选用消除水肿药如利尿药、脱水药、血容量扩充药；高脂血症需用降血脂药物；其他并发症分别选择对应的药物治疗。

(一) 消除水肿药

1. 利尿药　详见本章第一节。

2. 脱水药及血容量扩充药　对无明显肾功能减退者可使用脱水药甘露醇(1~2 g/kg，静脉滴注)或血容量扩充药低分子右旋糖酐、淀粉代血浆、血浆白蛋白等，通过提高胶体渗透压促进水分回流至血液并通过肾排出，与利尿药合用有时可获得良好的利尿效果。应用时偶见过敏反应，严重者可发生过敏性休克；剂量过大或连续应用时少数病人会出现凝血障碍；血浆白蛋白过多使用会使尿蛋白增多，加重肾损伤。

知识拓展

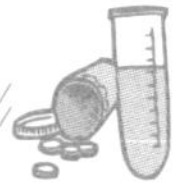

超 滤 脱 水

超滤脱水包括单纯超滤和缓慢连续性超滤。单纯超滤是通过对流转运机制，采用容量控制或压力控制，经过透析器或血滤器的半透膜等渗地从全血中除去水分的一种治疗方法。在单纯超滤治疗过程中，不需要使用透析液和置换液，在整个治疗过程中，仅置换水分。单纯超滤适用于药物治疗不佳的水肿、难治性充血性心力衰竭、急性和慢性肺水肿、

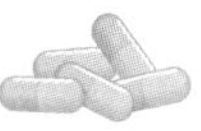

腹膜透析脱水不足等。与单纯超滤相比，缓慢连续性超滤的超滤率较低，持续时间可视病情需要延长，对血流动力学影响较小，病人更容易耐受，适用于心血管功能状态不稳定且又需要超滤脱水的病人。选择何种超滤方式应根据实际情况而定。

（二）糖皮质激素和免疫抑制剂

1. 糖皮质激素　为至今治疗肾病综合征的主要药物，目的在于减轻炎症反应及减少尿蛋白。使用方案包括：① 起始足量。使用药物泼尼松或甲泼尼龙，成人 1 mg/(kg·d)，儿童 2 mg/(kg·d)，疗程 4~12 周。② 缓慢减量。肾病综合征明显缓解后进入减量期，每 2~3 周减少原剂量的 10%。③ 维持治疗。减少剂量至 0.5 mg/(kg·d)时，维持治疗 5 个月至 1 年，然后再逐渐减量、停药。根据药物作用时间长短可采用每日晨给药法或隔日晨给药法。

2. 免疫抑制剂　应用于激素依赖或抵抗的病人，与激素合用可明显改善肾病综合征的症状。常用药物有：环磷酰胺，静脉注射，1.5~2.5 mg/(kg·d)，1 次 / 日；环孢素，口服给药，1.75~2.0 mg/(kg·d)，2 次 / 日；吗替麦考酚酯，口服给药，0.5~1.5 g/ 次，2 次 / 日；苯丁酸氮芥等。环磷酰胺、苯丁酸氮芥疗程为 8 周，应用时可能引发骨髓抑制、肝损伤、脱发、出血性膀胱炎、感染加重、性腺抑制等不良反应；环孢素疗程不能超过 1 年，主要不良反应为牙龈增生、多毛、严重肾毒性及肝损伤；吗替麦考酚酯疗程为半年，不良反应相对较少，常见腹胀、腹泻等胃肠道反应。

（三）改善血凝状态的药物

肾病综合征病人血液处于高凝状态，抗凝治疗成为肾病综合征病人的预防性治疗措施。常用抗凝药物有肝素或低分子量肝素、双香豆素。已发生血栓栓塞的病人应尽快应用纤维蛋白溶解药尿激酶、链激酶进行溶栓治疗。

（四）降血脂药

肾病综合征所致的高脂血症是导致病人病情恶化，甚至危及病人生命的重要危险因素，需采取有效措施降脂治疗。

1. 他汀类　他汀类药物可降低血浆中的胆固醇及低密度脂蛋白，并能有效发挥抗动脉粥样硬化的作用。常用药物有洛伐他汀、普伐他汀、辛伐他汀等。普伐他汀，口服给药，10~20 mg/ 次，1 次 / 日；氟伐他汀，口服给药，20~40 mg/ 次，1 次 / 日。该类药物的不良反应较轻，常见胃肠道反应，部分病人出现头痛、皮肤潮红、视觉及味觉异常，可引起横纹肌溶解，出现全身肌肉酸痛、发热、乏力等表现。

2. 贝特类　以降低血液中的甘油三酯和极低密度脂蛋白为主，对其他脂质异常亦有调节作用。常用药物有：吉非贝特，口服，600 mg/ 次，2 次 / 日；非诺贝特，口服，

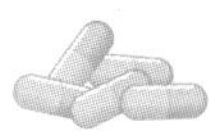

100 mg/次，3次/日。应用过程中常见不良反应为胃肠道反应，偶有肌痛、血清转氨酶及尿素氮升高。

3. 其他　如胆汁酸螯合剂（考来烯胺、考来替泊）、烟酸类（烟酸、阿昔莫司）、多烯脂肪酸类等。

（五）减少尿蛋白药物

肾病综合征病人应将血压控制在130/80 mmHg以下，ACEI及ARB能有效控制血压，并可降低肾小球出球小动脉阻力，从而降低肾小球毛细血管血压，减少尿蛋白。常用药物有卡托普利、依那普利、缬沙坦、厄贝沙坦等。

视频

肾病综合征的治疗方法

【治疗药物应用原则】

1. 根据病人病情制订个体化给药方案，以减少不良反应发生。
2. 免疫抑制剂可降低人体免疫功能，仅作为二线药物使用。
3. 利尿治疗不宜过快，以免诱发低血容量性休克及引起血液黏稠，诱发血栓形成。
4. 不主张输注血浆白蛋白增强渗透性利尿作用，因输注的蛋白会在24~48 h内从尿液丢失，过多的蛋白丢失会加重肾小球及肾小管损伤，延迟肾病综合征的缓解。
5. 根据高脂血症分型单用或联合应用降血脂药物。

【用药注意事项】

1. 血容量扩充药　注意根据病人情况调整用量，血浆白蛋白需严格掌握适应证（严重低蛋白血症、高度水肿且少尿者）并控制用量。

2. 免疫抑制剂　免疫抑制剂不良反应较多，大多数病人可耐受，使用过程中要定期检查血常规和肝肾功能；应严格控制药物的剂量及疗程。

3. 降血脂药　体质虚弱者应用他汀类药物前建议到医院检查肌酸激酶（CK），如超过正常值应避免使用本类药物；贝特类与他汀类合用时可增加肌痛发生率，应避免两药同时服用。

岗位对接

情境：病人，男，56岁。因“周身水肿”1个月，加重并少尿、气促2日入院。体检：血压150/100 mmHg。尿常规：尿蛋白(++++)，6.5 g/24 h。血生化检查提示白蛋白9 g/L，甘油三酯、总胆固醇增高。肾穿刺检查见大量肾小球系膜细胞和基质增生。诊断为系膜增生性肾小球肾炎。

请根据诊断结果为病人制订合理的治疗方案。

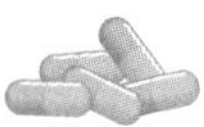

第三节 慢性肾衰竭

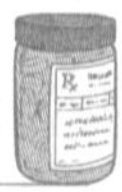

慢性肾衰竭(chronic renal failure,CRF)是指各种慢性肾脏病(chronic kidney disease,CKD)持续进展致肾功能损害、代谢物蓄积、水电解质紊乱及酸碱平衡失调、全身各系统疾病表现的临床综合征。大多数慢性肾衰竭病人早期症状不明显,就诊时往往已经到了晚期。

案例讨论

案例:病人,男,46岁。主诉:泡沫尿15年,恶心、少尿10日,气促2日。近6年发现血压升高,近2年来还伴有乏力、夜尿增多,在无明显诱因的情况下常出现齿龈出血。入院前2周因进食不洁食物出现腹泻,未进食4日,近10日出现恶心、呕吐、尿量减少,乏力、水肿加重。病程中无尿频、尿急、尿痛和腰痛史,家族史无特殊。查体:体温36.7℃,脉搏116次/分,呼吸24次/分(呼吸深大),血压170/105 mmHg。实验室检查:血尿素氮、肌酐增高;低钙、高磷、代谢性酸中毒,尿蛋白1.8 g/24 h。肾B超检查示双肾缩小,皮质变薄,皮髓质分界不清。心电图、心动超声及胸片提示左心室增大和心力衰竭表现。医生诊断为慢性肾衰竭。

讨论:请简要说明医生的诊断依据并为病人制订合理的治疗方案。

【疾病概述】

美国肾脏疾病基金会根据肾小球滤过率(glomerular filtration rate,GFR)水平将慢性肾衰竭分为五期。一至三期可无明显症状,或仅表现出乏力、腰酸、夜尿增多等;进入四期后,上述症状越发明显,并伴有其他并发症;五期即尿毒症期,多器官多系统发生严重并发症,甚至危及生命。临床表现包括:① 水、电解质紊乱,酸碱平衡失调,为排泄及代谢障碍所致。② 糖、脂肪、蛋白质代谢障碍,可出现高血糖、高血脂、低蛋白等症状,病人可因蛋白质和氨基酸合成减少致发育不良、伤口愈合迟缓、感染等,严重威胁生命。③ 各器官系统功能障碍。消化系统症状是心力衰竭病人最早出现的症状,表现为恶心、呕吐、腹泻、口中有异味、胃肠炎、消化性溃疡甚至出血。心血管系统症状是最常见的并发症和死亡原因,包括高血压、动脉粥样硬化、心肌病、心包炎、心功能不全。神经系统异常分为中枢神经系统异常及周围神经系统异常:中枢神经系统异常早期表现为抑制(疲乏、无力、失眠、记忆力减退等),晚期则出现严重紊乱(幻觉、精神错乱、震颤、舞蹈症等);周围神经系统异常表现为下肢疼痛、无力、步态不稳、运动障碍等。血液系统障碍表现为贫血、出血。内分泌系统表现为性激素分泌紊乱、甲状腺功能减退等。此外,还可出现免疫功能降低等。④ 其他:体温调节紊乱、骨骼病变、皮肤瘙痒、面色苍白或呈黄褐色等其他异常表现。

知识拓展

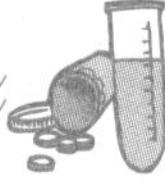

慢性肾衰竭的饮食治疗

饮食治疗是延缓肾衰竭进程的重要环节,慢性肾衰竭的饮食治疗需要根据病人情况制订合理的个体化方案。根据肾功能损伤情况摄入一定量的优质蛋白,补充必需的氨基酸或 α- 酮酸,以纠正体内必需氨基酸与非必需氨基酸比例的失调,改善蛋白质的合成。肾衰竭病人的热量摄入应为 126~147 kJ/(kg·d),氮(g)热量(kJ)摄入比应为 1 :(1 255~1 674),以保证蛋白质和氨基酸的合理利用,减少蛋白质的分解。增加多价不饱和脂肪酸的摄入,并注意补充水溶性维生素、矿物质和微量元素。

【常用治疗药物】

慢性肾衰竭应做到早诊断、早治疗,有效去除原发病及导致肾功能恶化的因素,防治和减轻并发症,全面实施一体化治疗,是延缓肾衰竭进展、提高病人生活质量、降低肾衰竭病死率的关键。其治疗方式包括饮食治疗、药物治疗和肾脏替代治疗,以药物治疗为主。

(一) 纠正水、电解质紊乱和酸碱平衡失调的药物

1. 纠正水、电解质紊乱　水钠潴留者需限制水钠摄入量,同时给予排钠利尿药,常用利尿药有高效能利尿药(呋塞米)、中效能利尿药(氢氯噻嗪)、低效能利尿药(螺内酯),利尿过程中谨防低钾血症发生。限制磷摄入或使用磷结合剂(碳酸钙、氢氧化铝凝胶)缓解高磷血症。对于血钙过低者可给予葡萄糖酸钙、碳酸钙补充。

2. 纠正酸碱平衡失调　主要为口服碳酸氢钠 3~6 g/d,可分次口服;若二氧化碳结合率低于 15 mmol/L,可静脉输注碳酸氢钠;严重酸中毒者尽快给予透析治疗。

(二) 心血管系统用药

1. 抗高血压药　高血压合并肾并发症时,血压应控制在 130/80 mmHg 以下,合并蛋白尿时,血压需要控制得更为严格,详见本章第一节。ACEI 和 ARB 两类药物在降压的同时还能够延缓慢性肾衰竭进展。其他抗高血压药有利尿药(氢氯噻嗪、呋塞米)、钙通道阻滞剂(氨氯地平、拉西地平)、β 受体阻滞剂等。

2. 调血脂药　慢性肾衰竭的脂质代谢异常以甘油三酯升高为主,故贝特类常为首选药物,他汀类药物调血脂的同时有显著抗粥样硬化的作用,也较常用。

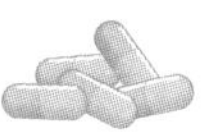

3. 抗心力衰竭、心律失常及心包炎药物　抗心力衰竭的药物包括强心苷类、利尿药、β受体阻滞剂等。强心苷类常用药物有：地高辛，一般首剂 0.25~0.75 mg，维持量 0.25~0.5 mg；去乙酰毛花苷 0.4~0.8 mg/ 次；以上两种药物以 5% 葡萄糖注射液稀释后缓慢注射。应用时易诱发心律失常、神经系统异常（头痛、头晕、嗜睡等，其中黄绿视为强心苷中毒先兆症状）、胃肠道反应（厌食、恶心、呕吐等）等早期中毒症状。心律失常主要由电解质紊乱及酸碱平衡失调所致，应在去除病因的基础上根据心律失常类型选择适宜药物。心包炎强调尽早透析，并排除其他诱发因素（如感染、透析不充分等）。

（三）其他

1. 消化道症状　口服氧化淀粉（包醛氧化淀粉，5~10 mg/ 次，2~3 次 / 日；AST-120，2 g/ 次，3 次 / 日）可加速肠道中代谢毒素的排出；恶心、呕吐症状可用镇吐药（多潘立酮，口服，10~20 mg/ 次，3 次 / 日；甲氧氯普胺，口服，5~10 mg/ 次，3 次 / 日）缓解，偶见头痛、眩晕、腹泻、口干、便秘、催乳素释放增多等不良反应；消化性溃疡用质子泵抑制剂、H_2 受体拮抗药治疗。

2. 控制感染　选择适宜的抗菌药物，但禁止使用有肾毒性的药物（如氨基糖苷类，万古霉素，第一、二代头孢菌素类）。

3. 血液系统症状　纠正贫血的药物主要为 EPO，皮下注射或静脉注射，2 000~3 000 U/ 次，2~3 次 / 周，应用时偶见头痛、低热、乏力、肌痛等不良反应，同时重视铁剂（乳酸亚铁，饭后口服，0.15~0.6 g/ 次，3 次 / 日；硫酸亚铁，饭后口服，0.3 g/ 次，3 次 / 日）和叶酸的补充。口服铁剂会出现胃肠道反应及大便呈黑褐色，过量可中毒。一般不直接输注红细胞纠正贫血。慢性肾衰竭尤其是透析病人，要谨防发生出血，出血严重时可输注血小板促凝，或用促凝血药氨甲苯酸、加压素等。

4. 其他　精神系统症状采用相应抗精神病药物治疗；肾性骨病要注意纠正钙磷失衡，并适当补充维生素 D_3（骨化三醇，口服给药，0.15~0.25 μg/ 次，2 次 / 日）。中医药治疗如黄芪、鹿茸、冬虫夏草等对肾衰竭有延缓进展的作用。适时开始透析治疗（血液透析、腹膜透析）是改善尿毒症病人预后的重要措施。肾移植是慢性肾衰竭最佳的治疗方法，成功的肾移植可以完全恢复肾衰竭病人的肾功能。

视频

慢性肾衰竭的药物治疗

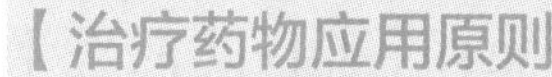

【治疗药物应用原则】

1. 及时诊断及治疗导致慢性肾衰竭的基本疾病，这是治疗肾衰竭的关键。

2. 对慢性肾衰竭降压治疗时，既要考虑药物本身的降压效果，又要考虑药物对肾的影响。

3. 在慢性肾衰竭的不同阶段，需根据病人疾病表现选择合理的个体化给药方案，尽量选择延缓慢性肾衰竭进展的药物，禁用有肾毒性的药物。

【用药注意事项】

1. 强心苷类药物　强心苷类轻度中毒可口服钾盐，禁用钙盐，重者静脉滴注钾盐；重度快速型心律失常可用药物苯妥英钠对抗；缓慢型心律失常不宜补钾，可用阿托品对抗；对危及生命的中毒，可使用地高辛抗体 Fab 片段静脉滴注。

2. 铁剂　铁剂应饭后服药，过量服用可在胃内注入特殊解毒剂去铁胺解毒。

3. 骨化三醇　服用剂量应根据病人的血钙浓度而定，以防发生高钙血症。

岗位对接

情境：病人，男，50岁。因下肢水肿、乏力半年入院。病人20年前诊断为慢性肾炎，半月前受寒后感觉全身乏力，颜面、双下肢水肿，晨起明显，午后好转，伴头晕、恶心、腹胀，每日尿量减少，约500 ml/24 h，夜尿明显增多。查体：体温36.7℃，脉搏80次/分，血压185/110 mmHg，腹部稍隆，无压痛，双肾无叩痛，移动性浊音阳性，双下肢中度水肿。实验室检查：肾小球滤过率显著降低，尿蛋白(++)，诊断为慢性肾衰竭。

请结合本章所学为该病人制订合理的给药方案。

第四节　尿路感染

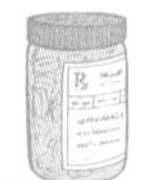

尿路感染是由各种病原体入侵泌尿系统引起的尿路炎症反应。绝大部分尿路感染为上行感染，即病原微生物沿尿道上行至膀胱、输尿管、肾盂引发炎症。女性尿路感染的发生率明显高于男性，成年男性很少发生尿路感染，50岁以后男性前列腺增生发生率增高，尿路感染发生率也相应升高。

案例讨论

案例：病人，女，40岁。因发热、腰痛、尿频、尿急、尿痛，尿常规显示尿蛋白(+)，尿白细胞(++)，给予抗感染治疗6周，病情好转后常复发，后经静脉肾盂造影发现尿道结石。

讨论：请分析该病人反复发病的原因。

【疾病概述】

尿路感染的致病微生物主要是细菌，尤以革兰阴性杆菌常见，在革兰阴性杆菌中又以大肠埃希菌最为常见，占70%以上，少数为病毒、真菌、支原体、衣原体及滴虫等。正常情况下，机体的防御能快速清除进入尿道的致病微生物，能否致病取决于微生物的数

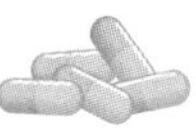

量、毒力及机体是否存在易感因素。常见易感因素包括尿路梗阻、医源性操作、机体抵抗力降低等。尿路感染的临床表现包括：① 急性膀胱炎，占 75% 以上，常表现为尿频、尿急、尿痛、排尿不畅、下腹不适等膀胱刺激症状，一般无全身症状。② 急性肾盂肾炎，起病急，常出现明显的全身感染症状如发热、寒战、腰痛、全身酸痛，体温多在 38℃以上。③ 慢性肾盂肾炎，全身及泌尿道表现不明显，半数以上有急性肾盂肾炎病史，后出现程度不同的低热、间歇热、尿频、排尿不适、腰部酸痛及肾小管受损表现，如夜尿增多、低比重尿等。病情持续可发展为慢性肾衰竭。急性发作时症状明显，类似于急性肾盂肾炎。④ 无症状细菌尿，病人有细菌感染，而无尿路感染症状。尿路感染的实验室检查：尿液常混浊，可有异味、白细胞尿、血尿、蛋白尿，部分肾盂肾炎病人尿中可见管型。清洁中段尿细菌培养≥ 10^5/ml，尿沉渣涂片检查阳性，硝酸盐还原实验阳性。急性肾盂肾炎可见血白细胞升高，中性粒细胞增多；慢性肾盂肾炎可见肾小球滤过率下降，血肌酐增高。

尿路感染的治疗：应鼓励病人多饮水、勤排尿，发热病人应卧床休息，注意阴部清洁卫生，避免及尽可能除去尿路易感因素，治疗原发病，提高机体免疫力。

【常用治疗药物】

应根据尿道感染定位、药物敏感试验（以下简称药敏试验）结果及病人感染严重程度制订合理的抗菌药物使用方案。

1. 急性膀胱炎　推荐使用三日疗法，常口服广谱青霉素类（阿莫西林，口服给药，0.5 g/ 次，3 次 / 日）、头孢菌素类或氟喹诺酮类药物（氧氟沙星，口服给药，0.3g/ 次，2 次 / 日；左氧氟沙星，口服给药，0.1~0.2 g/ 次，3 次 / 日）。治愈率为 90%，停药 7 日后需要进行尿细菌定量培养。

2. 急性肾盂肾炎　首次发作的急性肾盂肾炎致病菌 80% 为大肠埃希菌，在留取尿液做细菌培养的同时开始药物治疗，首选对革兰阴性杆菌敏感的药物。72 h 未显效则根据细菌培养结果换用敏感抗菌药物治疗。

（1）轻型急性肾盂肾炎　可选用氟喹诺酮类、广谱青霉素类或第二、三代头孢菌素类药物如头孢克肟，0.2~0.4 g/ 次，2 次 / 日，口服给药，疗程为 14 日。

（2）严重肾盂肾炎　应采用静脉给药。可选择对革兰阴性菌有杀菌作用的药物，如喹诺酮类药物氧氟沙星（400 mg/ 次，静脉滴注）、氨基糖苷类药物阿米卡星（0.2 g/ 次，静脉滴注）、半合成青霉素阿莫西林或氨苄西林，第二或三代头孢菌素类药物及其他对革兰阴性菌有杀菌作用的抗菌药。必要时可联合应用抗菌药，如氨基糖苷类联合半合成青霉素、氨基糖苷类联合第三代头孢菌素类，或根据药敏试验结果选择针对性强的杀菌药。病人体温恢复正常后 72 h 可改为口服药物，完成 2 周的疗程。

3. 慢性肾盂肾炎　慢性肾盂肾炎治疗的关键是去除诱发因素，急性发作的治疗同急性肾盂肾炎。

4. 再发尿路感染　包括复发和重新感染。

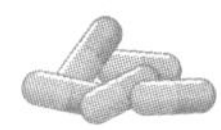

(1) 复发　是指治疗后症状消失,尿菌阴性,停药 6 周后再次发生先前细菌感染。若一年内发作 3 次或 3 次以上,可用长疗程低剂量疗法。一般选择低毒药物,如复方磺胺甲噁唑 1 g/ 晚或呋喃妥因 0.1 g/ 晚,服用 1 年或更长时间,60% 尿菌可转阴。男性慢性前列腺炎复发者,可选择复方磺胺甲噁唑或喹诺酮类药物,疗程可达 3 个月,必要时手术切除病变部位。

(2) 重新感染　是指治疗后症状消失,尿菌阴性 6 周后出现与先前不同菌的尿路感染。治疗方法与首次发作相同,并嘱病人注意尿路感染的预防,同时应检查有无易感因素存在并予以去除。

5. 妊娠期尿路感染　应选择毒力较低的抗菌药物,如阿莫西林、氨苄西林、第三代头孢菌素等。不宜选择影响胎儿发育及肾毒性较大的药物(如氨基糖苷类、喹诺酮类、复方磺胺甲噁唑)。孕妇急性膀胱炎治疗时间为 3~7 日;急性肾盂肾炎应静脉滴注给药,疗程为 2 周;反复发生尿路感染者可用呋喃妥因低剂量长疗程治疗。

视频

尿路感染的药物治疗

【治疗药物应用原则】

1. 根据药敏试验结果选择敏感抗菌药物,在药敏试验结果出来之前,首选对革兰阴性杆菌敏感的药物。

2. 选择尿药浓度高、肾毒性小的药物,肾盂肾炎时宜选择血中及尿液中浓度都高的药物。

3. 根据尿路感染定位及严重程度,选择适宜的抗菌药物、给药途径及用药疗程。

4. 在应用抗菌药物过程中,应根据药物特点调节尿液酸碱度以增强抗菌药物的抗菌活性。

知识拓展

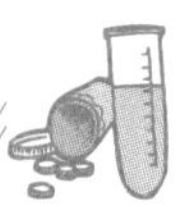

环境酸碱度对抗菌药物的作用及不良反应影响

1. 大环内酯类抗生素在碱性环境下抗菌活性增强,红霉素、麦迪霉素、乙酰螺旋霉素等大环内酯类口服易被胃酸破坏,生物利用度低,常制成肠溶片。

2. 氨基糖苷类抗生素在碱性环境下抗菌作用增强,本类药物极性大,口服不吸收,发挥全身作用必须注射给药。

3. 磺胺类药物在酸性环境中易析出结晶,损伤肾小管,引起结晶尿、血尿、尿痛,应用时应碱化血液和尿液。

4. 四环素类与抗酸药如碳酸氢钠同用时,由于胃内 pH 增高,可使四环素类吸收减少,活性减低,故服用四环素类后 1~3 h 内不应服用抗酸药。

5. 喹诺酮类药物在碱性环境下易析出结晶,损伤肾小管,引起结晶尿、血尿、尿痛,应避免在碱性环境下使用。

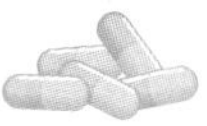

【用药注意事项】

1. 青霉素类 常见过敏反应，严重者可发生过敏性休克，一旦发生，立即注射肾上腺素进行抢救。半合成青霉素类有胃肠道反应，饭后服用可以减轻。

2. 头孢菌素类 与青霉素类有交叉过敏反应，抢救同青霉素；口服药物有胃肠道反应，应饭后服用；第一代、第二代头孢菌素有肾毒性，应避免和具有肾毒性的药物合用；可有双硫仑样反应，用药期间或停药 5 日内禁止饮酒；头孢孟多、头孢哌酮可见低凝血酶原血症及血小板减少症，可用维生素 K 对抗。

3. 氨基糖苷类 ① 耳毒性：用药期间注意监测病人听力，老年人和儿童慎用，避免与有耳毒性的药物合用；② 肾毒性：应定期进行肾功能及尿量检查，避免与具有肾毒性的药物合用；③ 神经肌肉阻滞：一旦发生可用新斯的明及钙剂解救，避免与肌肉松弛药和全麻药合用；④ 过敏反应，用药后应注意观察，一旦发生过敏性休克应皮下或肌内注射肾上腺素和缓慢注射葡萄糖酸钙解救。

4. 喹诺酮类 ① 胃肠道反应：应饭后服用。② 神经系统反应：有癫痫和精神病史者禁用。③ 过敏反应：皮肤损伤，应避免日光、紫外线直接照射。④ 其他：如软骨损伤、心脏毒性；孕妇、哺乳期妇女、18 岁以下未成年人应禁止使用本类药物；在碱性尿液中易造成肾损伤，应注意多饮水，避免与碱化尿液的药物合用。

5. 磺胺类 ① 肾损伤：在酸性尿液中易析出结晶，损伤肾小管，适当增加饮水和碱化尿液能减少结晶析出；② 过敏反应；③ 抑制骨髓造血功能，治疗中应定期检查血项；④ 葡萄糖 -6- 磷酸脱氢酶缺乏者使用后可引起溶血。

6. 呋喃类 胃肠道反应，应饭后服用；会影响胎儿及婴儿发育，妊娠期及哺乳期禁用，肾功能不全者禁用。

岗位对接

情境：病人，女，30 岁。发热及尿频、尿急、尿痛、排尿不尽感 2 日，伴腰酸、乏力。体检：体温 39℃，意识清楚，心肺无异常，腹软，两肾区叩击痛，双下肢无水肿。血常规：白细胞 $14.7\times10^9/L$；尿常规：蛋白(+)，尿液中见血细胞。临床诊断急性肾盂肾炎。

请为该病人选择合理的治疗方案。

在线测试

思考题

1. 简述慢性肾小球肾炎的常用治疗药物。
2. 简述肾病综合征的常用治疗药物。
3. 简述不同尿路感染的治疗方案。

第十三章

变态反应性疾病的药物治疗

学习目标

1. 掌握变态反应性疾病常用治疗药物、药物治疗原则、用药注意事项。
2. 熟悉变态反应性疾病的临床表现、治疗药物相互作用和不良反应。
3. 了解变态反应性疾病的病因及发病机制。

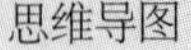

思维导图

PPT

变态反应又称超敏反应，是一类异常的病理性免疫应答，表现为被抗原致敏的机体再次接触同种抗原时，可出现某一组织或器官甚至全身的强烈反应，引起机体功能障碍或组织损伤。人们日常生活中遇到的皮肤瘙痒、过敏、红肿，就是常见的变态反应。

案例讨论

案例：病人，男，15岁。2日前发现躯干出现少量红斑风团，略有瘙痒，自服氯雷他定片，未见明显好转，后红斑风团逐渐蔓延至全身，瘙痒加重。为进一步治疗，遂来医院就诊。查体：全身散在大量红斑风团，皮肤划痕试验(+)。实验室检查：白细胞 15.71×10^9/L、淋巴细胞百分比12.6%、中性粒细胞百分比85.2%、C反应蛋白70.58 mg/L，诊断为急性荨麻疹。给予甲泼尼龙、头孢曲松、复方甘草酸苷、维生素C等药物进行抗过敏、抗炎、抗感染治疗，并辅以奥美拉唑抑酸护胃支持治疗，经治疗后好转。

讨论：请简要说出医生的诊断依据，判断医生制订的治疗方案是否合理。

【疾病概述】

变态反应性疾病是由于结合在肥大细胞、嗜碱性粒细胞上的抗体与再次接触的变应原结合后导致肥大细胞和嗜碱性粒细胞脱颗粒，释放一系列生物活性物质，导致机体生理功能紊乱，通常无组织细胞损伤。其发生需具备两个主要条件：一是容易发生变态反应的特应性体质，这是先天遗传决定的，遗传因素是变态反应性疾病发病的基础；二是与变应原的接触，变应原的种类繁多，是诱发变态反应发生的直接病因。临床上常见的变应原有吸入物、食入物、物理化学接触物和感染因素等四大类。有特应性体质的人再次接触同一种变应原时，就可发生变态反应，其时间不定，快者可在再次接触后数秒内发生，慢者需数日甚至数月时间。

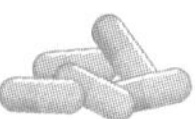

变态反应性疾病的预防和治疗是密不可分的两个方面，一方面要尽可能寻找变应原的种类，避免再次接触；另一方面应针对疾病发生发展的整个过程，对某个环节进行切断或干预，终止其发病。治疗方法主要包括：支持疗法、避免接触变应原、特异性脱敏疗法及非特异性药物治疗。本节主要介绍非特异性药物治疗。

知识拓展

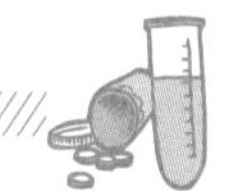

变态反应的分型

变态反应一般分为Ⅰ型（速发型）、Ⅱ型（细胞毒型）、Ⅲ型（免疫复合物型）和Ⅳ型（迟发型）。Ⅰ型变态反应临床主要表现为受累器官的功能障碍，与毛细血管扩张、血管壁通透性增加、皮肤黏膜水肿、血压下降、腺体分泌增多及呼吸道和消化道平滑肌痉挛等有关，常见疾病有荨麻疹、过敏性休克、变应性鼻炎等；Ⅱ型变态反应的临床表现比较复杂，与抗体和细胞原有的抗原或吸附在细胞表面的抗原结合后，通过补体、巨噬细胞、自然杀伤（NK）细胞等共同破坏靶细胞或免疫反应攻击靶细胞有关，常见疾病有输血反应、新生儿溶血症、风湿性心肌炎等；Ⅲ型变态反应主要表现为受累部位的炎症反应，与某些细菌、病毒、寄生虫、异种动物血清等抗原或免疫复合物有关，常见疾病有类风湿性关节炎、血清病样综合征、感染后继发的肾小球肾炎等；Ⅳ型变态反应的临床表现与致敏淋巴细胞增殖分化的部位有关，常见疾病有接触性皮炎、湿疹、多发性神经炎、急性移植排斥反应等。

【常用治疗药物】

药物治疗可用于各型变态反应，优点是方便快捷，不需明确变应原种类，且见效快，短期内可迅速缓解急性症状；缺点是只能对症治疗，而且有些药物有较多的不良反应，所以一般需要采用多种药物综合治疗。

（一）Ⅰ型变态反应

Ⅰ型变态反应是变态反应性疾病中最常见的一种。组胺、白三烯、缓激肽、5-HT及前列腺素等是引起Ⅰ型变态反应的生物活性介质。常用的治疗药物包括抑制生物活性介质合成和释放的药物、生物活性介质拮抗药和改善效应器官反应性的药物三类。

1. 抑制生物活性介质合成和释放的药物

（1）过敏介质阻释药　常用药物有色甘酸钠和酮替芬，通过稳定肥大细胞膜而减少过敏介质的释放，对平滑肌无松弛作用，也无对抗组胺、白三烯等过敏介质的作用，主要用于预防过敏性支气管哮喘、过敏性鼻炎及过敏性结膜炎等。色甘酸钠可与异丙肾上腺素合用预防少数病人因粉尘刺激引起的气促、呛咳、支气管痉挛等。此类药物以口服为主，亦可外用。

色甘酸钠的不良反应较少见，偶有恶心、呕吐、头痛、头晕及关节痛。酮替芬主要有嗜睡、倦怠、口干、恶心等不良反应，偶见头痛、头晕、迟钝以及体重增加。

(2) 糖皮质激素　常用药物有强的松、甲泼尼龙、倍氯米松、布地奈德等，通过抑制过敏介质释放，抑制细胞因子的生成，降低毛细血管通透性，干扰前列腺素和白三烯的生物合成等产生作用。此类药物短期效果显著，虽然是Ⅰ型变态反应性疾病最有效的治疗药物，但一般只作为次选药，以局部用药为主，效果不佳时或急重症病人需全身用药。

使用糖皮质激素时可引起一系列不良反应，其严重程度与用药剂量及用药时间相关。长期使用可引起高血压、高血糖、骨质疏松、溃疡及感染等不良反应，故不宜长期使用。使用吸入性糖皮质激素时可引起轻度喉部刺激、咳嗽、声嘶和口咽部念珠菌感染，偶见过敏反应和精神症状。

(3) 白三烯受体拮抗剂　常用药物有扎鲁司特、普鲁司特、孟鲁司特，是一类非激素类抗炎药，主要通过竞争性结合半胱氨酰白三烯受体，阻断其活性而发挥作用，也可以抑制血管通透性增加及支气管痉挛现象，主要用于儿童哮喘的预防和长期治疗，减轻过敏性鼻炎引起的症状。此类药物多为口服，耐受性良好，不良反应轻微，使用时可能引起头痛或胃肠道反应等，通常不需要终止治疗。

(4) 甘草酸类制剂　常用药物为复方甘草酸苷。甘草酸苷通过抑制花生四烯酸水解所需的磷脂酶 A_2，减少白三烯、前列腺素等炎症前体物质的合成和释放，从而保护细胞膜；可增强糖皮质激素抑制应激反应的作用，并拮抗糖皮质激素抗肉芽组织形成和胸腺萎缩等方面的作用。此类药物主要用于湿疹、皮肤炎等，以口服为主，亦可静脉给药。复方甘草酸苷的不良反应主要有低钾血症、血压上升、水钠潴留、水肿、尿量减少、体重增加等假性醛固酮增多症等。

2. 生物活性介质拮抗药　即 H_1 受体拮抗药，通过竞争性阻断 H_1 受体而产生拮抗作用。目前临床常用的 H_1 受体拮抗药有第一代、第二代及其他产品。

(1) 第一代 H_1 受体拮抗药　常用药物有苯海拉明、异丙嗪、氯苯那敏、赛庚啶等。其特点有：① H_1 受体阻断作用强；② 有不同程度的中枢抑制作用，可引起嗜睡、镇静等不良反应；③ 价格便宜，疗效可靠。

第一代 H_1 受体拮抗药的不良反应主要是中枢抑制，表现为镇静、头昏、嗜睡、乏力、注意力不集中、认知能力降低等。中枢抑制作用的强弱与个体反应有关，常随用药时间延长而逐渐耐受，但疗效亦会降低，以异丙嗪、赛庚啶及苯海拉明尤为明显。故使用此类药物时剂量不宜过大，从事高空作业、驾驶车辆、机械操作等特殊人群禁用或慎用。此外，由于药物的抗胆碱作用，少数药物还可引起口干、心悸、视物模糊、排尿困难、胃肠道反应等，尿潴留、幽门梗阻、青光眼者禁用。极少数药物有引起血液系统损害的报道，如苯海拉明引起粒细胞减少，赛庚啶使得葡萄糖-6-磷酸脱氢酶缺乏

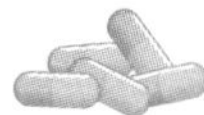

诱发溶血性贫血。

(2) 第二代 H_1 受体拮抗药　常用药物有西替利嗪、氯雷他定、咪唑斯汀、依巴斯汀等。其特点有:① H_1 受体阻断作用更强,特异性较高,在皮肤科临床应用十分广泛;② 大部分药物半衰期比第一代长,药物作用可长达 24 h,每日口服 1 次即可;③ 无明显的中枢抑制作用,尤其对驾驶员、高空作业者等特殊人群及慢性病例较为适用。

第二代 H_1 受体拮抗药的不良反应主要是心脏毒性反应,表现为室上性心动过速、心搏骤停等,严重者可致心源性猝死,以阿司咪唑、特非那定报道最多。当这两种药物代谢受到抑制时,可引起致命性心律失常(尖端扭转型心律失常)。心脏毒性反应多与超剂量使用、多种药物混合使用、病人自身心脏疾病等有关。此外,有些病人使用第二代 H_1 受体拮抗药后也会出现第一代 H_1 受体拮抗药抗胆碱的不良反应,少数药物还可出现轻度的困倦、嗜睡、眩晕等。

(3) 其他 H_1 受体拮抗药　常用药物有左西替利嗪、地氯雷他定、非索非那定等。上述药物在第二代 H_1 受体拮抗药化学结构的基础上进行优化,具有安全性高、毒副作用小等方面的优势,抗炎、抗过敏的作用效果也得到了显著增强。

H_1 受体拮抗药多为口服给药。长期、大剂量服用同一种药物时容易出现耐受现象,故服用时间一般以 2~3 个月为宜。给药剂量及方法见表 13-1。

表 13-1　常用 H_1 受体拮抗药的给药剂量和方法

药品名称		给药剂量和方法
第一代	苯海拉明	口服给药,25~50 mg/ 次,2~3 次 / 日
		深部肌内注射,20 mg/ 次,1~2 次 / 日
	异丙嗪	口服给药,12.5~25 mg/ 次,4 次 / 日
		肌内注射,25~50 mg/ 次,必要时 2 h 后重复
	氯苯那敏	口服给药,4 mg/ 次,3 次 / 日
		肌内注射,5~20 mg/ 次,1 次 / 日
	赛庚啶	口服给药,2~4 mg/ 次,3 次 / 日
第二代	西替利嗪	口服给药,10 mg/d,1 次 / 日
	氯雷他定	口服给药,10 mg/d,1 次 / 日
	咪唑斯汀	口服给药,10 mg/d,1 次 / 日
	依巴斯汀	口服给药,10 mg/d,1 次 / 日
其他	左西替利嗪	口服给药,5 mg/d,1 次 / 日
	地氯雷他定	口服给药,5 mg/d,1 次 / 日
	非索非那定	口服给药,30~180 mg/d,1 次 / 日

3. 改善效应器官反应性的药物

(1) 茶碱类　常用药物有氨茶碱、二羟丙茶碱等，可松弛支气管平滑肌，对处于痉挛状态的支气管作用尤为明显。选用氨茶碱与肾上腺皮质激素配伍治疗哮喘持续状态时，氨茶碱需稀释后缓慢静脉给药。

氨茶碱的不良反应包括：口服可有恶心、呕吐，肌内注射可有局部红肿、疼痛，静脉滴注可有头晕、心悸、心律失常、血压下降、抽搐、惊厥等。少数病人可出现失眠、目眩。剂量过大可引起惊厥、谵妄或谵语。

(2) M 受体阻断药　常用药物有阿托品、山莨菪碱和异丙托溴铵等。通过阻断 M 受体解除支气管平滑肌痉挛。阿托品、山莨菪碱以静脉给药或肌内注射给药为主，亦可口服。异丙托溴铵以吸入给药为主。该类药物的不良反应主要有皮肤干燥、口干、视物模糊、面部潮红、心悸、排尿困难、便秘等。

(3) 肾上腺素受体激动剂　常用药物有肾上腺素、麻黄碱等。其中，肾上腺素是过敏性休克的首选药物。与肾上腺素相比，麻黄碱起效慢，作用弱而持久。缓解哮喘时选用 β_2 受体激动剂如沙丁胺醇、特布他林、沙美特罗、福莫特罗等，该类药物具有选择性高、心血管系统不良反应少、稳定性较高、作用时间长等特点。β_2 受体激动剂以吸入给药为主，亦可口服。长期使用肾上腺素受体激动剂（如麻黄碱、沙丁胺醇等）易产生快速耐受性，停药 1~2 周后机体可恢复对其敏感性。

(4) 葡萄糖酸钙和维生素 C　可解除支气管平滑肌痉挛，也可降低毛细血管通透性从而减少渗出，改善靶器官的反应性；以静脉给药为主，亦可口服。

葡萄糖酸钙的不良反应主要有静脉注射可致全身发热，静脉注射过快可产生心律失常甚至心搏骤停、呕吐、恶心，还可致高钙血症。维生素 C 的不良反应主要有长期大剂量应用可引起停药后维生素 C 缺乏症（坏血病）、结石、头痛、尿频、胃肠道反应等。

（二）Ⅱ型变态反应

Ⅱ型变态反应可选用糖皮质激素和静脉用免疫球蛋白治疗。治疗自身免疫性溶血性贫血时，可用糖皮质激素抑制淋巴细胞功能和免疫球蛋白生成。治疗自身免疫性血小板减少症时，可用大剂量静脉用免疫球蛋白，但对自身免疫性贫血的治疗效果不佳。此外，Ⅱ型变态反应性疾病若为血型抗体所引起，在有条件的前提下可实施换血疗法或血浆交换除掉致敏红细胞和细胞毒抗体。初产妇可在分娩后 72 h 内给予肌内注射抗 Rh 免疫抗体，从而阻断 Rh^+ 红细胞对母体的致敏作用，从而有效预防新生儿溶血。

（三）Ⅲ型变态反应

Ⅲ型变态反应可选用糖皮质激素，发挥其抗炎和抑制机体病理性免疫反应的作

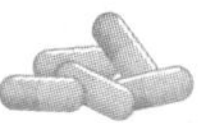

用，并能稳定中性粒细胞溶酶体膜，降低炎症反应和组织损伤。也可同时合用细胞毒性免疫抑制剂，联合用药不但可以巩固疗效和缓解病情，而且可避免长期大剂量使用糖皮质激素导致的一系列严重不良反应。

（四）Ⅳ型变态反应

应根据病种制订相应的药物治疗方案。传染性变态反应，应针对病原体给予相应的有效治疗，如结核病给予抗结核药治疗；急性移植排斥反应则给予免疫抑制剂。

【治疗药物应用原则】

1. 及时用药治疗，缓解变态反应性疾病的症状，减轻病患的不安与痛苦。

2. 使用药物控制或干扰变态反应发生、发展的过程，减轻组织损伤或生理功能紊乱。

3. 预防和控制继发感染的发生。

【用药注意事项】

1. 第一代 H_1 受体拮抗药　① 避免与四环素类抗生素同时服用，否则会影响该类药物的吸收；② 避免与对中枢神经系统有抑制作用的含乙醇饮品（如酒）、镇静催眠药（如氯硝西泮）、吩噻嗪类药物（如氯丙嗪等）同时服用，否则有可能引起头昏、运动失调、全身无力、视物模糊等中枢神经过度抑制症状，儿童及体弱病人更易发生；③ 尽可能避免与复方感冒药同时服用，因为多数复方感冒药中都含有此类药物成分（如氯苯那敏、苯海拉明），易致重复用药；④ 避免与抗胆碱药（如阿托品）、三环类抗抑郁药（如多塞平）同时使用，否则可出现口渴、排尿困难、便秘、青光眼症状加重、记忆功能障碍等不良反应。

2. 第二代 H_1 受体拮抗药　① 心脏病病人及电解质紊乱（如低钾血症、低钙血症、低镁血症）者避免使用；② 应严格控制使用剂量，避免超剂量使用；③ 过量使用中毒时，应及早处理：洗胃、催吐，密切进行心电监护，可采用适当的抗心律失常药治疗，但应避免使用延长 Q-T 间期的抗心律失常药（如胺碘酮）；④ 同时使用两种以上 H_1 受体拮抗药以加强疗效时，可选择不同类型的 H_1 受体拮抗药交替使用，避免耐受现象的发生；⑤ 第二代 H_1 受体拮抗药可致动物畸胎，孕妇及哺乳期妇女禁用；⑥ 部分病人在局部使用 H_1 受体拮抗药后出现过敏症状加重的现象，此为抗过敏药的致敏现象，须立即停药，并及时去医院治疗；⑦ 禁止与肝药酶抑制剂如大环内酯类抗生素（如罗红霉素、克拉霉素）、唑类抗真菌药（如伊曲康唑、氟康唑）合用，否则可引起本类药物血药浓度升高，导致室性心律失常，甚至死亡；⑧ 避免与钠通道阻滞剂（如奎尼丁）、钙通道阻滞剂（如维拉帕米）、镇静催眠药（如水合氯醛）合用，否则会增加发生心律失常的危险。

3. 糖皮质激素　① 需对用药追踪监测，必要时停药；② 长期使用后不可突然停药，应逐渐减量后停药，以避免反跳现象或停药症状；③ 使用吸入性糖皮质激素后，用清水漱口可减少声嘶和口咽部念珠菌感染的发生率；④ 色甘酸钠与糖皮质激素合用时，糖皮质激素应逐渐减量，停用色甘酸钠后为避免反跳现象或停药症状，应恢复或加大糖皮质激素用量，否则会引起严重的哮喘发作。

4. 氨茶碱　① 静脉滴注氨茶碱时，应避免与维生素 C、葡萄糖酸钙、肾上腺素、四环素等配伍；② 氨茶碱静脉注射浓度过高或速度过快时易发生严重心律失常，甚至猝死，故临床使用时要严格控制剂量浓度和滴速；③ 氨茶碱应避免与西咪替丁、红霉素、依诺沙星、克林霉素等药物合用，因这些药物可降低氨茶碱在肝的清除率，使其半衰期延长，血药浓度可高于正常水平，易致中毒；④ 对氨茶碱中毒者，目前无特效拮抗剂，应及时进行对症治疗，采取镇静退热、吸氧排毒、抗休克等治疗措施。

5. 甘草酸苷　部分利尿药可增强甘草酸苷的排钾作用，使血钾进一步降低。同时服用莫西沙星还可能引起室性心动过速。因此在用药过程中，要充分注意观察血清钾值，发现异常情况，应立即停止给药。

6. 白三烯受体拮抗剂　与糖皮质激素合用时，可逐渐减少合并使用的吸入糖皮质激素剂量，但不建议使用本品突然替代吸入或口服糖皮质激素。

7. 葡萄糖酸钙　静脉注射葡萄糖酸钙时，若发现药液漏至血管外，应立即停止注射，并用氯化钠注射液作局部冲洗注射，局部给予氢化可的松、1% 利多卡因和透明质酸，并抬高局部肢体及热敷。

岗位对接

情境：病人，女，66 岁，退休工人。3 日前无明显诱因全身出现散在红斑丘疹，瘙痒明显，后红斑丘疹逐渐蔓延至全身，瘙痒加重。为进一步治疗，遂来医院就诊。查体：全身散在红斑丘疹，局部可见抓痕。初步诊断为泛发性湿疹。

请结合本章所学内容，简要说出医生的诊断依据并制订适合该病人的治疗方案。

思考题

1. 复方甘草酸苷的临床应用、不良反应及用药注意事项有哪些？
2. 变态反应性疾病的治疗药物应用原则有哪些？

在线测试

第十四章

内分泌代谢性疾病的药物治疗

学习目标

思维导图

PPT

1. 掌握甲状腺功能亢进症、甲状腺功能减退症、糖尿病、骨质疏松症、痛风的常用治疗药物和药物治疗原则。
2. 熟悉甲状腺功能亢进症、甲状腺功能减退症、糖尿病、骨质疏松症、痛风的主要临床表现、治疗药物作用和相互作用。
3. 了解甲状腺功能亢进症、甲状腺功能减退症、糖尿病、骨质疏松症、痛风的一般治疗方法。

内分泌系统由人体多个内分泌腺和多种组织的激素分泌细胞组成。在正常的情况下,这些腺体和细胞能分泌一种或多种具有高度生物活性的物质,作用于其他部位的组织、器官或作用于自身组织或细胞,用于调节其代谢功能或形态结构,这种活性物质即激素。如果某些激素的分泌量异常、激素的结构异常、激素的受体或激素受体结合后的任何环节异常,都会扰乱激素的平衡,引起某些组织、器官的功能失调。体内重要的内分泌腺有下丘脑、脑垂体、甲状腺、胰腺、肾上腺和性腺等。本章主要介绍甲状腺功能亢进症、甲状腺功能减退症、糖尿病、骨质疏松症和痛风的药物治疗。

第一节　甲状腺功能亢进症

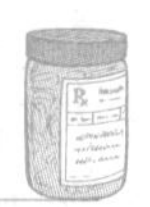

甲状腺是人体内最大的内分泌腺,主要分泌甲状腺激素、降钙素等。甲状腺激素的主要生理作用是促进机体正常的生长发育、加快基础代谢、提高交感神经系统的兴奋性等。如甲状腺激素释放过多,则会引起一系列临床症状,称为甲状腺功能亢进症(简称甲亢)。

案例讨论

案例:病人,男,48岁。近1个月因重症甲亢住院,医生给予丙硫氧嘧啶(PTU)200 mg,2次/日,口服,联合普萘洛尔10 mg,3次/日,1个月后改为PTU 100 mg,3次/日,并继续用普萘洛尔治疗。约3周后病人出现乏力,全身皮肤及巩膜黄染,肝功检查明显异

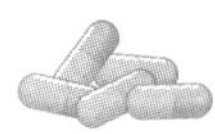

常。停用 PTU，并加用保肝药，黄疸逐渐消退，肝功能恢复正常。行 ^{131}I 治疗，甲亢症状缓解出院。

讨论：

1. 请简要说出医生的给药依据。

2. 请为该病人制订合适的治疗方案。

【疾病概述】

甲亢是由于甲状腺合成、释放过多甲状腺激素，造成机体代谢亢进和交感神经兴奋性增强的一种疾病，主要表现为乏力、怕热多汗、食欲亢进、体重减轻、紧张多虑、心律失常、女性月经失调等。同时，多数病人还有突眼、眼睑水肿、视力减退、畏热、容易激动、失眠等症状。引起甲亢的病因主要有弥漫性毒性甲状腺肿（也称 Graves 病）、炎性甲亢、药物致甲亢、人绒毛膜促性腺激素（HCG）相关性甲亢和垂体促甲状腺激素（TSH）瘤甲亢。

甲亢的临床治疗措施有：内科治疗、放射性核素治疗和手术治疗。药物治疗是内科治疗的一部分，主要是应用药物控制甲亢症状，或者为手术前准备性治疗。甲亢药物治疗的目的是控制甲亢症状，使血清甲状腺激素水平降至正常，促进免疫监护功能的正常化。

【常用治疗药物】

甲亢的治疗药物包括抗甲状腺药、碘剂和甲亢的辅助治疗药。硫脲类为常见的抗甲状腺药物，碘剂包括大剂量碘剂和放射性碘，常用的甲亢辅助治疗药主要是 β 受体阻滞剂和免疫抑制剂。

视频

甲亢的治疗

1. 硫脲类　是临床常用的抗甲状腺药，可分为两类：① 硫氧嘧啶类，常用药物有甲硫氧嘧啶（MTU）、丙硫氧嘧啶（PTU）；② 咪唑类，常用药物有甲巯咪唑（MMI，他巴唑）、卡比马唑（CMZ，甲亢平）。本类药物应用方便、安全、经济，病人依从性好，疗效肯定，是甲亢内科治疗的主要药物。一般不引起永久性甲状腺功能减退症（简称甲减），因对已经合成的甲状腺激素无作用，故需用药 2 周左右才能见效。本类药物通过抑制甲状腺的过氧化酶而减少甲状腺激素的合成，也可抑制甲状腺球蛋白的生成，使甲状腺淋巴细胞减少、甲状腺刺激抗体下降，对甲亢也有一定的病因治疗作用。剂量和用法：① 初治期，MTU 或 PTU 300~450 mg/d；或是 MMI 或 CMZ 30~40 mg/d，分 2~3 次，口服，2~4 周后症状可能好转，4~8 周后症状得以控制。初治期治疗至症状缓解，或血清总三碘甲腺原氨酸（TT_3）、血清总甲状腺素（TT_4）、血清游离三碘甲腺原氨酸（FT_3）、血清游离甲状腺素（FT_4）、TSH 恢复正常或接近正常，即可进入减量期。② 减量

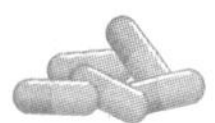

期，2~4 周减量 1 次，PTU 每次减 10~50 mg，MMI 每次减 5~10 mg 待症状完全消除，体重明显好转后再逐渐减至最小量，若病人病情稳定，则进入维持期。③ 维持期，一般用 PTU 50~100 mg/d，或 MMI 5~10 mg/d，维持治疗的时间为 1.5~2 年。必要时还可以在停药前将维持量减半。硫脲类药物主要的不良反应有粒细胞减少、过敏反应、肝损害等。其中粒细胞减少为硫脲类药物的严重不良反应，常在用药后几周发生，其发生率为 0.1%~0.8%。用药期间须定期检查血常规，如白细胞低于 3.0×10^9/L 或中性粒细胞低于 1.5×10^9/L，或伴有咽痛、发热、皮疹等，应立即停药就诊。

2. 大剂量碘剂　临床常用的碘剂有碘化钾、碘化钠和复方碘溶液（卢戈液：含碘 5%、碘化钾 10%）等，通过抑制甲状腺球蛋白水解而减少甲状腺激素的释放。

3. 放射性碘　临床常用的放射性碘为 ^{131}I，$t_{1/2}$ 为 8 日，用药 1 个月后其放射性可消除约 90%，2 个月内能消除 99%。放射性碘的同位素还有 ^{125}I、^{123}I，但是 ^{125}I 的 $t_{1/2}$ 过长（60 日），^{123}I 的 $t_{1/2}$ 过短（13 h），均不适合临床应用。

4. β 受体阻滞剂　常用药物为普萘洛尔（心得安）、噻吗洛尔（噻吗心安）、吲哚洛尔、纳多洛尔等，能拮抗甲状腺激素对心脏的作用，并抑制外周组织 T_4 转变为 T_3。在初治的 1 个月内可联合应用 β 受体阻滞剂普萘洛尔 10~30 mg，每日 3 次。

5. 免疫抑制剂　糖皮质激素类、环孢素 A、环磷酰胺（CTX）、甲氨蝶呤和硫唑嘌呤等。

【治疗药物应用原则】

1. 长期用药　药物治疗适合甲亢孕妇、儿童、甲状腺轻度肿大的病人。治疗时间一般需要 1~2 年。治疗中需要根据甲状腺功能情况增减药物剂量。如维持时间不足，则容易引起复发。

2. 规则用药　甲亢的治疗过程分为初治期、减量期和维持期，不同阶段的用药剂量不同。

3. 安全用药　抗甲亢药物的严重不良反应是骨髓抑制和肝损害，用药期间须定期进行血象检查和肝功能监测。

4. 辅助用药　为了迅速控制病人的多种症状，尤其是交感神经兴奋性增高的表现，对交感神经兴奋明显或是心率加快者，可联合应用普萘洛尔，以改善精神紧张、心动过速、多汗、震颤等症状。

知识拓展

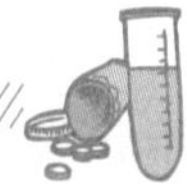

甲亢的复发和停药

甲亢的复发是指甲亢病人经药物治疗后，症状消失，疾病得到完全缓解，但停药后又重新出现者。为减少复发，甲亢病人经药物治疗缓解后，达到以下指标方可考虑停药：

① 甲亢的症状消失，体征缓解；② 多次检查甲状腺功能均正常；③ TSH 恢复正常且稳定，甲状腺刺激抗体（TSAb）降至正常。

【用药注意事项】

1. 妊娠前或妊娠早期需使用硫脲类抗甲状腺药物时可选择丙硫氧嘧啶。甲巯咪唑可透过胎盘，若给药剂量不当，可导致胎儿甲状腺肿形成和甲状腺功能减退，故妊娠期妇女应慎用，如有必要应使用甲巯咪唑最低有效剂量。

2. 丙硫氧嘧啶服用期间应避免摄入高碘食物或者含碘药物，以免加重病情。

岗 位 对 接

情境：病人，女，30 岁，公司职员，近日因心悸、失眠、情绪易波动等症状来医院就诊。实验室检查：FT_4 35 pmol/L，FT_3 12 pmol/L，其余检查未见异常。诊断：甲亢。

请结合本章所学内容，说明甲亢有哪些临床表现，并制订适合该病人的治疗方案。

第二节　甲状腺功能减退症

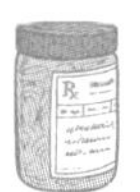

甲状腺功能减退症（hypothyroidism）简称甲减，是由多种原因引起的甲状腺激素合成、分泌或生物效应不足所致的一组疾病。在全球每 4 000~5 000 个新生儿中就有 1 个甲减患儿，且该病女性较男性多见，随年龄增长，患病率逐渐上升，老年甲减发生率各国不一，一般为 1%~14%。

案例讨论

案例：病人，女，42 岁，纳差，乏力，毛发脱落，经期延长 3 年，胸闷、憋气 1 个月，平时畏寒、少言，记忆力减退，便秘，体重无变化。近 1 个月出现胸闷、憋气，渐加重，自发病以来，精神差，食欲缺乏。查体：血压 90/60 mmHg，体温 35.6 ℃，声音嘶哑，皮肤干燥，睑结膜苍白，舌体肥大，甲状腺Ⅱ度，质地中等，结节样改变，血管杂音（-），双肺呼吸音粗，心音低钝，心率 55 次 / 分，律齐，腹软，双下肢水肿。辅助检查：超声心动图示少量心包积液。甲状腺功能 T_3↓，T_4↓，TSH↑，PRL↑。医嘱给予甲状腺素片，口服，每日 1 次，一次 3 片。

讨论：

1. 请简要说出医生的给药依据。

2. 请为该病人制订合适的治疗方案。

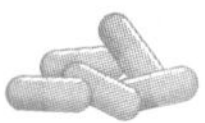

【疾病概述】

甲减是由于甲状腺合成、分泌甲状腺激素不足引起，以基础代谢率低下为其特点。可分为原发性甲减（甲状腺性甲减）、继发性甲减（垂体性甲减）、散发性甲减（下丘脑性甲减）和周围性甲减（外周组织对甲状腺激素敏感性降低即甲状腺激素抵抗）。甲减病人的血清 TT_4、TT_3、FT_4、FT_3 低于正常值。甲减的主要表现包括：① 神经精神系统，记忆力减退、智力低下、嗜睡、反应迟钝、多虑、头晕、头痛、耳鸣、耳聋、眼球震颤、共济失调、腱反射迟钝等。② 心血管系统，心动过缓、心排血量减少、血压低、心音低钝、心脏扩大，可并发冠心病，重症者发生黏液性水肿性心肌病。③ 消化系统，厌食、腹胀、便秘，重者可出现麻痹性肠梗阻，胆囊收缩减弱而胀大，半数病人有胃酸缺乏，导致恶性贫血与缺铁性贫血。④ 内分泌系统，女性月经过多、久病闭经、不育症；男性阳痿、性欲减退；少数病人出现泌乳、继发性垂体增大。⑤ 运动系统，肌肉软弱无力、疼痛、强直，可伴有关节病变如慢性关节炎。⑥ 呆小病，身材矮小、智力低下、表情呆滞、发音低哑、颜面苍白、舌大外伸、四肢粗短、鸭步等。⑦ 甲减危象，病情严重时，受寒、感染、手术、麻醉或镇静剂应用不当等不良应激可诱发黏液性水肿昏迷或称“甲减危象”，表现为体温降低（<35℃）、呼吸减慢、心动过缓、血压下降，四肢肌肉松弛、反射减弱或消失，甚至发生昏迷、休克、心肾衰竭。

【常用治疗药物】

治疗甲减以甲状腺制剂终身替代疗法治疗和对症治疗为主。常用的治疗甲减的药物有甲状腺片、甲状腺素片和三碘甲腺原氨酸。

1. 甲状腺片　为动物甲状腺干制剂，每片 40~60 mg。服药后 1 周开始出现疗效，2~4 周后病情好转。一般剂量为 40~120 mg/d，最大可用至 120 mg/d。本药价廉、易得，但甲状腺素含量不稳定，常影响临床疗效。

2. 甲状腺素片　即左旋甲状腺素（$L\text{-}T_4$），性质稳定，作用缓慢而持久，在体内转变为 T_3，故服药后机体内 T_3 水平升高。替代剂量为 40~120 μg，每日口服 1 次。最大疗效在服药后 1 周开始出现。

3. 三碘甲腺原氨酸　口服后迅速吸收，起效较以上两种药快，一般在服药 6 h 后出现作用，2~3 日达到高峰。起效快，但作用消失也快，在长期治疗中，停药数日后症状又会再出现，故不宜作为首选药物，只适用于黏液性水肿昏迷病人的抢救。替代剂量为每日 50~100 μg，分 2~3 次口服。开始时，25~50 μg/d，每 2~4 周增加 25~50 μg，直到临床有效。

【治疗药物应用原则】

1. 针对性治疗　早期轻型病例以口服甲状腺片或左甲状腺素为主。检测甲状腺

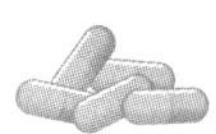

功能，维持 TSH 在正常值范围。中、晚期重型病例除口服甲状腺片或左旋甲状腺素外，需对症治疗，如给氧、输液、控制感染、控制心力衰竭等。

2. 辅助治疗　有贫血者除服用甲状腺制剂外，可根据贫血类型给予铁剂、维生素 B_{12}、叶酸等；胃酸缺乏者，应口服稀盐酸制剂。

3. 逐渐增量　应先从小剂量开始服用，以免突然加重心脏负担。

4. 注意年龄　老年人对甲状腺激素敏感性高，超过 60 周岁者，甲状腺激素需要量较年轻人低约 25%。

【用药注意事项】

1. 不可用左甲状腺素钠治疗肥胖或者用于减轻体重。甲状腺功能正常病人并不能有效减轻体重，使用高剂量会引起严重问题，甚至危及生命。也不能单独使用该药物治疗甲亢，本药只可用于进行补充治疗。

2. 良性甲状腺肿疗程为 6 个月至 2 年。为避免复发，推荐在甲状腺肿缩小后使用低剂量碘（100~200 μg）进行预防。

岗位对接

情境：病人，女，43 岁。面部、胫前、手、足呈非凹陷性水肿。心率慢、皮肤发凉、苍白及畏冷。疲乏无力，语速慢，记忆力下降，动作迟缓，嗜睡。医院检查 T_3 和 T_4 水平低于正常值。

请结合本章所学内容判断该临床表现为何种疾病，并制订适合该病人的治疗方案。

第三节　糖　尿　病

糖尿病（diabetes mellitus，DM）是一类常见的内分泌代谢性疾病，我国糖尿病患病率有增加趋势，2 型糖尿病的患病率为 2%~10%。

案例讨论

案例：病人，女，75 岁。糖尿病史 8 年，近几个月服用格列本脲 2.5 mg，3 次 / 日；格列齐特 80 mg，2 次 / 日。此期间因感冒进食少，在家出现头晕跌倒，昏迷 1.5 h 后送医院，查即刻血糖 2.18 mmol/L。

讨论：

1. 请分析该病人出现上述症状的原因。

2. 请为该病人制订合适的治疗方案。

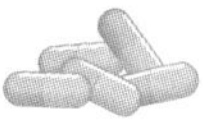

【疾病概述】

糖尿病是血中胰岛素相对或绝对不足，或靶组织细胞对胰岛素敏感性降低，导致血糖过高，出现糖尿，进而引起以脂肪和蛋白质代谢紊乱为特征的代谢性疾病。临床根据病因可分为 1 型糖尿病、2 型糖尿病、特殊类型糖尿病和妊娠期糖尿病。1 型糖尿病是由于胰岛 B 细胞破坏，导致胰岛素分泌绝对不足而引起；2 型糖尿病是由于胰岛素抵抗为主伴胰岛素相对不足，或是胰岛素相对不足为主伴胰岛素抵抗，占糖尿病病人的 90% 以上。糖尿病的诊断主要以血糖升高为依据，即空腹血糖 ≥ 7.0 mmol/L 和（或）餐后 2 h 血糖 ≥ 11.1 mmol/L。导致糖尿病的重要因素有：遗传因素、自身免疫病和环境因素（如病毒感染）等。临床表现主要有多饮、多尿、多食和消瘦，严重高血糖时出现典型的“三多一少”症状，或发生酮症或酮症酸中毒。长期糖尿病可导致心脑血管病变、肾衰竭、双目失明和肢端坏疽等。

【常用治疗药物】

糖尿病的治疗目标是合理控制血糖，延缓并发症的发生和发展，提高生活质量，延长病人寿命。治疗措施包括一般治疗和药物治疗。常用治疗药物包括以下几类：

1. 胰岛素　根据胰岛素起效快慢、活性达峰值时间和作用维持时间长短等分为：① 短效，如普通胰岛素；② 中效，如低精蛋白锌胰岛素；③ 长效，如精蛋白锌胰岛素。胰岛素制剂有动物胰岛素、人胰岛素和胰岛素类似物。

1 型糖尿病病人无条件接受胰岛素注射治疗。2 型糖尿病有下列情形者应给予胰岛素治疗：① 有酮症酸中毒、乳酸性酸中毒、高渗性非酮症糖尿病昏迷；② 各种应激、手术、妊娠、分娩；③ 对口服降糖药有严重不良反应不能坚持服用者；④ 经膳食调节、运动及口服降糖药治疗血糖仍控制不良者；⑤ 合并有神经病变、视网膜病变、肾病变、下肢坏疽者；⑥ 合并慢性消耗性疾病、急性心肌梗死、脑卒中者。

2. 口服降血糖药　① 磺酰脲类，常用药物有甲苯磺丁脲（甲糖宁，D860）、氯磺丙脲、格列本脲（优降糖）、格列吡嗪（美吡达）、格列美脲、格列波脲、格列喹酮、格列齐特（甲磺吡脲，达美康）等。2 型糖尿病病人经饮食控制、运动、降低体重等治疗后，疗效尚不满意者均可用磺酰脲类药物。② 双胍类，临床常用药有二甲双胍（甲福明）和苯乙双胍（苯乙福明）。适用于肥胖型 2 型糖尿病单用饮食治疗效果不满意者。1 型糖尿病用胰岛素治疗病情不稳定，用双胍类药物可减少胰岛素剂量。2 型糖尿病单用磺酰脲类药物效果不好，可加双胍类药物，或在继发性失效改用胰岛素治疗时，可加用双胍类药物，以减少胰岛素用量。③ α- 葡萄糖苷酶抑制药，临床常用药物有阿卡波糖（拜糖平）、伏格列波糖、米格列醇等。1 型糖尿病和 2 型糖尿病均可使用本类药物，可以与磺酰脲类、双胍类或胰岛素联用。④ 胰岛素增敏药，又称“胰岛素增敏因子”，主要包括罗格列酮、环格列酮、吡格列酮、恩格列酮等。该类药物可增强胰岛素的作用，能改善糖代谢，可以单用，也可与磺酰脲类、双胍类或胰岛素联用。⑤ 胰岛素促泌药，瑞格列奈为苯甲酸类衍生物，与胰岛 B 细胞膜上的特异性受体结合，促进胰岛素分泌。餐前即刻口服，每次主餐时服，不进餐不服。⑥ 钠－葡萄糖协同转运蛋白 2（sodium-dependent glucose transporters 2，SGLT-2）抑制剂，是近年来新型口服降糖药中的后起之秀，包括卡格列净、达格列净、恩格列净等。⑦ 中药辅助治疗，包括复方丹参滴丸、芪明颗粒、津力达颗粒、天芪降糖胶囊、大柴胡汤等。

3. 其他药物　① 依克那肽：是人工合成的肠促胰岛素样类似物，能明显改善 2 型糖尿病病人的血糖；② 西格列汀：为二肽基肽酶 -4（DPP-4）抑制剂，通过保护内源性肠降血糖素和增强其作用而控制血糖水平；③ 普兰林肽：是胰淀粉样多肽的一种合成类似物。

常用降糖药物的给药剂量及方法见表 14-1。

表 14-1　常用降糖药物的给药剂量及方法

药品名称	给药剂量及方法
格列本脲	口服给药，2.5~15.0 mg/d，1 次 / 日
格列吡嗪	口服给药，2.5~30.0 mg/d，1 次 / 日
格列齐特	口服给药，80~320 mg/d，1 次 / 日
格列喹酮	口服给药，30~180 mg/d，1 次 / 日
二甲双胍	口服给药，500~2 000 mg/d，1 次 / 日
阿卡波糖	口服给药，100~300 mg/d，1 次 / 日
伏格列波糖	口服给药，0.2~0.9 mg/d，1 次 / 日
米格列醇	口服给药，100~300 mg/d，1 次 / 日
吡格列酮	口服给药，15~45 mg/d，1 次 / 日
西格列汀	口服给药，100 mg/d，1 次 / 日
达格列净片	口服给药，5~10 mg/d，1 次 / 日

视频

2 型糖尿病的药物治疗方案

【治疗药物应用原则】

1. 早期治疗　1 型糖尿病诊断明确后应及早给予胰岛素治疗，避免或减少酮症酸中毒的发生；2 型糖尿病在调整膳食、运动治疗无效时，及早给予药物治疗。

2. 长期治疗　目前对糖尿病的病因缺乏有效治疗手段，故必须坚持长期治疗，治疗过程中不能随意停药，尤其是 1 型糖尿病，否则有诱发酮症酸中毒的危险。

【用药注意事项】

1. 二甲双胍不引起低血糖或体重增加。循证医学研究表明，二甲双胍是降糖作

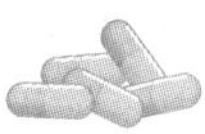

用最强的口服药物之一，不增加糖尿病病人体重，不通过增加胰岛细胞负担发挥降糖作用，相比其他药物具有心血管保护作用，应用安全，单用较少引起低血糖，价格便宜。因此，二甲双胍成为各国 2 型糖尿病治疗指南中的首选治疗药物。

视频

胰岛素及胰岛素类似物的用药监护

2. 不推荐有心力衰竭症状的病人使用罗格列酮。纽约心脏病学会心功能分级为三级或四级的心力衰竭病人禁用罗格列酮。

3. 绝经期前不排卵的胰岛素抵抗病人服用吡格列酮可能导致重新排卵，如不采取有效避孕措施，可能有妊娠的风险。

4. 二肽基肽酶 –4 抑制剂不得用于 1 型糖尿病病人或治疗糖尿病酮症酸中毒。

岗位对接

情境：病人，男，50 岁。公司职员，体检空腹血糖 7.5 mmol/L，其余检查未见异常。复查空腹血糖 ≥ 7.4 mmol/L，餐后 2 h 血糖 12.3 mmol/L，诊断：糖尿病。

请结合本章所学内容，讨论糖尿病治疗原则有哪些，并制订适合该病人的治疗方案。

第四节　骨质疏松症

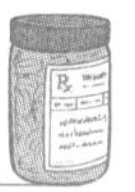

人体骨骼的重构过程贯穿整个生命的始终，一些骨不断被吸收，而新骨则不断生成。随着年龄的增长，骨结构破坏和骨质量减少的概率也随之增加，或是其他因素导致骨质发生病理性变化，从而导致骨质疏松症（osteoporosis，OP）。

案例讨论

案例：病人，女，54 岁，已绝经，有高血压病史，自述腰膝疼痛，劳累活动后加重。药店销售员考虑顾客可能存在骨质疏松症，故为其推荐了尼尔雌醇 1~2 mg，口服，1 次 /2 周，2 次 / 月；维生素 D 0.25 μg，3 次 / 日；碳酸钙 0.5 g，3 次 / 日。

讨论：

1. 请简要说出药店销售员推荐药物的依据。
2. 请为该病人制订合适的治疗方案。

【疾病概述】

骨质疏松症是一种以全身骨量减少和骨显微结构受损为特征，导致骨脆性增加和骨折危险度升高的全身性骨代谢疾病，最常见的病因是女性绝经后雌激素缺乏和

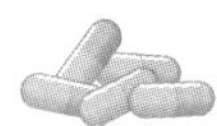

随着年龄增长所致的骨稳定性退化。骨质疏松症可分为原发性和继发性两大类。原发性骨质疏松症又分为绝经后骨质疏松症（Ⅰ型）、老年性骨质疏松症（Ⅱ型）和特发性骨质疏松症（包括青少年型）三种。绝经后骨质疏松症一般发生在妇女绝经后5~10年内；老年性骨质疏松症一般指老年人70岁后发生的骨质疏松；而特发性骨质疏松症主要发生在青少年，病因尚不明晰。骨质疏松症临床主要表现为：① 骨痛，以腰背痛多见，常于劳累或活动后加重，负重能力下降或不能负重。② 身材缩短、驼背，多在疼痛后出现。③ 骨折，为退行性骨质疏松症最常见和最严重的并发症，常在弯腰、负重、挤压或摔倒后发生骨折。

骨质疏松症的治疗应遵循综合治疗、早期治疗的原则。综合治疗包括药物、饮食、运动和心理治疗。早期治疗可减轻症状，延缓病变进展，改善预后，降低骨折发生率。

【常用治疗药物】

治疗骨质疏松症的药物包括骨吸收抑制剂、骨形成促进药和骨矿化促进药三类。

（一）骨吸收抑制剂

1. 雌激素　原发性骨质疏松症病人在确定有雌激素缺乏的证据、无禁忌证时，首选雌激素治疗。雌激素在维持骨组织的完整性方面具有重要作用，它能抑制细胞因子募集破骨细胞，并能抑制骨的溶解、吸收以及甲状旁腺激素动员骨 Ca^{2+} 的作用。常用药物有雌激素、甲羟孕酮和尼尔雌醇。用法用量见表14-2。口服雌激素常引起恶心、呕吐、头昏等，适当减量或注射给药可以减轻。

2. 降钙素　降钙素通过与破骨细胞上的特殊受体结合，从而抑制破骨细胞溶骨，最适合骨转换率高和不愿接受、不宜采用雌激素治疗的病人，也适用于骨折时的急性疼痛。用降钙素时需补充足量的钙剂。常用药物有鲑鱼降钙素和鳗鱼降钙素。用法用量见表14-2。主要不良反应为恶心、呕吐，也会出现面部潮红、手掌刺痛和口腔异味等。

3. 双膦酸盐类　是一种具有酶抑制作用的焦磷酸盐类似物，主要作用于破骨细胞，抑制骨的溶解、吸收。常用药物有依替膦酸二钠和阿仑膦酸钠。用法用量见表14-2。口服双膦酸盐会引起胃肠功能紊乱，偶发骨痛，也会发生消化性溃疡。阿仑膦酸盐可引起食管炎。

（二）骨形成促进药

1. 氟制剂　包括氟化钠、一氟磷酸二钠、一氟磷酸谷氨酰胺等，能促进新骨的形成，增加脊椎骨密度。在应用时必须加用钙剂，以保证新形成骨的矿化不致滞缓。

2. 特立帕肽　为重组甲状旁腺激素的肽片段，通过激活骨内成骨细胞并增加成

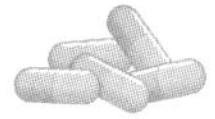

骨细胞的数量来增加骨量和骨强度，并提高骨结构的完整性。每日皮下注射 20 μg，30 min 达到峰浓度。

（三）骨矿化促进药

本类药物有钙剂和维生素 D 等。用法用量见表 14-2。钙剂是预防和治疗骨质疏松症的重要药物，从营养学角度出发，终身足够的钙摄入是预防原发性骨质疏松症最重要的措施。过多摄入钙剂和维生素 D 会引起高钙血症，表现为便秘、抑郁、虚弱和疲劳等，还可降低尿液浓缩的能力，导致多尿和多饮。如高钙血症持续存在，钙盐会在肾和尿液中沉积，导致肾衰竭和尿路结石。

表 14-2　常用治疗骨质疏松症药物的剂量和疗程

药品名称	给药剂量及方法	疗程
雌激素	口服给药，0.625~1.25 mg/d	连续用药 25 日
甲羟孕酮	口服给药，5~10 mg/d，1 次 / 日	第 15~25 日用药，停药 7 日后继续下一周期
尼尔雌醇	口服给药，1~2 mg，每 2 周 1 次，每月口服 2 次	可根据病情长期使用
鲑鱼降钙素	皮下或肌内注射，每日 1~2 次	有效后减量，疗程半年至 1 年
鳗鱼降钙素	肌内注射，每次 20 U，每周 2 次	
依替膦酸二钠	口服，每次 200 mg，每日 2 次	服药 2 周，停药 11 周为一个周期
阿仑膦酸钠	口服，每次 10 mg，每日 1 次	2 年
维生素 D	成年人 200 IU（5 μg）/d 老年人 400~800 IU（10~20 μg）/d	可根据病情长期使用
钙剂	成年人 800 mg（元素钙量） 绝经后妇女和老年人每日钙摄入推荐量为 1 000 mg（元素钙量）	可根据病情长期使用

【治疗药物应用原则】

1. 个体化用药　根据病人年龄、性别、药物疗效和不良反应等制订不同的用药方案，实施适合病人的个体化用药。

2. 联合用药　单用雌激素替代会引起不规律阴道出血，增加子宫内膜癌和乳腺癌的发病率，故应根据病人的具体情况，权衡利弊，合理应用。目前倾向于雌孕激素联合治疗或雌孕雄三种激素按比例使用。

3. 空腹用药　双膦酸盐类若与食物或钙饮料同服，则吸收率更低。因此，服用此类药物时应严格限制在空腹状态服药。

视频

原发性骨质疏松症用药监护及指导

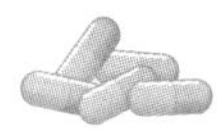

知识拓展

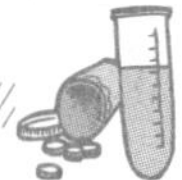

骨钙的丢失

钙具有非常重要的生理功能，在骨重构过程中，每日骨盐循环中涉及的钙量约为 700 mg，饮食、药物和物理因素（运动、负荷）均可影响骨的重构。从 35~40 岁开始，每年男性和女性均丢失 0.5%~1% 的骨量。女性在绝经后丢失速度能增加到约 10 倍，然后再逐渐下降到每年丢失 1%~3% 的比例。因此，应注意合理补钙。

【用药注意事项】

1. 因甲减而需要以甲状腺素替代治疗的骨质疏松症病人需要增加雌激素使用剂量。

2. 降钙素是一种多肽制剂，有可能发生系统性过敏反应，有时会引起休克。故怀疑过敏者应考虑使用前做皮试；降钙素可能导致疲劳、头晕和视物障碍，影响病人的反应能力，故使用降钙素后不能驾驶和操作机器。

岗位对接

情境：病人，女，55 岁，退休在家，近日晨练，发现锻炼后骨痛，尤其是腰背，到医院做健康体检。诊断：骨质疏松症。

请结合本章所学内容，说明骨质疏松症治疗原则有哪些，并制订适合该病人的治疗方案。

第五节 痛　风

近年来，我国痛风的发病率上升，有年轻化趋势，普通人群患病率约 1.14%。痛风的发生与性别和年龄相关，多见于中老年人，约占 90%，发病高峰年龄为 40~50 岁，男女比例约为 20 ∶ 1。

案例讨论

案例：病人，男，45 岁。自诉 1 年前踝关节突然出现红、肿、热、痛，首次发病未治疗 1 周后康复；后因全身关节疼痛伴低热反复就诊，确诊为类风湿性关节炎。口服秋水仙碱或静脉滴注糖皮质激素后，疼痛稍有好转。2 个月前因疼痛加剧来医院就

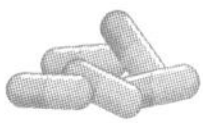

诊。查体：体温 37.5℃，足关节肿胀，右侧较明显，双侧耳廓触及结节数个，伴随局部皮肤脱屑和瘙痒现象。实验室检查：白细胞 9.5×10^9/L［参考值为（4~10）$\times10^9$/L］。诊断为痛风。

讨论：

1. 请简要说出医生的诊断依据。
2. 请为该病人制订合适的治疗方案。

【疾病概述】

痛风是由于原发性或继发性嘌呤代谢障碍，造成持久的血尿酸增高，引起组织及器官损伤性疾病。最重要的生化基础是高尿酸血症。正常成人每日产生尿酸约 750 mg，其中 80% 为内源性尿酸，20% 为外源性尿酸，这些尿酸进入尿酸代谢池（约为 1 200 mg），每日代谢池中的尿酸约 60% 进行代谢，其中 1/3 经肠道分解代谢，2/3 经肾排泄，从而可维持体内尿酸水平的稳定，任何环节出现问题均可导致高尿酸血症，从而诱使痛风发作。临床上分为原发性痛风和继发性痛风。前者多有遗传易感性，临床有痛风家族史者占 10%~20%。尿酸生成过多在原发性高尿酸血症的病因中占 10%。尿酸排泄减少约占原发性高尿酸血症的 90%。后者继发于其他疾病或是由某些药物所致。痛风多见于中年男性，女性仅占 5%，主要是绝经后女性。根据痛风的自然病程可分为无症状高尿酸血症期、急性期、间歇期、慢性期等四期。急性痛风性关节炎表现为突然发作的单个关节红、肿、热、痛和功能障碍，最常见于踇指的跖趾关节，其次为踝、足跟、足背等。慢性关节炎是由于未治疗或治疗不彻底，反复发作，尿酸盐在关节的软骨、滑膜、肌腱等处沉积而形成痛风石。反复发作可造成关节永久性损害，表现为关节僵硬、活动受限和关节变形。

【常用治疗药物】

治疗痛风的主要方法是：减少尿酸生成、促进尿酸排泄、减轻或消除炎症。治疗痛风的目的：① 迅速控制急性发作；② 预防复发；③ 纠正高尿酸血症，预防尿酸盐沉积造成的关节破坏及肾损害；④ 手术剔除痛风石，对损毁关节进行矫形手术，提高生活质量。治疗痛风的药物分为促进尿酸排泄药、抑制尿酸生成药、抗炎药三类。

（一）促进尿酸排泄药

促进尿酸排泄药主要通过抑制肾小管对尿酸的重吸收，促进排泄，降低血尿酸。临床常用药物有丙磺舒、苯溴马隆等。用法用量：丙磺舒，口服，起始剂量 0.25 g，每日 1~2 次，2 周内逐渐增量至 0.5 g，每日 2~4 次，最大剂量 3.0 g/d；苯溴马隆，口服，

25~100 mg/d，每日 1 次，剂量渐增，最大剂量可用至 200 mg/d，连用 3~6 个月。少数病人（约 5%）使用丙磺舒可出现胃肠道反应、皮疹、发热、肾绞痛及急性痛风发作等，治疗初期可使痛风发作加重，是因尿酸盐由关节移出所致。苯溴马隆的主要不良反应有胃肠道反应、肾绞痛及诱发急性痛风发作等，少数病人出现粒细胞减少，偶见皮疹、发热。

（二）抑制尿酸生成药

抑制尿酸生成药通过抑制黄嘌呤氧化酶而减少尿酸的生成，降低血浆和尿中的尿酸浓度。常用药物有别嘌醇、奥昔嘌醇等。用法用量：别嘌醇，口服，起始剂量 0.05 g，每日 2~3 次，剂量渐增，2~3 周后增至 0.2~0.4 g，每日 2~3 次，每日最大剂量不超过 0.6 g；奥昔嘌醇，口服，起始剂量 100 mg，每日 1 次。少数病人使用别嘌醇时出现皮疹、腹痛、腹泻、低热、暂时性肝转氨酶升高、粒细胞减少等，停药及给予相应治疗一般可恢复。

（三）抗炎药

1. 秋水仙碱　抑制白细胞的趋化、黏附和吞噬作用，并能抑制单核细胞和中性粒细胞释放前列腺素和白三烯，从而控制关节局部的红、肿、热、痛等炎症反应。不影响尿酸的生成、溶解及排泄，无降解尿酸的作用。给药剂量及方法：口服，首剂 0.5~1.0 mg，以后每 1~2 h 用 0.5 mg，总量不超过 5 mg；或静脉用药，2 mg 溶于 20 ml 生理盐水中，缓慢静脉推注。如病情需要，4~6 h 后再给 1.0 mg，总量不超过 5 mg。主要不良反应是胃肠道反应，如恶心、呕吐、腹痛、腹泻等，发生率可达 80%。可出现骨髓抑制、白细胞减少甚至发生再生障碍性贫血。静脉注射如漏出血管外，可引起皮下组织坏死。

2. 非甾体抗炎药（NSAIDs）　临床常用药物有吲哚美辛、布洛芬、阿司匹林（乙酰水杨酸）、对乙酰氨基酚（扑热息痛）、双氯芬酸（双氯灭痛）等。用法用量：吲哚美辛，口服，起始剂量 25~50 mg，每 8 h 用药 1 次，疼痛缓解后改为 25 mg，每日 2~3 次；布洛芬，口服，每日总剂量 0.2~0.4 g，每日 2~3 次。

3. 糖皮质激素　能使症状迅速缓解，但停药后容易复发，故仅在上述药物治疗无效时才使用。泼尼松 10 mg，每日 3~4 次，口服，症状缓解后逐渐减量停药。

【治疗药物应用原则】

1. 急性痛风性关节炎的治疗　① 选用秋水仙碱治疗，用于治疗痛风性关节炎的急性发作或预防复发性痛风性关节炎的急性发作；② 促尿酸排泄药和抑制尿酸生成药可延长急性发作过程，故在本阶段不用；③ 禁用影响尿酸排泄的药物如噻嗪类利尿药、氨苯蝶啶、烟酸、乙胺丁醇、吡嗪酰胺和左旋多巴等；④ 根据病情配伍使用 NSAIDs 如吲哚美辛或糖皮质激素泼尼松。

2. 发作间歇期治疗　目的是长期有效控制血尿酸水平，防止痛风发作或溶解痛

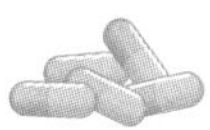

风石。治疗目标是使血尿酸控制在男性210~420 μmol/L，女性150~360 μmol/L范围内，以减少或清除体内沉积的单钠尿酸盐晶体。抑制尿酸生成药和促进尿酸排泄药的使用均应在急性发作终止至少2周后，从小剂量开始，逐渐加量。根据降尿酸的目标水平，在数月内调整至最小有效剂量并长期甚至终身维持。

3. 肾病变的治疗　痛风相关的肾病变均是降尿酸药物治疗的指征，应选用别嘌醇，同时均应碱化尿液并保持尿量。如不能耐受别嘌醇，可以减少其用量，合用通过肠道排尿酸的药物（微粒化活性炭），在肠道内吸附尿酸，促进排泄，起到良好效果。

4. 慢性痛风性关节炎的治疗　反复发作而控制不佳时的治疗方案：① 在用降尿酸药的同时，加用小剂量秋水仙碱或吲哚美辛，如无不良反应，可长期应用。② 对关节中有较大痛风结石、较大肾结石者和无法挽救的坏死趾、指，可进行手术治疗。术前及术后亦可口服秋水仙碱或吲哚美辛。

【用药注意事项】

1. 苯溴马隆不能在痛风急性发作期服用，因为开始治疗阶段，随着组织中尿酸溶出，有可能加重病情。为了避免治疗初期痛风急性发作，建议在给药最初几日用秋水仙碱或者抗炎药。

2. 丙磺舒在痛风性关节炎急性发作症状尚未控制时不能使用。别嘌呤不能控制痛风性关节炎的急性炎症症状，不能作为抗炎药使用，该药须在痛风性关节炎的急性炎症症状消失后（一般在发作后2周左右）方可开始使用。

3. 使用丙磺舒应保持摄入足量水分（每日2 500 ml左右），防止形成肾结石，必要时同时服用碱化尿液的药物。

岗位对接

情境：病人，男，30岁。因经常夜间下班，晚上多在大排档进餐，并喜好饮啤酒。某日夜间突然右足趾疼痛，惊醒后，疼痛难忍，次日晨就医，经检查，血尿酸升高（620 μmol/L），诊断为痛风。

请结合本章所学内容，说明痛风的治疗原则有哪些，并制订适合该病人的治疗方案。

思考题

在线测试

1. 糖尿病用药的原则有哪些？
2. 治疗骨质疏松症的药物种类有哪些？

第十五章 病毒感染性疾病的药物治疗

学习目标

思维导图

PPT

1. 掌握病毒性肝炎、获得性免疫缺陷综合征、带状疱疹和手足口病的常用治疗药物、药物治疗原则。
2. 熟悉病毒性肝炎、获得性免疫缺陷综合征、带状疱疹和手足口病的临床表现、治疗药物相互作用及不良反应。
3. 了解病毒性肝炎、获得性免疫缺陷综合征治疗药物的研发现状。

病毒感染性疾病因发病率高、传染性强，对人类健康构成了巨大的威胁，如各种病毒性肝炎、艾滋病、流行性感冒、麻疹、疱疹、严重急性呼吸综合征(SARS)等。由于病毒的结构及生活过程简单，不易与宿主细胞加以区别，因而大多数抗病毒药物在发挥治疗作用的同时，对人体也有较大毒性，且抗病毒作用有限。这些给病毒感染性疾病的药物治疗带来了很大的困难。

第一节 病毒性肝炎

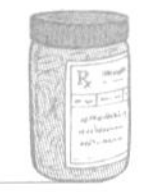

病毒性肝炎是一种世界范围内常见的传染病，包括甲、乙、丙、丁、戊五种类型，分别由甲型肝炎病毒(hepatitis A virus，HAV)、乙型肝炎病毒(hepatitis B virus，HBV)、丙型肝炎病毒(hepatitis C virus，HCV)、丁型肝炎病毒(hepatitis D virus，HDV)、戊型肝炎病毒(hepatitis E virus，HEV)感染引起。西方国家丙型肝炎较多，我国主要流行乙型肝炎。

案例讨论

案例：病人，女，24 岁。2 年前诊断为急性肝炎，经护肝及中药治疗效果不理想，近 1 周因乏力、食欲缺乏等症状加重入院。查体：巩膜黄染，颜面、胸部及颈部有数枚蜘蛛痣，肝位于肋下 2 cm，质软，压痛，HBsAg(+)，HBeAg(+)，HBcAb(+)，谷丙转氨酶 2 000 U/L，血清白蛋白 30 g/L，球蛋白 40 g/L。医生诊断为：乙型肝炎。

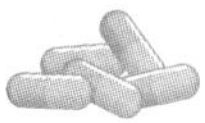

讨论：

1. 请简要说出医生的诊断依据。
2. 请为该病人制订合适的治疗方案。

【疾病概述】

视频

病毒性肝炎

病毒性肝炎是由肝炎病毒引起的以肝损害为主的传染病。临床上主要表现为食欲缺乏、厌油腻、恶心、上腹不适、乏力、肝区疼痛、肝功能异常等，部分病人还可出现黄疸和发热，无症状感染者也比较常见。急性病例多在2~4个月后恢复，部分乙、丙、丁型肝炎易转为慢性，少数可发展为肝硬化，甚至肝癌。目前，临床上尚缺乏有效的抗肝炎病毒药物，大多只能达到抑制病毒的效果，无法根除肝炎病毒。甲型、乙型、戊型肝炎可通过注射相应的疫苗进行预防。

【常用治疗药物】

病毒性肝炎的药物治疗包括抗病毒和抗炎保肝两方面。急性肝炎一般无须使用抗病毒药物，尤其是甲型肝炎和戊型肝炎，两者都不易转为慢性，只需对症治疗即可；重型肝炎一般也无须使用抗病毒药物，尤其是干扰素，容易加重病情。抗病毒治疗的主要适应证为慢性病毒性肝炎和急性丙型肝炎。

（一）抗病毒药

1. α干扰素（IFN-α） IFN-α为广谱的抗病毒药物，对乙型和丙型肝炎病毒均有作用。作用机制为：① 产生抗病毒蛋白，抑制病毒复制。② 调节免疫，增强和促进自然杀伤细胞、细胞毒性T细胞和巨噬细胞的活性。IFN-α包括普通干扰素（短效）和聚乙二醇干扰素（PEG-IFN）两种。用法用量：普通干扰素，皮下或肌内注射，3~5 MU，3次/周或隔日1次；PEG-IFNα 2a，皮下注射，180 μg，每周1次；PEG-IFNα 2b，皮下注射，1.5 μg/kg，每周1次。疗程均为1年或更长时间。INF-α的不良反应主要包括流感样症候群、骨髓抑制、精神异常、甲状腺功能异常、自身免疫病和少见的肾损害（间质性肾炎、肾病综合征和急性肾衰竭）、心血管并发症（心律失常、缺血性心脏病和心肌病等）、视网膜病变、听力下降等。

知识拓展

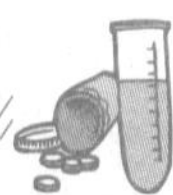

聚乙二醇干扰素

普通IFN-α因分子量较小，易通过肾排出体外，半衰期只有约4 h，为了维持抑制乙肝病毒的效果需多次给药，使用非常不便。为了延长 IFN-α 的药效，先灵葆雅公司通过 10 年的努力，研发出世界上第一个长效干扰素，随后罗氏公司研发出另一种长效干扰素，即聚乙二醇干扰素（PEG-IFN）。聚乙二醇可使普通干扰素的分子量变大，使之不易从肾排出，从而延长干扰素的药效，减少给药次数和不良反应的发生。PEG-IFN 的研制成功进一步提高了干扰素的抗病毒效果和减少了不良反应，是病毒性肝炎治疗史上的一次重要突破。

2. 核苷酸类似物　常用药物有拉米夫定、阿德福韦、恩替卡韦、替比夫定和替诺福韦。其作用机制为抑制病毒的聚合酶或逆转录酶，从而抑制病毒 DNA 的合成和增殖。治疗上推荐首选安全性好、耐药屏障高的药物，如替诺福韦和恩替卡韦。恩替卡韦、替比夫定和拉米夫定之间有交叉耐药，而阿德福韦与以上三种药物无交叉耐药性。阿德福韦多用于病毒耐药后的二线治疗。常用核苷类似物的给药剂量及方法见表 15-1。

表 15-1　常用核苷类似物的给药剂量及方法

药品名称	给药剂量及方法
拉米夫定	口服给药，100 mg/ 次，1 次 / 日
阿德福韦	口服给药，10 mg/ 次，1 次 / 日
恩替卡韦	口服给药，0.5 mg/ 次，1 次 / 日
替比夫定	口服给药，600 mg/d，1 次 / 日
替诺福韦	口服给药，300 mg/d，1 次 / 日

（二）抗炎保肝药物

常用药物有甘草酸制剂、水飞蓟类制剂、B 族维生素、多烯酸磷脂烯胆碱胶囊、葡醛内酯、谷胱甘肽等。

【治疗药物应用原则】

1. 乙型肝炎抗病毒治疗的适应证：① HBV-DNA ≥ 10^5 拷贝 /ml（HBeAg 阴性者为 10^4 拷贝 /ml）；② 谷丙转氨酶≥ 2 倍正常上限值；③ 肝组织学显示 Knodell 的组织学活动指数（Knodell HAI）≥ 4，或≥ G2 炎症坏死。具有①并有②或③的病人应接受抗病毒治疗。

2. 丙型肝炎抗病毒治疗的适应证：HCV-RNA 检测阳性的病人均应进行抗病毒治疗。

3. 核苷酸类似物治疗乙型肝炎的疗程不确定，倾向于长时间治疗。对于 HBeAg 阳性的慢性乙型肝炎使用核苷酸类似物的疗程均建议为 HBeAg 血清转换后至少 1 年；

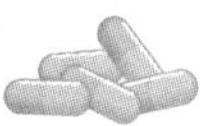

对于 HBeAg 阴性的慢性乙型肝炎使用核苷酸类似物的疗程至少为 2 年。部分病人在停药后可出现病情反复。

4. IFN-α 联合利巴韦林是丙型肝炎治疗的标准治疗方案。其中，IFN-α 的疗程视病毒的基因型及治疗后 HCV-RNA 的变化幅度而定。

5. 乙型肝炎治疗需要定期（每 12 周）监测肝功能、乙肝五项和 HBV-DNA 水平。

6. 丙型肝炎治疗需要定期监测肝功能、HCV-RNA 水平、TSH 和血脂水平。

【用药注意事项】

1. 使用 IFN-α 过程中应严密进行监测，发生少见的不良反应时，应停止 IFN-α 的治疗。

2. 干扰素、利巴韦林可引起畸胎或胚胎致死效应，故治疗期间和治疗 6 个月内，所有育龄期妇女和男性均必须采取避孕措施。

岗位对接

情境：病人，男，26 岁。既往有乙型肝炎病毒携带史 3 年，主诉 1 周前出现黄疸，倦怠乏力。体格检查：消瘦，巩膜黄染，肝大质硬，肋缘下 5 cm 可触及，腹平软。实验室检查：谷草转氨酶 326 U/L，谷丙转氨酶 382 U/L，碱性磷酸酶 142 U/ml，白蛋白 2.8 g/dl，HBsAg（+），HBeAg（+），HBcAb（+），HBV-DNA>2 300 拷贝 /ml（> 1 000 拷贝 /ml 时为阳性）。诊断为慢性乙型肝炎。

请结合本章所学内容，制订适合该病人的治疗方案。

第二节　获得性免疫缺陷综合征

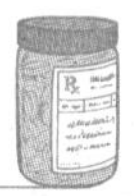

获得性免疫缺陷综合征（acquired immunodeficiency syndrome，AIDS）即艾滋病，是一种由人类免疫缺陷病毒（human immunodeficiency virus，HIV）感染所引起的传染病。目前，AIDS 已成为严重威胁人类健康的重要公共卫生问题。在我国，AIDS 被列为乙类传染病。

案例讨论

案例：病人，男，45 岁。4 年前，因家境贫困外出打工，其间多次卖血。挣钱后回到家乡，结婚生子。低热伴乏力、食欲缺乏及消瘦月余入院。体格检查：唇周苍白，口腔黏膜布满白色膜状物，四肢大关节畸形。实验室检查：白细胞 2.5×10^9/L，血红蛋白

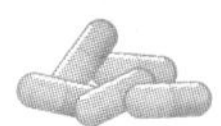

75 g/L。诊断为 AIDS。

讨论：

1. 说出案例中病人所患 AIDS 的感染途径。其家人有可能被感染吗？为什么？
2. 治疗 AIDS 的药物有哪些？

【疾病概述】

AIDS 是由 HIV 感染引起的传染病。HIV 是一种变异性很强的病毒，我国以 HIV-1 为主要流行株。HIV 在人体细胞内的感染包括以下几个过程。① 吸附与穿入：HIV 侵入人体后，选择性地吸附于靶细胞表面的 CD4 受体，在辅助受体的协助下进入宿主细胞内。② 环化与整合：病毒 RNA 在逆转录酶的作用下，形成 cDNA，在 DNA 聚合酶作用下生成双链 DNA，在整合酶作用下，新生成的 DNA 整合到宿主细胞基因中，形成前病毒。这是 HIV 不能从体内彻底清除的原因之一。③ 转录与翻译：前病毒被活化后进入自身转录，生成、组装并释放单链 RNA 和多种病毒蛋白，在蛋白酶作用下，裂解产生子代病毒的蛋白和酶。④ 装配、成熟与出芽：病毒蛋白与 RNA 装配成核壳体，通过芽生的方式形成成熟的病毒颗粒，继续感染新的 T 淋巴细胞，被感染的淋巴细胞寿命缩短，最终使细胞免疫功能崩溃，免疫系统对感染和肿瘤的监督功能下降。性接触、血液及血制品和母婴垂直传播是 AIDS 的主要传播途径。其中，男性同性恋经肛门性交传播是近年来我国新增 HIV 感染者的主要感染途径。

AIDS 病人的临床表现包括以下三个阶段：

1. 急性期　通常发生在初次感染 HIV 后 2~4 周。部分感染者出现 HIV 病毒血症和免疫系统急性损伤所产生的临床症状。临床表现为发热、皮疹、淋巴结肿大、恶心、呕吐及神经系统症状等，持续 1~3 周后缓解。此期可查到 HIV 抗原和 HIV-RNA，2~6 周后 HIV 抗体阳性。

2. 无症状期　此期持续时间一般为 6~8 年或更长，其时间长短与感染病毒的数量与类型、机体的免疫状况、感染途径、营养条件等因素有关。此期感染者体内 HIV 不断复制，免疫系统受损，$CD4^+$ T 淋巴细胞计数逐渐下降，具有传染性。

3. 艾滋病期　此期为感染 HIV 后的最终阶段，出现各种致命性机会性感染和恶性肿瘤。主要表现为持续 1 个月以上的发热、腹泻、盗汗、体重明显减轻、全身性淋巴结肿大等，部分病人表现为神经精神症状。病人 $CD4^+$T 淋巴细胞计数 <200/μl。

【常用治疗药物】

AIDS 的治疗除了艾滋病期防治多种机会性感染，还需进行抗病毒治疗。目前国际上共有六大类抗逆转录病毒药物，包括核苷逆转录酶抑制剂（NRTIs）、非核苷逆转

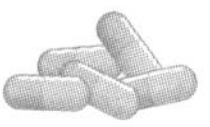

录酶抑制剂（NNRTIs）、蛋白酶抑制剂（PIs）、融合抑制剂（FIs）、整合酶抑制剂和 CCR5 抑制剂。国内临床上主要使用的是 NRTIs、NNRTIs、PIs 和整合酶抑制剂四类。

1. 核苷逆转录酶抑制剂（NRTIs） 常用药物有拉米夫定、替诺福韦、阿巴卡韦、齐多夫定、恩曲他滨等。此类药物进入被感染细胞后，磷酸化形成具有竞争抑制 HIV 逆转录酶活性的三磷酸化合物，阻断 HIV 逆转录，抑制病毒双链 DNA 的合成。

2. 非核苷逆转录酶抑制剂（NNRTIs） 常用药物有奈韦拉平、依非韦伦、依曲韦林、利匹韦林等。此类药物通过与 HIV 逆转录酶活性点附近的疏水区结合而干扰酶的活性。NNRTIs 对其他逆转录病毒无效，也不抑制其他的 DNA 多聚酶，细胞毒性小，但易产生耐药性。

3. 蛋白酶抑制剂（PIs） 常用药物有利托那韦、替拉那韦、阿扎那韦、达茹那韦、洛匹那韦等。PIs 通过抑制蛋白酶活性，使新产生的 HIV 不能成熟。PIs 抗病毒作用很强，能明显缓解 AIDS 病人的临床症状，延迟发病，降低死亡率。但对机体内已有的 HIV 无效。

4. 整合酶抑制剂 常用药物有拉替拉韦、雷特格韦。此类药物通过抑制病毒复制所需的 HIV 整合酶，防止感染早期 HIV 基因组共价插入或整合到宿主细胞基因组。

5. 其他 如融合抑制剂恩夫韦肽、CCR5 抑制剂马拉维若。

常用抗 HIV 药物的用法和用量见表 15-2。

表 15-2 常用抗 HIV 药物的用法和用量

药品名称	缩写	类别	给药剂量及方法
齐多夫定	AZT	NRTIs	成人：300 mg/ 次，2 次 / 日；新生儿 / 婴儿：2 mg/kg，4 次 / 日；儿童：按体表面积 160 mg/m^2，3 次 / 日
拉米夫定	3 TC	NRTIs	成人：150 mg/ 次，2 次 / 日或 300 mg/ 次，1 次 / 日；新生儿：2 mg/kg，2 次 / 日；儿童：4 mg/kg，2 次 / 日
阿巴卡韦	ABC	NRTIs	成人：300 mg/ 次，2 次 / 日；新生儿 / 婴幼儿：不建议；儿童：8 mg/kg，2 次 / 日
替诺福韦	TDF	NRTIs	成人：300 mg/ 次，1 次 / 日，与食物同服
恩曲他滨	FTC	NRTIs	成人：0.2 g/ 次，1 次 / 日，与食物同服
奈韦拉平	NVP	NNRTIs	成人：200 mg/ 次，2 次 / 日；新生儿 / 婴幼儿：5 mg/kg，2 次 / 日；<8 岁儿童：4 mg/kg，2 次 / 日；≥ 8 岁儿童：7 mg/kg，2 次 / 日
依非韦伦	EFV	NNRTIs	体重 ≥ 60 kg 成人：600 mg/ 次，1 次 / 日；体重 <60 kg 成人：400 mg/ 次，1 次 / 日；体重 15~24 kg 儿童：200~300 mg，1 次 / 日；体重 25~39 kg 儿童：300~400 mg，1 次 / 日；体重 ≥ 40 kg 儿童：600 mg，1 次 / 日；睡前服用
利匹韦林	RPV	NNRTIs	25 mg/ 次，1 次 / 日，进餐时服用

续表

药品名称	缩写	类别	给药剂量及方法
利托那韦	RTV	PIs	成人：在服药初至少用 2 周的时间将服用量逐渐增加至 600 mg/ 次，2 次 / 日。通常为：第 1~2 日，口服，300 mg/ 次，2 次 / 日；第 3~5 日，口服，400 mg/ 次，2 次 / 日；第 6~13 日，口服，500 mg/ 次，2 次 / 日
替拉那韦	TPV	PIs	成人：500 mg/ 次，2 次 / 日，同服 RTV 200 mg，2 次 / 日，与食物同服
阿扎那韦	ATV	PIs	400 mg/ 次，1 次 / 日，与食物同服
达茹那韦	DRV	PIs	成人：600 mg/ 次，2 次 / 日，同服 RTV 100 mg，2 次 / 日，与食物同服
拉替拉韦	RAL	整合酶抑制剂	成人：400 mg/ 次，2 次 / 日

知识拓展

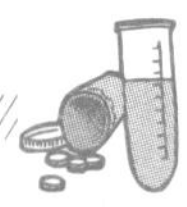

鸡尾酒疗法

鸡尾酒疗法又称“高效抗逆转录病毒治疗”（highly active anti-retroviral therapy，HAART），被誉为 AIDS 治疗中的一个里程碑，由美籍华裔科学家何大一教授提出。该疗法因与鸡尾酒的配置形式相似而得名。“鸡尾酒”疗法将蛋白酶抑制剂及逆转录酶抑制剂两类药物中的 2~3 种联合应用，分别作用于 HIV 复制周期中的不同环节，最大限度地抑制病毒复制，并减少单独使用抗 HIV 药物耐药性过早出现的问题。这种疗法对病毒载量的降低能达到 99%，且 3 年内保持稳定。“鸡尾酒”疗法也有很多局限性，例如用药方法复杂，中晚期病人免疫功能受损严重，治疗费用高等。

【治疗药物应用原则】

1. 明确抗病毒的治疗目标　① 减少 HIV 相关疾病的发病率和病死率，减少非 AIDS 相关疾病的发病率和病死率，使病人获得正常的期望寿命，改善生活质量；② 重建或者维持免疫功能；③ 抑制病毒复制使病毒载量降至检测下限并减少病毒变异；④ 减少异常的免疫激活；⑤ 减少 HIV 的传播，预防母婴传播。

2. 综合治疗　目前尚未找到根治 AIDS 的措施，临床多采用综合治疗，包括心理治疗、预防及治疗机会性感染、抗 HIV 治疗、支持治疗等。抗病毒治疗最为关键。

3. 成人及青少年开始抗病毒治疗的时机　① 急性期；② 有临床症状；③ 无症

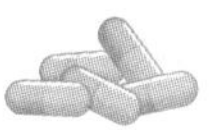

状期 $CD4^+$ T 淋巴细胞 <500 个 /μl，或 $CD4^+$ T 淋巴细胞 >500 个 /μl 但存在以下情况：$CD4^+$ T 淋巴细胞每年降低 100 个 /μl、病毒载量 >10^5 拷贝 /ml、合并 HBV 或 HCV 感染、妊娠、患 HIV 相关肾病、心血管疾病高风险。初治病人推荐方案为 2 种 NRTIs+1 种 NNRTIs。

4. 抗病毒治疗效果评估　① 病毒学指标：抗病毒治疗后，血浆病毒载量应在 4 周内下降 1 000 拷贝 /ml 以上，3~6 个月后达到检测不到的水平。病毒学指标是疗效评估最重要的指标。② 免疫学指标：治疗后 1 年 $CD4^+$ T 淋巴细胞数增加 100 个 /μl 或抗病毒治疗后 3 个月 $CD4^+$ T 淋巴细胞数与治疗前相比增加 30%。③ 临床症状：体重增加是评估抗病毒治疗效果最敏感的指标，对于儿童可结合营养、身高和发育改善情况综合评估。

【用药注意事项】

1. 消化道症状　大多数病人在治疗的早期和换药时出现恶心、腹胀、腹泻等反应，持续时间一般不长，可通过改变饮食或对症处理来缓解。但要注意 AIDS 本身也可出现上述反应，如果腹泻持续时间较长，且排除联合用药原因，应加强检查以确定有无继发感染。

2. 过敏反应　大多数抗 AIDS 药物均会引起皮疹，但皮疹的严重程度和持续时间各有不同，有时甚至会产生严重的后果。如服用奈韦拉平后，出现过敏反应停用，然后再次服用，其死亡率高达 4%。皮疹多为轻、中度斑丘疹，在治疗的第 4~6 周出现，位于颜面和躯干部，可伴有瘙痒，大多表现为自限性。抗组胺药物治疗有效。

3. 周围神经病变　核苷类药物多见，原因不明。应在症状出现的早期立即换药。

4. 肝毒性　大部分抗 AIDS 药物都会影响肝，PIs 更加显著。肝炎、饮酒、吸毒等因素会增加肝毒性的风险。若怀疑有肝毒性，应立即停药。对同时合并 HCV 或 HBV 感染的 AIDS 病人，应首先进行有效的抗肝炎病毒治疗。

5. 乳酸毒性反应　虽然少见但却有潜在的致命危险。临床以不明原因的躯体不适、恶心、呕吐、疲劳、呼吸急促为特征，随之可很快出现肝功能衰竭、心律失常而致命。长期应用核苷类似物者，持续存在轻、中度血清高乳酸症，提示病人已有潜在线粒体功能的丧失，此时停药可使高乳酸血症缓慢消失，受损的线粒体功能亦可逐渐恢复。

6. 其他　依法韦恩可导致异常梦、白日梦、性格改变，严重者可产生自杀、妄想等忧郁症状。齐多夫定易于引起疲劳、头痛和贫血。服用茚地那韦的病人可出现皮肤干燥、口唇破裂、头发稀少等变化，换药后可改善或复原。服用茚地那韦的病人中，4%~10% 出现肾结石，在服药后应立刻大量饮水。治疗 1 年以上的病人中，约 50% 发生脂肪代谢障碍，以颜面、四肢、臀部等周围脂肪减少，胸、腹部脂肪堆积为特征。抗 HIV 药物还有导致骨质疏松的可能，治疗期间戒烟、戒酒、适度运动，通过饮食摄取适量的钙质、蛋白质、维生素 D 可以减缓骨损害。

岗位对接

情境：病人，女，32岁，HIV感染者，持续剧烈头痛伴发热1周入院。实验室检查：血红蛋白112 g/L，白细胞3.5×10^9/L，血小板73×10^9/L，血肌酐79.6 μmol/L，血糖5.2 mmol/L，$CD4^+$ T淋巴细胞计数91个/μl。腰椎穿刺抽取脑脊液发现隐球菌抗原滴度为1∶2 046，颅内压340 mmH_2O（正常值为70~200 mmH_2O）。诊断为艾滋病隐球菌性脑膜炎。

请结合本章所学内容，制订适合该病人的治疗方案。

第三节　带状疱疹

带状疱疹是潜伏在人体脊髓神经后根神经节的神经元内的水痘－带状疱疹病毒（varicella–herpes zoster virus，VZV）所引起的皮肤疾病，多发生于50岁以上的中老年人。

案例讨论

案例：病人，女，63岁。自述于2日前出现发热、食欲缺乏、乏力，肋间皮肤持续烧灼感，疼痛持续1日后肋间出现皮疹，且疼痛加剧。查体：肋间皮肤带状红斑、丘疹。既往体健。诊断为带状疱疹。

讨论：

1. 请简要说出医生的诊断依据。
2. 应选择哪些药物进行治疗？

【疾病概述】

水痘和带状疱疹是由水痘－带状疱疹病毒引起的两种不同表现的疾病。原发感染为水痘，多发生在儿童，带状疱疹多见于成人。婴幼儿主要通过呼吸道黏膜入侵，或接触感染者的疱液或输入病毒血症期的血液感染水痘－带状疱疹病毒。对此病毒无免疫力的儿童被感染后发生水痘，部分病人感染后成为带病毒者而不出现症状。由于病毒具有嗜神经性，感染后可长期潜伏于脊髓神经后根神经节的神经元内，当机体免疫功能下降时，潜伏病毒被激活而复制，沿感觉神经传播到该神经支配的皮肤细胞内增殖，引起局部皮肤节段性疱疹和神经痛。好发部位依次为肋间神经、颈神经、三叉神经和腰骶神经支配区域，沿某一周围神经呈带状排列，多发生在身体的一侧，一般不超过正中线。发疹前局部皮肤有烧灼感、感觉过敏或疼痛，同时可伴全身不适或

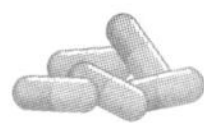

发热。几日后局部皮肤出现不规则红斑，在此基础上出现簇集性粟粒样丘疹，继而变成水疱。病程一般2~3周，水疱干涸、结痂脱落后留有暂时性淡红斑或色素沉着。在皮损消退后可长期遗留神经痛，重者可遗留神经麻痹。

知识拓展

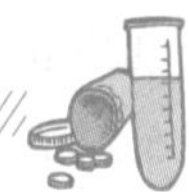

水　痘

水痘是水痘－带状疱疹病毒所引起的儿童常见的急性传染病。临床上以分批出现的皮肤黏膜斑疹、疱疹、丘疹和结痂为主要特征，全身症状轻微。皮疹一般经过斑疹、丘疹、疱疹、结痂几个阶段，呈向心分布，集中于皮肤受压或易受刺激处，躯干最多见，其次为头面部。水痘为自限性疾病，10日左右可自愈。病人是该病的唯一传染源，可通过呼吸道飞沫、直接接触水痘疱疹液和污染的用具传播。水痘结痂后病毒消失，从出疹前1~2日到皮疹完全结痂时均具有很强的传染性。本病传染性极强，一年四季均可发生，以冬春季多见。人群普遍易感，易感儿童接触后90%可发病，婴儿少见。

【常用治疗药物】

带状疱疹的治疗包括抗病毒治疗、局部治疗和缓解神经痛的治疗三个方面。

1. 抗病毒药物　常用药物有阿昔洛韦、伐昔洛韦。其中，阿昔洛韦是抗水痘－带状疱疹病毒的首选药物。伐昔洛韦在体内经肝代谢生成阿昔洛韦，口服生物利用度大于阿昔洛韦。用法用量：阿昔洛韦，口服给药，0.4 g/次，5次/日，肌酐清除率10~25 ml/min时，3次/日，肌酐清除率<10 ml/min时，2次/日；伐昔洛韦，口服给药，1 g/次，3次/日。疗程均为7~10日。阿昔洛韦常见的不良反应为胃肠道功能紊乱、斑疹、头痛等。伐昔洛韦使用过程中偶见恶心、腹泻和头痛。

2. 局部用药　以干燥和消炎为主，预防感染。疱疹未破可外搽0.25%炉甘石洗剂或阿昔洛韦软膏。疱疹破溃时，以3%硼酸溶液或0.5%新霉素溶液湿敷。

3. 治疗神经痛的药物　常用药物有对乙酰氨基酚、布洛芬、加巴喷丁、普瑞巴林、盐酸阿米替林等，对严重后遗神经痛病人可给予卡马西平。常用治疗神经痛药物的用法用量见表15-3。布洛芬的胃肠道反应较轻，常见的不良反应有恶心、呕吐、腹泻、上腹痛等，饭后服用可减轻，亦可发生尿潴留和水肿；卡马西平的主要不良反应有眩晕、嗜睡、视物模糊、恶心、呕吐、共济失调等。

4. 其他　老年早期病人无明显禁忌证时，可给予强的松阻止病毒对神经节和神经纤维的毒性和破坏；肌内注射丙种球蛋白可提高病人的免疫功能。

表 15-3　常用治疗神经痛药物的剂量及方法

药品名称	给药剂量及方法
对乙酰氨基酚	口服给药，成人 300~600 mg/ 次，每 4~6 h 一次，老年人不超过 2 g/d
布洛芬	口服给药，成人 200~400 mg/ 次，每 4~6 h 一次，不超过 2.4 g/d
卡马西平	口服给药，50~100 mg，2 次 / 日，逐渐增加剂量，最大剂量不超过 1 200 mg/d
加巴喷丁	每晚服用，根据疼痛情况可每日逐渐加量至 300 mg，3 次 / 日
普瑞巴林	口服给药，75~150 mg，2 次 / 日，或 50~100 mg，3 次 / 日
盐酸阿米替林	睡前顿服，12.5 mg，每 2~5 日递增 1.25 mg

【治疗药物应用原则】

1. 带状疱疹的治疗以镇痛、消炎、保护局部、抗病毒、防止感染与并发症、营养神经为主。

2. 中老年及神经痛较明显的病人可早期应用糖皮质激素预防遗留神经痛。

3. 治疗过程中，可给予带状疱疹病人免疫增强药提高其免疫力。

【用药注意事项】

1. 阿昔洛韦　主要经肾排泄，肾功能不全者需减量使用；阿昔洛韦与青霉素类、头孢菌素类和丙磺舒合用可致其血药浓度升高，宜适当减量使用。

2. 卡马西平　轻微和一般性疼痛无须使用卡马西平；卡马西平宜饭后使用，以减轻胃肠道症状；卡马西平为肝药酶诱导剂，可加速同服药物在体内的代谢。

岗位对接

情境：病人，女，73 岁。因右胸背部疼痛、水疱 7 日，全身多处水疱 1 日就诊。右胸背部有带状分布的斑丘疹，红斑，簇集绿豆到黄豆大小的血疱、水疱，周围有红晕，水疱未破溃，内容物清，皮疹未超过体表中线。其他部位的水疱散在分布，绿豆大小，紧张发亮，未见脓疱。右胸背部压痛明显。

请结合本章所学内容，制订适合该病人的治疗方案。

第四节　手足口病

手足口病（hand-foot-mouth disease，HFMD）是一种由肠道病毒感染引起的常见传

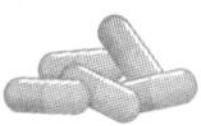

染病，多发生于5岁以下儿童，我国各地全年均有发生，且发生率有逐年上升趋势。

案例讨论

案例：病人，女，4岁。因双手、双足及口周疱疹3日入院。3日前双手、双足及口周开始出现米粒大小、分散性疱疹，疱疹周围有炎性红晕，疱疹液不多。伴食欲缺乏、发热、鼻塞、流涕等症状。无恶心、呕吐、腹痛、腹泻、呼吸困难等症状。诊断为手足口病。

讨论：

1. 请简要说出医生的诊断依据。
2. 请为该病人制订合适的治疗方案。

【疾病概述】

手足口病由肠道病毒引起，致病血清型主要为柯萨奇病毒A16型（CV-A16）和肠道病毒A71型（EV-A71）。密切接触是手足口病的传播方式，肠道病毒可通过感染者的粪便、唾液、咽喉分泌物和疱疹液等广泛传播，5岁以下的儿童易感。肠道病毒感染人体后，主要通过与咽部及肠道上皮细胞表面相应的受体结合进入细胞，在细胞内大量复制后释放入血，进一步扩散到皮肤及黏膜、神经系统、心脏、呼吸系统、肝等部位，引起一系列炎症反应。循环衰竭和神经源性肺水肿是重症手足口病患儿死亡的主要原因。患儿感染肠道病毒后，潜伏期2~10日，然后出现临床症状或体征。根据手足口病的发生发展过程，将其分为以下几期：

1. 出疹期（普通型） 该期主要临床表现为发热，手、足、口、臀等部位出疹，伴流涕、咳嗽、食欲缺乏等症状。典型皮疹为斑丘疹、疱疹、丘疹，皮疹周围有炎性红晕，不疼不痒，疱疹内液体较少，恢复时不结痂、不留瘢痕。绝大多数患儿在此期痊愈。

2. 神经系统受累期（重症病例重型） 少数患儿出现中枢神经系统损害，表现为头痛、嗜睡、吸吮无力、烦躁、易惊等。此期大多数患儿可痊愈。

3. 心肺功能衰竭前期（重症病例危重型） 多数发生在病程5日内，表现为呼吸和心率加快、血压升高、出冷汗、四肢末梢发凉等。应及时识别并正确治疗以降低死亡率。

4. 心肺功能衰竭期（重症病例危重型） 患儿可在心肺功能衰竭前期的基础上迅速进入此期，表现为心动过速、口唇发绀、呼吸急促、咳粉红色泡沫样痰、血压降低等。此期死亡率较高。

5. 恢复期 大多数患儿预后良好，一般在1周内痊愈，无后遗症。

知识拓展

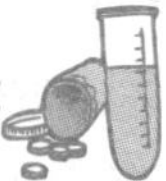

肠道病毒

肠道病毒是主要寄生于人体肠道内的病毒，包括脊髓灰质炎病毒、柯萨奇病毒（CV）、致肠细胞病变人孤儿病毒（ECHO，简称埃可病毒）及新型肠道病毒。人是肠道病毒的唯一自然宿主，主要通过粪—口传播进行扩散。人误食肠道病毒后，经一段时间的潜伏期后，病毒经血液循环到达靶器官，引起一系列临床症状。不同血清型的肠道病毒可引起多种疾病，如手足口病、甲型肝炎、脊髓灰质炎等。值得一提的是，目前尚无对肠道病毒的特效药物，只能对症治疗或使用疫苗进行预防，如服用脊髓灰质炎减毒活疫苗糖丸。

【常用治疗药物】

手足口病的治疗包括病因治疗和对症治疗两方面。

（一）病因治疗

目前尚无特效抗肠道病毒的药物。可早期喷雾（或雾化）使用干扰素 α 或静脉滴注利巴韦林。不能使用阿昔洛韦、更昔洛韦、单磷酸阿糖腺苷等药物治疗。

（二）对症治疗

手足口病患儿的对症治疗包括控制高热、保持患儿安静、降低颅内压、纠正血压等。对于重症病例，还应控制补液量。

1. 解热、抗惊厥　体温超过 38.5℃的患儿，应采用物理降温或应用解热药物治疗。常用药物有布洛芬、对乙酰氨基酚。用法用量：布洛芬，口服，每次 5~10 mg/kg，给药时间间隔≥ 6 h；对乙酰氨基酚，口服，每次 10~15 mg/kg。应注意，两次用药的时间间隔不得短于 6 h。对于发生惊厥的患儿，应及时抗惊厥，常用药物有咪达唑仑、地西泮等。用法用量：咪达唑仑，肌内注射，每次 0.1~0.3 mg/kg；体重 <40 kg 者，最大剂量不超过 5 mg/ 次；体重 >40 kg 者，最大剂量不超过 10 mg/ 次；注射速度 1~2 mg/min。地西泮，静脉注射，每次 0.3~0.5 mg/kg，最大剂量不超过 10 mg/ 次。

对乙酰氨基酚、布洛芬等解热药使用时可出现恶心、呕吐、上腹不适等胃肠道反应。咪达唑仑、地西泮等镇静催眠药的主要不良反应为嗜睡、头晕、乏力等，静脉注射速度过快可引起呼吸和循环抑制，甚至出现死亡。水合氯醛口服具有强烈的胃肠刺激性，可引起恶心、呕吐，宜灌肠给药。

2. 降低颅内压　颅内压增高的患儿应使用 20% 甘露醇降低颅内压。用法用量：

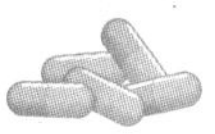

静脉注射，每次 0.25~1.0 g/kg，每 4~8 h 一次，20~30 min 内快速静脉注射；严重颅内高压或脑疝者，可增加频次至每 2~4 h 一次。严重颅内高压或低钠血症患儿可联合使用 3% 氯化钠。合并心功能障碍的患儿，可使用呋塞米 1~2 mg/kg 静脉注射。

3. 纠正血压　处于心肺功能衰竭前期的患儿血流动力学改变为高动力高阻力型，血压升高，应使用扩血管药物治疗。常用药物有米力农、酚妥拉明、硝普钠等。处于心肺功能衰竭期的患儿血压下降，应使用正性肌力药和升压药物治疗，常用药物有多巴胺、去甲肾上腺素（NA）、肾上腺素、多巴酚丁胺等。常用升 / 降血压药物的给药剂量及方法见表 15-4。

4. 其他　有脑脊髓膜炎和持续高热的患儿以及危重病例可使用丙种球蛋白或糖皮质激素治疗。常用的糖皮质激素有甲泼尼龙、氢化可的松、地塞米松等。用法用量：甲泼尼龙，静脉滴注，1~2 mg/（kg·d）；氢化可的松，静脉滴注，3~5 mg/（kg·d）；地塞米松，静脉滴注，0.2~0.5 mg/（kg·d）。疗程均为 3~5 日。丙种球蛋白的用法用量为：静脉滴注，1.0 g/（kg·d），连续使用 2 日。

表 15-4　常用升 / 降血压药物的给药剂量及方法

药品名称	给药剂量及方法
米力农	静脉滴注，负荷量 50~75 μg/kg，15 min 内输注结束，维持量从 0.25 μg/（kg·min）开始，逐步调整剂量，最大可达 1 μg/（kg·min），疗程一般不超过 72 h
酚妥拉明	静脉滴注，1~20 μg/（kg·min）
硝普钠	静脉滴注，0.5~5 μg/（kg·min）
多巴胺	静脉滴注，5~20 μg/（kg·min）
肾上腺素	静脉滴注，0.05~2 μg/（kg·min）
去甲肾上腺素	静脉滴注，0.05~2 μg/（kg·min）
多巴酚丁胺	静脉滴注，2.5~20 μg/（kg·min）

【治疗药物应用原则】

1. 目前尚无对肠道病毒有特殊治疗效果的药物，故手足口病的治疗以支持和对症治疗为主。

2. 有颅内压增高者可给予甘露醇等脱水治疗，重症病例可酌情给予甲泼尼龙、静脉用丙种球蛋白等药物。

3. 维持血压稳定，必要时适当给予血管活性药物。

【用药注意事项】

1. 为减轻对乙酰氨基酚、布洛芬等解热药的胃肠道反应，宜餐后服用。

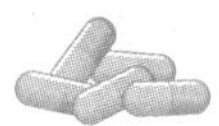

2. 使用20%甘露醇时，应注意注射速度，过快易引起一过性头痛、眩晕、视物模糊等。

3. 使用米力农、酚妥拉明、硝普钠、肾上腺素等血管活性药物时，应从小剂量开始逐渐增加剂量，直到调整至合适剂量，并密切监测血压等生命体征。

岗位对接

情境：患儿，女，5岁。因口腔溃疡5日入院。主诉5日前无任何诱因发生口腔溃疡，疼痛明显。继而发现手掌、足底出现红色斑丘疹，瘙痒感不明显。自述无口腔溃疡病史。查体：低热，上腭、下唇可见散在米粒大小的溃疡，并覆有黄色假膜。手掌、足底可见对称分布的散在红色斑丘疹。诊断为手足口病。

请结合本章所学内容，制订适合该患儿的治疗方案。

思考题

在线测试

1. 干扰素的临床应用和主要不良反应有哪些？
2. 获得性免疫缺陷综合征的治疗目标有哪些？

第十六章 疼痛的药物治疗

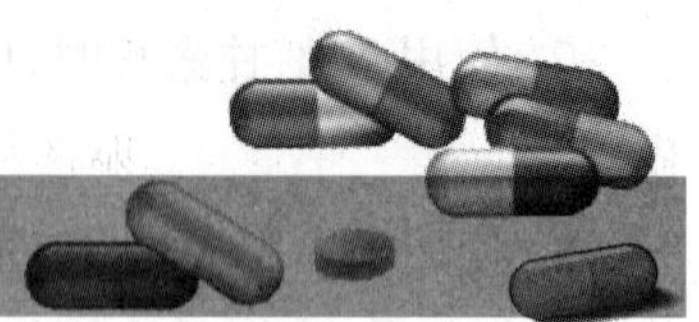

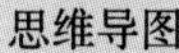

思维导图

PPT

学习目标

1. 掌握疼痛的药物治疗原则、治疗药物合理选用、常用药物的不良反应及防治方法。
2. 熟悉治疗慢性疼痛药物的作用及相互作用。
3. 了解疼痛的定义、诊断、评估和治疗。

第一节 疼痛治疗概述

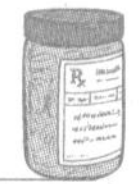

疼痛是机体的一种保护性反应，提醒机体避开或处理伤害，也是临床许多疾病的常见症状。剧烈疼痛不仅给病人带来痛苦和紧张不安等情绪反应，还可引起机体生理功能紊乱，甚至诱发休克而危及生命。因此，要及时加以治疗。

案例讨论

案例：病人，男，55 岁。15 年前在工作时右手中指末端意外粉碎性骨折，并截指。3 年前，因经常感到右手中指被截指末端切割样持续性疼痛，且呈发作性加重，甚至影响睡眠，前来就诊。医生根据其疼痛程度和表现，先后嘱其服用了布洛芬、吲哚美辛、曲马多等镇痛药物治疗。现病人出现肾功能损害，需进行透析。

讨论：

1. 病人的疼痛是如何引起的？
2. 解热镇痛抗炎药常引起哪些不良反应？
3. 病人出现的肾功能损害是否与用药有关？

一、疼痛概述

疼痛是一种因实际的或潜在的组织损伤而产生的痛苦感觉和情感体验，常伴有不愉快的情绪或心血管和呼吸方面的变化。当机体受到损伤性(如炎症、创伤、肿瘤等)刺激后，局部组织会释放致痛物质，致痛物质作为疼痛信号，通过伤害感受器到达中枢神经，使机体感受到疼痛。根据痛觉冲动的发生部位，疼痛可分为躯体痛、内脏痛和神经性痛三种类型。躯体痛是由于身体表面和深层组织的痛觉感受器受到各类伤害性刺激所致，又可分为急性痛（亦称锐痛）和慢性痛（亦称钝痛）两种。前者为尖锐而定位清楚的刺痛，伤害性刺激达到阈值后立即发生，刺激撤除后很快消失；后者为强烈而定位模糊的"烧灼痛"，发生较慢，持续时间较长。内脏痛是由于内脏器官、体腔壁浆膜及盆腔器官组织的痛觉感受器受到炎症、压力、摩擦或牵拉等刺激所致。神经性痛是由于神经系统损伤或受到肿瘤压迫或浸润所致。

药物治疗是临床缓解疼痛的主要措施之一，适当应用镇痛药缓解剧痛，改善不良情绪并预防休克是必要的。但因疼痛的部位和性质是疾病诊断的重要依据，所以在疾病确诊之前应合理应用镇痛药，以免掩盖病情，贻误诊治。

二、疼痛的诊疗

临床上对疼痛的评价和记录要求客观、准确、直观、便捷，但由于疼痛是一种难以准确定义的主观体验，因此在进行疼痛强度的评价时应始终强调病人本人叙述自身疼痛。常用的疼痛测量方法包括视觉模拟评分法（VAS）、口述分级评分法（VRS）、数字分级法（NRS）和疼痛问卷法等。目前，国际上推行疼痛的数字分级法，即将不同程度的疼痛用 0~10 的数字代表，0 为无痛，10 为最剧烈疼痛，让病人自己圈出一个最能代表其疼痛程度的数字。其计分大致分为三级：1~3 为轻度疼痛，4~6 为中度疼痛，7~10 为重度疼痛，见图 16–1。

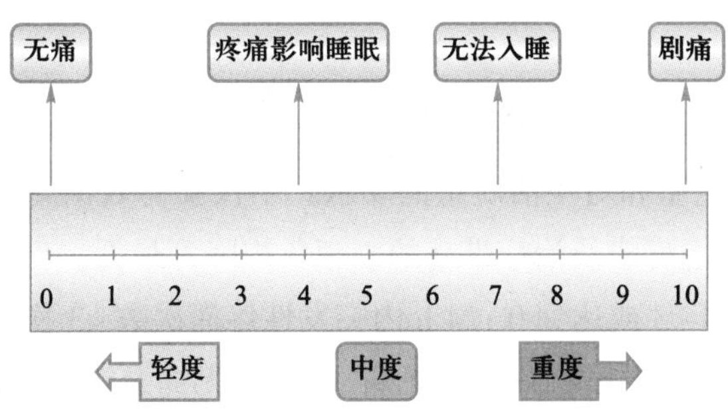

图 16–1 疼痛的数字分级法示意图

知识拓展

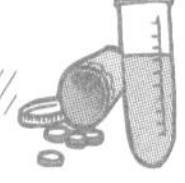

世界镇痛日

2003 年，欧洲各国疼痛学会联盟发起"欧洲镇痛周"，旨在提高人们对及时防治疼痛必要性的科学意识。这一活动受到国际疼痛学会（IASP）的高度评价，决定在全球推广。从

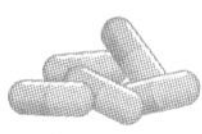

2004 年起，将 10 月 11 日确定为“世界镇痛日”，并建议根据各国情况，把 10 月中旬的一周定为“镇痛周”。

中华疼痛学会积极响应，将 2004 年 10 月 11 日至 17 日（10 月的第 3 周）定为第一个“中国镇痛周”，并在“世界镇痛日”提出了“免除疼痛是病人的基本权利”的宣传主题，以唤起人们对疼痛的关注。

历年“世界镇痛日”或“中国镇痛周”宣传主题：

2005 年：“免除疼痛——患者的基本权利，医生的神圣职责”

2006 年：“关注老年疼痛”

2007 年：“关注女性疼痛”

2008 年：“抗击癌痛”

2009 年：“关注骨骼肌肉痛”

2010 年：“关注急性痛”

2011 年：“关注头痛”

2012 年：“关注内脏痛”

2013 年：“关注口面痛”

2014 年：“关注神经病理性疼痛”

2015 年：“关注关节痛”

2016 年：“关注术后疼痛”

2017 年：“卓越疼痛教育宣传年”

2018 年：“全球抗击老年幼年精神神经性疾病引起的疼痛”

2019 年：“全球预防疼痛年”

视频

疼痛评定

疼痛的治疗需要考虑疼痛强度、疼痛类型、病人的基础健康状态、合并疾病以及病人对镇痛效果的期望和对生活质量的要求。不仅要有效消除疼痛，最大程度减少药物不良反应，也要把疼痛及治疗带来的心理负担降到最低。疼痛控制的标准是：数字分级法的疼痛强度 <3 或达到 0；24 h 内突发性疼痛次数 <3 次；24 h 内需要镇痛药的次数 <3 次；也有学者提出将睡眠时无痛、静息时无痛及活动时无痛作为疼痛控制标准。

第二节　慢性疼痛

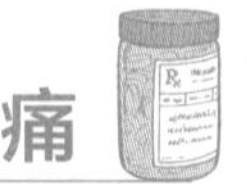

国际疼痛学会将慢性疼痛定义为：“超过正常的组织愈合时间（一般为 3 个月）的疼痛”。而在临床实际工作中，通常将持续时间超过 6 个月的疼痛才认为是慢性疼痛。慢性疼痛的病因复杂，常与其基础病变不相符，其发生、发展、持续、加重与心理因素密切相关，包括三叉神经痛、带状疱疹后遗神经痛、幻肢痛、癌症痛等顽固性慢性疼痛；其他慢性疼痛如偏头痛、腰背痛、关节炎所致的疼痛等，如不及时进行有效治疗，也会由局部长期的普通疼痛，变成复杂局部疼痛综合征或中枢性疼痛综合征，使疼痛变得非常剧烈，成为难治的疼痛疾病。慢性疼痛根据病因可分为非癌性疼痛和癌性疼痛。

视频

慢性疼痛概念

单一的治疗手段往往不能取得令人满意的效果，常采用多手段联合的方式来治疗慢性疼痛，目前主要治疗方法有去除病因、药物治疗、神经阻滞、外科手术治疗、心理治疗和其他治疗如针刺、物理疗法等。

【常用治疗药物】

（一）非甾体抗炎药（NSAIDs）

NSAIDs 的作用机制是抑制环氧酶（COX），减少前列腺素（PG）等炎性介质的合成而产生外周镇痛作用。根据对环氧酶亚型（COX-1 和 COX-2）的选择性分为非选择性 COX 抑制剂和选择性 COX-2 抑制剂两类。非选择性 COX 抑制剂对 COX-1 和 COX-2 的药理作用没有差别，此类药物均具有胃肠、肝、肾等不良反应，表现为胃肠道溃疡、出血、穿孔和肝肾功能障碍等；选择性 COX-2 抑制剂对 COX-2 的抑制强度是 COX-1 的 2~100 倍，低剂量时对 COX-1 几乎没有影响，避免或减弱了不良反应。NSAIDs 中很多药物为非处方药物。

NSAIDs 无成瘾性，但不良反应较多，且存在封顶效应，即超过最大有效剂量，镇痛作用也不再增加，故应避免同时使用两种同类药物或超量使用，当一种药物治疗无效时可换另一种药物。

NSAIDs 对头痛、牙痛、神经痛、关节痛、肌肉痛及月经痛等中等程度的钝痛效果较好，对轻度癌性疼痛也有较好镇痛作用，但对内脏平滑肌绞痛和外伤性剧痛等无效。临床常用药物有对乙酰氨基酚、阿司匹林、布洛芬、萘普生、塞来昔布等。常用药物的适应证及用法用量见表 16-1。

表 16-1　常用 NSAIDs 的适应证及用法用量

分类	药物	适应证	用法用量
苯胺类	对乙酰氨基酚	感冒发热、肌肉痛、关节痛、痛经、神经痛和癌症病人的轻、中度疼痛等	口服：0.3~0.6 g/ 次，3 次 / 日，一日量不超 2 g，疗程不超 10 日
水杨酸类	阿司匹林	感冒发热、肌肉痛、关节痛、痛经、神经痛和癌症病人的轻、中度疼痛等	口服：0.3~0.6 g/ 次，3 次 / 日，需要时每 4 h 一次

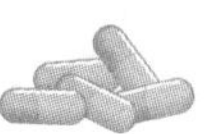

续表

分类	药物	适应证	用法用量
芳基烷酸类	布洛芬	一般解热镇痛、风湿及类风湿性关节炎引起的疼痛	口服:0.2~0.4 g/次，每 4~6 h 一次，成人最大限量每日 2.4 g
芳基烷酸类	萘普生	类风湿性关节炎、骨关节炎、强直性脊柱炎、痛风、运动系统的慢性疾病引起的轻、中度疼痛	口服：开始时 0.5 g/次，必要时 6~8 h 后再服 0.25 g，一日量不超 1.25 g
吡唑酮类	保泰松	类风湿性关节炎、风湿性关节炎、强直性脊柱炎及急性痛风	口服:0.1~0.2 g/次，3 次 / 日，一日剂量不超过 0.8 g，1 周后如无不良反应，可继续服用并递减至维持量 0.1~0.2 g/d
吲哚乙酸类	吲哚美辛	急、慢性风湿性关节炎，痛风性关节炎的抗炎镇痛及偏头痛、痛经、癌性疼痛的缓解	口服:25 mg/次，2~3 次 / 日
选择性 COX-2 抑制剂	塞来昔布	急、慢性骨关节炎和类风湿性关节炎	口服:0.1~0.2 g/次，2 次 / 日

（二）中枢性镇痛药

中枢性镇痛药包括阿片类和非阿片类。阿片类镇痛药通过激动中枢阿片受体产生强大的镇痛作用，无封顶作用，多为麻醉性镇痛药。根据药物作用的强度，分为强效阿片受体激动剂和弱效阿片受体激动剂，前者常用药物有吗啡、芬太尼、美沙酮、哌替啶、喷他佐辛等，后者常用药物有可待因。一般年龄大于 40 岁、疼痛病史超过 4 周、无阿片类药物滥用史的中、重度慢性疼痛病人，在其他镇痛方法无效时，可考虑采用强阿片类药物治疗。常用中枢性镇痛药的作用特点、适应证及用法用量见表 16-2。

表 16-2　常用中枢性镇痛药的作用特点、适应证及用法用量

药物	作用特点及适应证	用法及用量
强阿片类		
吗啡	镇痛作用强大，久用易成瘾，常用于其他镇痛药无效的急性锐痛或长期应用于癌症诱发的剧痛	口服:5~15 mg/次，15~60 mg/d；极量 30 mg/次，100 mg/d。皮下注射:5~15 mg/次，15~40 mg/d；极量 20 mg/次，60 mg/d。静脉注射:5~10 mg
吗啡控释片	主要适用于晚期癌症病人镇痛	整片吞服，个体差异较大，宜从每 12 h 服用 10 mg 或 20 mg 开始，根据镇痛效果调整剂量

续表

药物	作用特点及适应证	用法及用量
芬太尼	镇痛效力是吗啡的 80 倍,起效快,持续时间短,成瘾性小,可用于各种剧痛,与氟哌利多合用有“神经松弛镇痛”效果	肌内注射 0.05~0.1 mg
羟考酮	镇痛作用略强于吗啡(约高出 50%)。缓解中至重度疼痛,如关节痛、背痛、癌性疼痛、牙痛、手术后疼痛、带状疱疹后遗神经痛等	静脉推注:1~10 mg/ 次,给药频率不应短于 4 h 一次;皮下注射:5 mg/ 次,如有必要,每 4 h 重复给药一次;口服:5 mg/ 次,每 12 h 一次
美沙酮	镇痛效力与吗啡相似,起效慢,维持时间长,成瘾性小,常用于创伤性疼痛、癌性剧痛、外伤手术后和慢性疼痛	口服:成人 10~15 mg/d,极量 20 mg;肌内注射或皮下注射:10~15 mg/d
哌替啶	镇痛效力为吗啡的 1/10~1/8,成瘾性较吗啡轻,用于各种剧痛,与阿托品合用治疗胆绞痛和肾绞痛	口服:50~100 mg/ 次,200~400 mg/d;极量 150 mg/ 次,600 mg/d。皮下注射或肌内注射:25~100 mg/ 次,100~400 mg/d;极量 150 mg/ 次,600 mg/d。两次用药间隔不宜少于 4 h
喷他佐辛	镇痛效力较强,属非成瘾性镇痛药,用于慢性剧痛	静脉注射、肌内注射或皮下注射:30 mg/ 次;口服:25~50 mg/ 次,必要时 3~4 h 一次
弱阿片类		
可待因	镇痛效力是吗啡的 1/12~1/7,不易成瘾,常与对乙酰氨基酚合用治疗中等程度的疼痛,如头痛、背痛等	口服:15~30 mg/ 次,3 次 / 日
非阿片类		
罗通定	非成瘾性镇痛药,用于消化性溃疡的疼痛、月经痛、分娩后宫缩痛等,因有催眠作用,故尤适用于因疼痛而失眠的病人	口服:60~120 mg/ 次,1~4 次 / 日;肌内注射:60~90 mg/ 次
曲马多	非成瘾性镇痛药,强度与喷他佐辛相当,为吗啡的 1/10~1/8,用于中度、重度急慢性疼痛,如术后疼痛、创伤痛、晚期癌痛、神经痛等	口服:每次 100 mg,每日不超过 400 mg;肌内、皮下、静脉注射:50~100 mg/ 次

(三) M 受体阻滞剂

通过阻断 M 受体松弛胃肠平滑肌而缓解内脏疼痛。临床常用药物有阿托品、山莨菪碱、溴丙胺太林、颠茄等。阿托品用于胃肠痉挛引起的疼痛、肾绞痛、胆绞痛、胃及十二指肠溃疡疼痛时,皮下注射每次 0.5 mg;山莨菪碱用于胃及十二指肠溃疡疼痛

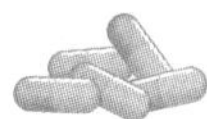

时，肌内注射或静脉注射 5~10 mg/次。

（四）辅助药物

1. 糖皮质激素类药　通过强大的抗炎作用，减轻疼痛部位的充血、水肿，阻止炎性介质对组织的刺激而缓解疼痛。常用药物有泼尼松、泼尼松龙、倍他米松等。应用时需注意严格掌握适应证、用法用量及不良反应。

2. 三环类抗抑郁药　慢性疼痛病人常伴有抑郁，此类药物可产生镇痛、镇静、改变心境的作用，是慢性疼痛的常用辅助治疗药物，常用药物有阿米替林、氟西汀等。应从小剂量开始以防发生不良反应，镇痛作用较抗抑郁作用剂量小、起效早，对非抑郁者有协同镇痛作用。

3. 抗惊厥药　卡马西平、苯妥英钠可抑制神经元自发性放电，可有效地用于神经痛，如自发性刀割样、闪电样疼痛和放化疗后疼痛等，常联用抗抑郁药、糖皮质激素辅助吗啡治疗神经痛。

4. 镇静催眠药　通过减轻病人的焦虑状态或改善烦躁情绪，提高睡眠质量等作用辅助治疗镇痛。常用药物有地西泮、艾司唑仑等。

5. 局麻药　利多卡因对慢性疼痛合并电击样痛效果好，5% 利多卡因贴剂镇痛效果长达 12 h，几无全身作用或不良反应。普鲁卡因用于疼痛的封闭疗法，常注射于病变有关的神经周围或病变部位。

知识拓展

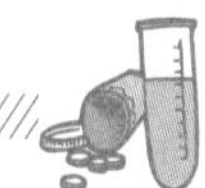

癌痛治疗常见误区

误区一：疼痛剧烈时才用镇痛药

事实上，及时、按时用镇痛药更安全有效，而且所需的剂量也较低。

误区二：使用非阿片类药更安全

对于慢性癌痛需要长期用镇痛药的病人，使用阿片类药（如吗啡）更安全有效。

误区三：哌替啶是最安全有效的镇痛药

实际上，因毒性大、镇痛效果差，WHO 已将哌替啶列为癌痛治疗不推荐的药物。

误区四：吗啡易成瘾

实验研究和临床实践均证实，癌痛病人口服吗啡或使用芬太尼透皮贴剂，极少发生成瘾。癌痛病人长期使用阿片类镇痛药可能需要逐渐增加用药剂量，在疼痛缓解时也可以成功撤药。但非医疗目的使用阿片类药物属于药物滥用，如反复静脉注射大剂量阿片类药物易导致成瘾。

误区五：癌症病人服用吗啡意味着已面临死亡

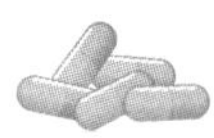

国外的资料显示，吗啡的正确应用延长了癌症病人的生命，这是由于吗啡可减轻消失、改善睡眠，有助于增强食欲和体质。并且阿片类药的应用不是根据预计生命的长短，而是根据疼痛的程度来决定的。

【治疗药物应用原则】

慢性疼痛药物治疗遵循 WHO 癌痛治疗的三阶梯镇痛原则。

1. 口服给药　能采用口服给药途径者，避免创伤性给药途径。若病人不能口服，则选用直肠或经皮的无创伤性给药途径。只有在以上方法不适合或无效时，才考虑肠道外给药途径。口服给药便于病人长期用药，简单、无创，可增加病人的依从性。

2. 按时给药　不是按需给药（即病人疼痛时才给药），而是按照规定的间隔时间给药，以保证疼痛缓解的连续性。

3. 按阶梯给药　选择应根据疼痛程度由弱到强的顺序逐级提高。辅助用药是针对有特殊适应证的病人，如特殊性神经痛或有心理情绪障碍、精神症状者均可加用。癌症三阶梯镇痛方法见表 16-3。

表 16-3　癌症三阶梯镇痛方法

疼痛程度	治疗药物
轻度疼痛	非阿片类镇痛药 + 辅助药物
中度疼痛	弱阿片类镇痛药 + 非阿片类镇痛药 + 辅助药物
重度疼痛	强阿片类镇痛药 + 非阿片类镇痛药 + 辅助药物

4. 个体化给药　轻度疼痛的病人应主要选用 NSAIDs，中度疼痛应选用弱阿片类药物，重度疼痛应选用强阿片类药物。镇痛药的使用应由弱到强逐级增加，注重具体病人实际疗效。镇痛剂量应根据病人需要由小到大逐步增加直至病人疼痛感觉被解除为止，不应对药量限制过严而导致用量不足。

5. 注意具体细节　用药应使病人获得最佳疗效且不良反应最小，应严密观察病人用药后的变化，及时处理各类药物的不良反应，观察、评定药物疗效，及时调整药物剂量。

案例讨论

案例：病人，男，52 岁，7 个月前行胃大部切除术，术后一直疼痛难忍，生活质量较差，口服 NSAIDs 对乙酰氨基酚片 300 mg，3 次 / 日，疗效甚微，每晚需服用地西泮才能勉强入睡，病人不堪忍受疼痛的折磨吞服了约 30 片地西泮（每片 2.5 mg）意图自杀，家人及时发现送来医院抢救后脱险。为了缓解病人的疼痛，提高生活质量，给予吗啡缓释片 15 mg，2 次 / 日，病人疼痛稍有缓解，情绪未见明显好转，睡眠不佳，每晚睡前口服

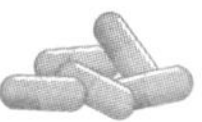

地西泮，经过两次调整，吗啡缓释片剂量为 30 mg，2 次 / 日，疼痛明显缓解，情绪好转，睡眠明显改善，偶尔服用地西泮。随访 2 个月，病人食欲增加，活动增多，情绪良好。

讨论：

1. 病人意图自杀的原因是什么？

2. 应用阿片类镇痛药时的注意事项和地西泮的作用是什么？

3. 本案例中体现了哪些慢性疼痛药物的治疗原则？

【药物不良反应及防治】

1. NSAIDs　① 胃肠道反应：因抑制胃肠 COX-1，口服常引起恶心、呕吐、上腹部不适等，停药后多可消失，餐后服用可减轻胃肠刺激症状，大剂量长期应用可诱发胃溃疡、出血或穿孔，应及时就医诊治，有活动性溃疡或消化道出血的病人禁用此类药物。② 血液及造血系统影响：镇痛剂量阿司匹林可抑制血小板聚集，长期使用可抑制凝血酶原生成，引起出血，应定期检查凝血时间和出血时间，维生素 K 可用于预防，应在术前 1 周停用阿司匹林；吲哚美辛能引起粒细胞减少、再生障碍性贫血，长期使用应定期检查血常规。③ 肝、肾功能损害：长期或大剂量应用对乙酰氨基酚等 NSAIDs 时易引起肝、肾功能损害，应定期检查肝、肾功能。④ 过敏反应：少数病人可引起过敏反应，严重者会引起过敏性休克，此类药物之间存在交叉过敏现象，故对一种药物过敏时，应避免再次使用同类其他药物；某些哮喘病人服用阿司匹林后可诱发“阿司匹林哮喘”。⑤ 其他不良反应：病毒感染伴发热的儿童和青少年病人服用阿司匹林后可引起瑞夷综合征，应慎用；长期大量服用阿司匹林可引起急性中毒，表现为头痛、眩晕、耳鸣、视力减退、谵妄、虚脱、昏迷甚至危及生命，除洗胃、导泻外，还应静脉滴注碳酸氢钠和 5% 葡萄糖或 0.9% 氯化钠溶液。

NSAIDs 与糖皮质激素联用，可增加胃肠道溃疡和出血的危险；与抗凝血药、溶栓药联用，可增加出血危险；NSAIDs 可抑制前列腺素的合成，减少肾血流量，与呋塞米联用能降低呋塞米的利尿作用，加重肾损害。布洛芬、吲哚美辛等与强心苷联用时，可使后者的血药浓度升高而增加毒性，应注意调整剂量。

2. 阿片类镇痛药

(1) 中毒反应　吗啡使用过量可引起急性中毒，表现为昏迷、呼吸深度抑制、瞳孔极度缩小、血压下降等，除进行人工呼吸、吸氧外，可用阿片受体拮抗药纳洛酮解救，一般 0.4~0.8 mg 静脉注射或肌内注射，必要时 2~3 min 重复一次或将纳洛酮 2 mg 溶于生理盐水或 5% 葡萄糖 500 ml 内静脉滴注；哌替啶用量过大可抑制呼吸，偶尔出现震颤、肌肉挛缩、反射亢进甚至惊厥等中枢兴奋症状，除应用纳洛酮外，还应配合使用巴比妥类药物；美沙酮因呼吸抑制时间较长，禁用于分娩镇痛。

(2) 耐受性和成瘾性 吗啡连续使用3~5日即产生耐受性，表现为对吗啡的需求量增大及用药间隔时间缩短；应用1周以上可致成瘾，停药后出现戒断症状，表现为兴奋、失眠、流涕、流泪、震颤、出汗、呕吐、腹泻、肌肉疼痛、瞳孔散大、焦虑甚至虚脱和意识丧失，吗啡停药后6~10 h开始出现戒断症状，36~48 h症状最严重。哌替啶连续应用易成瘾，应避免长期应用。

(3) 其他不良反应 长期使用阿片类药物可致便秘，应选用适当药物如乳果糖软化大便，促进排便；阿片类所致的呕吐可选用镇吐药缓解。吗啡与局麻药联用，中枢抑制作用加强，需及时调整剂量；与苯二氮䓬类药物联用，可引起呼吸暂停。哌替啶与单胺氧化酶抑制剂联用，因中枢5-HT浓度增加，哌替啶的代谢速度减慢可引起中枢兴奋、抑制，甚至死亡。

3. M受体阻断药 常见不良反应有口干、视物模糊、排尿困难、心悸等。一般停药后逐渐消失，不需要特殊处理。

岗位对接

情境：病人，男，63岁。1年前无诱因出现双侧腕关节肿痛，3个月后受累关节增多，双手近端指间关节、双肩、双膝均受累，且伴有明显晨僵感，寒冷刺激时病情明显加重，以清痹骨康丸治疗，效果不明显。随病程延长，多关节出现畸形，生活不能自理，遂入院治疗。手和腕的后前位X线片显示有骨侵蚀狭窄，实验室检查类风湿因子阳性。服用萘普生500 mg，2次/日；泼尼松40 mg，1次/日。5日后出现黑便，实验室检查：便隐血试验阳性。

试分析讨论引起消化道出血的原因是什么，应用萘普生应注意什么。

思考题

1. 简述疼痛的数字分级法和缓解标准。
2. 简述慢性疼痛的药物治疗原则。

在线测试

第十七章 常见骨关节疾病的药物治疗

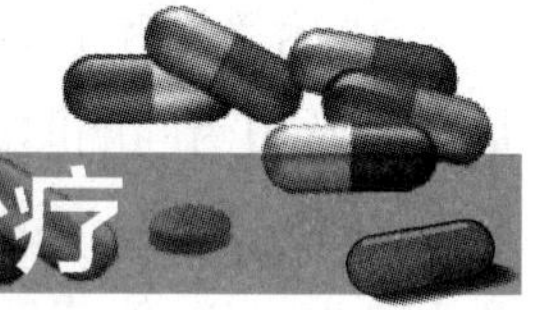

思维导图

PPT

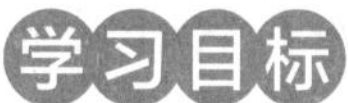

1. 掌握类风湿性关节炎、骨性关节炎常用治疗药物的种类、作用特点、适应证和应用原则。
2. 熟悉类风湿性关节炎、骨性关节炎的临床表现，治疗药物的作用机制、不良反应和用药注意事项。
3. 了解常见骨关节疾病治疗药物的相互作用。

第一节　类风湿性关节炎

类风湿性关节炎（rheumatoid arthritis，RA）是一种以侵蚀性、对称性、破坏性多关节炎为主要临床表现的全身自身免疫病。其病因和发病机制复杂，与遗传、环境、免疫紊乱、感染等多种因素有关。本病呈全球分布，我国类风湿性关节炎的患病率为0.42%，女性病人是男性的2~3倍，任何年龄均可发病，其中35~50岁占80%。类风湿性关节炎是造成人类劳动力丧失和致残的重要原因之一。

案例讨论

案例：病人，男，48岁。反复出现四肢多关节疼痛十余年，开始以指骨间关节明显，后逐渐波及双腕、肘、膝、踝等关节，有时伴有发热，体温37.2~37.8℃。近5年疼痛加重，并出现关节僵硬（晨起明显，持续时间多超过1 h，活动后可缓解）。查体：双肘关节屈曲畸形，伸展受限，双膝及双踝关节肿胀、压痛明显，双手指骨间关节梭形改变，背伸受限。辅助检查：类风湿因子107.5 IU/ml，肘及踝关节磁共振成像（MRI）显示滑膜水肿、骨质破坏、血管翳形成。医生诊断：类风湿性关节炎。

讨论：请简要说出医生的诊断依据。

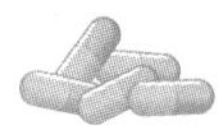

【疾病概述】

类风湿性关节炎的病理改变为关节滑膜的慢性炎症、血管翳形成、关节软骨破坏、血管炎等。血管翳是造成关节破坏、畸形和功能障碍的病理基础。本病多为慢性起病，早期可有乏力、低热、肌肉酸痛、体重下降、手足麻木等症状，后逐渐出现关节的肿痛、压痛、晨僵(持续时间一般超过 1 h)。受累关节多为双侧、对称，以腕关节、掌指关节、近端指骨间关节常见，其次是足趾、踝、膝、肘、肩等关节。病变持续发展，可出现关节畸形和功能障碍，常见手指鹅颈状畸形。超过 80% 的病人可出现颈痛、活动受限等颈椎关节受累的表现；10%~30% 的病人在肘、腕和踝等骨突出部位出现皮下类风湿结节；少数病人出现血管、肺、肾、眼、神经系统、血液系统病变。实验室检查 75% 的病人血清中出现抗瓜氨酸化蛋白抗体、类风湿因子(RF)等。MRI 对早期诊断极有意义，可以显示滑膜水肿、骨质破坏、血管翳、骨髓水肿等。

【常用治疗药物】

治疗类风湿性关节炎的药物主要作用是控制病情进展，减少致残率，改善病人的生活质量。常用药物有非甾体抗炎药、改变病情抗风湿药、糖皮质激素及植物药四类。

(一) 非甾体抗炎药(NSAIDs)

本类药物通过抑制环氧酶(COX)，从而抑制前列腺素的合成，产生显著的镇痛、抗炎作用，发挥作用快。按照作用机制，可把 NSAIDs 分为非选择性 COX 抑制剂和选择性 COX 抑制剂。NSAIDs 常见的不良反应有胃肠道反应，头痛、头晕、失眠、焦虑等神经系统反应，肝肾损害，过敏反应，增加心血管事件的风险等，非选择性 COX 抑制剂发生率较高。

1. 塞来昔布　塞来昔布为选择性 COX-2 抑制剂，0.2 g/ 次，1 次 / 日，疗效不佳时增至 0.4 g/d，分 2 次口服，一日最大剂量为 0.4 g。对磺胺类药过敏者禁用。

2. 双氯芬酸　双氯芬酸为非选择性 COX 抑制剂，75~150 mg/d，分 3 次口服，疗效满意后可逐渐减量。

3. 吲哚美辛(消炎痛)　吲哚美辛为非选择性 COX 抑制剂，对 COX 的抑制作用强大，治疗类风湿性关节炎时，初始剂量 25~50 mg/ 次，2~3 次 / 日，口服，一日最大剂量不超过 150 mg。

4. 布洛芬　布洛芬为非选择性 COX 抑制剂，0.4~0.6 g/ 次，3~4 次 / 日，口服。

(二) 改变病情抗风湿药(DMARDs)

DMARDs 包括传统 DMARDs 和生物制剂 DMARDs 两类。

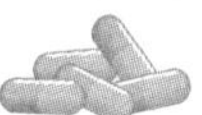

1. 传统 DMARDs　本类药物发挥作用慢,平均起效时间为 6 周,镇痛和抗炎作用较弱,但能延缓和控制病情进展。类风湿性关节炎确诊后,要尽早使用,并根据病人病情活动度、严重程度和进展情况,确定单用或联合给药。常用药物有甲氨蝶呤、来氟米特、羟氯喹、氯喹、柳氮磺吡啶、硫唑嘌呤、环孢素等。

(1) 甲氨蝶呤(MTX)　MTX 为二氢叶酸还原酶抑制剂,可阻止嘧啶核苷酸和嘌呤核苷酸的生成,抑制细胞增殖和免疫反应,本药还具有抑制中性粒细胞趋化和黏附、抑制炎性细胞因子的产生和蛋白水解酶的释放等作用,用药后能延缓关节的破坏,减轻症状,是类风湿性关节炎治疗的首选药,也是联合治疗的基石药。用法用量:7.5 mg/ 次,1 次 / 周,口服,如疗效好且病人能耐受,可每 2~4 周增加 2.5 mg,最大剂量 15~20 mg/d,分 1~2 次口服。若口服效果不理想,可静脉给药或肌内注射,通常 4~6 周起效,疗程至少半年。不良反应有肝损害、胃肠道反应、骨髓抑制等。

(2) 来氟米特　来氟米特可抑制二氢乳清酸脱氢酶,阻止嘧啶核苷酸的合成,使 T 淋巴细胞、B 淋巴细胞的增殖受影响,本药还可减少白介素(IL)、肿瘤坏死因子(TNF)的基因表达,从而发挥抗炎、抗免疫作用。用法用量:10~20 mg/d,1 次 / 日,口服。不良反应有胃肠道反应、肝损害、脱发、骨髓抑制和高血压等。

(3) 羟氯喹和氯喹　羟氯喹和氯喹可减少炎性渗出,减轻关节症状。羟氯喹用量为 0.2~0.4 g/d,分 2 次口服;氯喹用量为 0.25 g/ 次,1 次 / 日。主要不良反应为视网膜损害。

(4) 柳氮磺吡啶　柳氮磺吡啶具有抗菌、抗炎、免疫调节、抑制内皮细胞趋化和增殖等作用。用药从小剂量开始,1~3 g/d,分 2~3 次口服,1~2 个月起效。对磺胺类药物过敏者慎用。

(5) 硫唑嘌呤和环孢素　硫唑嘌呤在体内分解为巯嘌呤后发挥免疫抑制作用,对 T 淋巴细胞的抑制作用强,对 B 淋巴细胞的抑制作用弱,用量为 100 mg/d,一次口服,可连服数月,病情稳定后改为 50 mg/d。环孢素可抑制 T 淋巴细胞在抗原刺激下的分化、增殖,抑制 IL-2、干扰素等因子的分泌,抑制自然杀伤细胞的杀伤活力,减轻关节症状,改善病情。用量为 3~5 mg/kg,每日分 2 次口服,症状缓解后改为最小有效量维持,疗程 3 个月以上。不良反应主要有肝肾损害、骨髓抑制等。

2. 生物制剂 DMARDs　本类药物具有抗炎和缓解病情作用,发挥作用较快。传统 DMARDs 治疗类风湿性关节炎未达标时,可考虑加用生物制剂。目前使用的药物有 TNF-α 拮抗药、IL-6 受体阻滞剂等,常用生物制剂 DMARDs 的作用机制和用法用量见表 17-1。主要不良反应有注射部位反应、输液反应、增加感染(特别是结核感染)的风险、诱发狼疮样综合征、白细胞及血小板减少、皮肤黏膜的过敏反应等,英利昔单抗等药物长期使用还可增加发生肿瘤的潜在风险。

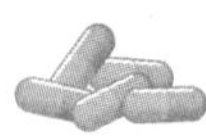

表 17-1　常用生物制剂 DMARDs 的作用机制和用法用量

药品名称	作用机制	用法用量
阿达木单抗	全人抗 TNF-α 单克隆抗体，与 TNF-α 结合形成复合物，阻断 TNF-α 与受体的结合，抑制 TNF-α 的致炎活性	皮下注射，40 mg/ 次，2 次 / 周
英利昔单抗	人 - 鼠嵌合型单克隆抗体，可与 TNF-α 的可溶形式和透膜形式结合，阻断 TNF-α 与受体的结合，使 TNF-α 失去活性	静脉滴注，首次给药 3 mg/kg，在首次给药后第 2 周、第 6 周及以后每隔 8 周各给予一次相同剂量
依他西脱	由 TNF 受体 P75 蛋白的膜外区与人 IgG 的 Fc 段融合构成的二聚体，可与血清中可溶性 TNF-α 和 TNF-β 结合，阻断二者与细胞表面的 TNF 受体结合，抑制 TNF 受体介导的异常免疫反应	肌内注射，25 mg/ 次，2 次 / 周
妥西珠单抗	人源化单克隆抗体，为 IL-6 信号转导系统抑制剂。用于治疗成人中至重度活动性类风湿性关节炎	静脉滴注，起始剂量 4 mg/kg，根据临床反应可增至 8 mg/kg，每 4 周静脉点滴一次
利妥昔单抗	人 - 鼠嵌合型单克隆抗体，为 CD20 单抗类药物，通过补体依赖的细胞毒作用和抗体依赖的细胞毒作用杀伤 B 淋巴细胞，减少自身抗体。可用于难治性类风湿性关节炎的备选治疗药物	静脉滴注，按体表面积 375 mg/m^2，1 次 / 周，共 4 次。首次使用的起始滴速为 50 mg/h，60 min 后，每 30 min 增加 50 mg/h，直至最大滴速 400 mg/h

（三）糖皮质激素

糖皮质激素可抑制巨噬细胞对抗原的吞噬和处理，抑制免疫反应感应期及效应阶段多种细胞因子的基因表达，抑制白三烯、花生四烯酸、血小板活化因子等炎性介质的生成，具有强大的抗炎、抗免疫作用，能迅速缓解关节肿痛症状和全身炎症，减慢关节破坏的进程。

临床常用泼尼松 ≤ 10 mg/d 或等效的其他同类药物，可快速控制症状，协助传统 DMARDs 发挥作用。长期大剂量使用可引起医源性肾上腺皮质功能亢进、高血压、骨质疏松症、肌肉萎缩，诱发或加重感染、溃疡病、糖尿病等。

（四）植物药

代表药有雷公藤总苷、白芍总苷、青藤碱等。它们具有抗炎、免疫抑制或免疫调节作用，缓解关节肿痛和晨僵效果较好，控制病情进展的作用有待进一步研究证实。其中雷公藤总苷较为常用，用量为 30~60 mg/d，分 3~4 次口服，病情控制后可减量或采用间歇疗法，1 个月为一疗程。本类药物的主要不良反应有过敏反应、骨髓抑制、肝损害等。

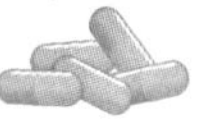

【治疗药物应用原则】

1. 尽早使用　传统 DMARDs 是治疗类风湿性关节炎的基石药，一旦确诊，应尽早使用。MTX 为活动性类风湿性关节炎的首选药物，对 MTX 有禁忌证或不能耐受者，可考虑使用柳氮磺吡啶或来氟米特。

2. 联合用药　① 疾病初期，通常将 NSAIDs 和 DMARDs 联合使用，NSAIDs 发挥作用快，是缓解关节疼痛和晨僵的常用药，但不能控制病情进展，需与改变病情的抗风湿药同时使用。② 当使用单一传统 DMARDs 治疗不能达标时，应考虑两种或两种以上的传统 DMARDs 联合应用，或一种传统 DMARDs 分别联合生物制剂 DMARDs、植物药等进行治疗。目前常用联合给药方案有：NSAIDs+MTX+ 柳氮磺吡啶、NSAIDs+MTX+ 羟氯喹或氯喹、NSAIDs+MTX+ 硫唑嘌呤、NSAIDs+MTX+ 植物药等。③ 糖皮质激素由于不良反应较多，一般不作常规用药。伴有血管炎等关节外表现的重症病人或中、高疾病活动度的病人，在传统 DMARDs 治疗的基础上，可小剂量、短疗程使用，以达到迅速缓解症状的目的。

3. 治疗方案个体化　根据病人的病情及对药物的反应，制订个体化治方案。

知识拓展

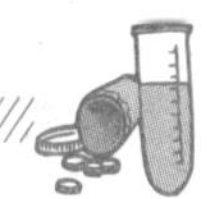

托 法 替 布

托法替布是一种合成小分子靶向药物。2012 年在美国批准上市，2017 年在我国批准上市。本药可抑制细胞内非受体酪氨酸激酶 JAK 依赖的细胞因子信号通路。与生物制剂 DMARDs 靶向拮抗单一细胞因子不同，托法替布通过抑制炎症因子信号转导通路中的关键成分 JAK 激酶，直接或间接抑制 IL-2、IL-7、IL-6、IL-9、IL-15、TNF-α 等多个促炎症细胞因子的产生及效应，使病人体内促炎症细胞因子水平呈指数级下降，达到治疗目的。托法替布适用于 MTX 疗效不佳或不能耐受的中度至重度类风湿性关节炎病人，可单独使用或与 MTX 等联合使用。推荐剂量为 5 mg/ 次，2 次 / 日。

【用药注意事项】

1. NSAIDs　本类药物的疗效相似，选用时要充分考虑药物的不良反应、作用持续时间、用量等因素。消化性溃疡病人、心血管疾病高危人群等，宜使用选择性 COX-2 抑制剂，老年人宜选用半衰期短的 NSAIDs。使用一种药物 1~2 周无效后，可更换另一种药物，但应避免两种或两种以上的 NSAIDs 同时使用。用药时注意检查血常规和肝肾功能，NSAIDs 可抑制 MTX 经肾排泄，肾功能不全病人应避免同时使用。

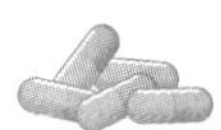

2. DMARDs　使用传统 DMARDs 时应定期检查血常规、肝肾功能等，妊娠期和哺乳期妇女禁用。MTX 使用时要注意补充甲酰四氢叶酸。羟氯喹用药前和治疗期间需进行眼底检查，以监测本药可能导致的视网膜损害。使用生物制剂 DMARDs 时，注意除外活动性感染和肿瘤。

3. 糖皮质激素　使用糖皮质激素时应注意：① 小剂量、短疗程、同时使用 DMARDs。② 糖皮质激素与 MTX 合用可加重后者的毒性反应，联用时应减少 MTX 的用量。③ 伴有严重高血压、糖尿病、癫痫、溃疡病、肾上腺皮质功能亢进以及骨折、创伤修复期、抗菌药不能控制的感染等病人禁用。

岗位对接

情境：病人，女，38 岁。患类风湿性关节炎 3 年，反复发作，常使用布洛芬缓解症状。无溃疡病、高血压等病史。10 日前关节疼痛明显加重入院，查体：双侧肩关节外展及背伸受限，双侧腕关节肿胀、压痛明显，双足第二至第五趾掌关节压痛。实验室检查：类风湿因子 102 U/ml，红细胞沉降率 15 mm/h，受累关节 X 线正位片显示骨质疏松。

结合本章所学内容，制订合理的治疗方案。

第二节　骨性关节炎

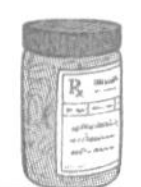

骨性关节炎（osteoarthritis，OA）是一种以关节软骨退行性变和继发性骨质增生为特征的慢性关节疾病。多见于中老年人，女性多于男性，累及部位包括膝、髋、踝、手和脊柱（颈椎、腰椎）等关节。随着人口老龄化进程加快，骨性关节炎的患病率越来越高，统计发现，40 岁人群的患病率为 10%~17%，75 岁以上人群的患病率达 80%，致残率超过 50%，预计到 2020 年将成为第四大致残性疾病。

案例讨论

案例：病人，女，57 岁。5 年前出现左膝关节不明原因的疼痛，可因体位改变而诱发，劳累、阴天时疼痛明显，休息后缓解。1 年前疼痛加重，伴左下肢乏力、活动受限，晨起出现左膝关节僵硬，持续 20 min 左右，活动后改善。查体：左膝关节局部压痛，活动关节疼痛加剧，局部皮肤温度无明显升高，左膝关节骨摩擦感明显（研磨试验阳性）。X 线提示关节间隙变窄，关节边缘有骨赘形成，关节面不平。医生诊断：骨性关节炎。

讨论：请简要说出医生的诊断依据。

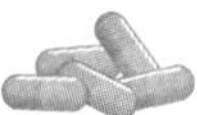

【疾病概述】

骨性关节炎包括原发性和继发性两种。原发性骨性关节炎病因不清楚,可能与遗传等因素有关;继发性骨性关节炎好发于青壮年,可继发于创伤、炎症、骨的缺血性坏死、关节畸形等。其病变主要发生在关节软骨,也可累及整个关节,可出现软骨局部软化、糜烂,软骨下骨外露和硬化,关节囊纤维变性及继发滑膜炎等。

骨性关节炎一般起病隐匿,进展缓慢。临床表现为关节疼痛、僵硬、骨性肥大及活动受限等。① 关节疼痛是骨性关节炎最主要的临床表现,发生率为 36.8%~60.7%,以髋、膝及手指骨间关节最常见。初期为轻度或中度间断性隐痛,休息后好转,活动后加重,部分病人晨起时疼痛,稍微活动后缓解,称"休息痛",晚期为持续性疼痛,并有明显的关节局部压痛。② 关节活动受限多见于髋、膝关节,晨起时关节僵硬,活动后可缓解,关节僵硬持续时间一般不超过 30 min。疾病中晚期可出现关节活动时的"绞锁现象",好发于膝关节。③ 关节畸形以指骨间关节最常见且明显,表现为指骨间关节的骨质增生,可出现赫伯登(Heberden)结节和布夏尔(Bouchard)结节。膝关节可因骨赘形成或滑膜炎、关节软骨破坏等出现严重的内翻或外翻畸形。

辅助检查以 X 线检查为首选,可有三大典型表现,即受累关节非对称性关节间隙变窄、软骨下骨硬化和(或)囊性变、关节边缘骨赘形成。实验室无特异性检查指标,病人血常规、免疫复合物及血清补体等指标一般在正常范围内,伴有滑膜炎的病人可出现 C 反应蛋白和红细胞沉降率轻度升高。

知识拓展

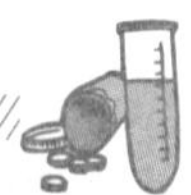

手骨性关节炎和膝骨性关节炎

手骨性关节炎多见于中、老年女性。远端指骨间关节受累最常见,特征性表现为指骨间关节伸侧骨样肿大结节,位于远端指骨间关节的称赫伯登(Heberden)结节,位于近端的称布夏尔(Bouchard)结节,具有遗传倾向。部分病人近端及远端指骨间关节水平样弯曲形成蛇样畸形。

膝骨性关节炎在临床上最常见。早期以疼痛和僵硬为主,单侧或双侧交替,多发生于上下楼时。体格检查可见关节肿胀、压痛、骨摩擦感、浮髌试验阳性等。严重病例出现关节挛曲、活动受限、绞锁现象、行走时失平衡、膝内翻或膝外翻畸形等。少数病人关节周围肌肉萎缩,多为失用性。

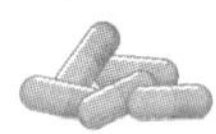

【常用治疗药物】

治疗骨性关节炎的药物主要作用是缓解或解除症状，延缓关节退变。常用药有控制症状药、缓解病情和软骨保护药两类。

（一）控制症状药

1. NSAIDs 是治疗骨性关节炎最常用的一类药。轻度疼痛可局部外用，外用无效时可口服给药。常用制剂有双氯酚酸搽剂或乳膏，搽剂 1~3 ml/ 次（根据疼痛部位大小增加或减少用量），均匀涂于患处，2~4 次 / 日，一日总量不超过 15 ml；乳膏 2~4 g/ 次，涂于患处，并轻轻按摩，3~4 次 / 日，一日总量不超过 30 g。

2. 弱阿片类药 代表药为曲马多，可抑制神经元突触前膜对 NA 的再摄取，增加神经元细胞外 5-HT 浓度，影响痛觉传递，产生镇痛作用。每次口服不超过 100 mg，24 h 不超过 400 mg，连续用药不超过 48 h，累计用量不超过 800 mg。

3. 抗抑郁药 代表药为度洛西汀，为 5-HT、NA 再摄取抑制剂，可显著提高大脑额叶皮质和下丘脑细胞外 5-HT、NA 的水平，提高机体对疼痛的耐受力，用药后短期内达到缓解疼痛的作用。用量 30 mg/ 次，2 次 / 日。

4. 糖皮质激素 对急性发作的剧烈疼痛、夜间疼痛、关节积液等严重骨性关节炎病例，可关节腔注射糖皮质激素，如泼尼松龙 5~10 mg/ 次，能迅速缓解关节症状。

（二）缓解病情和软骨保护药

临床常用药物有氨基葡萄糖、透明质酸、双醋瑞因等。本类药物有一定的缓解疼痛、润滑关节、改善关节功能、延缓病程进展的作用。

1. 氨基葡萄糖 关节软骨蛋白聚糖生物合成异常是骨性关节炎关节退行性变的重要原因。氨基葡萄糖可刺激软骨细胞产生正常多聚体结构的蛋白聚糖，并抑制胶原酶，抑制超氧化自由基的产生，减轻骨性关节炎的病理过程，延缓疾病进展，减轻疼痛，改善关节活动。用量为 0.24~0.48 g/ 次，3 次 / 日，口服，一般疗程 4~12 周，如有必要可在医生指导下延长服药时间。每年重复治疗 2~3 次。

2. 透明质酸（HA） 透明质酸既是关节滑液的主要成分，又是软骨基质的重要组成。关节腔注射透明质酸可润滑关节、缓解关节症状和改善关节功能。用量为 10~20 mg/ 次，关节腔注射，1 次 / 周，连续 3~5 次。

3. 双醋瑞因 IL-1 是骨性关节炎的主要影响因子，可促进软骨细胞蛋白聚糖酶的表达，降低蛋白聚糖含量，破坏细胞外基质结构，引起关节炎症和软骨降解。双醋瑞因通过抑制 IL-1，产生镇痛、抗炎、诱导软骨生成、延缓病情进展的作用。用量为 50 mg/ 次，1~2 次 / 日，餐后服用。使用 2~4 周后开始起效，疗程不应短于 3 个月。连续治疗 3 个月停药，疗效还可持续 1 个月。

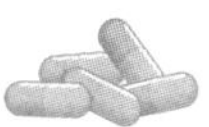

【治疗药物应用原则】

视频

骨性关节炎康复护理

NSAIDs 是控制骨性关节炎症状最常用的药物，应使用最低有效剂量、短疗程，药物的种类及剂量要个体化，以最大限度地减轻不良反应。详见本章第一节。NSAIDs 不能缓解的疼痛或有用药禁忌时，可选用弱阿片类药物。对部分伴有痛觉敏化的病人，可给予抗抑郁药如度洛西汀治疗。糖皮质激素使用要谨慎，应避免全身应用，若有关节局部使用指征，可考虑关节腔注射。有症状的骨性关节炎病人，均可使用缓解病情和软骨保护药，如氨基葡萄糖、透明质酸等，以润滑关节、改善关节功能、延缓病程进展。

【用药注意事项】

NSAIDs 的用药注意事项见本章第一节。阿片类镇痛药的不良反应多，特别是具有成瘾性，应慎用。糖皮质激素关节内注射虽可迅速控制症状，但对软骨的损害、感染的风险随用药次数的增加而增加，并可引起类固醇晶体性关节炎，若必须使用，要注意无菌操作，严格控制剂量，1 年内注射不超过 3 次，每次间隔时间应在 3 个月以上。

岗位对接

情境：病人，女，58 岁。病人右膝骨性关节炎 6 年，有时口服吲哚美辛镇痛。1 年前关节疼痛加重，上下楼梯及下蹲困难，右膝发僵。查体：右膝关节明显肿胀，右小腿肌肉萎缩，右髌尖及髌骨边缘压痛，右膝关节内侧间隙压痛，关节活动范围为 0°~30°。X 线正侧位片显示右膝关节骨赘形成，关节间隙明显变窄。

结合本章所学内容，制订适合该病人的治疗方案。

思考题

在线测试

1. 类风湿性关节炎的治疗药物应用原则有哪些？
2. 类风湿性关节炎用药注意事项有哪些？
3. 简述骨性关节炎的药物应用原则。

第十八章 抗菌药物的合理应用

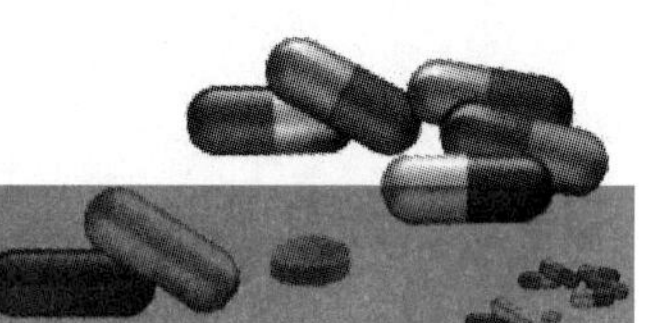

学习目标

1. 掌握抗菌药物的体内过程和临床应用的基本原则。
2. 熟悉细菌耐药性的发生与发展以及预防对策。
3. 了解抗菌药物不良反应的防治原则。

思维导图

PPT

第一节 抗菌药物体内过程的特点

抗菌药物从给药部位进入血液循环，入血后一部分与血浆蛋白呈可逆性结合，暂时失去药理活性，另一部分未与血浆蛋白结合者呈游离状态，具有抗菌活性，两者处于动态平衡状态。

案例讨论

案例：病人，男，27 岁，临床诊断为胃肠型感冒。给予 0.9% 氯化钠 250 ml+ 头孢曲松钠 2.0 g 静脉滴注。用药至 40 ml 时出现胸闷、气促、发绀，皮肤湿冷、意识模糊，脉搏细速，血压测不到，双肺可闻及大量干、湿啰音，心率 116 次 / 分，心音低钝。立即停用头孢曲松钠，给予对症治疗，15 min 后自觉症状好转。

讨论：该病人用药后出现了何种不良反应？应如何防治？

一、吸收

不同抗菌药物的吸收程度和吸收速率各不相同。有些抗菌药物口服吸收不完全或吸收差，不能达到有效的血药浓度，如口服青霉素 G 和氨苄西林后分别吸收 10% ~15%和 30% ~50%。头孢菌素类的多数药物口服吸收亦很少。

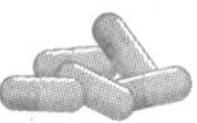

二、分布

血供丰富的组织，如肝、肾、肺组织中的药物浓度较高，血供匮乏的部位如骨、前列腺等组织中浓度较低。某些部位存在生理屏障，如血脑屏障的存在使大多数药物的脑脊液浓度偏低。

1. 骨组织　克林霉素、林可霉素、磷霉素、氟喹诺酮类的多数药物均可在骨组织中达到有效药物浓度，骨组织中药物浓度可达血浓度的0.3~2倍，在治疗感染时宜根据病原菌对抗菌药的敏感情况选用上述药物。

2. 前列腺　抗菌药物在前列腺组织和前列腺液中浓度大多较低，但氟喹诺酮类、红霉素、磺胺甲噁唑（SMZ）、甲氧苄啶（TMP）、四环素等在前列腺液和组织中可达有效浓度，故前列腺炎病人的治疗可根据感染病原菌种类选用上述药物。

3. 脑脊液　由于血脑屏障的存在，大多抗菌药物在脑脊液中的浓度低，但某些药物对血脑屏障的穿透性好。脑膜炎症时抗感染药物的脑脊液浓度见表18-1。

表18-1　脑膜炎症时抗感染药物的脑脊液浓度

脑脊液药物浓度	药物
脑脊液/血药浓度比率≥50%	氯霉素、磺胺嘧啶、甲硝唑、氟康唑、氟胞嘧啶、异烟肼、吡嗪酰胺、环丝氨酸、齐多夫定、阿昔洛韦、去羟肌苷、司他夫定
脑脊液/血药浓度比率5%~<50%	磺胺甲噁唑/甲氧苄啶、亚胺培南、美罗培南、氨苄西林、帕尼培南、替卡西林、左氧氟沙星、哌拉西林、加替沙星、青霉素、氧氟沙星、头孢吡肟、环丙沙星、头孢唑肟、万古霉素、头孢他啶、利福平、头孢噻肟、乙胺丁醇、头孢曲松、更昔洛韦、头孢呋辛、氨曲南
脑脊液/血药浓度比率<5%	苯唑西林、头孢唑啉、头孢噻吩、头孢西丁
脑脊液药物浓度甚微量或不能测得者	克林霉素、红霉素、克拉霉素、阿奇霉素、罗红霉素、酮康唑、伊曲康唑、两性霉素B

4. 浆膜腔和关节腔　抗菌药物全身给药后可分布至各体腔和关节腔中，局部药物浓度可达血药浓度的50%~100%。

5. 胎儿循环　抗菌药物可透过胎盘屏障自母体进入胎儿体内。抗菌药物胎盘屏障通透性见表18-2。氯霉素、羧苄西林、磺胺类、甲氧苄啶、呋喃妥因、氧氟沙星等药物的胎儿/母体血药浓度之比可达50%~100%；庆大霉素、卡那霉素、链霉素、红霉素等药物为30%~50%；头孢菌素类、多黏菌素类、苯唑西林、克林霉素等药物为10%~15%或更低。特别是氨基糖苷类药物可透过胎盘屏障进入胎儿体内，损害第Ⅷ对脑神经，导致先天性耳聋。

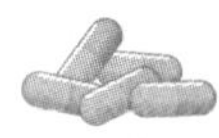

表 18-2 抗菌药物胎盘屏障通透性

婴儿 / 母体血药浓度比率	药物
51%~100%	四环素类、氯霉素、氟喹诺酮类、羧苄西林、磺胺类、甲氧苄啶、呋喃妥因
31%~50%	庆大霉素、链霉素、卡那霉素、两性霉素 B、普鲁卡因青霉素、青霉素、氨苄西林、头孢哌酮、克林霉素
>11%~30%	妥布霉素、阿米卡星、苯唑西林、头孢唑林、头孢曲松、红霉素
≤ 10	头孢噻吩、头孢拉定

三、代谢

部分抗菌药物在体内代谢，代谢物可保持原有抗菌活性，或抗菌活性减弱或消失。如氯霉素与葡糖醛酸结合生成无抗菌活性的氯霉素单葡糖醛酸酯，利福平在肝内乙酰化后抗菌活性较原药明显降低，头孢噻肟在体内的代谢物去乙酰头孢噻肟的抗菌活性亦较原药为低。

四、排泄

大部分抗菌药物经肾排泄，有些抗菌药物也可经肠道、胆汁、唾液、泪液、支气管分泌物、痰液、乳汁等排泄。

1. 肾排泄　大多数青霉素类和头孢菌素类药物以及氨基糖苷类、喹诺酮类药物等在尿液的浓度可达血药浓度的数十至数百倍甚或更高。不同的抗菌药物在不同酸碱度的尿液中，抗菌活性可有明显的差异。

2. 消化道排泄　主要经胆汁排泄的药物有大环内酯类、林可霉素类、利福平、头孢哌酮、头孢曲松等。抗菌药物在胆汁中的浓度见表 18-3。部分药物存在肝肠循环。部分药物如红霉素、四环素类、利福平等在粪便中的浓度较高，可达 50~600 mg/L。

表 18-3 抗菌药物的胆汁浓度

抗菌药物	胆汁 / 血药浓度比值	抗菌药物	胆汁 / 血药浓度比值
青霉素	0.5	多西环素	0.2~32
氨曲南	0.6	头孢噻肟	0.1~0.5
氨苄西林	1~2	克林霉素	2.5~3
亚胺培南	0.04	头孢唑肟	0.1~0.3
哌拉西林	1~15	氯霉素	0.2
美罗培南	0.3~3	头孢他啶	0.3

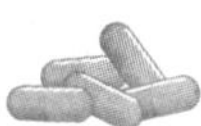

续表

抗菌药物	胆汁 / 血药浓度比值	抗菌药物	胆汁 / 血药浓度比值
美洛西林	1~10	利福平	5~20
庆大霉素	0.1~0.6	头孢曲松	0.5
苯唑西林	0.2~0.4	万古霉素	5
妥布霉素	0.1~0.6	头孢吡肟	0.4~0.7
双氯西林	0.05~0.08	磺胺甲噁唑	1~2
阿米卡星	0.3	甲氧苄啶	1
头孢唑林	0.7	甲硝唑	0.4
链霉素	0.4	头孢呋辛	8~25
头孢噻吩	0.4~0.8	红霉素	0.3
环丙沙星	2	头孢西丁	0.2~32
左氧氟沙星	1~2	头孢哌酮	8~12

知识拓展

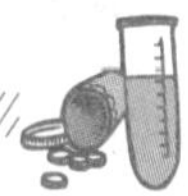

治疗药物监测

治疗药物监测（therapeutic drug monitoring，TDM）是临床药理学的重要组成部分。治疗药物监测通过测定病人治疗用药期间的血液或其他体液浓度，利用药动学原理和公式，使给药方案个体化，包括药物剂量、给药间期和给药途径，以提高疗效和降低不良反应，从而达到有效而安全治疗的目的。抗菌药物广泛用于临床各种不同感染性疾病的治疗，对于某些毒性大的抗菌药物进行治疗药物监测并予以个体化给药，是提高感染性疾病治愈率和降低毒性反应的重要措施。

第二节 细菌耐药现象及预防

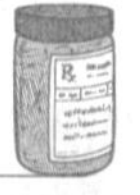

细菌耐药性可分为固有耐药和获得性耐药。固有耐药又称天然耐药，是由细菌染色体基因决定，代代相传，不会改变，如链球菌对氨基糖苷类抗生素天然耐药，肠道阴性杆菌对青霉素 G 天然耐药，铜绿假单胞菌对多数抗生素均不敏感等。获得性耐药是细菌与抗生素接触后，由质粒介导产生耐药，如金黄色葡萄球菌产生 β- 内酰胺酶而对 β- 内酰胺类抗生素耐药。细菌的获得性耐药可因不再接触抗菌药物而消失，也可由质粒将耐药基因转移给染色体代代相传，成为固有耐药。

一、耐药性的发生与发展

细菌可通过一种或多种机制对一种或多种不同类的抗菌药物产生耐药性，或一种耐药机制可能导致细菌对几种不同类的抗菌药物耐药。抗菌药物的耐药机制见表 18–4。

表 18–4　抗菌药物的耐药机制

耐药机制	耐药性举例
减少细菌体内药物浓度 增加药物外排 降低外膜通透性 减少细胞膜转运	四环素（*tet A* 基因） 喹诺酮类（*nor A* 基因） β– 内酰胺类（外膜蛋白 OmpF，OprD） 喹诺酮类（外膜蛋白 OmpF） 氨基糖苷类（减少能量供应）
使抗菌药物灭活（可逆或不可逆）	β– 内酰胺类（β– 内酰胺酶） 氨基糖苷类（钝化酶） 氯霉素、大环内酯类（灭活酶）
作用靶位改变	喹诺酮类（旋转酶修饰） 利福平（改变 DNA 多聚酶结合） β– 内酰胺类（青霉素结合蛋白改变） 大环内酯类（rRNA 甲基化） 氨基糖苷类（核糖体改变） 糖肽类（VanA，VanB） 甲氧苄啶（二氢叶酸还原酶）
其他	磺胺类；甲氧苄啶（高产酶） 硝基咪唑类（还原减少）

自 1928 年英国细菌学家弗莱明发现青霉素以来，抗菌药物挽救了无数细菌感染性疾病病人的生命，但随着抗菌药物在医疗、农业、养殖、畜牧等各个领域的广泛使用，细菌耐药性也不断增加，部分国家和地区甚至出现了对几乎所有抗菌药物耐药的多重耐药菌，人类再次面临感染性疾病的威胁，这也引起了 WHO 和世界各国的高度重视。WHO 在 2007 年世界卫生报告中，把细菌耐药列为威胁人类安全的重大公共卫生问题之一；2011 年世界卫生日提出“抵御耐药性——今天不采取行动，明天就无药可救”的主题，向全世界发出了合理使用抗菌药物、遏制细菌耐药的呼声。

知识拓展

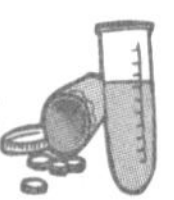

甲氧西林耐药葡萄球菌（MRSA）

金黄色葡萄球菌可产生一种特殊的青霉素结合蛋白 **PBP2a**，其与 β– 内酰胺类抗生素

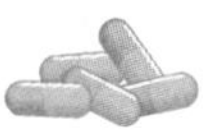

的亲和力减低，因而产生耐药性。每株 MRSA 都有 *mecA* 基因，而敏感株则无。该基因广泛分布于金黄色葡萄球菌及凝固酶阴性葡萄球菌。带有 *mecA* 基因的菌株对青霉素类、头孢菌素类、单环 β- 内酰胺类抗生素均呈耐药。1996 年欧洲首次报道了对万古霉素不敏感的金黄色葡萄球菌，最低抑菌浓度（MIC）为 8~16 μg/ml，称为 VISA（vancomycin intermediate suscepitble S.aureus）或 GISA（glycopeptide intermediate susceptible S.aureus），其机制尚未完全阐明，可能由于该菌产生过多的靶位，阻断了药物到达靶位，使之不能起抗菌作用。

二、细菌耐药性的防治措施

1. 建立细菌耐药性监测系统　包括建立国家、地区和各城市的细菌耐药性监测网，凡有条件的医疗单位都应对临床常见病原微生物（包括细菌、真菌、病毒、寄生虫等，目前以细菌耐药性为重点）进行耐药性监测，掌握重要病原菌对抗菌药物敏感性的准确资料，供临床选用抗菌药物参考。

2. 严格掌握用药的适应证　用抗菌药物前应尽一切可能进行病原学的检查，有条件时进行药敏试验，作为调整用药的参考。改进诊断方法，建立快速病原菌诊断方法，以便促进针对病原菌正确选用抗菌药。掌握适当的剂量和疗程，既要避免剂量过大造成药物浪费和毒性反应的出现，又要注意由于剂量不足而致病情迁延、转为慢性或复发及细菌耐药性的产生。

3. 新抗菌药物的寻找和研制　加强对抗菌药物的作用机制研究和病原菌的耐药机制研究，研究改变给药方案对于加速或减缓耐药性及耐药性传播的影响等。根据细菌耐药性的发生机制及其与抗菌药物结构的关系，寻找和研制具有抗菌活性，尤其对耐药菌有活性的新抗菌药；同时可以针对某些主要因细菌灭活酶而失效的抗菌药物，寻找适当的酶抑制剂，与抗菌药物联合应用时可保护药物不受灭活酶的破坏而保存其抗菌活性。目前已用于临床的 β- 内酰胺酶抑制剂有克拉维酸、舒巴坦、三唑巴坦及其与 β- 内酰胺类抗生素的复合制剂：阿莫西林 - 克拉维酸、氨苄西林 - 舒巴坦、替卡西林 - 克拉维酸、头孢哌酮 - 舒巴坦及哌拉西林 - 三唑巴坦等。

4. 其他　① 严格掌握抗菌药物的局部用药、预防用药和联合用药，避免滥用。② 在农业和食用动物等部门建立细菌耐药性监测网，早期检测在植物生长和食用动物中存在的致病菌耐药性，研究分析耐药菌与农、牧、渔业中使用抗菌药物和杀菌剂的关系及其对人类健康的影响。③ 制订合理应用抗菌药物的政策与策略，加强对医务人员和公众有关正确使用抗菌药物的教育，制订临床合理用药指南。④ 医疗机构中严格执行消毒隔离制度，防止耐药菌的交叉感染。对耐药菌感染的病人应予隔离，以免传播感染。⑤ 疗程应尽量缩短，一种抗菌药可以控制的感染则不可任意采用多种药物联合，可用窄谱者则不用广谱抗菌药。

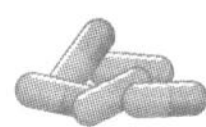

第三节　抗菌药物的不良反应及防治

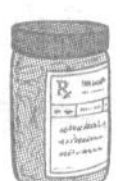

抗菌药物虽应用于临床已有几十年历史，但在用药过程中也发现许多由于药物引起的不良反应或后果，严重时致残或致死，使病人承受极大的痛苦。因此，了解和掌握抗菌药物的特性，避免或减少不良反应的发生极为重要。

视频

抗菌药物常见不良反应的表现和防治

一、抗菌药物的不良反应

1. 毒性反应　抗菌药物的毒性反应是指药物引起的生理、生化等功能异常和（或）组织、器官等的病理改变，其严重程度可随剂量增大和疗程延长而增加；其机制可为药物的化学刺激、人体细胞蛋白质合成或酶系功能受阻等，也可因宿主原有的遗传缺陷或病理状态而诱发。毒性反应是抗菌药物所引起的各种不良反应中常见的一种，主要表现在肾、神经系统、肝、血液、胃肠道、给药局部等方面。

2. 变态反应　抗菌药物所致的变态反应主要是由抗原和相应抗体相互作用而引起。抗菌药物的分子结构比较简单，均非蛋白质，但大多可作为半抗原，与体内（偶或体外）的蛋白质结合而成为全抗原，从而促使人体产生特异性抗体（或致敏淋巴细胞）；当人体再次接触同种抗菌药物后即可产生各种类型的变态反应，如青霉素 G 导致的过敏性休克。

知识拓展

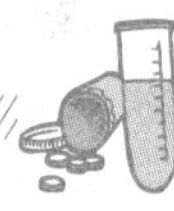

过敏性休克

过敏性休克以青霉素引起者为常见，发生率为 0.004%~0.015%，病死率为 5%~10%。过敏性休克的发生常极为迅速，甚至在注射针头尚未拔出即可发生，也可在皮试时出现。约半数病人的症状发生在注射后 5 min 内，注射后 30 min 内发生者占 90%。但也有个别病例于数 h 内或在连续用药的过程中（甚至 3 周后）发病。青霉素过敏性休克多见于 20~40 岁的成年人，女性比男性多，年老者和 12 岁以下儿童比较少见，但 78 岁老年人和 1 月龄婴儿均曾发生。各种途径如注射、口服、滴眼、滴鼻、皮试、气溶吸入等都可引起过敏性休克，以注射给药者为多见。

3. 二重感染　也称菌群交替症，是抗菌药物应用过程中出现的新感染。在正常情况下，人体的口腔、呼吸道、肠道、生殖系统等处都有细菌寄生繁殖，这些细菌多数为条件致病菌，少数属致病菌或纯寄生菌。寄生菌群在互相拮抗制约下维持平衡状

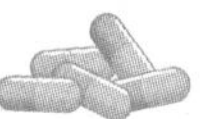

态。当较长期应用广谱抗菌药物后，敏感菌群受到抑制而未被抑制者则趁机大量繁殖，从而导致二重感染。

二重感染的病原菌主要有革兰阴性杆菌、真菌、葡萄球菌属等，可引起口腔及消化道感染、肺部感染、尿路感染、血流感染等，发生率为 2% ~3%，一般出现于用药后 3 周内，多见于长期应用广谱抗菌药物者、婴儿、老年人、有严重原发病（如恶性肿瘤、白血病、糖尿病、肝硬化等）者及进行腹部大手术者。

二、抗菌药物不良反应的防治原则

1. 毒性反应的防治原则　应用任何抗菌药物前均应充分了解其可能发生的各种反应及相应防治对策。剂量宜按生理和病理状况（特别是肾、肝功能）而确定。因药动学的个体差异常较大，故有条件时应定期监测血药浓度，这在毒性较大的抗菌药物如氨基糖苷类、万古霉素、氯霉素用于新生儿时尤为必要。疗程必须适当，并及时停药。在疗程中严密观察可能发生的一切反应及其先兆症状，并做必要的血、尿常规，血小板计数，肝、肾功能等实验室检查。

2. 变态反应的防治原则　使用青霉素类制剂前须详细询问既往史，并做皮试确定是否过敏，已停用 24 h 以上需再次使用时应重做皮试；换用另一种批号也以再做皮试为妥。鉴于 90% 的过敏性休克于给药后 30 min 内发生，故给药后应观察 30 min。过敏性休克一旦发生，病人首选 0.1% 的肾上腺素 0.3~0.5 mg，肌内注射，本品可重复应用，剂量同上。其他选用药物有血管活性药物、扩容剂、肾上腺皮质激素、抗组胺药物、葡萄糖酸钙等。喉头水肿严重引起窒息时，应及早做气管切开术。

3. 二重感染的防治原则

(1) 鹅口疮的防治　长期应用广谱抗菌药物时，应密切观察口腔内有无鹅口疮发生。治疗可用制霉菌素每日 200 万 ~300 万 U，酮康唑每日 400 mg 或氟康唑每日 2 mg，疗程 3~5 日，也可用作预防。口腔局部可用制霉菌素甘油混悬液涂搽，并考虑暂停广谱抗菌药物。

(2) 假膜性肠炎的防治　现已证实与抗菌药物有关的假膜性肠炎为艰难梭菌产生的外毒素所引起，治疗时首先采用甲硝唑口服，每日 3~4 次，每次 300~400 mg，疗程 7~10 日；若甲硝唑无效，也可考虑采用万古霉素或去甲万古霉素口服，成人每日 1.5~2.0 g，3~4 次分服，疗程 7~10 日；同时纠正水、电解质紊乱。服用甲硝唑 3~10 日后病情一般可见好转。停药后可有复发，复发再治仍有效。不宜加用抗肠蠕动药物如复方苯乙哌啶等，肾上腺皮质激素的疗效并不肯定，以不用为宜。

三、治疗药物监测

治疗药物监测是临床药学的重要组成部分。对于某些毒性大的抗菌药物进行治疗药物监测并予以个体化给药，是提高感染性疾病治愈率和降低毒性反应的重要措施。

以下几种情况需进行治疗药物监测：① 毒性大，治疗浓度与中毒浓度接近的氨基糖苷类，包括庆大霉素、妥布霉素、阿米卡星、奈替米星，尚有沿用的链霉素、卡那霉素等，万古霉素亦属此列；② 新生儿期使用易发生严重毒性反应者，如氯霉素；③ 肾功能减退时易发生毒性反应者，包括氟胞嘧啶、磺胺甲噁唑、甲氧苄啶等；④ 某些特殊部位的感染，确定感染部位是否已达有效药物浓度，或浓度过高有可能导致毒性反应的发生，如测定青霉素在脑脊液中的浓度。青霉素类、头孢菌素类、大环内酯类等由于其毒性低，治疗浓度范围宽，一般在治疗剂量范围内根据病情调整剂量可达到有效浓度水平，不致发生毒性反应，因此原则上对上述抗生素不需将治疗药物监测列为常规。但在特殊情况下，如肾功能减退病人伴发严重感染需大剂量应用青霉素时，为防止脑脊液药物浓度过高而发生中枢神经系统毒性反应，则可进行脑脊液及血药浓度测定，以调整给药剂量。

岗位对接

情境：病人，女，9 岁。因反复尿频、尿急、尿痛入院检查。诊断为泌尿系统感染。给予哌拉西林－他唑巴坦静脉滴注治疗 2 min 后，病人全身皮肤潮红伴瘙痒、视物模糊、口唇发绀、胸闷，心率 70 次 / 分，血压 58/27 mmHg，呼吸 25 次 / 分，瞳孔对光反射减弱。

请结合本章所学内容，判断引起病人临床症状的原因和抢救方案。

第四节　抗菌药物应用的基本原则与联合应用

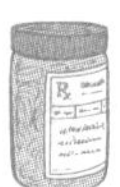

合理应用抗菌药物是提高疗效、降低不良反应发生率以及减少或减缓细菌耐药性发生的关键。抗菌药物临床应用是否合理，基于以下两方面：有无指征应用抗菌药物；选用的品种及给药方案是否正确、合理。

知识拓展

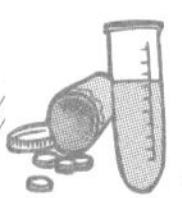

抗菌药物分级原则

非限制使用级：经临床长期应用证明安全、有效，对细菌耐药性影响较小，价格相对较低的抗菌药物。限制使用级：与非限制使用抗菌药物相比较，这类药物在疗效、安全性、对细菌耐药性影响、价格等某方面存在局限性，不宜作为非限制药物使用。特殊使用级：不

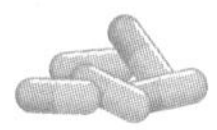

视频

抗菌药物治疗性应用基本原则

良反应明显，不宜随意使用或临床需要倍加保护以免细菌过快产生耐药而导致严重后果的抗菌药物；新上市的抗菌药物；其疗效或安全性任何一方面的临床资料尚较少，或并不优于现用药物者；药物的价格昂贵。

一、抗菌药物治疗性应用的基本原则

1. 诊断为细菌性感染者方可应用抗菌药物 根据病人的症状、体征及血、尿常规等实验室检查结果，初步诊断为细菌性感染者以及经病原学检查确诊为细菌性感染者方有指征应用抗菌药物。由真菌、结核分枝杆菌、非结核分枝杆菌、支原体、衣原体、螺旋体、立克次体及部分原虫等病原微生物所致的感染亦有指征应用抗菌药物。缺乏细菌及上述病原微生物感染的证据，诊断不能成立者，以及病毒性感染者，均无指征应用抗菌药物。

2. 根据病原菌种类及药敏试验结果选用抗菌药物 抗菌药物品种的选用原则上应根据病原菌种类及病原菌对抗菌药物敏感或耐药，即药敏试验结果而定。因此有条件的医疗机构，住院病人必须在开始抗菌治疗前，先留取相应标本，立即送细菌培养，以尽早明确病原菌和药敏试验结果；门诊病人可以根据病情需要开展药敏试验工作。

危重病人在未获知病原菌及药敏试验结果前，可根据病人的发病情况、发病场所、原发病灶、基础疾病等推断最可能的病原菌，并结合当地细菌耐药状况先给予抗菌药物经验治疗，获知细菌培养及药敏试验结果后，对疗效不佳的病人调整给药方案。

3. 按照药物的抗菌作用特点及其体内过程特点选择用药 各种抗菌药物的药效学和人体药动学特点不同，因此各有不同的临床适应证。临床医师应根据各种抗菌药物的上述特点，按临床适应证正确选用抗菌药物。

知识拓展

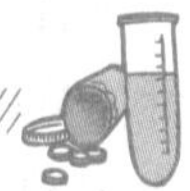

抗菌药物分级管理办法

临床选用抗菌药物应根据感染部位、严重程度、致病菌种类以及细菌耐药情况、病人病理生理特点、药物价格等因素加以综合分析考虑，一般对轻度与局部感染病人应首先选用非限制使用级抗菌药物进行治疗；严重感染、免疫功能低下者合并感染或病原菌只对限制使用级抗菌药物敏感时，可选用限制使用级抗菌药物治疗；特殊使用级抗菌药物的选用应从严控制。临床医师可根据诊断和病人病情开具非限制使用级抗菌药物处方；病人需要应用限制使用级抗菌药物治疗时，应经具有主治医师以上专业技术职务任职资格的医师同意，并签名；病人病情需要应用特殊使用级抗菌药物时，应具有严格临床用药指征或确凿依据，经抗感染或有关专家会诊同意，处方需经具有高级专业技术职务任职资格医师签名。紧急情况下临床医师可以越级使用高于权限的抗菌药物，但仅限于1日用量。

4. 抗菌药物治疗方案应综合病人病情、病原菌种类及抗菌药物特点制订　根据病原菌、感染部位、感染严重程度和病人的生理、病理情况制订抗菌药物治疗方案，包括抗菌药物的选用品种、剂量、给药次数、给药途径、疗程及联合用药等。在制订治疗方案时应遵循下列原则：

(1) 品种选择　根据病原菌种类及药敏试验结果选用抗菌药物。

(2) 给药剂量　按各种抗菌药物的治疗剂量范围给药。治疗重症感染(如败血症、感染性心内膜炎等)和抗菌药物不易到达的部位的感染(如中枢神经系统感染等)，抗菌药物剂量宜较大(治疗剂量范围高限)；而治疗单纯性下尿路感染时，由于多数药物尿液中浓度远高于血药浓度，则可应用较小剂量(治疗剂量范围低限)。

(3) 给药途径　① 轻症感染可接受口服给药者，应选用口服吸收完全的抗菌药物，不必采用静脉或肌内注射给药。重症感染、全身性感染病人初始治疗应予静脉给药，以确保药效；病情好转能口服时应及早转为口服给药。② 宜尽量避免抗菌药物的局部应用。皮肤黏膜局部应用抗菌药物后，很少被吸收，在感染部位不能达到有效浓度，反易引起过敏反应或导致耐药菌产生，因此治疗全身性感染或脏器感染时应避免局部应用抗菌药物。仅在一些特殊感染性疾病，如中枢神经系统感染时某些药物可同时鞘内给药，包裹性厚壁脓肿可脓腔内注入抗菌药物，眼科感染时可局部用药等。

(4) 给药次数　为保证药物在体内能发挥最大药效，杀灭感染灶病原菌，应根据药动学和药效学相结合的原则给药。青霉素类、头孢菌素类和其他β-内酰胺类、红霉素、克林霉素等消除半衰期短者，应一日多次给药。氟喹诺酮类、氨基糖苷类等可一日给药1次(重症感染者例外)。

(5) 疗程　抗菌药物疗程因感染不同而异，一般宜用至体温正常、症状消退后72~96 h，特殊情况应妥善处理。但是，败血症、感染性心内膜炎、化脓性脑膜炎、伤寒、布鲁菌病、骨髓炎、溶血性链球菌咽炎和扁桃体炎、深部真菌病、结核病等需较长的疗程方能彻底治愈，并防止复发。

二、抗菌药物预防性应用的基本原则

1. 内科预防用药

(1) 用于预防一种或两种特定病原菌入侵体内引起的感染可能有效；如目的在于

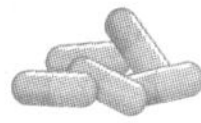

防止任何细菌入侵则往往无效。

(2) 预防在一段时间内发生的感染可能有效；长期预防用药常不能达到目的。

(3) 病人原发疾病可以治愈或缓解者，预防用药可能有效。原发疾病不能治愈或缓解者（如免疫缺陷者），预防用药应尽量不用或少用。对免疫缺陷病人，宜严密观察其病情，一旦出现感染征兆，在送检有关标本作培养的同时，首先给予经验治疗。

(4) 通常不宜常规预防性应用抗菌药物的情况：普通感冒、麻疹、水痘等病毒性疾病，昏迷、休克、中毒、心力衰竭、肿瘤、应用肾上腺皮质激素等病人。

2. 外科手术预防用药

(1) 外科手术预防用药目的　预防手术后切口感染，以及清洁－污染或污染手术后手术部位感染及术后可能发生的全身性感染。

(2) 外科手术预防用药基本原则　根据手术野有无污染或污染可能，决定是否预防用抗菌药物。手术野为人体无菌部位，局部无炎症、无损伤，也不涉及呼吸道、消化道、泌尿生殖道等人体与外界相通的器官，手术野无污染，通常不需预防用抗菌药物，仅在特殊情况时可考虑预防用药，如手术时间长、异物植入手术、高龄或免疫缺陷者等高危人群。由于胃肠道、尿路、胆道体液大量溢出或开放性创伤未经扩创等已造成手术野严重污染的手术则需预防用抗菌药物。

抗菌药物的选择视预防目的而定。为预防术后切口感染，应针对金黄色葡萄球菌（以下简称金葡菌）选用药物。预防手术部位感染或全身性感染，则需依据手术野污染或可能的污染菌种类选用，如结肠或直肠手术前应选用对大肠埃希菌和脆弱拟杆菌有效的抗菌药物。选用的抗菌药物必须是疗效肯定、安全、使用方便及价格相对较低的品种。

一般在术前 0.5~2 h 内给药，或麻醉开始时给药，给药剂量应使手术切口暴露时局部组织中已达到足以杀灭手术过程中入侵切口细菌的药物浓度。如果手术时间超过 3 h，或失血量大（>1 500 ml），可手术中给予第二剂。抗菌药物的有效覆盖时间应包括整个手术过程和手术结束后 4 h，总的预防用药时间不超过 24 h，个别情况可延长至 48 h。手术时间较短（<2 h）的清洁手术，术前用药一次即可。接受清洁－污染手术者的手术时预防用药时间亦为 24 h，必要时延长至 48 h。

三、抗菌药物的联合应用

抗菌药物的联合应用始终是医务人员所关注的问题，但联合用药往往偏于滥用，导致不必要的浪费和不良反应，也增加了细菌的耐药性。联合应用抗菌药物的适应证应较单独用药更为严格，其明确适应证见表 18–5。

表 18-5　有效的抗菌药物联合

病原菌	有效的抗菌药物联合	备注
草绿色链球菌	青霉素 + 链霉素（或庆大霉素）	
肠球菌属	氨苄西林 + 庆大霉素；万古霉素 + 链霉素（或庆大霉素）	用于心内膜炎或血流感染病人
金葡菌	氯唑西林或头孢唑林 + 庆大霉素 β- 内酰胺类 +β- 内酰胺酶抑制剂 万古霉素 + 磷霉素或利福平	适用于血流感染及心内膜炎病人，用于 MRSA 感染
李斯特菌属	氨苄西林（或青霉素）+ 庆大霉素	青霉素过敏病人可用磺胺甲噁唑 + 甲氧苄啶
结核分枝杆菌	利福平 + 异烟肼；链霉素 + 异烟肼	强化期宜加用吡嗪酰胺、乙胺丁醇
布鲁菌属	四环素 + 链霉素（或庆大霉素） 磺胺甲噁唑 + 甲氧苄啶 + 氨基糖苷类	布鲁菌病易复发，宜用多个疗程
肺炎克雷伯菌	氨基糖苷类 + 头孢菌素类	适用于严重感染病人
铜绿假单胞菌	氨基糖苷类 + 哌拉西林 氨基糖苷类 + 头孢他啶（或头孢哌酮） 氨基糖苷类 + 亚胺培南	用于严重感染病人
其他革兰阴性杆菌（主要为肠杆菌科）	氨基糖苷类 + 哌拉西林 氨基糖苷类 + 头孢菌素类 β- 内酰胺类 +β- 内酰胺酶抑制剂	联合药敏试验结果有重要参考价值
各种深部真菌	两性霉素 B+ 氟胞嘧啶	两性霉素 B 剂量宜酌减
卡氏肺孢子菌	磺胺甲噁唑 + 甲氧苄啶	

1. 病因未查明的严重感染　因病情危重不宜等待时，可在采取有关标本进行病原学检查后即予以抗菌药物联合应用，选用药物的抗菌谱宜广，以后根据病原学检查与药敏试验结果进行调整。

2. 单一抗菌药物不能控制的严重感染　感染性心内膜炎及发生于免疫缺陷者或粒细胞减少者的各种严重感染如血流感染、肺炎等（病原菌已明确），单一抗菌药物常不能有效控制感染，此时宜联合应用抗菌药物。

3. 单一抗菌药物不能有效控制的混合感染　严重混合细菌感染常见于肠穿孔所致的腹膜炎及胸、腹部严重创伤后。病原菌常为需氧菌与厌氧菌的混合感染，因此有联合应用抗需氧菌药物如哌拉西林、第二代和第三代头孢菌素、氨基糖苷类和抗厌氧菌药物如甲硝唑、克林霉素、氯霉素等的指征。

4. 较长期用药细菌有可能产生耐药性者　这一情况主要见于结核病的治疗，其他还有慢性尿路感染、慢性骨髓炎等。常用的抗结核药如链霉素、异烟肼、利福平等

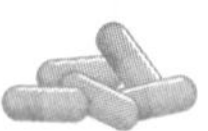

较长期单独应用时，结核分枝杆菌在疗程中对上述药物均易产生耐药性。联合用药(二联或三联)后，耐药菌的出现机会即明显减少。

5. 联合用药时毒性较大，药物的剂量相应减少 治疗隐球菌脑膜炎时，两性霉素B与氟胞嘧啶合用抗菌活性加强，因而两性霉素B的剂量可相应减少，以使毒性反应减轻，有利于疗程的顺利完成。

岗位对接

情境：病人，男，21岁。病人感头痛，流涕，鼻塞，轻微咳嗽，无咽痛、咳痰，体温正常，扁桃体不肿大，血象无异常。临床诊断为“急性上呼吸道感染”，医生给予头孢哌酮钠－舒巴坦钠静脉滴注抗感染治疗。

请结合本章所学内容，判断该病人选择的抗感染治疗方案正确与否。

思考题

在线测试

1. 抗菌药物的耐药机制有哪几种？
2. 过敏性休克的防治措施有哪些？
3. 抗菌药物临床联合应用的适应证有哪些？

第十九章 临床常见中毒物质与解救

学习目标

1. 掌握有机磷酸酯类、镇静催眠药、金属和类金属等物质中毒的临床表现及特异的解救药物。
2. 熟悉临床常见中毒物质的一般救治原则。
3. 了解有机磷酸酯类、镇静催眠药、金属和类金属等物质中毒的机制。

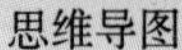
思维导图

PPT

外界化学物质侵入人体后，与组织发生反应，引发暂时性或持久性损害的过程，称为中毒。引起中毒的化学物质称为毒物，包括农药、工业性毒物、药物、有毒动植物等。中毒的严重程度与后果取决于毒物的剂量、作用的时间及诊断与救治是否准确、及时等。

第一节 一般救治原则

依据毒物作用的时间，中毒在临床上主要分为急性中毒和慢性中毒两大类。急性中毒是指大量毒物在较短时间内侵入人体引起的疾病，发病急，症状严重，病情变化迅速，如不积极治疗常危及病人生命。慢性中毒则是由于长期接触较小剂量的毒物引起的中毒，多见于职业中毒和地方病。中毒时除立即脱离中毒现场、终止与毒物继续接触外，还要立刻实施药物救治。救治原则包括清除未吸收的毒物、加速毒物的排泄、使用解毒药、支持治疗等。

一、清除未吸收的毒物

1. 一般处理　根据毒物的吸收途径不同，选择相应的排毒措施。吸入性中毒者，应尽快脱离中毒环境，呼吸新鲜空气，必要时给予氧气吸入。经皮肤和黏膜吸收中毒者，除去污染的衣物，用大量温水清洗被污染的黏膜与皮肤，冲洗时间为 15~30 min。眼内污染毒物时，立即用清水冲洗；若是固体的腐蚀性毒物颗粒，需用眼科器械取出异物。经消化道中毒者，可催吐、洗胃。

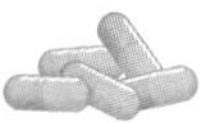

2. 催吐 常用的催吐药物为阿扑吗啡。阿扑吗啡的成人常规剂量为一次 2~5 mg,皮下注射,一次最大剂量 5 mg;儿童常规剂量为一次 0.06~0.1 mg/kg,皮下注射,一次最大剂量不得超过 5 mg。

使用催吐药物时的注意事项:① 不应重复给药,因为阿扑吗啡的中枢神经系统作用或呼吸抑制作用可发生累积。② 禁用于昏迷及休克状态者。③ 中毒引起抽搐者、惊厥未被控制者、患有食管静脉曲张、胃溃疡出血、主动脉瘤、严重心脏病等病人不宜催吐。④ 孕妇慎用。⑤ 呕吐时,为防止呕吐物吸入气管发生窒息或引起肺炎,应将中毒者头部放低或转向一侧。

3. 洗胃 适用于水溶性药物中毒,根据中毒物质的不同,选用不同的洗胃液。常用洗胃液的作用与用途见表 19-1。注意事项:① 中毒后 6 h 内洗胃最有效。② 洗胃液每次灌入 300~400 ml,最多不超过 500 ml,过多易将毒物驱入肠中。③ 深度昏迷时,洗胃有可能引起吸入性肺炎。④ 强腐蚀剂中毒者洗胃可能引起食管及胃穿孔,禁止洗胃。⑤ 口服汽油等挥发性烃类化合物中毒病人洗胃容易导致胃反流后引起类脂质性肺炎,故不宜洗胃。

表 19-1 常用洗胃液的作用与用途

洗胃液	作用与用途
生理盐水	常用于中毒药物不明的急性中毒,用于硝酸银、砷化物等药物中毒
高锰酸钾溶液［1∶(5 000~10 000)］	氧化剂,能氧化破坏生物碱等有机物,常用于巴比妥类、阿片类、奎宁、烟碱、毒扁豆碱及砷化物、氰化物、有机磷等的中毒
活性炭混悬液(0.2%~0.5%)	强效吸附剂,能阻止毒物吸收,用于无机及有机毒物中毒
鞣酸溶液(3%~5%)	沉淀剂,能使士的宁、阿扑吗啡、强心苷类等有机物及铅、铝等重金属沉淀
鸡蛋白	能吸附砷、沉淀汞,用于砷、汞等中毒
牛奶与水等量混合	缓解氯酸盐、硫酸铜等化学物质对胃肠道的刺激

二、加速毒物的排泄

经消化道中毒者,应给予导泻药促使毒物尽快排出。常用盐类导泻药有硫酸镁、硫酸钠等,取 15 g 溶于水,可口服或由胃管注入。注意:硫酸镁如吸收过多,镁离子对中枢神经系统有抑制作用,可加重中枢抑制药的中毒症状。肾功能不全、呼吸抑制或昏迷的中毒者及磷化锌和有机磷中毒晚期者都不宜使用。

静脉输液、利尿药等可促使已吸收的毒物排出。血液净化如血液透析、血液灌注、腹膜透析、血浆置换等,可通过支持及替代机体重要器官功能清除体内毒物。

知识拓展

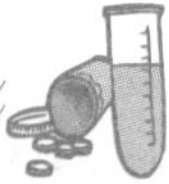

血液透析

血液透析简称血透，是一种体外血液净化的肾替代技术。它通过将体内血液引流至体外，经过一个由无数根空心纤维组成的透析器中，血液与透析液（组成和浓度与正常血浆相近的电解质溶液）在一根根空心纤维内外，通过弥散、超滤、吸附和对流原理进行物质交换，清除体内的代谢废物，维持电解质和酸碱平衡；同时清除体内过多的水分，并将经过净化的血液回输至体内。

三、使用解毒药

临床上能直接对抗毒物或解除毒物所致毒性反应的药物称为解毒药，根据其作用是否具有特异性，分为非特异性解毒药和特异性解毒药。非特异性解毒药包括催吐药、吸附药、沉淀药、导泻药、利尿药等，通过防止毒物进一步吸收或促进毒物的排泄来解毒，对多种毒物中毒均可使用。非特异性解毒药无专一性，仅作解毒时的辅助用药以减轻中毒程度。特异性解毒药是能特异性地对抗或阻断某些毒物中毒效应的药物，专一性强，解毒效果好。临床上应根据具体的中毒原因，尽早选用特异性解毒药。临床常用特异性解毒药的用途见表 19-2。

表 19-2　常用特异性解毒药的用途

特异性解毒药	用途
碘解磷定	用于有机磷酸酯类中毒
氯磷定	用于有机磷酸酯类中毒
盐酸烯丙吗啡	用于吗啡、哌替啶急性中毒
谷胱甘肽	用于氰化物、一氧化碳、丙烯腈、重金属等中毒
乙酰半胱氨酸	用于对乙酰氨基酚过量所致的中毒
纳洛酮	用于急性阿片类中毒及急性酒精中毒
氟马西尼	用于苯二氮䓬类药物过量或中毒
二巯丙醇	用于砷、金、汞、铋及酒石酸锑钾中毒
二巯丁二钠	用于砷、锑、汞、铅的中毒
依地酸钙钠	用于铅、铜、锰、镉等中毒，铅中毒疗效好
青霉胺	用于汞、铜、铅中毒，治疗肝豆状核变性病
亚甲蓝	用于氰化物、亚硝酸盐中毒
硫代硫酸钠	用于氰化物中毒，也用于砷、铋、碘、汞、铅的中毒
亚硝酸钠	用于氰化物中毒

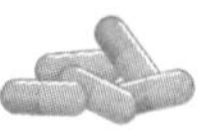

四、支持治疗

支持治疗包括及时纠正缺氧，维持水、电解质及酸碱平衡，改善中毒者的内环境，增强抵抗力，减少痛苦，防止并发症等。根据中毒者的表现如惊厥、呼吸困难、循环衰竭等给予对症治疗，帮助病人度过危险阶段，争取及早康复。

第二节　有机磷酸酯类中毒与解救

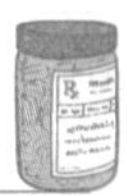

视频

有机磷酸酯类中毒及解救

有机磷酸酯类主要作为农业和环境卫生的杀虫剂，如敌百虫、乐果、马拉硫磷、敌敌畏、对硫磷(1605)、内吸磷(1059)等。本类毒物可与胆碱酯酶难逆性结合，产生毒性作用。职业性中毒最常见的途径为经呼吸道吸入或经皮肤接触中毒，非职业性中毒则多由口摄入。

案例讨论

案例：病人，女，26岁，因与男友争吵，服下敌敌畏300 ml，10 min后出现呕吐、腹痛，被送入医院。入院查体时，面色发灰，口吐白沫，牙关紧闭，全身颤抖，间停呼吸，呈昏迷状态。抢救：立即气管插管，洗胃，导尿，氯解磷定2.0 g稀释后缓慢静脉滴注，阿托品4 mg，静脉注射，每15 min一次，至病人出现阿托品化为止。

讨论：

1. 有机磷中毒时的解救原则是什么?
2. 有机磷中毒时为什么要用大剂量阿托品？什么是阿托品化?

【疾病概述】

有机磷酸酯类可通过呼吸道、皮肤、黏膜、消化道等多种途径侵入人体内，迅速与胆碱酯酶结合成稳定且不易水解的磷酰化胆碱酯酶，从而使胆碱酯酶失去活性，导致乙酰胆碱不能被水解而聚集，激动胆碱受体，引起一系列的中毒症状。

有机磷酸酯类中毒分为急性中毒和慢性中毒两种。急性中毒：轻度中毒以M样症状为主，血浆胆碱酯酶活性降至50%~70%；中度中毒同时出现M样、N样症状，血浆胆碱酯酶活性降至30%~50%；重度中毒除M样、N样症状加剧外，还可出现明显的中枢神经系统症状，血浆胆碱酯酶活性降至30%以下。急性中毒的临床表现见表19-3。急性中毒死亡的主要原因为呼吸中枢麻痹及循环衰竭。慢性中毒多发生在长期接触农药的人员，主要表现为神经衰弱、腹胀、多汗，偶见肌束颤动及瞳孔缩小，检查血中胆碱酯酶活性持续降低。

表 19-3　有机磷酸酯类急性中毒的临床表现

作用	中毒表现
M 样症状	
促进腺体分泌	大汗淋漓，流涎，口腔及鼻腔有泡沫样分泌物，肺部有湿啰音
兴奋平滑肌	
呼吸道	支气管痉挛、呼吸困难，严重者肺水肿
胃肠道	恶心、呕吐、腹痛、腹泻、大便失禁
膀胱	尿失禁
兴奋虹膜括约肌	瞳孔缩小、视物模糊
心脏抑制	心肌收缩力减弱、心率减慢
血管扩张	血压下降
N 样症状	
N_M 受体	肌肉震颤、抽搐、呼吸性麻痹
N_N 受体	心动过速、血压升高
中枢神经系统症状	
先兴奋后抑制	躁动不安、失眠、谵妄、昏迷、血压下降、呼吸抑制、循环衰竭

【常用治疗药物】

有机磷酸酯类中毒常用的解毒药有阿托品和胆碱酯酶复活药。轻度中毒可单独应用阿托品或胆碱酯酶复活药控制症状；中度、重度中毒则需阿托品与胆碱酯酶复活药合用。

（一）阿托品

阿托品为治疗有机磷酸酯类中毒的特异性解毒药。通过与乙酰胆碱竞争 M 受体，使乙酰胆碱不能与 M 受体结合，从而阻断乙酰胆碱的作用，迅速控制有机磷酸酯类中毒的 M 样症状。同时阿托品能通过血脑屏障，消除部分中枢神经系统症状，改善呼吸中枢抑制。但对 N_M 受体激动引起的骨骼肌震颤、呼吸肌麻痹等无效，也无复活胆碱酯酶的作用。

阿托品的用量可根据病情每 10~30 min 或每 1~2 h 给药一次（给药剂量见表 19-4），直到 M 样症状明显好转或病人出现“阿托品化”表现为止。阿托品化即临床出现瞳孔扩大、口干、皮肤干燥和颜面潮红、肺部湿啰音消失及心率加快。阿托品用量过大可产生中毒，出现躁动、幻觉、谵妄、全身潮红、高热、心律失常甚至昏迷等。

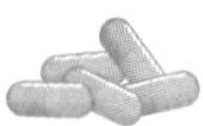

（二）胆碱酯酶复活药

胆碱酯酶复活药是一类能使失活的胆碱酯酶恢复活性的药物，常用的有氯解磷定和碘解磷定，给药剂量见表 19-4。胆碱酯酶复活药既可与磷酰化胆碱酯酶中的磷酰基结合使胆碱酯酶游离，恢复水解乙酰胆碱的活性，又可直接与游离的有机磷酸酯类结合，生成无毒的化合物经肾排出体外，从而阻止有机磷酸酯类继续抑制胆碱酯酶的活性。

胆碱酯酶复活药能明显减轻 N 样症状，迅速控制肌束颤动；对中枢神经系统症状也有一定的改善作用，促使昏迷病人较快苏醒；但对中毒时体内积聚的乙酰胆碱无直接对抗作用，对 M 样症状效果差，所以须与 M 受体阻断药合用。

表 19-4　有机磷酸酯类中毒解毒药的剂量

药品名称	用药阶段	轻度中毒	中度中毒	重度中毒
阿托品	开始	2~4 mg，皮下注射，每 1~2 h 一次	4~10 mg，静脉注射，立即；1~2 mg，每 30 min 一次，静脉注射	10~20 mg，静脉注射，立即；2~5 mg，静脉注射，每 10~30 min 一次
	阿托品化后	0.5 mg，皮下注射，每 4~6 h 一次	0.5~1 mg，皮下注射，每 4~6 h 一次	0.5~1 mg，皮下注射，每 2~6 h 一次
氯解磷定	首剂	0.5~0.75 g，肌内注射	0.75~1.5 g，肌内注射或稀释后缓慢静脉注射	1.5~2.5 g，分两处肌内注射或稀释后缓慢静脉注射
	以后	需要时，1 h 后重复一次	每小时重复注射 0.5~1.0 g，如病情显著好转，可停药观察	每 0.5~1 h 重复注射 1.0~1.5 g，如病情显著好转，可停药观察
碘解磷定	首剂	0.4~0.8 g，稀释后静脉滴注或缓慢静脉注射	0.8~1.6 g，稀释后缓慢静脉注射	1.6~2.4 g，稀释后缓慢静脉注射
	以后	必要时 2~4 h 重复一次	每小时重复注射 0.4~0.8 g，如病情显著好转，可停药观察	每小时重复注射 0.8~1.6 g，如病情显著好转，可停药观察

碘解磷定可引起咽痛及腮腺肿大等不良反应，注射过快可引起恶心、呕吐、眩晕、视物模糊，严重者可发生乏力、头痛、阵挛性抽搐，甚至抑制呼吸中枢，引起呼吸衰竭。氯解磷定可肌内注射，不良反应较碘解磷定小。

【治疗药物应用原则】

阿托品、胆碱酯酶复活药的用药原则为尽早、重复、首剂足量使用。中、重度有机磷酸酯类中毒必须两者同时使用，阿托品使用要达到阿托品化。

【用药注意事项】

1. 在阿托品使用过程中,应密切观察病人的体温、心率、脉搏、瞳孔、分泌物等变化,并随时调整剂量。伴有体温升高的中毒病人应物理降温,并慎用阿托品。

2. 急性有机磷酸酯类中毒后应及早使用胆碱酯酶复活药,否则磷酰化胆碱酯酶不容易被解离,胆碱酯酶难以复活,形成酶"老化"现象。一旦"老化",即使再使用胆碱酯酶复活药,也难以恢复酶的活性。

3. 胆碱酯酶复活药对不同有机磷酸酯类中毒的疗效存在差异,如对内吸磷、苯硫磷、对硫磷等疗效较好,对敌敌畏、敌百虫中毒的疗效稍差,而对乐果中毒无效。

4. 胆碱酯酶复活药在碱性溶液中可以水解生成剧毒的氰化物,所以不能与碱性药物合用。

5. 胆碱酯酶复活药用量不宜超过 8 g/24 h,否则可直接抑制胆碱酯酶。

岗位对接

情境:病人,女,24 岁,因与家人争吵,1 h 前服下杀虫药 100 ml,家人发现后紧急送入医院。途中出现恶心、呕吐、腹痛。入院查体:口吐白沫,全身颤抖,皮肤湿冷,意识尚清晰。体温 36.9℃,脉搏 126 次 / 分,呼吸 22 次 / 分,血压 110/82 mmHg;双侧瞳孔明显缩小,约 1 mm,对光反射减弱。医生诊断为急性有机磷中毒。

请结合本章所学内容,制订适合该病人的治疗方案。

第三节　镇静催眠药中毒与解救

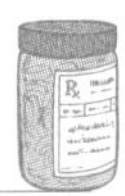

镇静催眠药选择性抑制中枢神经系统,随着剂量的增加,依次出现镇静、催眠、抗惊厥作用,有些药物甚至产生麻醉作用,一次大剂量使用可引起急性中毒,长期滥用可产生耐受性和依赖性。

案例讨论

案例:病人,男,45 岁。因 1 h 前服用数百片安定,导致昏迷、呼吸困难,被家属送往医院进行抢救,医生初步诊断为苯二氮䓬类药物急性中毒。医护人员立即进行抢救:温水洗胃;吸氧、建立静脉通道、加强心电监护;同时给予 10% 葡萄糖溶液 500 ml 和呋塞米 20 mg 静脉滴注;纳洛酮 0.6 mg/ 次静脉推注,间隔时间为 0.5 h。

讨论:苯二氮䓬类药物中毒是否有特效的解救药?

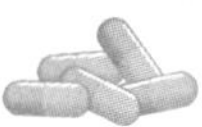

一、苯二氮䓬类镇静催眠药中毒

苯二氮䓬类药物为 1,4- 苯并二氮杂䓬的衍生物，目前临床上常用的有 20 多种。根据作用维持时间的长短，分为三类。① 长效类：地西泮、氟西泮、氯氮䓬等。② 中效类：氯硝西泮、奥沙西泮、硝西泮、阿普唑仑。③ 短效类：三唑仑等。

【疾病概述】

苯二氮䓬类药物与中枢神经系统不同部位的 $GABA_A$ 受体复合物上的苯二氮䓬类结合位点结合，促进 GABA 与 $GABA_A$ 受体结合，增加 Cl^- 通道开放频率而增加 Cl^- 内流，产生中枢抑制作用。过量使用可致中枢严重抑制，发生中毒。本类药物中毒的主要症状为嗜睡、头晕、言语含糊不清、意识模糊、反应迟钝、共济失调。偶可发生过敏性皮疹、白细胞减少症和中毒性肝炎。很少出现昏迷、呼吸抑制等，如果出现应考虑同时服用了其他镇静催眠药或饮酒等因素。

【常用治疗药物】

中毒时除使用非特异性解毒药如吸附药（如活性炭）、导泻药（如硫酸钠）、利尿药（如呋塞米、甘露醇）外，还应根据中毒程度，选用特异性解毒药氟马西尼、纳洛酮及中枢兴奋药。

1. 氟马西尼　氟马西尼是特异的苯二氮䓬受体拮抗剂，能快速逆转昏迷，首次静脉注射剂量是 0.3 mg；如在 60 s 内未达到所需的清醒程度，可重复使用直至病人清醒或达总量 2 mg；若再度出现昏睡，可每小时静脉注射 0.1~0.4 mg 药物。滴注的速度应个体化，根据所要求的清醒程度进行调整。

2. 纳洛酮　为特异性阿片受体拮抗剂，有催醒和解除镇静催眠药对呼吸、循环抑制的作用。用量为每次 0.4~0.8 mg 静脉注射，可根据病情间隔 15 min 重复一次。

3. 中枢兴奋药　对于深度昏迷或出现呼吸抑制时，可应用盐酸哌甲酯（利他林）、贝美格等中枢兴奋药。盐酸哌甲酯 40~100 mg 肌内注射，必要时 0.5~1 h 重复应用，直至苏醒。贝美格 50 mg 稀释于 25% 葡萄糖溶液中，静脉注射每 3~5 min 一次，如不苏醒可用贝美格 200~300 mg 稀释后静脉滴注。

知识拓展

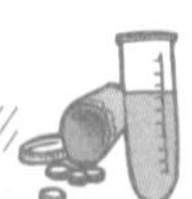

氟马西尼

氟马西尼为苯二氮䓬类药物的特异性拮抗剂，竞争性抑制苯二氮䓬类药物与受体结合，消除其中枢抑制作用。氟马西尼用于苯二氮䓬类药物中毒的诊断及特异性解救，还可

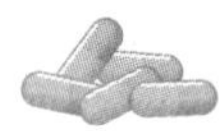

用于改善酒精性肝硬化病人的记忆缺失等症状，但对巴比妥类及其他中枢抑制剂引起的中毒无效。主要的不良反应有恶心、呕吐、焦虑不安等。

【治疗药物应用原则】

1. 巴比妥类镇静催眠药中毒无特效解毒药，以清除毒物、对症治疗为主。

2. 苯二氮䓬类镇静催眠药中毒，在清除毒物、对症治疗的基础上可使用特效解毒药氟马西尼。

【用药注意事项】

1. 曾长期使用苯二氮䓬类镇静催眠药的病人，如快速注射氟马西尼，会出现戒断症状，如焦虑、心悸、恐惧等，故应缓慢注射。

2. 使用氟马西尼的病人清醒后，由于残留的苯二氮䓬类仍在发挥作用，所以不能进行高空作业或驾驶等危险工作。

3. 镇静催眠药中毒使用导泻药时，不宜选用硫酸镁。

4. 使用中枢兴奋药抢救时，应严格掌握用量，以免引起惊厥。

二、巴比妥类镇静催眠药中毒

巴比妥类为巴比妥酸的衍生物，根据作用维持时间长短，分为四类。① 长效类：苯巴比妥；② 中效类：异戊巴比妥；③ 短效类：司可巴比妥；④ 超短效类：硫喷妥。

【疾病概述】

巴比妥类药物可结合 $GABA_A$ 受体的巴比妥类受点，增加 GABA 与 $GABA_A$ 受体的亲和力，延长 Cl^- 通道开放时间而增加 Cl^- 内流，增强 GABA 的抑制作用，阻断脑干网状结构上行激活系统，使大脑皮质出现弥漫性抑制。巴比妥类药物的中毒反应与剂量有关。轻度中毒发生于 2~5 倍催眠剂量，中度中毒发生于 5~10 倍催眠剂量，严重中毒发生于 10~20 倍催眠剂量。呼吸衰竭是巴比妥类镇静催眠药中毒致死的主要原因。

1. 中枢神经系统症状　轻度中毒时，可有眩晕、语言迟钝、共济失调、感觉障碍、瞳孔缩小或扩大、血压下降、恶心、呕吐等；重度中毒时可先出现中枢兴奋症状，后转为中枢抑制，甚至昏迷、死亡。

2. 呼吸系统症状　重度中毒时，呼吸中枢受抑制，严重时出现不规则呼吸、潮式呼吸等。

3. 循环系统症状　血流动力学及微循环发生改变，血管扩张、血管通透性增加，血压下降，甚至休克。

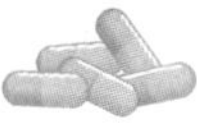

【常用治疗药物及用药注意事项】

本类药物中毒无特效解毒药，主要是对症处理。可使用高锰酸钾洗胃、呋塞米利尿、硫酸钠导泻、快速输液等措施清除毒物，加速毒物的排泄。重度中毒出现呼吸抑制时可使用尼可刹米等呼吸兴奋药。静脉滴注 5% 的碳酸氢钠碱化尿液可促进排出。禁用硫酸镁导泻，严格掌握中枢兴奋药的用量。

第四节　金属和类金属中毒与解救

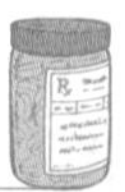

金属类物质是生产生活、科技发展和国防建设中不可或缺的重要原料，与人类有着长期的密切接触。金属和类金属中毒在人们的生活和工作中并不少见，常见的有铅中毒、汞中毒、砷中毒等。

【疾病概述】

铅、汞、砷等金属和类金属可通过皮肤接触、呼吸道、胃肠道等途径进入人体，与细胞的某些活性基团结合，导致酶等生物活性物质功能障碍，产生严重中毒。中毒的主要原因是使体内多种生物酶的活性减弱甚至丧失，如铅能抑制 δ- 氨基戊酸脱水酶（ALAD）、粪卟啉原氧化酶、亚铁络合酶等巯基酶的活性，造成卟啉代谢障碍，影响血红蛋白的合成，导致贫血。常见金属和类金属中毒的临床表现见表 19-5。

表 19-5　常见金属和类金属中毒的临床表现

金属和类金属	急性中毒	慢性中毒
铅	以消化系统症状为主，表现为恶心、呕吐、口内有金属味、食欲缺乏、腹痛等，严重者可出现中毒性肝病、中毒性肾病和贫血，甚至抽搐、谵妄和昏迷等中毒性脑病	主要为职业性铅中毒，表现为全身乏力、肌肉关节酸痛、口内有金属味、胃肠绞痛等。部分病人出现血压升高、多汗、少尿，齿龈边缘出现蓝黑色铅线等
汞	多因短期吸入高浓度汞蒸气引起，最初仅出现口中有金属味，继而出现头痛、发热、皮疹等症状；经口服中毒病人可出现胃肠炎和急性腐蚀性口腔炎，口腔和咽喉灼痛，并有恶心、呕吐、腹痛、腹泻等消化道症状	由长期接触低浓度的汞蒸气而引起。最早出现神经衰弱症状，如头晕、头痛、健忘、多梦等，部分病人有心悸、多汗等神经系统紊乱的现象。病情发展到一定程度时出现三大典型表现：易兴奋症、意向性震颤（腱反射活跃）和口腔炎。口腔卫生不良者在龈缘处有蓝黑色汞线出现
砷	主要由口服砒霜或长期接触砷化物所致。主要表现为急性胃肠炎、意识障碍、中毒性肝炎和肾功能损害等	表现为皮肤黏膜病变、多发性神经炎、肝功能损害等，指(趾)甲出现白色横纹(Mess 纹)说明有砷吸收

知识拓展

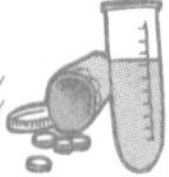

化妆品中的汞

化妆品中汞含量超标问题屡见不鲜，其中汞的主要成分为白降汞和升汞。汞在我国古代就作为化妆品的主要原料，但现在已被国际上列为美容用品中的禁用成分或限制成分。汞离子可置换酪氨酸酶的阴离子使该酶失去活性，阻碍黑色素的暂时生成，达到快速美白祛斑的效果。但久用后，由于汞离子与巯基结合，解除对酪氨酸酶的抑制，引起黑色素快速增多。因此，长期用含汞化妆品以致中毒的人，皮肤灰暗、角质增多，出现灰黑色斑点，当有害物质累积到一定程度，会引起肝、肾、神经系统损害。

【常用治疗药物】

金属、类金属中毒的解毒药是能与金属、类金属螯合形成稳定可溶性的螯合物，并使金属、类金属失去毒性的药物，也称为金属螯合剂。常用的金属螯合剂分子中含有—SH、—NH_2、—COOH、—OH 等基团，可与组织内的金属离子螯合后成为可溶、无毒或低毒的化合物排出体外。

1. 二巯丁二钠　二巯丁二钠的结构中具有两个与金属离子亲和力高的活性巯基，既能与血浆中游离的金属离子螯合成无毒的络合物，又能夺取与酶结合的金属离子，使酶复活，对锑的螯合作用最强。临床上用于治疗锑、汞、铅、砷的中毒及预防钴、镉、镍中毒。对遗传性铜代谢障碍性疾病(肝豆状核变性病)有排铜及改善症状的作用。使用剂量及疗程见表 19–6。

2. 二巯丙醇　二巯丙醇是解救急慢性砷、汞中毒的首选药物，但对铁、镉、硒中毒无效。二巯丙醇与金属离子的络合物不稳定，络合物解离后可再出现毒性，应重复给药。使用剂量及疗程见表 19–6。常见不良反应有恶心、呕吐、头痛、唇和口腔灼热感、咽和胸部紧迫感、流泪、流涕、流涎、多汗、腹痛、肢端麻木和异常感觉、肌肉和关节酸痛。

3. 依地酸钙钠　依地酸钙钠能与多种金属结合成为稳定而可溶的络合物，由尿中排泄，适用于多种金属中毒的解毒。临床上主要用于治疗急慢性无机铅中毒，对铜、锌、锰、镉及某些放射性元素(如镭、铀、钍等)均有解毒作用，但对锶无效。使用剂量及疗程见表 19–6。

4. 青霉胺　青霉胺是青霉素的降解产物，为含巯基的氨基酸。能络合铜、铁、汞、铅、砷等重金属，形成稳定、可溶性的复合物由尿排出。但其驱铅作用不及依地酸钠钙，驱汞作用不及二巯丙醇。临床上仅用于轻度重金属中毒或其他络合剂有禁忌时

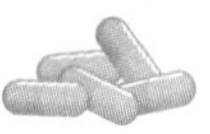

选用。使用剂量及疗程见表 19-6。本药不良反应发生率较高且较严重，可见消化系统、神经系统、血液系统反应，肝、肾毒性及过敏反应等。

表 19-6　常用金属及类金属解毒药的剂量和疗程

药品名称	用法用量	疗程
二巯丁二钠	成人常用量 1 g，临用时配成 10% 的溶液，立即缓慢静脉注射，10~15 min 注射完毕；儿童：20 mg/kg	
二巯丙醇	肌内注射，按体重 2~3 mg/kg。最初 2 日，每 4 h 注射一次；第 3 天，每 6 h 注射一次；以后每 12 h 注射一次	一个疗程为 10 日
依地酸钙钠	静脉滴注：1 g/d，加入 5% 葡萄糖注射液 250~500 ml 中，静脉滴注 4~8 h 肌内注射：用 0.5 g 加 1% 盐酸普鲁卡因注射液 2 ml，稀释后作深部肌内注射，1 次 / 日	连续用药 3 日，停药 4 日为一疗程
青霉胺	口服给药，1 g/d，4 次 / 日	5~7 日为一疗程；停药 2 日后，可开始下一疗程，一般需要 1~3 个疗程

【治疗药物应用原则】

1. 铅中毒确诊后应立即进行驱铅治疗，方法是给予金属螯合剂如依地酸钙钠、二巯丁二钠、喷替酸钙钠。铅绞痛时，可用 10% 葡萄糖酸钙 10 ml 缓慢静脉注射。钙能与铅竞争肠道结合蛋白上的共同结合位点，抑制铅的吸收。通过补钙可以减少铅与肠道结合蛋白的结合，达到预防和治疗铅中毒的目的。

2. 驱汞治疗是汞中毒的治疗原则。急性汞中毒时应及早注射大剂量的驱汞药物。按照病情用药 3~7 日后，停药 2~3 日。重度中毒病人需用药数个疗程，到尿汞接近正常为止。慢性汞中毒的用药原则是小剂量、间歇用药，长期用药。具体用药视病情而定。

3. 依地酸钙钠解毒以短期间歇疗法为原则，长期连续使用则排毒率低，不良反应大。

【用药注意事项】

1. 二巯丁二钠临用时用氯化钠注射液或 5% 葡萄糖注射液配制成 10% 溶液，立即静脉注射，因易分解，分解物有毒，故不可静脉滴注。

2. 依地酸钙钠用药期间应注意检查尿常规，若出现管型、蛋白、白细胞等应立即停药，停药后可逐渐恢复正常。

3. 青霉胺用药前应做青霉素皮试，用药期间应定期检查血常规和肝、肾功能。长期用药时需加服维生素 B_6，每日 25 mg。

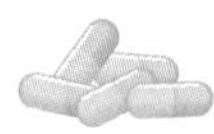

岗位对接

情境：病人，男，25岁，新任职某化工厂的水银电解槽看槽工。入职3日后出现发热，体温最高达38℃，口中有金属味，头晕乏力，头痛，食欲缺乏、腹胀，腰、背、臀部出现大量红色斑丘疹，刺痒；大便次数增多，3~4次/日，活动时感胸闷、憋气。尿汞为0.855 μmol/L，为标准值的17倍，临床诊断为急性汞中毒。

请结合本章所学内容，制订适合该病人的治疗方案。

思考题

1. 急性中毒的一般救治措施有哪些？
2. 有机磷酸酯类中毒有哪些特效解毒药？
3. 苯二氮䓬类镇静催眠药急性中毒时该如何抢救？

在线测试

下　篇

实训篇

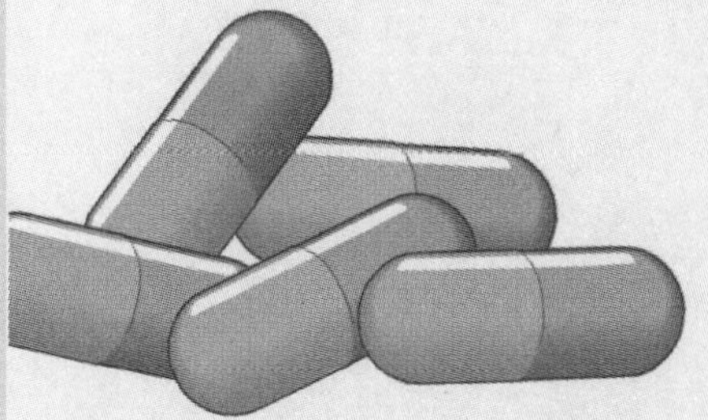

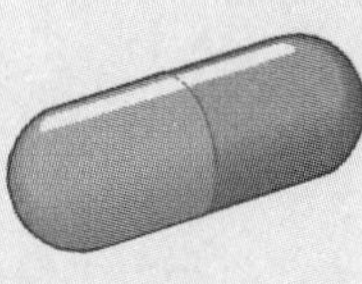

实训一　处方调剂

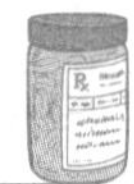

【实训目的】

1. 能力目标　掌握处方审核、调配、复核、包装标识、发药等处方调剂的能力。熟悉医院处方审核主要内容及典型错误类型。

2. 素养目标　养成严谨求实的工作态度，为将来从事药学服务岗位奠定良好的基础。

【实训内容】

实训材料：多媒体教室、实训处方、模拟药房、药品标签、模拟药品等。

进入实训室，首先由教师讲解实训要求和安排，将学生按 2 人一组进行实训分组，分别模拟担任药师和病人。

1. 结合所学的处方知识，熟悉处方调剂的流程和注意事项。

2. 通过小组模拟表演正确完成处方调剂的完整过程。

【实训步骤】

PPT

实训提示

1. 接收处方　由教师事先准备隐含错误处方及正确处方若干，小组随机抽签得到一张处方，抽签后处方交到模拟病人手上。

接收处方时要求学生具有基本礼仪。

2. 审核处方　学生接到处方后，应分别检查并对处方的合理性、规范性及适宜性进行审核。

若判断处方合理，需要在纸质处方上“审核药师”处进行手写签名，处方经签名后方可进入调配环节。若处方经审核判定为不合理，由学生负责报告教师，由教师更换处方，并再次进入处方审核流程，不得擅自更改或配发代用药品处方。

3. 调配处方　审核合理的处方，由学生携带发药框进行处方调配，调配时注意自上而下，按药品信息逐条进行调配，不得遗漏药品。

调配过程中学生需要对照处方，拿取和处方药品信息一致的药品，并对药品名称、剂型、规格、数量等信息进行初步核对。

需要分零的药品，学生需用药匙准确数取药品或称取药品进行分装，严禁用手直接取药或不经称量估计取药。

4. 核对检查　发药前，学生严格按照“四查十对”要求进行核对检查，检查无误后在处方上“审核药师”处签名确认，根据处方记载的用法用量，正确书写药袋或粘贴标签。

5. 发药　首先确认病人身份，要求药师呼唤病人姓名，待取药者身份确认后再进行发药。

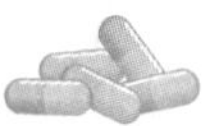

发药时，由学生对照处方，逐一交代每种药品的名称、数量、使用方法和注意事项，对于特殊的药品保存方法、用法用量等重要信息，学生应详细说明，直至取药者完全理解。

6. 用药咨询　发药结束后，如病人有疑问，应尽量解答病人问题。

【实训考核】

从处方库中随机选取一张处方，通过训练进行处方调剂，按照表实训 1-1 完成实训技能的考核。

表实训 1-1　处方调剂实训考核表

考核项目	技能要求		分值	得分
实训准备（15 分）	着装： 学生着工作服（1 分） 统一整洁，仪容仪表符合药师职业要求（1 分）		2	
	报告班级、姓名、操作项目（1 分）		1	
	举止得体，语言清晰（2 分）		2	
	理论知识： 处方调剂的流程（5 分） “四查十对”的内容（5 分）		10	
实训操作（75 分）	沟通能力（10 分）	与病人沟通的技巧： 参考人际沟通知识，考生回答沟通技巧的内容（5 分）	5	
		与病人沟通的礼仪： 面对病人时，见面问候（2 分），沟通中姿势端庄大方，目光关注平和，态度和蔼可亲（2 分），离开道别（1 分）	5	
	专业能力（65 分）	审核处方： 审核结果正确（5 分） 理由陈述正确（5 分）	10	
		调配处方： 药物名称、剂型正确（5 分） 药物规格正确（5 分） 药物数量正确（5 分） 无遗漏药物（5 分）	20	
		核对检查： 进行“四查十对”（5 分） 核对后签名（5 分） 正确书写并粘贴标签（5 分）	15	
		发药： 呼唤病人姓名（2 分） 介绍药物名称及种类（5 分） 介绍用法用量（3 分） 介绍不良反应（5 分） 介绍用药注意事项，并提出用药指导策略（含病人用药教育）（5 分）	20	

续表

考核项目	技能要求	分值	得分
实训报告（10分）	实训结果记录字迹工整，项目齐全，并能针对思考讨论题目认真进行分析讨论（10分）	10	
合　计		100	

【实训思考】

1. 处方审核作为事前用药评价方式，对促进临床合理用药有什么作用？

2. 发药时，如遇病人提出其他用药咨询而自身无法解答的情况该如何处理？

实训二　处方点评

【实训目的】

1. 能力目标　学会处方点评的方法，掌握不合理处方的分析和处理，能初步评价处方药品使用的合理性。

2. 素养目标　养成严谨的工作作风，培养药师在药学服务中必备的职业素养，提高临床药物治疗学水平。

【实训内容】

实训材料：多媒体教室、实训处方、模拟药房、药品标签、带说明书的空药盒等。

进入实训室，首先由教师讲解实训要求和安排，将学生按5人一组进行实训分组，模拟担任临床药师。

1. 结合所学的处方知识，熟悉处方点评的流程和注意事项。

2. 通过小组模拟表演正确完成处方点评的完整过程。

【实训步骤】

1. 抽取处方　由教师事先准备好若干合理处方和不合理处方，每一小组随机抽签得到10张处方。

实训提示

2. 点评处方　小组成员查阅书籍资料，讨论完成处方点评，详细记录点评结果，并将不合理处方修改为合理处方，写出改进意见。

3. 汇报演示　每一小组派1名同学汇报讨论结果，其他同学认真观看，进行自由点评，教师再逐一对其进行点评，回答教师提出的用药指导的问题。

4. 统计结果　每组根据处方点评结果，统计处方合格率，统计出各类差错类型处方所占比例，做质量分析报告。

【实训考核】

任意选取一张处方，通过训练进行处方点评，按照表实训2-1完成实训技能的考核。

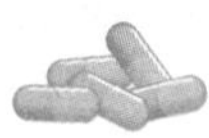

表实训 2-1　处方点评实训考核表

考核项目	技能要求	分值
实训准备 (10 分)	着装统一整洁,仪容仪表符合药师职业要求	10
实训操作 (70 分)	点评处方: 点评结果正确(10 分) 分析理由正确(10 分) 如为不合理处方,不合理处方改进意见正确(10 分) 如为合理处方,处方药物的药理作用分析正确(10 分)	40
	汇报演示: 语言描述清楚准确(10 分) 点评结果分析汇报准确(10 分) 回答提问准确(10 分)	30
实训报告 (20 分)	根据处方,写出点评处方的结果和质量分析报告,能针对思考讨论题目认真进行分析讨论,并写出实训体会	20
合　计		100

【实训思考】

1. 处方点评的目的是什么?对促进临床合理用药有什么作用?

2. 通过本次实训,你了解到的正确用药的评价指标包括哪些?如何提高处方点评技能?

实训三　失眠的药物治疗方案制订

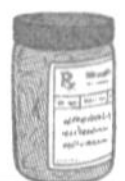

【实训目的】

1. 能力目标　学会制订并评价失眠的药物治疗方案,指导病人合理应用镇静催眠药,并认识心理治疗的重要性。

2. 素养目标　养成团队协作的工作习惯,具备关爱病人的药学服务职业道德。

【实训内容】

病例:病人,女,38 岁,公司职员,半年来工作压力增大,经常加班,很晚才能入睡。夜间入睡时间逐渐延长,甚至无法入睡,睡眠质量差,期间稍有轻微响动就惊醒。近 1 个月来尤甚,每日浑身乏力,反应迟钝,工作效率低,一想到夜晚降临,就开始担心无法入睡,影响工作和生活。请结合以上病例,完成以下几个方面的实训:

1. 向病人详细询问病情,并给出最可能的诊断。

2. 根据病情制订药物治疗方案。

3. 对病人进行合理用药指导。

PPT

实训提示

【实训步骤】

1. 问病　进入实训室，首先由教师讲解实训要求和安排，将学生按 2 人一组进行实训分组，分别模拟担任药师和典型的失眠病人。每组分别进行问病演示。

问病内容：① 主要症状，失眠开始的时间、发作频率、持续时间，失眠发生发展的过程，入睡时间，睡眠质量，每日总睡眠时间。② 诱因，有无明显的诱因及缓解因素，生活起居，有无相关慢性疾病，第一次失眠的经过。③ 伴随症状，是否伴有入睡困难，是否伴有疼痛、出汗、头痛、心悸、胸闷等，是否有多梦、早醒、易醒，中途醒来的原因及是否能再次入睡，能否回忆起梦的内容，失眠第 2 日有无疲倦乏力、头痛。④ 诊疗过程，发病后是否用药，药物剂型、剂量、用法、加减变化及疗效如何，是否进行过心理治疗。⑤ 一般情况，工作生活习惯及环境，饮食、睡眠、大小便、体重的变化及病情是否影响工作。⑥ 家族史、既往病史，家中有无相同症状的病人，是否有过敏史、感染病史、外伤史、手术史、用药史等。

2. 讨论　分组讨论，指出各组问病过程中的优缺点，每组推选 1 名学生进行总结，各组对问病环节进行优化，带教老师挑选 1~2 组再次进行问病演示。

3. 制订药物治疗方案

(1) 分组对案例进行讨论，给出诊断结果及依据，并制订药物治疗方案。

(2) 各组代表发言。

(3) 教师对各组的药物治疗方案进行点评、总结。

4. 用药指导　教师扮演失眠病人，每位同学就治疗方案中的药物进行介绍，并就用法用量、不良反应及用药注意事项等方面进行用药指导。

【实训考核】

从案例库中随机抽取一个失眠病例，由教师扮演病人，学生扮演药师，根据病情制订药物治疗方案并进行用药指导，完成考核（表实训 3-1）。

表实训 3-1　失眠的药物治疗方案制订实训考核表

考核项目	技能要求	分值	得分
实训准备（15 分）	着装： 学生着工作服（1 分） 统一整洁，仪容仪表符合药师职业要求（1 分）	2	
	报告班级、姓名、操作项目（1 分）	1	
	举止得体，语言清晰（2 分）	2	
	理论知识： 失眠的药物治疗原则（4 分） 治疗药物的药理作用和用途（3 分） 常用镇静催眠药的不良反应（3 分）	10	

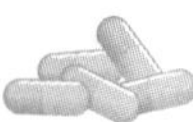

续表

考核项目	技能要求		分值	得分
实训操作 (75分)	沟通能力 (10分)	与病人沟通的技巧： 参考人际沟通知识，考生回答沟通技巧的内容(5分)	5	
		与病人沟通的礼仪： 面对病人时，见面问候(2分)，沟通中姿势端庄大方，目光关注平和，态度和蔼可亲(2分)，离开道别(1分)	5	
	专业能力 (65分)	临床诊断： 诊断正确(2分) 诊断依据陈述正确(3分)	5	
		药物选择： 药物名称、剂型正确(5分) 药物规格正确(5分) 药物剂量正确(5分) 无遗漏药物(5分)	20	
		药物介绍： 介绍药物名称及数量(5分) 介绍用法用量(5分) 介绍不良反应(5分)	15	
		用药指导： 是否符合失眠的用药原则(5分) 用药注意事项(15分) 给出用药指导策略(5分)	25	
实训报告 (10分)	实训结果记录字迹工整，项目齐全，并能针对思考讨论题目认真进行分析讨论(10分)		10	
合　计			100	

【实训思考】

1. 药师应从哪些方面指导失眠病人合理使用镇静催眠药？
2. 对长期失眠的病人进行用药指导时，应强调什么？为什么？

实训四　高血压的药物治疗方案制订

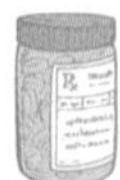

【实训目的】

1. 能力目标　学会制订和评价高血压的药物治疗方案的方法；掌握高血压的诊断标准和常用抗高血压药物的作用特点。

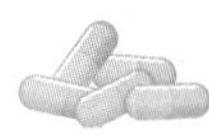

2. 素养目标　培养指导高血压病人合理选药、用药的能力。

【实训内容】

病例：病人，女，65 岁。经常耳鸣，头晕，面红；血压为 150/100 mmHg。请结合以上病例，完成以下几个方面的实训：

1. 分析以下两个案例中的高血压药物治疗方案是否合理。

2. 分析抗高血压药物的用药依据。

【实训步骤】

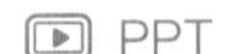

实训提示

1. 问病　进入实训室，首先由教师讲解实训要求和安排，将学生按 2 人一组进行实训分组，分别模拟担任药师和典型的高血压病人。每组分别进行问病演示。

问病内容：① 主要症状，头痛及头晕程度、性质，是否有定位性头痛，是否为血管搏动性疼痛，休息后能否缓解。② 诱因，发病前有无发热症状，精神刺激或服用某些药物。③ 伴随症状，是否伴有胸闷、气短、气促、呕吐、肢体活动障碍等症状。④ 诊疗过程，询问发病后是否做过检查，检查项目，有无确诊。发病后是否用药，药物剂型、剂量、用法及疗效如何。⑤ 一般情况，工作生活习惯及环境，饮食、睡眠、大小便、体重的变化及病情是否影响工作。⑥ 询问家族史(家中有无相同症状的病人)和既往病史。

2. 讨论　分组讨论，指出各组问病过程中的优缺点，每组推选 1 名学生进行总结，各组对问病环节进行优化，带教老师挑选 1~2 组再次进行问病演示。

3. 制订药物治疗方案

(1) 分组对案例进行讨论，给出诊断结果及依据，并制订药物治疗方案。

(2) 各组代表发言。

(3) 教师对各组的药物治疗方案进行点评、总结。

4. 用药指导　教师扮演高血压病人，每位同学就治疗方案中的药物进行介绍，并就用法用量、不良反应及用药注意事项等方面进行用药指导。

【实训考核】

从案例库中随机抽取一个高血压病例，由教师扮演病人，学生扮演药师，根据病情制订药物治疗方案并进行用药指导，完成考核(表实训 4–1)。

表实训 4–1　高血压的药物治疗方案制订实训考核表

考核项目	技能要求	分值	得分
实训准备 (15 分)	着装： 学生着工作服(1 分) 统一整洁，仪容仪表符合药师职业要求(1 分)	2	
	报告班级、姓名、操作项目(1 分)	1	
	举止得体，语言清晰(2 分)	2	

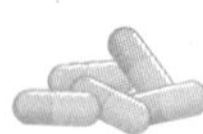

续表

<table>
<tr><th>考核项目</th><th colspan="2">技能要求</th><th>分值</th><th>得分</th></tr>
<tr><td>实训准备
(15 分)</td><td colspan="2">理论知识：
高血压的药物治疗原则(4 分)
治疗药物的药理作用和用途(6 分)</td><td>10</td><td></td></tr>
<tr><td rowspan="6">实训操作
(75 分)</td><td rowspan="2">沟通能力
(10 分)</td><td>与病人沟通的技巧：
参考人际沟通知识,考生回答沟通技巧的内容(5 分)</td><td>5</td><td></td></tr>
<tr><td>与病人沟通的礼仪：
面对病人时,见面问候(2 分),沟通中姿势端庄大方,目光关注平和,态度和蔼可亲(2 分),离开道别(1 分)</td><td>5</td><td></td></tr>
<tr><td rowspan="4">专业能力
(65 分)</td><td>临床诊断：
诊断正确(2 分)
诊断依据陈述正确(3 分)</td><td>5</td><td></td></tr>
<tr><td>药物选择：
药物名称、剂型正确(5 分)
药物规格正确(5 分)
药物剂量正确(5 分)
无遗漏药物(5 分)</td><td>20</td><td></td></tr>
<tr><td>药物介绍：
介绍药物名称及数量(5 分)
介绍用法用量(5 分)
介绍不良反应(5 分)</td><td>15</td><td></td></tr>
<tr><td>用药指导：
是否符合高血压的用药原则(5 分)
用药注意事项(15 分)
给出用药指导策略(5 分)</td><td>25</td><td></td></tr>
<tr><td>实训报告
(10 分)</td><td colspan="2">实训结果记录字迹工整,项目齐全,并能针对思考讨论题目认真进行分析讨论(10 分)</td><td>10</td><td></td></tr>
<tr><td colspan="3">合　计</td><td>100</td><td></td></tr>
</table>

【实训思考】

病例 1：病人,女,65 岁。经常耳鸣,头晕,血压为 150/100 mmHg。诊断：高血压。治疗方案：一直口服卡托普利 25 mg,一日 2 次；吲达帕胺 2.5 mg,一日 1 次；能平稳控制血压。入院后因感冒咳嗽,医嘱口服康泰克 1 粒,一日 2 次；克咳胶囊 3 粒,一日 3 次,用药后次日出现头晕、头痛,血压 160/105 mmHg。

病例 2：病人,女,55 岁。因腹泻 1 日就诊,血压为 144/86 mmHg,既往有原发性高血压病史 7 年。诊断：原发性高血压；急性肠炎。治疗方案：口服呋喃唑酮片 0.1 g,一日 3 次；口服复方利血平氨苯蝶啶片 1 片(北京降压 0 号),一日 1 次。

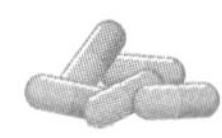

1. 分析以上两个案例中的高血压药物治疗方案是否合理。

2. 分析抗高血压药物的用药依据。

实训五 上呼吸道感染的药物治疗方案制订

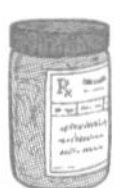

【实训目的】

1. 能力目标 学会制订并评价上呼吸道感染药物治疗方案；掌握特殊人群及患有其他疾病等上呼吸道感染病人的用药特点、普通感冒与流感的区别。

2. 素养目标 养成严谨求实的工作态度、团队协作的工作习惯，具备关爱病人的药学服务职业道德。

【实训内容】

病例：病人，男，40 岁，公交车司机。1 日前因受凉出现鼻塞、流清鼻涕，怕冷，喉咙干、痒，有咳嗽但无痰。在家测体温 37.6℃。请结合上述病例，完成以下几个方面的实训：

1. 向病人详细询问病情，并给出最可能的诊断。

2. 根据病情制订药物治疗方案。

3. 对病人进行合理用药指导。

【实训步骤】

1. 问病

PPT

实训提示

(1) 分组，小组成员轮流担任药师和模拟病人，进行问病练习。

(2) 问病内容包括：疾病诱因、主要症状、伴随症状、既往病史、诊疗经过、检查情况、用药情况和治疗效果等。

(3) 条件允许时，以小组为单位，可到学校附近药店进行上呼吸道感染用药情况调研。

2. 讨论 分组讨论，指出各组问病过程中的优缺点，每组推选 1 名学生进行总结，各组对问病环节进行优化，带教老师挑选 1~2 组再次进行问病演示。

3. 制订药物治疗方案

(1) 分组对案例进行讨论，给出诊断结果及依据，并制订药物治疗方案。

(2)各组代表发言。

(3) 教师对各组的药物治疗方案进行点评、总结。

4. 用药指导 教师扮演上呼吸道感染病人，每位同学就治疗方案中的药物进行介绍，并就用法用量、不良反应及用药注意事项等方面进行用药指导。

【实训考核】

从案例库中随机抽取一个上呼吸道感染病例，由教师扮演病人，学生扮演药师，根据病情制订药物治疗方案并进行用药指导，完成考核（表实训 5-1）。

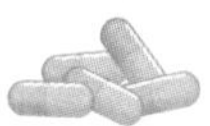

表实训 5-1　上呼吸道感染的药物治疗方案制订实训考核表

<table>
<tr><th>考核项目</th><th colspan="2">技能要求</th><th>分值</th><th>得分</th></tr>
<tr><td rowspan="4">实训准备
(15 分)</td><td colspan="2">着装：
学生着工作服(1 分)
统一整洁,仪容仪表符合药师职业要求(1 分)</td><td>2</td><td></td></tr>
<tr><td colspan="2">报告班级、姓名、操作项目(1 分)</td><td>1</td><td></td></tr>
<tr><td colspan="2">举止得体,语言清晰(2 分)</td><td>2</td><td></td></tr>
<tr><td colspan="2">理论知识：
上呼吸道感染的药物治疗原则(4 分)
治疗药物的药理作用和用途(3 分)
如何正确选用复方药物？(3 分)</td><td>10</td><td></td></tr>
<tr><td rowspan="6">实训操作
(75 分)</td><td rowspan="2">沟通能力
(10 分)</td><td>与病人沟通的技巧：
参考人际沟通知识,考生回答沟通技巧的内容(5 分)</td><td>5</td><td></td></tr>
<tr><td>与病人沟通的礼仪：
面对病人时,见面问候(2 分),沟通中姿势端庄大方,目光关注平和,态度和蔼可亲(2 分),离开道别(1 分)</td><td>5</td><td></td></tr>
<tr><td rowspan="4">专业能力
(65 分)</td><td>临床诊断：
诊断正确(2 分)
诊断依据陈述正确(3 分)</td><td>5</td><td></td></tr>
<tr><td>药物选择：
药物名称、剂型正确(5 分)
药物规格正确(5 分)
药物剂量正确(5 分)
无遗漏药物(5 分)</td><td>20</td><td></td></tr>
<tr><td>药物介绍：
介绍药物名称及数量(5 分)
介绍用法用量(5 分)
介绍不良反应(5 分)</td><td>15</td><td></td></tr>
<tr><td>用药指导：
是否符合上呼吸道感染的用药原则(5 分)
用药注意事项(15 分)
给出用药指导策略(5 分)</td><td>25</td><td></td></tr>
<tr><td>实训报告
(10 分)</td><td colspan="2">实训结果记录字迹工整,项目齐全,并能针对思考讨论题目认真进行分析讨论(10 分)</td><td>10</td><td></td></tr>
<tr><td colspan="3">合　　计</td><td>100</td><td></td></tr>
</table>

【实训思考】

1. 普通感冒和流感是不是一回事,如何鉴别?

2. 根据复方制剂药物成分,分析同时服用以下两种及以上药物是否合理。

(1) 氨咖黄敏胶囊:含对乙酰氨基酚、咖啡因、氯苯那敏、人工牛黄。

(2) 感冒清胶囊:含对乙酰氨基酚、吗啉胍、氯苯那敏、大青叶。

(3) 复方氨酚葡锌片:含对乙酰氨基酚、葡萄糖酸锌、二氧丙嗪、板蓝根。

(4) 复方氨酚烷胺片:含对乙酰氨基酚、咖啡因、金刚烷胺、人工牛黄。

(5) 美息伪麻片:含对乙酰氨基酚、盐酸伪麻黄碱、盐酸苯海拉明。

实训六　支气管哮喘的药物治疗方案制订

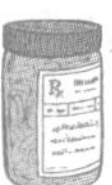

【实训目的】

1. 能力目标　学会制订支气管哮喘的药物治疗方案;掌握治疗支气管哮喘的常用药物及其用量、用法。

2. 素养目标　养成严谨求实的工作态度、团队协作的工作习惯,具备关爱病人的药学服务职业道德。

【实训内容】

病例:病人,男,31 岁,反复发作性气喘、胸闷 9 年,不明原因导致复发,伴呼吸困难 3 日。每次发病持续时间 6~12 min 不等,春冬季好发。请结合上述病例,完成以下几个方面的实训:

1. 详细地向病人询问病情,给出可能的诊断结果,并说明依据。

2. 根据诊断结果制订出药物治疗方案。

3. 分析和介绍治疗方案中的药物。

【实训步骤】

PPT

实训提示

1. 问病　2 位同学一组,一位充当典型的支气管哮喘病人,另一位作为药师,两人轮流充当病人和药师,进行问病练习,其他同学仔细观看。问病内容包括:

(1) 主要症状:每次发病前有无诱因或先兆,发病时是否有干咳、喷嚏、流涕及以呼气为主的呼吸困难伴喘鸣,发病后是否自行缓解,发作持续的时间。

(2) 诱因:发作前是否接触过致敏原,或者反复患有气管炎。

(3) 伴随症状:发病时是否有胸闷、发绀等症状。

(4) 诊疗经历:发病后是否做过检查,结果如何,是否确诊;是否使用过药物治疗,药物的剂型、用法用量,药物的疗效和不良反应等。

(5) 既往史及家族史:详细询问病人的职业及家族史、过敏史。

(6) 其他情况:病人的睡眠、饮食、体重等有无变化,是否影响工作。

2. 讨论　分组讨论,观看的同学指出模拟问病和点评同学的成功和不足之处,之后每组委派 1 位同学作总结性发言。在总结讨论结果的基础上优化问诊练习,另推荐两位同学再次进行问诊练习。

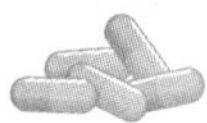

3. 制订药物治疗方案

(1) 分组讨论上述病例能否确诊为支气管哮喘，说明诊断依据，并制订药物治疗方案。

(2) 每组派 1 位同学代表发言。

(3) 教师对同学们制订的治疗方案进行总结，并详细分析病例，说明给药依据。

4. 用药指导　教师扮演支气管哮喘病人，每位同学就治疗方案中的药物进行介绍，并就用法用量、不良反应及用药注意事项等方面进行用药指导。

【实训考核】

从案例库中随机抽取一个支气管哮喘病例，由教师扮演病人，学生扮演药师，根据病情制订药物治疗方案并进行用药指导，完成考核（表实训 6-1）。

表实训 6-1　支气管哮喘的药物治疗方案制订实训考核表

<table>
<tr><th>考核项目</th><th colspan="2">技能要求</th><th>分值</th><th>得分</th></tr>
<tr><td rowspan="4">实训准备
（15 分）</td><td colspan="2">着装：
学生着工作服（1 分）
统一整洁，仪容仪表符合药师职业要求（1 分）</td><td>2</td><td></td></tr>
<tr><td colspan="2">报告班级、姓名、操作项目（1 分）</td><td>1</td><td></td></tr>
<tr><td colspan="2">举止得体，语言清晰（2 分）</td><td>2</td><td></td></tr>
<tr><td colspan="2">理论知识：
支气管哮喘的药物治疗原则（4 分）
治疗药物的药理作用和用途（3 分）
长效 β_2 受体激动剂（LABA）的不良反应（3 分）</td><td>10</td><td></td></tr>
<tr><td rowspan="5">实训操作
（75 分）</td><td rowspan="2">沟通能力
（10 分）</td><td>与病人沟通的技巧：
参考人际沟通知识，考生回答沟通技巧的内容（5 分）</td><td>5</td><td></td></tr>
<tr><td>与病人沟通的礼仪：
面对病人时，见面问候（2 分），沟通中姿势端庄大方，目光关注平和，态度和蔼可亲（2 分），离开道别（1 分）</td><td>5</td><td></td></tr>
<tr><td rowspan="3">专业能力
（65 分）</td><td>临床诊断：
诊断正确（2 分）
诊断依据陈述正确（3 分）</td><td>5</td><td></td></tr>
<tr><td>药物选择：
药物名称、剂型正确（5 分）
药物规格正确（5 分）
药物剂量正确（5 分）
无遗漏药物（5 分）</td><td>20</td><td></td></tr>
<tr><td>药物介绍：
介绍药物名称及数量（5 分）
介绍用法用量（5 分）
介绍不良反应（5 分）</td><td>15</td><td></td></tr>
</table>

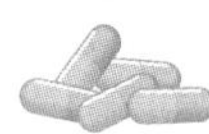

续表

考核项目	技能要求		分值	得分
实训操作（75分）	专业能力（65分）	用药指导： 是否符合支气管哮喘的用药原则（5分） 用药注意事项（15分） 给出用药指导策略（5分）	25	
实训报告（10分）	实训结果记录字迹工整，项目齐全，并能针对思考讨论题目认真进行分析讨论（10分）		10	
合　　计			100	

【实训思考】

1. 治疗支气管哮喘的常用药物有哪几类？每一类列举一个药物。

2. 糖皮质激素的主要不良反应有哪些？

实训七　消化性溃疡的药物治疗方案制订

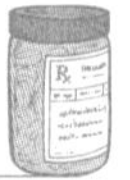

【实训目的】

1. 能力目标　学会制订和评价消化性溃疡药物治疗方案的方法；掌握常用治疗消化性溃疡药物的作用特点。

2. 素养目标　培养指导消化性溃疡病人合理选药、用药的能力。

【实训内容】

病例：病人，男，35岁，农民，因间断上腹痛5年，加重1周来诊。病人5年前开始上腹胀痛，空腹明显，进食后可自行缓解，有时夜间痛醒，无放射痛，有嗳气、反酸，常因进食不当和生气诱发，冬春季节易发病。

1. 向病人询问病情，作出相应判断。

2. 依据医师诊断制订合理的药物治疗方案。

3. 仔细解说治疗方案中的药物选择原因及用法。

【实训步骤】

PPT

实训提示

1. 2名同学一组，进行角色扮演，一人扮演病人，另一人扮演药师，分别进行用药咨询与解说。

2. 询问病人主要症状：上腹部疼痛部位，隐痛还是胀痛，餐前还是饭后疼痛，进食后疼痛能缓解还是更为严重，有无嗳气、反酸、黑便；问诱因：发病前有无饮食不规律、压力大、服用药物。

3. 制订药物治疗方案。

4. 分组讨论，针对该同学制订的给药方案和咨询过程进行分析，指出其成功和不

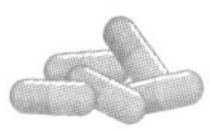

足之处，评价用药是否合理，有无其他给药方案。

【实训考核】

从案例库中随机抽取一个病例，由教师扮演病人，学生扮演药师，根据病情制订药物治疗方案并进行用药指导，完成考核（表实训 7–1）。

表实训 7–1 支气管哮喘的药物治疗方案制订实训考核表

<table>
<tr><th>考核项目</th><th colspan="2">技能要求</th><th>分值</th><th>得分</th></tr>
<tr><td rowspan="4">实训准备
（15 分）</td><td colspan="2">着装：
学生着工作服（1 分）
统一整洁，仪容仪表符合药师职业要求（1 分）</td><td>2</td><td></td></tr>
<tr><td colspan="2">报告班级、姓名、操作项目（1 分）</td><td>1</td><td></td></tr>
<tr><td colspan="2">举止得体，语言清晰（2 分）</td><td>2</td><td></td></tr>
<tr><td colspan="2">理论知识：
消化性溃疡的药物治疗原则（4 分）
治疗药物的药理作用和用途（6 分）</td><td>10</td><td></td></tr>
<tr><td rowspan="6">实训操作
（75 分）</td><td rowspan="2">沟通能力
（10 分）</td><td>与病人沟通的技巧：
参考人际沟通知识，考生回答沟通技巧的内容（5 分）</td><td>5</td><td></td></tr>
<tr><td>与病人沟通的礼仪：
面对病人时，见面问候（2 分），沟通中姿势端庄大方，目光关注平和，态度和蔼可亲（2 分），离开道别（1 分）</td><td>5</td><td></td></tr>
<tr><td rowspan="4">专业能力
（65 分）</td><td>临床诊断：
诊断正确（2 分）
诊断依据陈述正确（3 分）</td><td>5</td><td></td></tr>
<tr><td>药物选择：
药物名称、剂型正确（5 分）
药物规格正确（5 分）
药物剂量正确（5 分）
无遗漏药物（5 分）</td><td>20</td><td></td></tr>
<tr><td>药物介绍：
介绍药物名称及数量（5 分）
介绍用法用量（5 分）
介绍不良反应（5 分）</td><td>15</td><td></td></tr>
<tr><td>用药指导：
是否符合消化性溃疡的用药原则（5 分）
用药注意事项（15 分）
给出用药指导策略（5 分）</td><td>25</td><td></td></tr>
<tr><td>实训报告
（10 分）</td><td colspan="2">实训结果记录字迹工整，项目齐全，并能针对思考讨论题目认真进行分析讨论（10 分）</td><td>10</td><td></td></tr>
<tr><td colspan="3">合　计</td><td>100</td><td></td></tr>
</table>

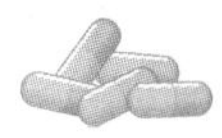

【实训思考】

对消化性溃疡的治疗应该如何选取药物合理搭配?

实训八 缺铁性贫血的药物治疗方案制订

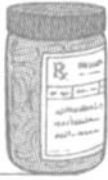

【实训目的】

1. 能力目标 学会制订并评价缺铁性贫血的药物治疗方案,能够指导病人合理应用缺铁性贫血的药物;熟悉治疗缺铁性贫血的常用药物及用量、用法。

2. 素养目标 养成严谨求实的工作态度,为将来走上药学服务岗位奠定良好的基础。

【实训内容】

病人,男,48 岁,头晕、头痛、乏力、面色苍白 2 年。入院后检查血常规:红细胞 4.15×10^{12}/L、血红蛋白 90 g/L、平均红细胞体积 61 fl、平均红细胞血红蛋白含量 18.9 pg。请结合病例,完成以下几个方面的实训:

1. 向病人详细询问病情。
2. 根据病人的病情制订药物治疗方案,对病人进行合理用药指导。
3. 指导贫血病人服用铁剂后的血液检查。

【实训步骤】

PPT

实训提示

1. 问病 进入实训室,首先由教师讲解实训要求和安排,将学生按 2 人一组分组进行实训,分别模拟担任药师和典型的缺铁性贫血病人。每组分别进行问病演示。

问病内容:① 主要症状,发病的时间,是阵发性还是持续性。② 诱因,有无明显的诱因,是否存在出血的情况。③ 伴随症状,是否有耳鸣、眼花、心悸、胸闷、注意力下降等。④ 诊疗过程,发病后是否用药,药物剂量及用法,是否做过血常规等相关检查,是否确诊。⑤ 一般情况,饮食、睡眠、大小便、体重的变化及病情是否影响工作。⑥ 家族史、既往病史,家中有无相同症状的病人,是否有神经系统疾病、心血管病史。

2. 讨论 分组讨论,指出各组问病过程中的优缺点,每组推选 1 名学生进行总结,各组对问病环节进行优化,带教老师挑选 1~2 组再次进行问病演示。

3. 制订药物治疗方案

(1) 每组根据病情的讨论情况,列出缺铁性贫血的诊断依据,介绍推荐的药物,制订药物治疗方案。

(2) 教师对每组的药物治疗方案进行点评和总结。

4. 用药指导 教师扮演缺铁性贫血病人,每位同学就治疗方案中的药物进行介绍,并就用法用量、不良反应及用药注意事项等方面进行用药指导。

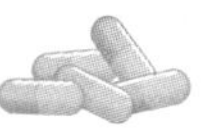

【实训考核】

从案例库中随机抽取一个缺铁性贫血病例，由教师扮演病人，学生扮演药师，根据病情制订药物治疗方案并进行用药指导，完成考核（表实训 8-1）。

表实训 8-1　缺铁性贫血的药物治疗方案制订实训考核表

考核项目	技能要求		分值	得分
实训准备（15 分）	着装： 学生着工作服（1 分） 统一整洁，仪容仪表符合药师职业要求（1 分）		2	
	报告班级、姓名、操作项目（1 分）		1	
	举止得体，语言清晰（2 分）		2	
	理论知识： 缺铁性贫血的治疗原则及措施（4 分） 铁剂的药理作用和用途（3 分） 铁剂的常见不良反应（3 分）		10	
实训操作（75 分）	沟通能力（10 分）	与病人沟通的技巧： 参考人际沟通知识，考生回答沟通技巧的内容（5 分）	5	
		与病人沟通的礼仪： 面对病人时，见面问候（2 分），沟通中姿势端庄大方，目光关注平和，态度和蔼可亲（2 分），离开道别（1 分）	5	
	专业能力（65 分）	临床诊断： 诊断正确（2 分） 诊断依据陈述正确（3 分）	5	
		药物选择： 药物名称、剂型正确（5 分） 药物规格正确（5 分） 药物剂量正确（5 分） 无遗漏药物（5 分）	20	
		药物介绍： 介绍药物名称及数量（5 分） 介绍用法用量（5 分） 介绍不良反应（5 分）	15	
		用药指导： 是否符合铁剂的用药原则（5 分） 用药注意事项（15 分） 给出用药指导策略（5 分）	25	
实训报告（10 分）	实训结果记录字迹工整，项目齐全，并能针对思考讨论题目认真进行分析讨论（10 分）		10	
合　计			100	

【实训思考】

药师应从哪些方面指导缺铁性贫血的病人合理使用铁剂？

实训九　荨麻疹的药物治疗方案制订

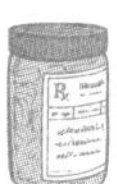

【实训目的】

1. 能力目标　能够制订并评价荨麻疹的药物治疗方案，能够指导病人合理应用抗组胺药及糖皮质激素；熟悉治疗荨麻疹的常用药物及其用法用量。

2. 素养目标　养成严谨求实的工作态度，为将来走上药学服务岗位奠定良好的基础。

【实训准备】

参照《中国荨麻疹诊疗指南》(2014 版)，进入模拟药房实训前应熟悉以下几个方面的内容：

1. 定义及病因　荨麻疹俗称风团，是由于皮肤、黏膜小血管扩张及渗透性增加而导致的局限性水肿反应，是一种常见的皮肤黏膜过敏性疾病。

荨麻疹的病因可分为外源性和内源性。外源性病因包括食物（鱼、虾、贝壳类、蛋类等动物蛋白，芒果、柠檬、可可、大蒜、草莓等植物或水果类，食品添加剂等）、药物（青霉素、血清制剂、疫苗、磺胺类、阿司匹林、吗啡等）、物理刺激（冷、热、光照、摩擦等）、植入物（吻合器、骨科钢板钢钉、人工关节、妇科节育器等）及运动，外源性病因多为暂时性；内源性病因包括慢性感染（细菌、真菌、病毒、寄生虫等感染）、劳累、自身免疫病及慢性病（系统性红斑狼疮、白血病、甲状腺疾病等）、精神紧张等，内源性病因多为持续性。根据病程，荨麻疹又可分为急性和慢性两类。

2. 临床表现　荨麻疹临床上主要表现为风团，其发作形式多样。风团大小不等，形态不规则，扁平发红或呈苍白色水肿性斑，边缘有红晕，融合成片，数目不定，多伴有瘙痒，少数病人可合并血管性水肿。急性荨麻疹出现快，消失也快，一般 24 h 内可自行消退，其他部位常有新皮损陆续出现，风团消失后皮肤恢复正常，部分病人在风团出现后数小时或一两日内出现食欲缺乏、恶心、呕吐、头痛、发热等症状；慢性荨麻疹发生时，风团反复发生，此起彼伏，病程常达数月或数年。

3. 诊断要点　应仔细询问病史并进行全面体格检查。通常情况下，荨麻疹不需要做更多的辅助检查，急性病人可检查血常规，了解发病是否与感染或过敏有关；慢性病人如病程较长、病情严重或常规剂量的抗组胺药治疗效果较差时，可考虑做相关的检查。必要时可开展变应原筛查、自体血清皮肤试验、食物日记和幽门螺杆菌感染鉴定。

4. 治疗

(1) 荨麻疹的治疗包括病人教育、病因治疗和控制症状三个方面。其中，消除诱

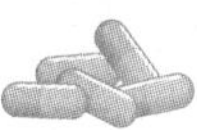

因或可疑病因有利于荨麻疹的自然消退，因此，详细询问病史是发现可能病因或诱因的最重要方法，但多数荨麻疹病人的病因很难查明，故对症治疗仍是该病主要的治疗措施。病人应穿宽松透气衣物，皮带不宜过紧，不宜热水洗澡，不要搔抓皮损处，并注意控制感染。

(2) 控制症状的药物治疗应以提高病人的生活质量为目的，包括局部用药和口服用药两个方面。局部用药主要为涂敷炉甘石洗剂、氧化锌洗剂或薄荷酚洗剂，具有收敛和止痒作用；口服用药包括一线治疗、二线治疗和三线治疗三个层面，应根据病人的病情和对治疗的反应制订并调整治疗方案。

一线治疗：首选非镇静或低镇静抗组胺药，如第一代抗组胺药氯苯那敏、苯海拉明、多塞平、异丙嗪、酮替芬等，第二代抗组胺药西替利嗪、左西替利嗪、氯雷他定、地氯雷他定、非索非那定、阿伐斯汀、依巴斯汀、依匹斯汀、咪唑斯汀、奥洛他定等。治疗有效后逐渐减少剂量，以达到有效控制风团发作为标准。为提高病人的生活质量，慢性荨麻疹疗程一般不少于 1 个月，必要时可延长至 3~6 个月，或更长时间。

二线治疗：一线治疗常规剂量下，使用 1~2 周后如不能有效控制症状，可考虑以下方案。① 更换品种或增大 2~4 倍剂量；② 联合第一代抗组胺药，睡前服用，以降低不良反应；③ 联合第二代抗组胺药，如氯雷他定与地氯雷他定联合，以提高抗炎作用；④ 联合抗白三烯药物，特别是对非甾体抗炎药诱导的荨麻疹。

三线治疗：对二线治疗仍然无效的病人，可考虑以下方案。① 环孢素，每日 3~5 mg/kg，分 2~3 次口服，仅用于严重的、对任何剂量抗组胺药均无效的病人。② 糖皮质激素，适用于急性、重症或伴有喉头水肿的荨麻疹，泼尼松 30~40 mg，口服 4~5 日后停药。

【实训内容】

病例：病人，男，17 岁，全身散在红色风团伴瘙痒 4 日，风团大小不等，部分融合成片，反复发生，划痕试验阳性，近期有病毒性感冒史。

1. 向病人详细询问病情，并给出最可能的诊断。

2. 根据病情制订药物治疗方案。

3. 对病人进行合理用药指导。

PPT

实训提示

【实训步骤】

1. 问病　进入实训室，首先由教师讲解实训要求和安排，将学生按 2 人一组进行实训分组，分别模拟担任药师和典型的荨麻疹病人。每组分别进行问病演示。

问病内容：① 主要症状，风团发作频率、皮损持续时间、昼夜发作规律，风团大小、数量、形状和分布。② 诱因，有无明显的诱因及缓解因素。③ 伴随症状，是否伴有瘙痒或疼痛，消退后是否有色素沉着。④ 诊疗过程，是否做过血常规、变应原检测等相关检查，是否确诊。发病后是否用药，药物剂型、剂量、用法及疗效如何。⑤ 一般情况，工作生活习惯及环境，饮食、睡眠、大小便、体重的变化及病情是否影响工作。⑥ 家族史、既往病史，家中有无相同症状的病人，是否有过敏史、感染病史、外伤史、手术史、

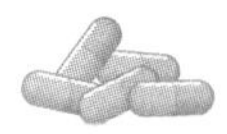

用药史等。

2. 讨论　分组讨论，指出各组问病过程中的优缺点，每组推选 1 名学生进行总结，各组对问病环节进行优化，带教老师挑选 1~2 组再次进行问病演示。

3. 制订药物治疗方案

(1) 分组对案例进行讨论，给出诊断结果及依据，并制订药物治疗方案。

(2) 各组代表发言。

(3) 老师对各组的药物治疗方案进行点评、总结。

4. 用药指导　教师扮演荨麻疹病人，每位同学就治疗方案中的药物进行介绍，并就用法用量、不良反应及用药注意事项等方面进行药物指导。

【实训考核】

随机抽取一个荨麻疹病例，由教师扮演病人，学生扮演药师，根据病情制订药物治疗方案并进行用药指导，完成考核（表实训 9-1）。

表实训 9-1　荨麻疹的药物治疗方案制订实训考核表

<table>
<tr><th>考核项目</th><th colspan="2">技能要求</th><th>分值</th><th>得分</th></tr>
<tr><td rowspan="4">实训准备
（15 分）</td><td colspan="2">着装：
学生着工作服，仪表规范得体（1 分）
女生不得披头发，男女生不得穿拖鞋（1 分）</td><td>2</td><td></td></tr>
<tr><td colspan="2">报告班级、姓名、操作项目（1 分）</td><td>1</td><td></td></tr>
<tr><td colspan="2">举止得体，语言清晰（2 分）</td><td>2</td><td></td></tr>
<tr><td colspan="2">理论知识：
荨麻疹的药物治疗原则（4 分）
治疗药物的药理作用和用途（3 分）
抗组胺药 / 糖皮质激素的不良反应（3 分）</td><td>10</td><td></td></tr>
<tr><td rowspan="4">实训操作
（75 分）</td><td rowspan="2">沟通能力
（10 分）</td><td>与病人沟通的技巧：
参考人际沟通知识，考生回答沟通技巧的内容（5 分）</td><td>5</td><td></td></tr>
<tr><td>与病人沟通的礼仪：
面对病人时，见面问候（2 分），沟通中姿势端庄大方，目光关注平和，态度和蔼可亲（2 分），离开道别（1 分）</td><td>5</td><td></td></tr>
<tr><td rowspan="2">专业能力
（65 分）</td><td>临床诊断：
诊断正确（2 分）
诊断依据陈述正确（3 分）</td><td>5</td><td></td></tr>
<tr><td>药物选择：
药物名称、剂型正确（5 分）
药物规格正确（5 分）
药物剂量正确（5 分）
无遗漏药物（5 分）</td><td>20</td><td></td></tr>
</table>

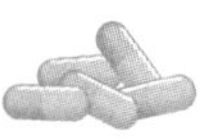

续表

考核项目	技能要求		分值	得分
实训操作 (75 分)	专业能力 (65 分)	药物介绍： 介绍药物名称及数量(5 分) 介绍用法用量(5 分) 介绍不良反应(5 分)	15	
		用药指导： 是否符合荨麻疹的用药原则(5 分) 用药注意事项(15 分) 给出用药指导策略(5 分)	25	
实训报告 (10 分)	实训结果记录字迹工整，项目齐全，并能针对思考讨论题目认真进行分析讨论(10 分)		10	
合　计			100	

【实训思考】

1. 急性荨麻疹的风团有哪些特点？

2. 荨麻疹的治疗原则有哪些？

实训十　糖尿病的药物治疗方案制订

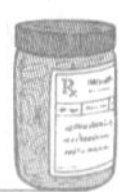

【实训目的】

1. 能力目标　学会制订并评价糖尿病药物治疗方案；熟悉糖尿病的常用治疗药物及其用法用量；掌握与糖尿病病人的沟通内容与方式并加强用药指导和用药咨询的能力。

2. 素养目标　养成严谨求实的工作态度，具备关爱病人的药学服务职业道德。

【实训内容】

病例：病人，女，61 岁。既往病史有多囊肾等，近 1 年来出现口渴、喜饮水，每日饮水量在 2 500 ml 以上，小便次数及每次尿量明显增加，多食易饥，无明显消瘦，偶有心悸、头晕、乏力、出冷汗等表现，每次吃糖或进食甜点后症状消失。近半月来双下肢水肿，睡前明显，晨起消退。近期两次查空腹血糖为 7.3 mmol/L、8.6 mmol/L，餐后 2 h 血糖为 12.9 mmol/L、15.8 mmol/L。请结合上述病例，完成以下几个方面的实训：

1. 向病人详细询问病情，并给出最可能的诊断。

2. 根据病情制订药物治疗方案。

3. 对病人进行合理用药指导。

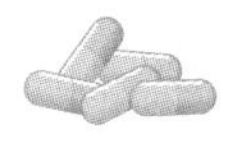

【实训步骤】

1. 问病　进入实训室，首先由教师讲解实训要求和安排，将学生按 2 人一组进行实训分组，分别模拟担任药师和典型的糖尿病病人。每组分别进行问病演示。

问病内容：① 主要症状，是否有“三多一少”症状，即多尿、多饮、多食和体重减少。② 诱因，有无明显的诱因及缓解因素。③ 伴随症状，是否伴有视物模糊、溃疡、皮肤感觉异常和麻木等，女性病人是否伴有外阴瘙痒。④ 诊疗过程，是否做过空腹餐后血糖测定、糖化血红蛋白测定、胰岛功能试验（包括糖耐量试验、胰岛素及 C 肽释放试验）及生化全套等相关检查，是否确诊。发病后是否用药，药物剂型、剂量、用法、疗程及疗效如何。⑤ 一般情况，工作性质、生活习惯以及饮食、睡眠、大小便的变化，病情是否影响工作。⑥ 家族史、既往病史，家中有无相同症状的病人，是否有过敏史、高血压病史、高血脂病史、心脏疾病史、肝肾疾病史，了解用药史等。

2. 讨论　分组讨论，指出各组问病过程中的优缺点，每组推选 1 名学生进行总结，各组对问病环节进行优化，带教老师挑选 1~2 组再次进行问病演示。

3. 制订药物治疗方案

(1) 分组对案例进行讨论，给出诊断结果及依据，并制订药物治疗方案。

(2) 各组代表发言。

(3) 教师对各组的药物治疗方案进行点评、总结。

4. 用药指导　教师扮演糖尿病病人，每位同学就治疗方案中的药物进行介绍，并就用法用量、不良反应及用药注意事项等方面进行用药指导。

【实训考核】

从案例库中随机抽取一个糖尿病病例，由教师扮演病人，学生扮演药师，根据病情制订药物治疗方案并进行用药指导，完成考核（表实训 10–1）。

表实训 10–1　糖尿病的药物治疗方案制订实训考核表

考核项目	技能要求	分值	得分
实训准备（15 分）	着装： 学生着工作服（1 分） 统一整洁，仪容仪表符合药师职业要求（1 分）	2	
	报告班级、姓名、操作项目（1 分）	1	
	举止得体，语言清晰（2 分）	2	
	理论知识： 糖尿病的药物治疗原则（4 分） 治疗药物的药理作用和用途（3 分） 口服降糖药 / 胰岛素的不良反应（3 分）	10	

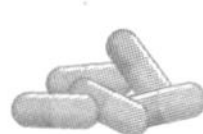

续表

考核项目		技能要求	分值	得分
实训操作（75分）	沟通能力（10分）	与病人沟通的技巧： 参考人际沟通知识，考生回答沟通技巧的内容（5分）	5	
		与病人沟通的礼仪： 面对病人时，见面问候（2分），沟通中姿势端庄大方，目光关注平和，态度和蔼可亲（2分），离开道别（1分）	5	
	专业能力（65分）	临床诊断： 诊断正确（2分） 诊断依据陈述正确（3分）	5	
		药物选择： 药物名称、剂型正确（5分） 药物规格正确（5分） 药物剂量正确（5分） 无遗漏药物（5分）	20	
		药物介绍： 介绍药物名称及数量（5分） 介绍用法用量（5分） 介绍不良反应（5分）	15	
		用药指导： 是否符合糖尿病的用药原则（5分） 用药注意事项（15分） 给出用药指导策略（5分）	25	
实训报告（10分）	实训结果记录字迹工整，项目齐全，并能针对思考讨论题目认真进行分析讨论（10分）		10	
合　计			100	

【实训思考】

1. 1型糖尿病和2型糖尿病的区别是什么？
2. 糖尿病病人在日常生活中有哪些注意事项？

实训十一　抗菌药物的合理应用

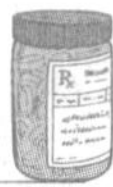

【实训目的】

1. 能力目标　学会全面、辩证地评价抗菌药物治疗用药、预防用药和联合用药的意义及注意事项，能够正确地开展抗菌药物合理用药指导；掌握抗菌药物临床应用实

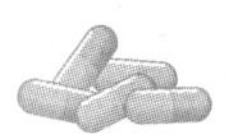

行分级管理的基本原则；了解抗菌药物在特殊病理、生理状况病人中的用药原则；熟悉常用抗菌药物抗菌范围、体内过程、给药方法、不良反应和适应证。

2. 素养目标　养成团队协作的工作习惯，具备关爱病人的药学服务职业道德。

【实训内容】

从案例库中抽取抗菌药物门诊处方和住院病历，完成以下几个方面的实训：

1. 进行抗菌药物使用情况调查分析。

2. 正确评价抗菌药物的处方与医嘱是否合理。

3. 学会对特殊病理、生理状况病人正确应用抗菌药物。

【实训步骤】

PPT

实训提示

1. 调查情况

(1) 方法：到案例库中抽取门诊处方和住院病历。

(2) 门诊处方抗菌药物的使用情况调查从某月某日成人普通处方中随机抽取100张，设定为每病例一张处方，填写门诊处方用药情况调查表（表实训11-1），并统计每次就诊平均用药品种数、每张门诊处方平均用药金额、就诊使用基本药物的百分率、就诊使用抗菌药物的百分率、就诊使用注射剂的百分率及每张抗菌药物处方平均用药金额等。

(3) 门诊抗菌药物处方点评，每月点评不少于25%的医生开具的处方，每名医生不少于50份处方，不足50份处方的全部点评，填写门诊抗菌药物处方点评工作表（表实训11-2）。

(4) 住院患者抗菌药物的使用情况调查从某月某日出院病人病历中随机抽取30份，填写住院病人抗菌药物使用情况调查表（表实训11-3、表实训11-4），并统计住院病人累计使用抗菌药品种数与日数、住院总费用、住院药物总费用及住院抗菌药物总费用等。

(5) 汇总调查结果。

2. 分析讨论　根据调查数据，重点分析处方与医嘱中抗菌药物用药情况，分析抗菌药物应用是否合理。

3. 汇报总结　形成实训报告。

【实训考核】

从案例库中随机抽取一张门诊处方和一份住院病历，由学生扮演药师，通过训练，填写处方与医嘱中抗菌药物用药情况，分析抗菌药物应用是否合理，完成考核（表实训11-5）。

表实训 11-1 门诊处方[1]用药情况调查表（月报）

________医院　　日期：___年___月___日　　当日门诊成人[2]普通处方　　总量：______张

序号	ID 号	年龄	诊断	药物品种数	使用基本药物品种数	注射剂[3]（有/无）	抗菌药物[4]使用情况							处方金额/元
							通用名	剂型	规格	数量	零售价/元	用法用量[5]	用药途径[6]	

100 张处方统计分析

A 处方用药总品种数＝　　B 平均用药品种数（A/100）＝

C 使用基本药物的处方数＝　　D 就诊使用基本药物的百分率（C/100）＝

E 使用抗菌药物的处方数＝　　F 就诊使用抗菌药物的百分率（E/100）＝

G 处方总金额＝　　H 处方平均金额（G/100）＝

I 使用抗菌药物的处方总金额＝　　J 每张抗菌药物的处方平均金额（I/E）＝

注：1. 门诊成人普通（除急诊、高干、传染科、儿科、中药）处方中，随机抽样 100 张处方，设定为每病历一张处方。

2. 成人是指年龄≥16 岁。

3. 下列药物或制剂不列入注射剂使用范围：① 疫苗；② 各种溶剂；③ 局部用制剂；④ 封闭用制剂；⑤ 结膜下或球后注射用药物等。

4. 本表统计的抗菌药物，包括抗皮肤感染药、抗眼科感染药及含庆大霉素、喹诺酮类或其他抗菌药物的复方抗菌药物类；但不包括含植物成分的抗菌药、抗结核病药、抗麻风病药、抗病毒药、抗寄生虫药。

5. 每日用药次数及每次用药剂量。

6. ① 口服；② 肌内注射；③ 静脉注射；④ 外用；⑤ 眼用；⑥ 其他。

填表人：

表实训 11-2　20　年　月抗菌药物处方点评工作表

根据《××省抗菌药物临床合理应用专项整治活动检查评估标准》的要求，门诊抗菌药物处方比例不超过 20%，每月点评不少于 25% 的医生开具的处方，每名医师不少于 50 份处方，不足 50 份处方的全部点评。

点评人：　　　　　　　　　　　　　　　　　　　　　　　　　　　填表日期：

序号	医生姓名	本月开具抗菌药物处方数	点评处方数	合理使用处方数	不合理使用处方数	合理使用率 /%	存在问题
总计		A=	B=				D=　E=
百分比		C=					F=

注：A= 本月处方总数；B= 含抗菌药物处方数；C= 含抗菌药物处方数 / 本月处方总数；D= 开具抗菌药物医生人数；E= 点评医生人数；F= 点评医生人数 / 开具抗菌药物医生人数。

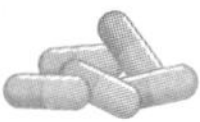

表实训 11-3　非手术病人抗菌药物使用情况调查表(月报表)

_________医院　　抽样时间:20__年__月__日至20__年__月__日　　非手术病人出院人数:____

病人所属科室:______________　　病历号:____________　　序号:____

1	基本情况		性别 男 / 女　年龄[1]__　体重__kg　入院时间____年____月____日 出院时间____年____月____日					
2	诊断		1.　　2.　　3. 4.　　5.　　6.					
3	过敏史		无　有(抗菌药物通用名:　　)					
4	实验室检查	用药前	体温(T):　℃(MM/DD)　白细胞计数(WBC):　(MM/DD) 中性粒细胞(NEUT%):　(MM/DD)　谷丙转氨酶(ALT):　(MM/DD) 肌酐(Cr):　(MM/DD)					
			病原学检测:1. 未做　2. 做(MM/DD):标本 - (未检出 / 检出 -　　菌) 药敏试验:1. 未做　2. 做(MM/DD):(相符 / 不相符)					
		用药后	体温(T):　℃(MM/DD)　白细胞计数(WBC):　(MM/DD) 中性粒细胞(NEUT%):　(MM/DD)　谷丙转氨酶(ALT):　(MM/DD) 肌酐(Cr):　(MM/DD)					
5	影像学诊断[2]		1. X线□　CT □　磁共振成像□　2. 部位:　3. 结论:					
6	临床症状[2]		与感染有关的主要症状:					
7	用药目的		1. 未用药　2. 预防(△)　3. 治疗(□)(感染诊断:　　)					
8	用药情况(注射用药请同时写清溶剂名称及用量)(治疗在□上画√,预防在△上画√)		药物通用名	单次剂量	给药频次	途径	总用量	起止时间(月 日 时 分)
			□△					MM/DD HH/MM
			溶剂					
			□△					
			溶剂					
			□△					
			溶剂					
			□△					
			溶剂					
			□△					
			溶剂					
			□△					
			溶剂					
			累计使用抗菌药_______种_______日					

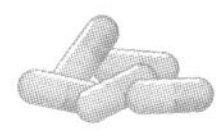

续表

9	费用 / 元		住院总费用：　住院药物总费用：　住院抗菌药物总费用：		
10	治疗结果		治愈　好转　无效	有[3] / 无 继发（医院）感染	有 / 无 使用抗真菌药
11	用药合理性评价[4]	本院	□适应证（如无适应证，不再评价余下各项）□药物选择 □单次剂量　□每日给药次数 □溶　剂　□用药途径　□用药疗程　□更换药物 □联合用药［若不合理，请选择： □无指征　□增加毒性　□无协同作用　□多品种（3 种以上）］		
12		中心	□适应证（如无适应证，不再评价余下各项）□药物选择 □单次剂量　□每日给药次数　□溶　剂　□用药途径 □用药疗程　□更换药物　□联合用药［若不合理，请选择： □无指征　□增加毒性　□无协同作用　□多品种（3 种以上）］		
13	备注				
14	说明		1. 年龄的单位分别为：日、周、月或岁；2. 只填写与感染有关的影像学诊断和主要临床症状；3. 继发感染的诊断及发病时间请在备注中说明；4. "用药合理性评价项" 参考抗菌药物临床应用指导原则，合理画√，不合理画 ×。		

填表人 ______________

表实训 11-4　手术病人抗菌药物使用情况调查表（月报表）

_________医院　　抽样时间：20__年__月__日至 20__年__月__日　　非手术病人出院人数：____

病人所属科室：_______________　　　　病历号：____________　　　　序号：____

1	基本情况		性别　男 / 女　年龄[1]__　体重__kg　入院时间____年____月____日 出院时间____年____月____日		
2	诊断		1. 4.	2. 5.	3. 6.
3	过敏史		无　有（抗菌药物通用名：　　　　　）		
4	实验室检查	用药前	体温（T）：℃（MM/DD）白细胞计数（WBC）：（MM/DD） 中性粒细胞（NEUT%）：（MM/DD）谷丙转氨酶（ALT）：（MM/DD） 肌酐（Cr）：（MM/DD）		
			病原学检测：1. 未做　2. 做（MM/DD）：标本 – （未检出 / 检出 –　　　　菌） 药敏试验：1. 未做　2. 做（MM/DD）：（相符 / 不相符）		
		用药后	体温（T）：℃（MM/DD）白细胞计数（WBC）：（MM/DD） 中性粒细胞（NEUT%）：（MM/DD）谷丙转氨酶（ALT）：（MM/DD） 肌酐（Cr）：（MM/DD）		

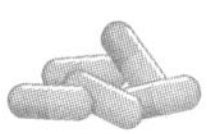

续表

<table>
<tr><td>5</td><td colspan="2">用药目的</td><td colspan="6">1. 未用药 2. 预防(△) 3. 治疗(□)(感染诊断:)</td></tr>
<tr><td>6</td><td colspan="2">手术情况</td><td colspan="6">手术名称:________________ 切口类别: Ⅰ / Ⅱ / Ⅲ
手术开始时间: 月 日 时 分
手术结束时间: 月 日 时 分
术前初次预防用药时间:1.>2 h;2. 切皮前 0.5~2 h;3.<0.5 h;4. 术前未用术后用;5. 未夹脐带后用药;6. 夹住脐带后用药;7. 眼科滴眼 <24 h;8. 眼科滴眼 >24 h;9. 肠道准备 <24 h;10. 肠道准备 >24 h;11. 污染手术治疗 2~72 h;12. 污染手术治疗 >72 h
术中给药情况:1. 追加;2. 未追加</td></tr>
<tr><td rowspan="14">7</td><td colspan="2" rowspan="14">用药情况(注射用药请同时写清溶剂名称及用量)
(治疗在□上画√,预防在△上画√)</td><td>药物通用名</td><td>单次剂量</td><td>给药频次</td><td>途径</td><td>总用量</td><td>起止时间(月 日 时 分)</td></tr>
<tr><td>□△</td><td></td><td></td><td></td><td></td><td>MM/DD
HH/MM</td></tr>
<tr><td colspan="6">溶剂</td></tr>
<tr><td>□△</td><td></td><td></td><td></td><td></td><td></td></tr>
<tr><td colspan="6">溶剂</td></tr>
<tr><td>□△</td><td></td><td></td><td></td><td></td><td></td></tr>
<tr><td colspan="6">溶剂</td></tr>
<tr><td>□△</td><td></td><td></td><td></td><td></td><td></td></tr>
<tr><td colspan="6">溶剂</td></tr>
<tr><td>□△</td><td></td><td></td><td></td><td></td><td></td></tr>
<tr><td colspan="6">溶剂</td></tr>
<tr><td>□△</td><td></td><td></td><td></td><td></td><td></td></tr>
<tr><td colspan="6">溶剂</td></tr>
<tr><td colspan="6">累计使用抗菌药________种________日</td></tr>
<tr><td>8</td><td colspan="2">费用 / 元</td><td colspan="6">住院总费用: 住院药物总费用: 住院抗菌药物总费用:</td></tr>
<tr><td>9</td><td colspan="2">治疗结果</td><td colspan="2">治愈 好转 无效</td><td colspan="2">有[2]/ 无
继发(医院)感染</td><td colspan="2">有 / 无
使用抗真菌药</td></tr>
<tr><td>10</td><td rowspan="2">用药合理性评价[3]</td><td>本院</td><td colspan="6">□适应证(如无适应证,不再评价余下各项) □药物选择
□单次剂量 □每日给药次数 □溶 剂 □用药途径
□更换药物 □联合用药[若不合理,请选择: □无指征
□增加毒性 □无协同作用 □多品种(3 种以上)]
围手术期用药时间:□术前 □术中 □术后</td></tr>
<tr><td>11</td><td>中心</td><td colspan="6">□适应证(如无适应证,不再评价余下各项) □药物选择
□单次剂量 □每日给药次数 □溶剂 □用药途径
□更换药物 □联合用药[若不合理,请选择: □无指征
□增加毒性 □无协同作用 □多品种(3 种以上)]
围手术期用药时间:□术前 □术中 □术后</td></tr>
</table>

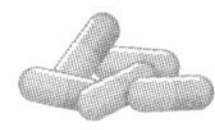

续表

<table>
<tr><td>12</td><td>备注</td><td></td></tr>
<tr><td>13</td><td>说明</td><td>1. 年龄的单位分别为：日、周、月或岁；2. 继发感染的诊断及发病时间请在备注中说明；3. “用药合理性评价项”参考抗菌药物临床应用指导原则，合理画√，不合理画 ×。</td></tr>
</table>

填表人 ________________

表实训 11-5　抗菌药物的合理应用实训考核表

<table>
<tr><th>考核项目</th><th colspan="2">技能要求</th><th>分值</th><th>得分</th></tr>
<tr><td rowspan="4">实训准备
（15 分）</td><td colspan="2">着装：
学生着工作服（1 分）
统一整洁，仪容仪表符合药师职业要求（1 分）</td><td>2</td><td></td></tr>
<tr><td colspan="2">报告班级、姓名、操作项目（1 分）</td><td>1</td><td></td></tr>
<tr><td colspan="2">举止得体，语言清晰（2 分）</td><td>2</td><td></td></tr>
<tr><td colspan="2">理论知识：
抗菌药物治疗性应用的基本原则（5 分）
抗菌药物预防性应用的基本原则（5 分）
抗菌药物联合应用的基本原则（5 分）</td><td>15</td><td></td></tr>
<tr><td rowspan="4">实训操作
（75 分）</td><td rowspan="2">沟通能力
（10 分）</td><td>与病人沟通的技巧：
参考人际沟通知识，考生回答沟通技巧的内容（5 分）</td><td>5</td><td></td></tr>
<tr><td>与病人沟通的礼仪：
面对病人时，见面问候（2 分），沟通中姿势端庄大方，目光关注平和，态度和蔼可亲（2 分），离开道别（1 分）</td><td>5</td><td></td></tr>
<tr><td rowspan="2">专业能力
（60 分）</td><td>门诊处方：
正确填写门诊处方用药情况调查表（10 分）
正确填写门诊抗菌药物处方点评工作表（10 分）
正确判断门诊抗菌药物处方是否合理（10 分）</td><td>30</td><td></td></tr>
<tr><td>住院病历：
正确填写住院病人抗菌药物使用情况调查表（15 分）
正确判断住院抗菌药物医嘱是否合理（15 分）</td><td>30</td><td></td></tr>
<tr><td>实训报告
（10 分）</td><td colspan="2">实训结果记录字迹工整，项目齐全，并能针对思考讨论题目认真进行分析讨论（10 分）</td><td>10</td><td></td></tr>
<tr><td colspan="3">合　计</td><td>100</td><td></td></tr>
</table>

【实训思考】

1. 肝功能减退病人如何应用抗菌药物？

2. 妊娠期与哺乳期如何应用抗菌药物？

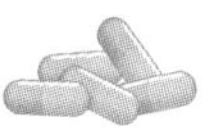

实训十二　用药咨询和用药指导

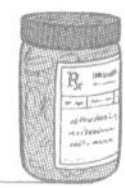

【实训目的】

1. 能力目标　学会运用用药咨询的方法和技巧,能独立解决用药咨询中的一般问题;能给予病人正确的用药指导。

2. 素养目标　养成严谨求实的工作态度,为将来从事药学服务工作奠定良好的基础。

【实训内容】

实训材料:多媒体教室、模拟药房、药品标签、模拟药品、彩纸等。

进入实训室,首先由教师讲解实训要求和安排,将学生按 2 人一组进行实训分组,分别模拟担任药师和病人。

1. 药师能正确运用沟通的技巧获取病人的需求。

2. 药师能根据病人的病情给出合理的用药建议。

3. 药师能正确指导病人安全有效用药。

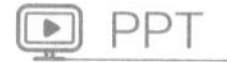

PPT

实训提示

【实训步骤】

1. 实训场地布置　由教师提前布置和分配任务,学生利用课余时间制作相应的用药宣传手册。课前 10 min 每组学生各自在药房适当位置布置咨询台。

2. 用药咨询模拟

(1) 由教师将病情告知扮演病人的学生。(注:可告知具体病症如打喷嚏、流清涕等类似描述,也可只告知病名如感冒。)

(2) 同组同学进行角色扮演,模拟用药咨询。药师根据沟通的技巧和专业的知识获知病人的病情及意愿,并给予正确的用药推荐和指导。

(3) 10 min 左右的角色扮演后,集中进行扮演过程的分享。

3. 特定药物的用药指导

(1) 由教师指定特定的药物,可以是一个药物,也可是联合用药。

(2) 同组学生进行角色扮演,扮演病人的学生向药师进行特定药物的用药咨询,扮演药师的学生,有针对性地提出用药指导策略并对病人进行用药教育。

(3) 10 min 左右的角色扮演后,集中进行扮演过程的分享。

若时间允许,同组学生可交换角色再次进行实训。

【实训考核】

抽取考题,并由教师扮演病人,学生扮演药师,按照表实训 12–1 完成实训技能的考核。

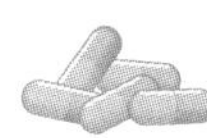

表实训 12-1 用药咨询和用药指导实训考核表

<table>
<tr><th>考核项目</th><th colspan="2">技能要求</th><th>分值</th><th>得分</th></tr>
<tr><td rowspan="4">实训准备
(15 分)</td><td colspan="2">着装:
学生着工作服(1 分)
统一整洁,仪容仪表符合药师职业要求(1 分)</td><td>2</td><td></td></tr>
<tr><td colspan="2">报告班级、姓名、操作项目(1 分)</td><td>1</td><td></td></tr>
<tr><td colspan="2">举止得体,语言清晰(2 分)</td><td>2</td><td></td></tr>
<tr><td colspan="2">准备操作:
制作出的宣传册合理、美观,能起到用药教育的目的(5 分)
咨询台布置合理,舒适(5 分)</td><td>10</td><td></td></tr>
<tr><td rowspan="6">实训操作
(75 分)</td><td rowspan="2">沟通能力
(10 分)</td><td>与病人沟通的技巧:
合理应用沟通和咨询的方式。询问过程中有礼貌,语速、音量适中,询问过程中不引起病人的反感(5 分)</td><td>5</td><td></td></tr>
<tr><td>与病人沟通的礼仪:
面对病人时,见面问候(2 分),沟通中姿势端庄大方,目光关注平和,态度和蔼可亲(2 分),离开道别(1 分)</td><td>5</td><td></td></tr>
<tr><td rowspan="4">专业能力
(65 分)</td><td>获知病人的症状和意愿,能够准确判断病症,诊断依据陈述正确(5 分)</td><td>5</td><td></td></tr>
<tr><td>根据病人的病症,推荐合适的药物,推荐药物错误不得分
药物选择:
药物名称、剂型正确(5 分)
药物规格正确(5 分)
药物剂量正确(5 分)</td><td>15</td><td></td></tr>
<tr><td>药物介绍:
介绍药物名称及数量(5 分)
介绍用法用量(5 分)
介绍不良反应(5 分)
介绍药物的储存(5 分)</td><td>20</td><td></td></tr>
<tr><td>用药指导:
用药注意事项(10 分)
给出用药指导策略(5 分)
对病人进行用药教育(5 分)
对病人提出的异议能够给出合理的回答(5 分)</td><td>25</td><td></td></tr>
<tr><td>实训报告
(10 分)</td><td colspan="2">实训结果记录字迹工整,项目齐全,并能针对思考讨论题目认真进行分析讨论(10 分)</td><td>10</td><td></td></tr>
<tr><td colspan="3">合 计</td><td>100</td><td></td></tr>
</table>

【实训思考】

1. 用药咨询过程中应注意哪些事项?
2. 如果有病人投诉服用医生所开的某种药物后产生了不良反应,应如何处理?

附录

临床药物治疗学教学大纲

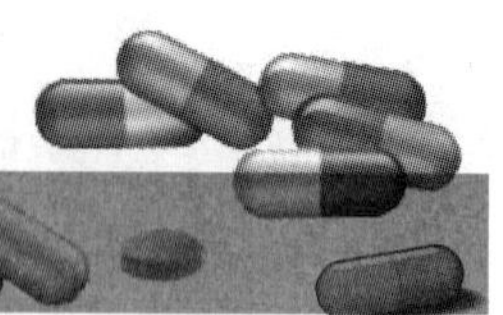

一、课程任务

临床药物治疗学是高职高专院校药学专业的一门专业课程。本课程是研究合理选用药物预防、治疗疾病的理论和方法的一门科学，主要内容包括药物治疗的基本过程及其原则、用药安全与药物不良反应、用药咨询与健康教育、疾病对临床用药的影响、常见病和多发病的药物治疗原则、药物治疗的具体方法与注意事项。本课程的主要任务是培养学生具有将药物治疗与临床紧密结合的能力以及将所学医药知识运用于临床药物治疗的能力，能从疾病出发、从病人出发，制订个体化药物治疗方案，保证临床用药安全、有效、经济、适当，以获得最佳的治疗效果且承受最低的治疗风险，为学生今后提高职业技能、适应职业变化的能力奠定基础。

二、课程目标

（一）知识目标

1. 掌握药物治疗的基本过程及其原则、用药安全与药物不良反应监测、用药咨询与健康教育、特殊人群用药等药物治疗的基本知识。

2. 掌握常见病、多发病的常用治疗药物，掌握用药原则、药物合理选择、具体方法和注意事项。

3. 熟悉常见病、多发病的常用治疗药物的作用及药物相互作用。

4. 了解常见病、多发病的一般治疗原则。

（二）技能目标

1. 学会制订和评价常见疾病的药物治疗方案，正确推荐和介绍非处方药，能正确进行用药咨询和用药指导，培养学生运用知识的能力。

2. 熟练掌握处方调配和处方分析，培养学生分析问题和解决问题的能力。

（三）职业素质和态度目标

1. 注重理论联系实际，用发展的眼光看待临床用药，不断获取新的药物治疗

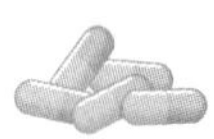

知识。

2. 具有科学严谨的工作态度、良好的职业道德和行为规范。

三、教学内容与要求

单元	教学内容	教学要求	教学活动参考	参考学时	
				理论	实践
一、绪论	(一) 临床药物治疗学的研究内容与主要任务 (二) 临床药物治疗学的发展 (三) 临床药物治疗学与药学服务	熟悉 了解 了解	理论讲授 多媒体演示 讨论	2	
二、药物治疗的过程	(一) 药物治疗的基本过程 (二) 药物治疗方案的制订 (三) 药物选择的基本原则 (四) 药物处方	熟悉 掌握 掌握 掌握	理论讲授 多媒体演示 讨论	4	
三、药品不良反应监测	(一) 药品不良反应 (二) 药源性疾病 (三) 用药错误与防范	掌握 熟悉 熟悉	理论讲授 多媒体演示 讨论	4	
四、用药咨询和健康教育	(一) 用药咨询 (二) 健康教育 (三) 用药指导和病人的依从性	熟悉 掌握 掌握	理论讲授 多媒体演示 讨论	2	
五、特殊人群用药	(一) 妊娠期及哺乳期妇女用药 (二) 小儿用药 (三) 老年人用药 (四) 肝、肾功能不全者用药 (五) 驾驶员用药指导 (六) 运动员用药指导	掌握 掌握 掌握 熟悉 熟悉 熟悉	理论讲授 多媒体演示 讨论	5	
六、神经系统疾病的药物治疗	(一) 脑血管疾病 (二) 癫痫 (三) 帕金森病	掌握 掌握 掌握	理论讲授 多媒体演示 讨论	4	
七、精神疾病的药物治疗	(一) 睡眠障碍 (二) 精神分裂症 (三) 心境障碍 (四) 焦虑症	掌握 掌握 掌握 掌握	理论讲授 多媒体演示 讨论	4	
八、心血管系统疾病的药物治疗	(一) 高血压 (二) 冠状动脉粥样硬化性心脏病 (三) 高脂血症 (四) 心力衰竭	掌握 掌握 掌握 掌握	理论讲授 多媒体演示 讨论	5	

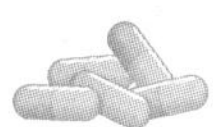

续表

单元	教学内容	教学要求	教学活动参考	参考学时	
				理论	实践
九、呼吸系统疾病的药物治疗	(一) 急性上呼吸道感染 (二) 肺炎 (三) 支气管哮喘 (四) 肺结核 (五) 慢性阻塞性肺疾病	掌握 掌握 掌握 掌握 掌握	理论讲授 多媒体演示 讨论	4	
十、消化系统疾病的药物治疗	(一) 消化性溃疡 (二) 胃食管反流病 (三) 急性胃肠炎 (四) 胆石症和胆囊炎 (五) 肠易激综合征	掌握 掌握 掌握 掌握 掌握	理论讲授 多媒体演示 讨论	4	
十一、血液系统疾病的药物治疗	(一) 缺铁性贫血 (二) 巨幼细胞贫血 (三) 再生障碍性贫血	掌握 掌握 掌握	理论讲授 多媒体演示 讨论	4	
十二、泌尿系统疾病的药物治疗	(一) 慢性肾小球肾炎 (二) 肾病综合征 (三) 慢性肾衰竭 (四) 尿路感染	掌握 掌握 掌握 掌握	理论讲授 多媒体演示 讨论	4	
十三、变态反应性疾病的药物治疗	(一) 变态反应性疾病常用治疗药物及治疗原则 (二) 变态反应性疾病临床表现 (三) 变态反应性疾病的病因及发病机制	掌握 熟悉 了解	理论讲授 多媒体演示 讨论	2	
十四、内分泌代谢性疾病的药物治疗	(一) 甲状腺功能亢进症 (二) 甲状腺功能减退症 (三) 糖尿病 (四) 骨质疏松症 (五) 痛风	掌握 掌握 掌握 掌握 掌握	理论讲授 多媒体演示 讨论	4	
十五、病毒感染性疾病的药物治疗	(一) 病毒性肝炎 (二) 获得性免疫缺陷综合征 (三) 带状疱疹 (四) 手足口病	掌握 掌握 掌握 掌握	理论讲授 多媒体演示 讨论	4	
十六、疼痛的药物治疗	(一) 疼痛治疗概述 (二) 慢性疼痛	掌握 掌握	理论讲授 多媒体演示 讨论	2	
十七、常见骨关节疾病的药物治疗	(一) 类风湿性关节炎 (二) 骨性关节炎	掌握 掌握	理论讲授 多媒体演示 讨论	3	

续表

单元	教学内容	教学要求	教学活动参考	参考学时	
				理论	实践
十八、抗菌药物的合理应用	(一) 抗菌药物体内过程的特点 (二) 细菌耐药现象及预防 (三) 抗菌药物的不良反应及防治 (四) 抗菌药物应用的基本原则与联合应用	熟悉 了解 掌握 掌握	理论讲授 多媒体演示 讨论	4	
十九、临床常见中毒物质与解救	(一) 一般救治原则 (二) 有机磷酸酯类中毒与解救 (三) 镇静催眠药中毒与解救 (四) 金属和类金属中毒与解救	熟悉 掌握 掌握 掌握	理论讲授 多媒体演示 讨论	3	
实训	实训一　处方调剂	熟练掌握	技能实践		1
	实训二　处方点评	熟练掌握	技能实践		1
	实训三　失眠的药物治疗方案制订	学会	技能实践		1
	实训四　高血压的药物治疗方案制订	学会	技能实践		1
	实训五　上呼吸道感染的药物治疗方案制订	学会	技能实践		1
	实训六　支气管哮喘的药物治疗方案制订	学会	技能实践		1
	实训七　消化性溃疡的药物治疗方案制订	学会	技能实践		1
	实训八　缺铁性贫血的药物治疗方案制订	学会	技能实践		1
	实训九　荨麻疹的药物治疗方案制订	学会	技能实践		1
	实训十　糖尿病的药物治疗方案制订	学会	技能实践		1
	实训十一　抗菌药物的合理应用	学会	技能实践		1
	实训十二　用药咨询和用药指导	学会	技能实践		1

四、大纲说明

(一) 适用对象与参考学时

本大纲供高职高专院校药学等相关专业教学使用，总学时为 80 学时，其中理论教学 68 学时，实践教学 12 学时。各学校可根据专业培养目标、专业知识结构需要及

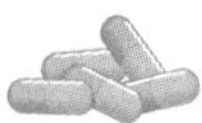

职业技能要求调整学时。

（二）教学要求

1. 本大纲教学内容及重点难点以“基本理论知识、基本实践技能、基本态度方法”为原则，强化专业培养目标，体现综合化特点，做到“科学性、先进性、适用性、启发性和思想性”的统一。

2. 本课程对理论部分教学要求分掌握、熟悉和了解三个层次。掌握：是指学生应深刻理解，全面掌握并会灵活运用，教师在教学中应重点讲授这部分内容；熟悉：指学生对所学的知识基本掌握和会应用所学的技能；了解：指学生对学过的知识点能记忆和理解。

3. 本课程对实践技能方面设计了熟练掌握、学会两个层次。熟练掌握：是指学生能正确、规范地完成处方调配和处方分析。学会：是指学生能正确选择和使用药物，制订个体化的药物治疗方案，正确推荐和介绍非处方药；能正确地进行药物咨询和用药指导。

（三）教学建议

1. 该教材突出应用型与技能型的教学内容，注意与职业资格考试内容相衔接，提高了实用性。

2. 在教学中，应注意培养学生科学思维的方法和严肃、严格、严密的工作作风，提高学生观察问题、分析问题和解决问题的能力。应注重“以例释理”，理论联系实际，采用讲授与讨论、模拟和操作、示教和对比等多种教学方法，充分利用现有的教学媒体和现代化教学手段，培养学生综合职业能力、创新精神和实践能力。

3. 实践教学应结合职业要求，注重培养学生的基本操作技能，指导学生深入到病房、医院药房、社会药房进行实践，学会在实践中不断提高专业知识，增强学生的职业能力和继续学习的能力。

参考文献

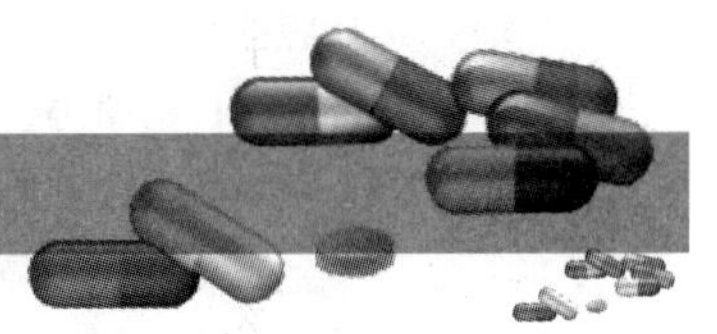

[1] 姜国贤,曹红.药理学[M].2 版.北京:中国中医药出版社,2018.
[2] 方士英,赵文.临床药物治疗学[M].北京:中国医药科技出版社,2017.
[3] 姜远英,文爱东.临床药物治疗学[M].4 版.北京:人民卫生出版社,2016.
[4] 金剑,吴飞华.临床药物治疗学[M].上海:上海交通大学出版社,2015.
[5] 姚继红,韩瑞兰.临床药物治疗学[M].2 版.北京:科学出版社,2019.
[6] 朱依谆,殷明.药理学[M].8 版.北京:人民卫生出版社,2016.
[7] 王开贞,于天贵.药理学[M].7 版.北京:人民卫生出版社,2014.
[8] 葛均波,徐永健,王辰.内科学[M].9 版.北京:人民卫生出版社,2018.
[9] 步宏,李一雷.病理学[M].9 版.北京:人民卫生出版社,2018.
[10] 杨宝峰,陈建国.药理学[M].9 版.北京:人民卫生出版社,2018.
[11] 田德安.消化疾病诊疗指南[M].3 版.北京:科学出版社,2019.
[12] 万学红,卢雪峰.诊断学[M].9 版.北京:人民卫生出版社,2018.
[13] 邵志高.临床药物治疗学[M].南京:东南大学出版社,2011.
[14] 阮长耿,沈志祥,黄晓军.血液病学高级教程[M].北京:人民军医出版社,2015.
[15] 杨解人,宋建国,黄正明.临床药学与药物治疗学[M].北京:军事医学科学出版社,2009.
[16] 王健民.现代血液病药物治疗学[M].上海:第二军医大学出版社,2008.
[17] 李学奇.诊断学[M].2 版.北京:人民卫生出版社,2014.
[18] 陈灏珠,钟南山.内科学[M].8 版.北京:人民卫生出版社,2017.
[19] 林果为,王吉耀,葛均波.实用内科学[M].15 版.北京:人民卫生出版社,2017.
[20] 李俊.临床药理学[M].5 版.北京:人民卫生出版社,2013.
[21] 汪复,张婴元.实用抗感染治疗学[M].2 版.北京:人民卫生出版社,2013.
[22] 秦红兵,姚伟.护用药理学[M].4 版.北京:人民卫生出版社,2018.
[23] 陈新谦,金有豫,汤光.新编药物学[M].18 版.北京:人民卫生出版社,2019.
[24] 葛均波,徐永健.内科学[M].8 版.北京:人民卫生出版社,2013.
[25] 杨世民.药事管理学[M].6 版.北京:人民卫生出版社,2016.
[26] 陈地龙,张庆.药学服务实务[M].北京:中国医药科技出版社,2017.
[27] 曹霞,陈美娟.临床药物治疗学[M].北京:中国医药科技出版社,2016.
[28] 姜远英,许建华.临床药物治疗学[M].3 版.北京:人民卫生出版社,2012.
[29] 黄幼霞,周勤.临床药物治疗学概论[M].北京:人民卫生出版社,2012.
[30] 中国医药商业协会组织.药师岗位辅导教程[M].北京:中国医药科技出版社,2014.
[31] 国家药品监督管理局执业药师资格认证中心.药学综合知识与技能[M].7 版.北京:中国医药科技出版社,2019.
[32] 国家药品监督管理局执业药师资格认证中心.国家执业药师资格考试大纲[M].7 版.北京:中国医药科技出版社,2019.
[33] 卫生部心血管病防治研究中心.中国心血管病报告 2010 [M].北京:中国大百科全书出

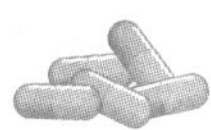

版社,2011.

[34] 中国抗癫痫协会 . 临床诊疗指南:癫痫病分册[M]. 北京:人民卫生出版社,2015.

[35] 中华医学会神经病学分会帕金森病及运动障碍学组,中国医师协会神经内科医师分会帕金森病及运动障碍专业委员会 . 中国帕金森病的诊断标准(2016 版)[J]. 中华神经科杂志,2016,49(4):268-271.

[36] 丁晶,汪昕 . 癫痫诊疗指南解读[J]. 临床内科杂志,2016,33(2):142-144.

[37] 中华医学会神经病学分会,中华医学会神经病学分会脑血管病学组 . 中国脑出血诊治指南(2014)[J]. 中华神经科杂志,2015,48(6):435-444.

[38] 国家卫生计生委脑卒中防治工程委员会,中国老年医学学会脑血管病专业委员会 . 缺血性脑卒中患者围手术期抗血小板药物应用中国专家共识 2016 [J]. 中华医学杂志,2016,96(43):3443-3453.

[39] 林圣云 . 再生障碍性贫血中西医结合治疗[J]. 中国实用内科杂志,2016,36(5):358-360.

[40] 曹九芳,李晓明 . 重型再生障碍性贫血的免疫抑制治疗现状[J]. 华西医学,2014,29(4):651-654.

[41] 中华医学会儿科学分会呼吸学组 . 白三烯受体拮抗剂在儿童常见呼吸系统疾病中的临床应用专家共识[J]. 中华实用儿科临床杂志,2016,31(13):973-977.

[42] 尹燕 . 白三烯受体拮抗剂在慢性咳嗽治疗中的临床效果及对患者生活质量的影响[J]. 中外医学研究,2019,17(8):53-54.

[43] 中国医药教育协会感染疾病专业委员会 . 抗菌药物药代动力学 / 药效学理论临床应用专家共识[J]. 中华结核和呼吸杂志,2018,41(6):409-446.

[44] 合理用药国际网络(INRUD)中国中心组临床安全用药组,中国药理学会药源性疾病学专业委员会,中国药学会医院药学专业委员会,等 . 中国用药错误管理专家共识[J]. 药物不良反应杂志,2014,16(6):321-326.

[45] 刘洋,李华南,张玮,等 . 非药物治疗广泛性焦虑症的研究进展[J]. 时珍国医国药,2016,27(11):2722-2724.

[46] 张伟杰,唐伟芳 . 他汀类药物的药动学及与其他药物的相互作用[J]. 药学进展,2009,33(3):119-124.

[47] 邓建伟,郭栋,周宏灏 . 他汀类降血脂药物的药代动力学研究进展[J]. 中国临床药理学与治疗学,2007,12(8):850-860.

[48] 中国成人血脂异常防治指南修订联合委员会 . 中国成人血脂异常防治指南(2016 年修订版)[J]. 中华心血管病杂志,2016,44(10):833-853.

[49] Nasser M,Dennis C.The use of statins in conjunction with protease inhibitors and in renal insufficiency [J].Arch Intern Med,2003,163(13):1615-1616.

[50] Sirtori CR. New targets for lipid lowering and atherosclerosis prevention [J].Pharmacol Ther,1995,67(3):433-447.

免费教学支持说明

为帮助广大院校教师不断提升教学质量和水平，我们将向采用本教材的教师免费提供教学课件。

为尊重课件作者的知识产权，确保本资源仅为教学所用，请填写如下证明，盖章后发送至本书责任编辑（拍照或扫描后传真、邮寄、发邮件、发 QQ 等均可），我们收到后将立即免费赠送本书配套教学课件。

证　明

兹证明＿＿＿＿＿＿＿＿＿＿＿＿学院＿＿＿＿＿＿＿＿＿＿＿＿＿系 / 院第＿＿＿＿学年（□上 / □下学期）开设的＿＿＿＿＿＿＿＿＿课程，采用高教社的＿＿＿＿＿＿＿＿＿＿＿＿＿＿＿ / ＿＿＿＿＿＿（书名 / 作者）为教材。

任课教师为＿＿＿＿＿＿，职称：＿＿＿＿，授课年限：＿＿＿年，学生＿＿＿个班，共＿＿＿人。

电话（手机）：＿＿＿＿＿＿＿＿＿＿＿＿＿＿＿＿　E-mail：＿＿＿＿＿＿＿＿＿

地址：＿＿＿＿＿＿＿＿＿＿＿＿＿＿＿＿＿＿＿＿　邮编：＿＿＿＿＿＿＿＿＿

系 / 院主任：＿＿＿＿（签字）

（系 / 院办公室章）

年　　月　　日

责任编辑：吴静

高等教育出版社　高等职业教育出版事业部　综合分社

地　　址：北京朝阳区惠新东街 4 号富盛大厦 1 座 19 层

邮　　编：100029

联系电话：010-58556233　　传真：010-58556017

E-mail：wujing@hep.com.cn　　QQ：147236495

高职医药卫生 QQ 群：191320409

QQ 群

扫描下载电子表格

教师使用教材意见反馈表

高等教育出版社 高等职业教育出版事业部 综合分社以“铸传世精品、育天下英才”为目标。为不断锤炼精品，我们期待您使用教材的宝贵意见和建议。您可以填写本教材使用意见反馈表，并发送至本书责任编辑。根据采纳情况，您有可能获得纪念品一份。

一、您的基本情况

您现正使用的教材：______________________/______________（书名 / 作者）

姓名：________，职称：________，授课年限：______年，班级：______个，学生数：______人

您的电话（手机）：______________________ E-mail：________________

地址：______________________________ 邮编：________________

二、问题反馈（请举例说明，如不够可以另附页）

1. 教材中是否有格式、文字、科学等方面的错误？（□是 / □否____）

2. 教材的编排设计是否科学合理？（□是 / □否____）

3. 教材的内容与课程的理念及要求是否相符合？（□是 / □否____）

4. 教材内容是否体现产教融合，贴近最新的应用实际？（□是 / □否____）

5. 教材配套的教学和学习资源制作水平和质量如何？是否够用？（□是 / □否____）

6. 教材的表达方式和呈现方式等是否有不合适的地方？（□是 / □否____）

7. 您在使用教材时遇到的最大问题是什么？您是怎样解决的？

____

8. 与同类教材相比，您有何建议与意见？您觉得在哪些方面还可以有所创新？

____

____

郑重声明